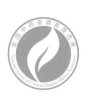

广西科学技术出版社

广西中药资源大典

GUANGXI ZHONGYAO ZIYUAN DADIAN

广西中药资源普查专家委员会 ＝ 编著

缪剑华　余丽莹　刘演 ＝ 总主编

○ 灌阳卷

黄俞淞　许为斌　林春蕊　刘演　主编

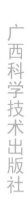

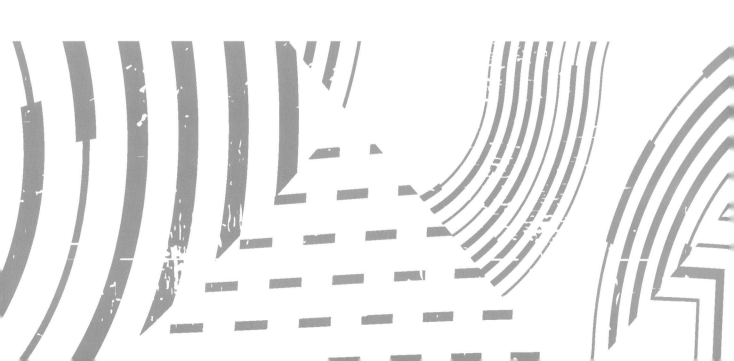

图书在版编目（CIP）数据

广西中药资源大典.灌阳卷/广西中药资源普查专家委员会编著.—南宁：广西科学技术出版社，2021.1

ISBN 978-7-5551-1210-5

Ⅰ.①广…　Ⅱ.①广…　Ⅲ.①中药资源—中药志—灌阳县　Ⅳ.① R281.467

中国版本图书馆 CIP 数据核字（2019）第 180796 号

广西中药资源大典·灌阳卷

广西中药资源普查专家委员会　编著

责任编辑：黎志海　张　珂　　　　　　　　封面设计：李寒林
责任印制：韦文印　　　　　　　　　　　　责任校对：陈剑平

出 版 人：卢培钊
出版发行：广西科学技术出版社　　　　　　地　　址：广西南宁市东葛路 66 号
邮政编码：530023　　　　　　　　　　　　网　　址：http://www.gxkjs.com

经　　销：全国各地新华书店
印　　刷：广西民族印刷包装集团有限公司
地　　址：南宁市高新区高新三路 1 号　　　邮政编码：530007

开　　本：890 mm×1240 mm　　1/16
字　　数：660 千字　　　　　　　　　　　印　　张：27.75
版　　次：2021 年 1 月第 1 版　　　　　　印　　次：2021 年 1 月第 1 次印刷
书　　号：ISBN 978-7-5551-1210-5
定　　价：248.00 元

凡 例

一、《广西中药资源大典》是第四次全国中药资源普查广西普查成果著作，分为综合卷、县卷、专题卷和山脉卷。

二、综合卷为广西中药资源普查的总体情况总结分析及规划。

三、县卷按县（区、市）行政区划划分，共108卷；专题卷为广西新增普查的壮药卷、瑶药卷、海洋药卷，共3卷；山脉卷为十万大山卷、大明山卷、九万山卷、大瑶山卷、岑王老山卷，共5卷。

四、县卷总论内容为各县（区、市）自然地理概况、自然资源概况、药用资源多样性、药用资源应用、药用资源保护与管理等。

五、县卷各论中的植物药各科的排列，蕨类植物按秦仁昌1978年系统编排，裸子植物按郑万钧、傅立国1977年《中国植物志》系统编排，被子植物按哈钦松1926年、1934年系统编排。

六、县卷各论中药材条目内容包括药材名、基原、别名、形态特征、分布、性能主治、采收加工、附注等，依次著述，资料不全者项目从略，并附有药材基原植物的彩色照片。

1. 药材名为药用部位的名称，优先选择《中国药典》收载药物的药材名称，如无收载则依次参考《中华本草》《广西中药志》等权威本草著作及地方药志收录的药材名称。

2. 基原为该药材的原植物学名，附拉丁名，并注明药用部位。学名首选《中国药典》收载的学名，其次参考《中国植物志》中文版和英文版（FOC）。

3. 形态特征描述基原植物的主要特征。

4. 性能主治描述该药材的性味、作用及主治功能，参考《中国药典》《中华本草》《广西中药志》等权威典籍、本草著作、药志、标准等。

5. 采收加工主要描述该药材的采收时间、季节以及初加工的方法。

6. 附注根据资料整理情况而定，可以是标准收录情况、药材流通、民间使用及利用情况等。

7. 基原植物的彩色照片包含植株、花、果实、种子和药用部位等。

七、县卷总名录包括药用植物名录、药用动物名录、药用矿物名录。药用植物名录，按照门、科、属、种进行排序，种的内容包括中文名、别名、学名、凭证标本、功效、功效来源等。名录以第四次全国中药资源普查的结果为基础，同时通过搜索国家标本平台

（NSII）和中国数字植物标本馆（CVH）中收载的全国各标本馆的馆藏标本，筛选分布地在县域内的凭证标本进行比对和补充。

1. 一般植物不写药材名。

2. 学名按照《中国药典》、地方标准、《中国植物志》、FOC的优先顺序进行排列。如FOC有修订，且确为行业热议的类群或物种，如苦苣苔科、新发表的物种按照旧的分类方法进行排序。

3. 凭证标本格式为采集人、采集号和馆藏标本馆缩写。

4. 功效记录用药部位及其作用特征。

八、药用动物名录，属于广西新增普查范围涉及的县域的，则以第四次全国中药资源普查结果为准，如不涉及则整理第三次全国中药资源普查的结果。按门、纲、目、种进行排序，内容包括中文名、学名、功效来源。

九、药用矿物名录，内容包括药材名（按拼音首字母排序）、主含成分、功效、功效来源等。

十、通用参考书籍未列入参考文献，通用参考书籍为《中国药典》（2020年版）、《中华本草》、《广西中药志》、《中国植物志》中文版和英文版。参考文献格式按照《信息与文献 参考文献著录规则》（GB/T 7714—2015）的要求著录。

前　言

中药资源是中药产业和中医药事业发展的重要物质基础，也是关系国计民生的战略资源。20世纪60年代、70年代、80年代，我国先后开展了3次全国性的中药资源普查。除矿物药外，中药资源作为可再生性资源，具有周期长、分布地域广、动态性强的特点，易受人为因素及自然力的影响，蕴藏量易发生变化，为此，国家中医药管理局于2011年组织开展第四次全国中药资源普查，旨在通过新一轮的普查来摸清中药资源的家底，形成中药资源调查、研究、监测和服务体系。

中医药的传承与发展全靠丰富的中药资源支撑。广西地跨北热带、南亚热带和中亚热带，地形地貌复杂，水热条件优越，土壤类型多样，为各类生物的生存繁衍提供了有利的因素，孕育了丰富的中药资源，中药产业发展潜力巨大。根据第三次全国中药资源普查结果统计，广西中药物种已记载有4623种，其中药用植物4064种，中药物种不仅数量位居我国第二，而且道地药材也十分丰富，民族特色突出鲜明。广西2012年启动第四次中药资源普查，先后分6批对全区108个县（市、区）组织开展了普查，并在对普查成果全面总结的基础上，组织编写《中国中药资源大典》系列重要著作《中国中药资源大典·广西卷》，同时，还组织编写《广西中药资源大典》县域卷。

灌阳县是广西启动中药资源普查的第二批县域，自2014年实施至2018年通过国家验收，在历时4年的时间里完成了全县中药资源文献整理、药用物种种类调查、重点物种资源量调查、栽培药用植物调查、药材市场流通及传统知识调查、中药发展规划编制、数据汇总上传、标本提交等工作。灌阳县中药资源调查取得了丰硕的成果，记载到中药资源1872种，药用资源总数比第三次中药资源普查增加902种，全面摸清了灌阳县中药资源的家底，在此基础上，灌阳县中药资源普查队组织编写了《广西中药资源大典·灌阳卷》（以下简称《灌阳卷》）。

《灌阳卷》包含总论、各论与总名录三部分。总论介绍灌阳县的自然地理、人文资源、社会经济、药用资源等情况；各论收录326种区域内重要的药用植物的药材名、基原、形态特征、分布、性能主治及采收加工等，并附有彩色照片；总名录共收录灌阳县中药资源1872种，其中药用植物1632种、药用动物232种、药用矿物8种。《灌阳卷》是一部首次全面反映灌阳县中药资源现状的学术专著，可作为了解灌阳中药资源的工具书。《灌阳卷》的编研出版，对于推广中药资源普查成果，传承和发展民族医药传统文化，深入开展中药资源研究、保护与利用，服务本地区中药产业高质量发展具重要意义。

灌阳县中药资源普查工作的开展以及《灌阳卷》的编写，是由国家中医药管理局、广西壮族自治区中医药管理局立项，广西壮族自治区中国科学院广西植物研究所作为技术依托单位，联合灌阳县卫生健康局、灌阳县中医医院等单位共同完成的；在实施过程中还得到了中国科学院植物研究所、中国科学院华南植物园、中国科学院昆明植物研究所、上海辰山植物园、广西大学、广西师范大学、广西药用植物园、广西中医药研究院、广西千家洞国家级自然保护区、灌阳县林业局等单位及人员的大力支持，在此谨致以衷心的感谢！在野外考察和编研资料整理过程中，还得到国家自然科学基金项目（31560088、41661012）、广西植物功能物质与资源持续利用重点实验室项目（ZRJJ2015-6）、桂林市科技重大专项项目（20180102-4）等的资助。

中药资源涉及种类多，内容广泛，鉴于编者的知识水平有限，错误和遗漏之处在所难免，敬请读者批评指正。

编著者

2020年12月

目　录

总名录

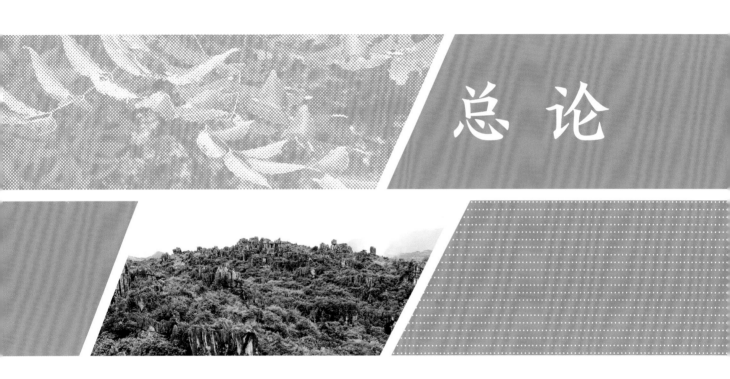

总 论

第一章 自然地理概况

一、地理位置

灌阳县位于广西壮族自治区东北部，地处东经110°43′16″~111°20′13″、北纬25°10′32″~25°45′37″，东部与湖南省江永县和道县交界，南部连接恭城瑶族自治县，西南部以苞谷界（狗爬界）与灵川县相望，西部与兴安县相邻，北部与全州县接壤。县境内由东北至西南方向的最长距离为90 km，由东南至西北方向的最宽距离为38.6 km，距广西南宁市545 km，距桂林市150 km。灌阳县域总面积达1837 km²，占广西总面积的0.78%，其中林地、荒山和丘陵面积所占比例较大，约占县域总面积的84.51%，耕地面积约占8.56%，村庄和道路面积约占2.5%，水面、河滩和沙洲面积约占4.43%，素有"八山一耕地，半水半村庄"之说。灌阳县的千家洞是瑶族的发祥地，是中外瑶族同胞寻根问祖的圣地。

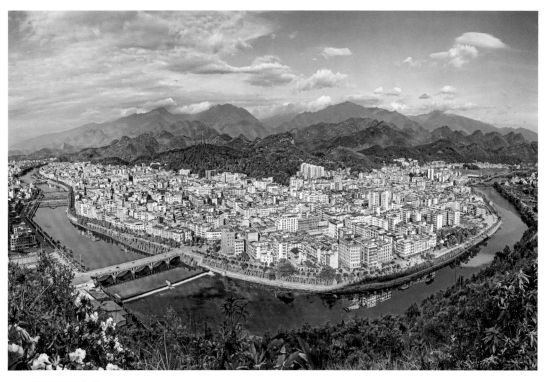

灌阳县城全貌

二、地质地貌

　　灌阳县处于桂东北凹陷海洋山断褶带，出露的地层包含了寒武系至第四系，其中以泥盆系地层发育最好，说明县域内的地质有着久远的进化历史和演变。岩浆岩是县域内主要的岩石种类，其中最具代表性的是都庞岭和海洋山。由于经历了复杂的地质构造演变，境内的断裂和褶皱构造十分明显。北北东向、北西向和东西向3组为其断裂的主要展布方向，都庞岭复式背斜、海洋山穹窿背斜、灌阳县复式向斜则是其中3个具有较大规模的褶皱。

　　灌阳县位于都庞岭西麓，东、西、南三面环山，向北开口，东西方向较窄而南北方向较长，中间低凹平坦。灌江由西南向东北流经县域全境，因此全县被灌江自然分为东西两半。县境东侧为都庞岭山脉，西侧是海洋山山脉，各地地质构造不同，地形类型丰富，有平地、台地、丘陵、中山和低山。其中中山占全县总面积的比例最大，为72.53%，主要分布于都庞岭和海洋山的中央腹地；低山占的比例较小，为5.41%，大多属于都庞岭和海洋山山脉向内延伸的余脉；丘陵占的比例也较小，为7.18%，主要分布于灌江河谷地带、北部及山脉山麓，海拔在500 m以下；平地约占全县总面积的13.56%，主要分布于新街、洞井、观音阁、黄关等乡镇及灌江两岸；台地约占全县总面积的1.32%，主要分布于丘陵地区，由于人们耕作需要，其中绝大部分已开辟成旱地。此外，境内特别是黄关镇以北岩溶地貌较为发育，石林、溶洞、奇峰、洼地比比皆是，其中洞井瑶族乡的笔架山、椅子山，观音阁乡的鳖鱼山，黄关镇的黄牛寨，新街镇的九龙岩，新圩镇的石林，文市镇的赤壁山等尤为典型。

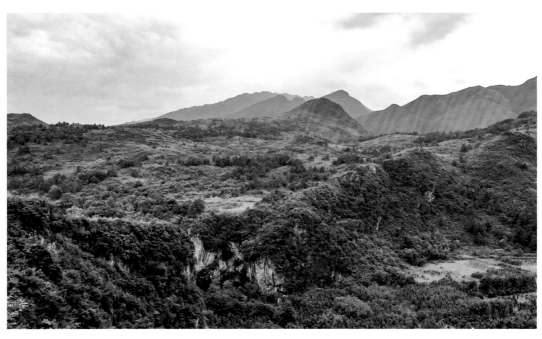

灌阳县新圩镇岩溶丘陵景观

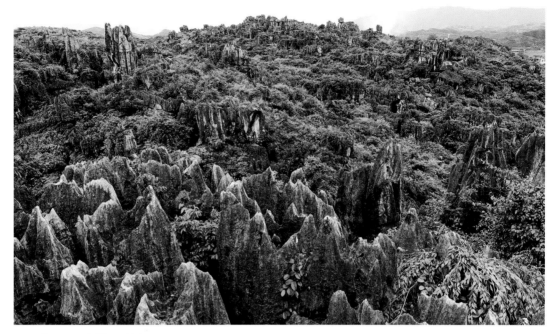

灌阳县文市镇石林景观

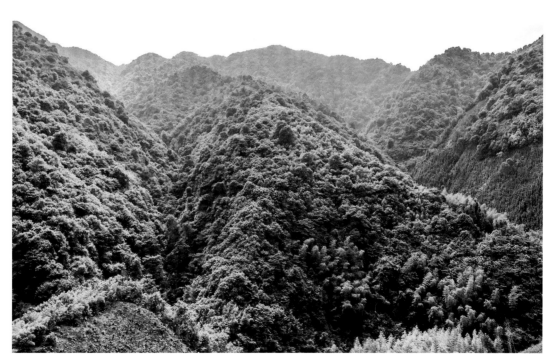

灌阳县千家洞中山景观

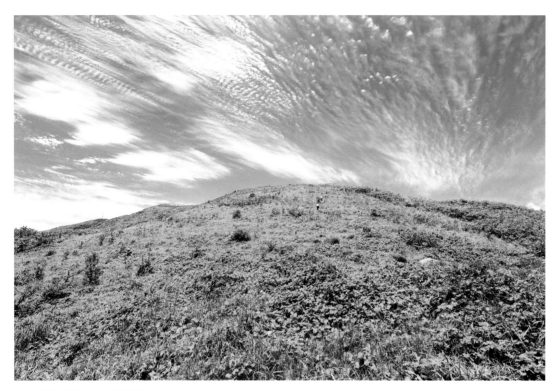

灌阳县西山大坪景观

三、气候

　　灌阳县气候属中亚热带季风气候，四季分明，雨量丰沛。县域年日照时数达1400.2 h，年内日照差异明显，总体为冬春季少，夏秋季多，全年以7月最多，达230.3 h，2月最少，仅48.5 h；日照时数因地而异，平原高于山区，南坡多于北坡。全县年平均降水量为1540.7 mm，降水量总趋势是西南多东北少，山区多于丘谷；降水集中在都庞岭和海洋山山脉，年降水量超过1600 mm，而主要的农业耕作区黄关镇、新街镇等地年降水量也在1500 mm以上；文市镇和水车镇一带位于县城北部，是降水量的低值区，不超过1400 mm。总体来说，灌阳县气候宜人，四季分明，年均气温17.9 ℃，年变化小，月变化大，以1月最低，之后气温逐渐上升，至7月达到最高值，7月后逐渐下降至翌年1月达最低值。

四、土壤

　　灌阳县土壤成土母质因地质变化复杂而多样化，主要有8种类型，分别为花岗岩风化物，面积占土壤总面积的34.05%，主要分布于都庞岭林场，新街镇的三江、马山、娘北、烈溪，黄关镇的陡水、正江，西山瑶族乡全境，灌阳镇的大源、翻身、马头、鱼塘、仁合和新圩镇的解放、合力等地；砂页岩风化物，面积占土壤总面积的11.88%；砂岩母质，面积占土壤总面积的14.66%；页岩母质，面积占土壤总面积的6.72%，除西山瑶族乡外，砂页岩风化物、砂岩母质和页岩母质在全县的丘陵和山地均有分布；紫色砂页岩风化物，面积占土壤总面积的19.84%，主要分布于观音阁乡的野猪殿、大小河江、石家寨、太和、立强、自振，黄关镇的顺溪、龙吟，水车镇的合成、泡江等地；石灰岩风化物，面积占土壤总面积的6.39%，主要分布于文市、新圩、新街、水车等乡镇；河流冲积物，面积占土壤总面积的6.51%，主要分布于都庞岭和海洋山山前地带的平缓丘陵土坡，以及灌江两岸；第四纪红土，面积占土壤总面积的0.9%，零星分布于水车、新街等镇沿河高阶地。

灌阳县土壤类型有9种，分别为水稻土，面积占耕地面积的71.1%，主要分布于灌江及支流的河谷平地、丘陵及垌田，以黄关、新街、红旗等乡镇分布面积居多；红壤，多分布于低山、河谷丘陵地区，以黄关、新街、灌阳等乡镇分布面积居多；黄壤，多分布于都庞岭和海洋山海拔700~1400 m地带，在西山、观音阁、新街、灌阳等乡镇和都庞岭林场分布最广；石灰土，主要分布于文市、新圩、水车、灌阳等乡镇石灰岩地带；红色石灰土，主要分布于水车、新街等乡镇；紫色土，多分布于洞井、观音阁、黄关、新街等乡镇紫色岩地区；冲积土，多分布于灌江沿河两岸阶地和山前坡地，以观音阁、新街、黄关等乡镇为多；山地黄棕壤，多分布于都庞岭和海洋山海拔1400 m以上的山地，以新圩、水车等乡镇和都庞岭林场分布较多；山地灌丛草甸土，主要分布于宝界山和盘王殿海拔1500 m以上的局部地区。

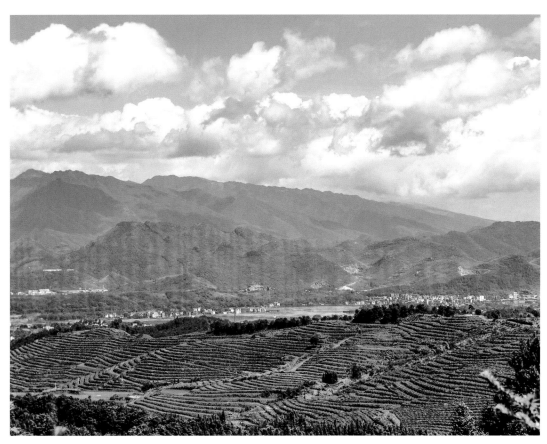

灌阳县红壤景观

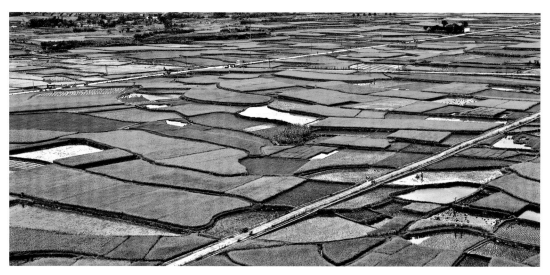

灌阳县田野景观

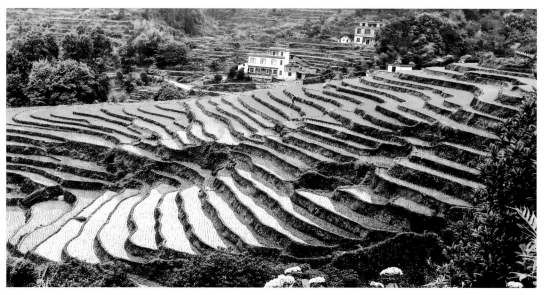

灌阳县梯田景观

五、水文

灌阳县水资源丰富，河流众多，共有河流47条，地下河5条，水塘约1960个。县内最大的河流为灌江，集雨面积超过10 km²的支流多达21条，呈树枝状分布，是湘江一级支流，在境内流经洞井、观音阁、黄关、新街、灌阳、水车、文市等乡镇，长176.63 km，其中县内长144.23 km；全流域面积为2000.53 km²，其中县内流域面积为1839.74 km²。灌阳县多年平均水量为2.466×10^9 m³，其中地表径流量2.16×10^9 m³，地下水储量3.6×10^8 m³。此外，还有外县流入水量1.58×10^8 m³。

灌阳县内断裂发育，碳酸盐岩广布，地下水资源丰富，特别是岩溶地区，地下河较多。全县地下水主要有地下河和泉井2种类型，估算其多年平均水量为3.6×10^8 m³，目前约有1/3被用于灌溉、饮水和养鱼。

第二章　自然资源概况

一、植被资源

灌阳县森林植被类型主要是常绿阔叶林，但因人工造林、采伐等干扰，目前仅千家洞、盘王殿以及大小河江区域还完全保持原生植被状态，其他区域是次生植被分布较广而原生植被极少。县域内森林植被主要分布于都庞岭和海洋山，该区域有着垂直分布且类型复杂的多种植被带。垂直分布的常绿落叶阔叶混交林带，平均海拔1500 m以上，此地带条件较为恶劣，虽然雨水充足，但是风力大而气温低，土壤肥力低。常绿针阔混交林处于垂直带的中间地段，海拔在700~1500 m，此地带气候温和，全年雨量丰沛，土壤疏松肥沃，境内原生性水源林主要分布于该区域。常绿阔叶林带分布于垂直带的下部，海拔在700 m以下，红壤和黄红壤占较大比例，土壤肥力较高，适于松、杉和栎类等多种树木生长，用材林、经济林多集中在这一地带。

灌阳县原生植被为中亚热带常绿阔叶林，森林资源丰富，优势突出，森林覆盖率达72%，主要由壳斗科、山茶科、樟科、桃金娘科、蔷薇科、芸香科、大戟科等物种组成。次生植被乔木树种主要有枫香、麻栎、山苍子、南酸枣、檫木、红荷木、香椿等；灌木种类主要有金樱子、盐肤木、八角枫等；草本类有五节芒、白茅、黄茅、乌毛蕨、芒萁、积雪草等。此外，千家洞国家级自然保护区保存有国内罕见的大面积长苞铁杉约400 hm² 和福建柏约500 hm² 的原生性群落。

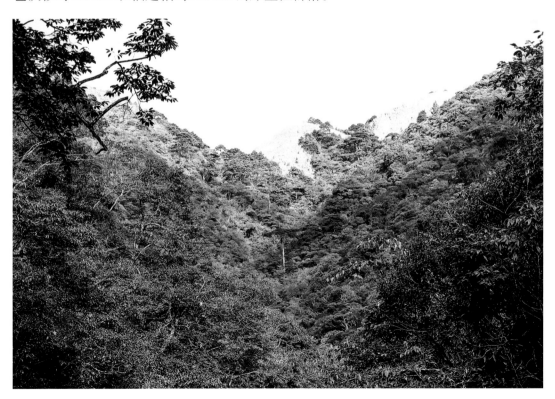

灌阳县原生植被景观

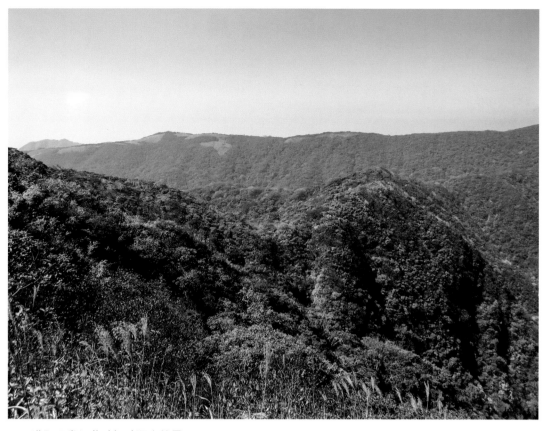

灌阳县常绿落叶阔叶混交林景观

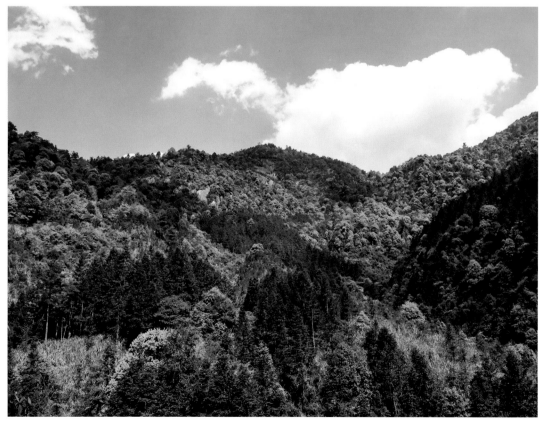

灌阳县常绿针叶阔叶混交林景观

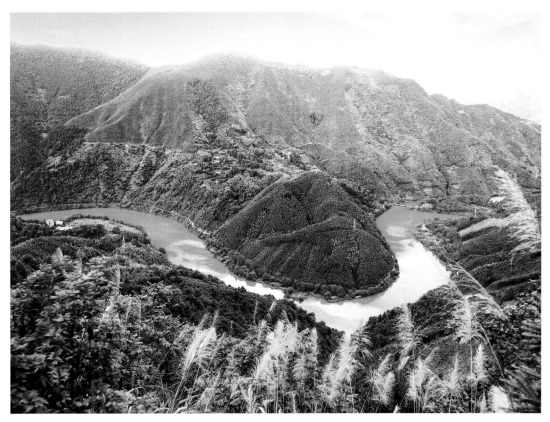

灌阳县植被景观

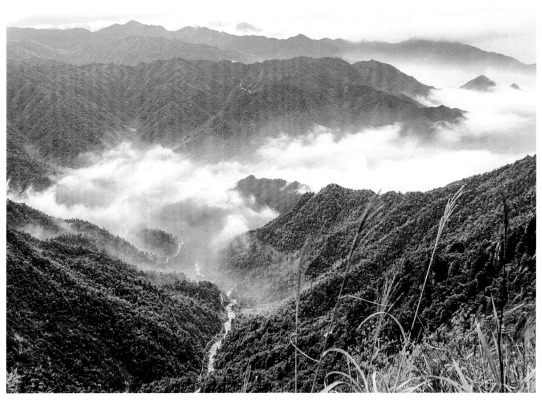

灌阳县千家洞国家级自然保护区植被景观

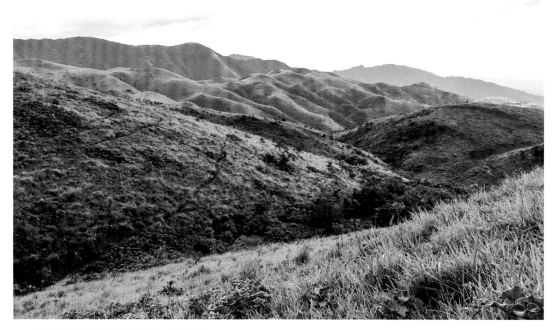

灌阳县灌阳镇马头村高山草坪景观

二、植物资源

　　灌阳县位于广西东北部，东侧为都庞岭山脉，西侧是海洋山山脉，有千家洞国家级自然保护区和海洋山自然保护区，县境各地地质构造不同，地形地貌复杂，植被类型多样，孕育着丰富的植物资源，其中中草药资源也相当丰富。

　　根据韦佳佳对广西灌阳县药用植物资源多样性的研究发现，灌阳县有药用维管植物1335种（包括种下单位，下同），隶属202科747属，其中药用蕨类植物88种，隶属33科55属；药用裸子植物18种，隶属8科16属；药用被子植物1229种，隶属161科676属。相比于第三次全国中药资源普查所记载的708种药用植物，增加了627种。

　　根据第四次全国中药资源普查结果统计，灌阳县共有中药资源1872种，其中药用真菌和苔藓类植物23种；药用蕨类植物110种，隶属37科62属；药用裸子植物21种，隶属9科17属；药用被子植物1478种，隶属166科746属。

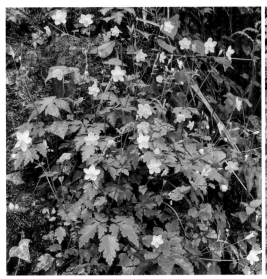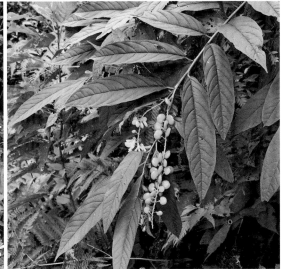

蕨叶人字果*Dichocarpum dalzielii*　　　黄花倒水莲*Polygala fallax*

三、动物资源

根据游群等对千家洞国家级自然保护区野生动物和昆虫资源的调查统计，灌阳县仅千家洞国家级自然保护区便有脊椎动物235种，隶属5纲27目79科146属，其中鱼类24种，两栖类32种，爬行类37种，鸟类100种，哺乳类42种；国家一级保护野生动物有黄腹角雉1种，国家二级保护野生动物有猕猴、穿山甲、林麝、白鹇、红腹角雉、大灵猫、小灵猫、水鹿、大鲵等25种。此外，千家洞国家级自然保护区有昆虫922种，隶属23目208科702属，其中以鳞翅目、鞘翅目、膜翅目和半翅目的种类居多。

灌阳县药用动物资源较丰富，据第三次全国中药资源普查结果统计，灌阳县有药用动物种类240种，其中兽类有香狸、果子狸、猴、松鼠、黄獠、野猪、野猫、獐子、麂、獭、黄鼠狼、竹鼠等，常见且数量较多的有20多种，其中果子狸、山猪、麂、竹鼠较多；鸟类常见的有麻雀、喜鹊、乌鸦、鹰、野鸡、斑鸠、鸳鸯、啄木鸟、燕、竹鸡、锦鸡、画眉等；鱼类常见的有鲤鱼、青鱼、鲇鱼、白鱼、草鱼、鲫鱼、鲢鱼、鳝鱼、泥鳅、鲢子鱼、塘角鱼等；介壳类有沙鳖、蚌、螺、蟹、虾、壁虎、穿山甲、龟等；蛙类有田鸡蛙、土皮蛙、黄眼蛙（上树蛙）、石板蛙、癞皮蛙、梨头蛙、青皮蛙等；蛇类有银环蛇（四十八段）、竹叶青、黄龙蛇、菜花蛇、泥蛇、水蛇、吹风蛇、五步蛇、广蛇（锦蛇）等。

第三章　人文资源概况

一、历史文化

灌阳县历史悠久，据《灌阳县志》记载，灌阳县最早建县可追溯到西汉文帝前元十二年（公元前168年），古称观阳县。一直延续到民国成立，灌阳县才于民国二年（1913年）废府设道，由广西省桂林道管辖。1928年，灌阳县废道，改为行政区，隶属于当时的广西省第八行政区。中华人民共和国成立后，灌阳县于1949年11月20日解放，同年12月12日县人民政府成立，由桂林专区管辖。桂林专区在1970年改称桂林地区，灌阳县因而隶属桂林地区至今。灌阳县辖9个乡镇，即文市镇、水车镇、新圩镇、灌阳镇、新街镇、黄关镇、西山瑶族自治乡、观音阁乡、洞井瑶族自治乡，灌阳镇为县人民政府所在地。

灌阳县历史文化积淀深厚，早在隋大业十三年（617年）就开办县学，为广西开办县学最早的县。灌阳县历代人才辈出，台湾巡抚、桂剧创办人之一的唐景崧就是灌阳杰出人物代表。古老的灌阳，还有着光荣的斗争历史，生活在这块土地的先民，为争取自由进行过不屈不挠的斗争。灌阳是一块染透革命烈士鲜血的土地，永载史册的新圩阻击战便发生于此，革命先烈可歌可泣的英雄事迹激励着一代又一代灌阳儿女去创造光辉美好的未来。

灌阳县的千家洞还是世界瑶族发祥地。月岭古民居为明清时期典型的湘南式民居，规模宏大，保存完好，村落周围文物古迹众多且内涵丰富，民风民俗古朴浓郁，素有"小南京""小故宫"的美誉。文市石林资源独特，分布面积为5 km²，比云南路南石林更具特色，是人们休闲度假、学习知识的绝佳去处。目前，灌阳县有千家洞国家级自然保护区、自治区级地质公园文市石林、自治区旅游名村小龙田园风光、AAAA级黑岩景区、被誉为神秘大观园的月岭古民居、唐景崧故居、大仁生态旅游休闲园等景区景点。

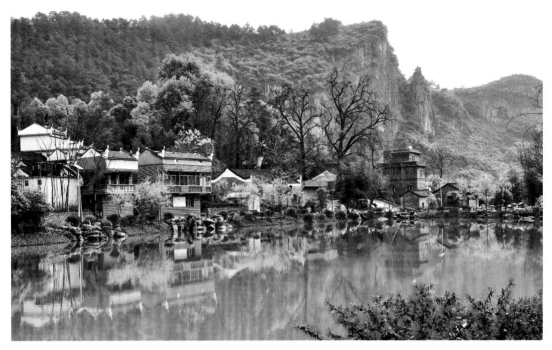

灌阳县新圩镇小龙生态旅游村景观

二、民俗文化

1. 生活习俗

灌阳县的瑶族大部分居住在高寒山区和半山区。按地域特点划分，洞井瑶族乡四个山村的"盘瑶"，亦称"过山瑶"，过去一般建造冲土墙房、盖杉木皮和茅草，少部分建木质结构房和盖瓦房，居民居住得非常分散；西山至灌阳西线一带的"白领瑶"，居住的均为木质结构房，居住得较为集中；黄关陡水至文市、水车一线的瑶族人民，虽居住在山区，但比较集中，一般都有较大的村庄，大部分居住的是木质结构房和砖瓦房。现在随着政治、经济、文化的不断发展，社会的不断进步，人民生活水平的不断提高，瑶族群众的居住条件得到了明显改善，一般都建起了砖混结构的住房，有相当一部分建起了两层或两层以上的钢筋混凝土楼房，乡村居住条件得到了平衡发展。

瑶族有其特殊的饮食习惯。1949年以前，以玉米、红薯、稻米为主食，掺合粟米、糁子。而今生活大大改善，一日三餐大米饭，两顿有酒肉，饮食丰富。熏腊肉是广大瑶族人民和民族地区群众的一大习俗，春节后和春耕生产时用来待客或自食，腊肉香脆可口，配炒山珍或竹笋食用更有风味。酿酒是瑶族群众的绝技活，几乎家家户户都懂得酿酒，种类有红薯酒、糯米酒、米酒、高粱酒、玉米酒、糟酒、野生植物酒等，瑶家常以糟酒代茶，敬奉客人。打油茶是瑶族群众礼貌待客的一种习俗礼节，瑶族人民除一日三餐打油茶外，平日只要客人一进屋就煮茶，这是瑶家好客的一个重要标志。地域不同，打油茶的方式、方法也有区别，有的地方第一杯煮糖茶，有的地方煮苦茶，有的地方则煮鸡蛋糖茶，普遍从第二杯开始煮油茶，连煮三杯。打油茶的食材主要有生姜、茶叶、花生米、米花、玉米泡花，作料有新鲜瓜菜、葱、蒜等，油茶形式多样，品类齐全，各有风味。

在服饰方面，目前灌阳县的瑶族和其他少数民族在穿着上已经基本与当地汉族相同，但在西山瑶族乡、洞井瑶族乡大竹园、河江、黄关镇陡水等地的瑶族老前辈还收藏着瑶族服装和首饰。回族则大有不同，回族妇女外出时必须戴盖头，老年妇女戴白色盖头，已婚妇女戴黑色盖头，未婚少女戴绿色盖头，男性常戴白色小帽。

2. 生产习俗

忌鸟节：农历二月初一为忌鸟节，这天人们一早将糍粑煎熟粘到竹枝上，然后放在神堂、天井边、大门口和自家的田边、地头，其寓意是将鸟送走，免得五谷被鸟糟蹋。

土地节：农历二月初二是土地公生日，这天禁止用锄头挖地，以免冒犯土地公。

治地蚕日：农历三月初三是治地蚕日，这天规定不准动土，不然就会招来地蚕损害庄稼。

牛生日节：农历四月初八是牛生日节，这天不论地里农活有多忙都要让牛休息一天，家家户户还杀鸡宰鸭，蒸五色糯米饭，大清早起来打扫牛栏，用五色糯米饭或糍粑、鸡蛋、红糖、玉米等食物和专门采割新鲜嫩草饲喂耕牛，精心护理，感谢耕牛一年来的辛劳，表达农民对耕牛的深厚感情，开饭前还要先祭牛栏神后才举家合饮，祈求风调雨顺、五谷丰登及耕牛平安和兴旺。

尝新节：农历六月六是瑶民敬奉祖先的节日，称为尝新节。这天的食物以当年养的鸡、鸭、鱼为主，还要将所种的玉米、瓜菜摘回来煮好供奉天地祖先，田中稻谷未熟也要扯几根禾穗，放在饭锅里蒸，在供奉神灵时放置在礼品上，表示已吃上新禾米，寓意"尝新"。

第四章 社会经济条件

一、经济发展

近年来，灌阳县牢固树立和贯彻落实新发展理念，不断创新工作举措，以提高发展质量和效益为中心，统筹推进稳增长、促改革、调结构、惠民生、防风险等各项工作，保持经济平稳健康发展和社会和谐稳定。

2017年，全县生产总值为77.76亿元，同比增长5.2%；固定资产投资完成74.25亿元，同比增长15.9%；财政收入3.68亿元，同比增长1.5%；社会消费品零售总额20.48亿元，同比增长10.6%；城镇居民人均可支配收入30567元，同比增长8.5%；农村居民人均可支配收入9895元，同比增长10.0%。

2018年，全县生产总值增长4.0%，三次产业结构比优化提升为20∶41.1∶38.9。2019年全县生产总值比2018年增长6.1%，三次产业结构比为41.7∶17.3∶41。2020年全县生产总值比2019年增长4.0%，三次产业结构比为42.3∶16.6∶41.1。

2021年，全县年生产总值为777385万元，同比增长8.6%。其中第一产业增加值328190万元，同比增长9.6%；第二产业增加值127539万元，同比增长10.4%；第三产业增加值321655万元，同比增长6.8%。三次产业结构比为42.2∶16.4∶41.4。总体上看，农业生产保持基本稳定，农业产业结构不断优化；金融运行良好，各项存贷款持

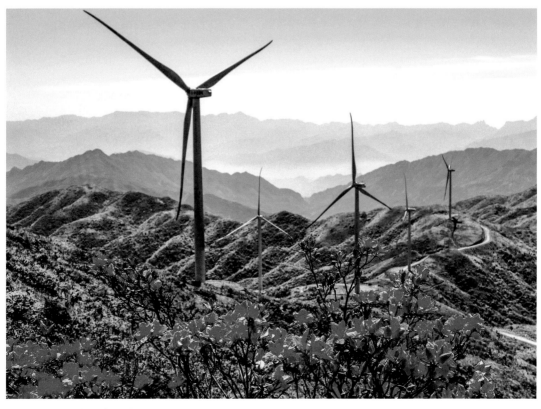

灌阳县遥乡风电场景观

续增长；教育事业稳步发展，教育质量和办学水平得到提高；文化事业蓬勃发展；医疗卫生条件持续改善；城市面貌继续改善，节能减排成效明显；城乡居民收入大幅增加，人民生活水平不断提高。

二、产业结构

1. 农业发展方面

灌阳县独特的地理位置和气候特点，为种植业、畜牧业、渔业和林业提供了良好的生产条件，使特色农业形成明显优势，农副产品有灌阳雪梨、黑李、脐橙、魔芋、葛根、红薯粉丝、辣椒、红枣等，具有浓厚的地方特色，远销海内外。

灌阳县委、县政府因势利导，大力实施农业稳县战略，促进生态农业蓬勃发展。以西瓜、西红柿、红辣椒为主的"三红"经济作物，以菊花、"三木"（杜仲、厚朴、黄柏）药材为主的药材种植规模不断扩大，大力推行"公司+合作组织+基地+农户"的发展模式。当前，灌阳县正以规模农业、品牌农业、生态农业为建设核心，以农业增效、农民增收为目标，着力提高农业规模化、基地化、标准化、产业化、品牌化水平，大力谱写农村经济发展新篇章。

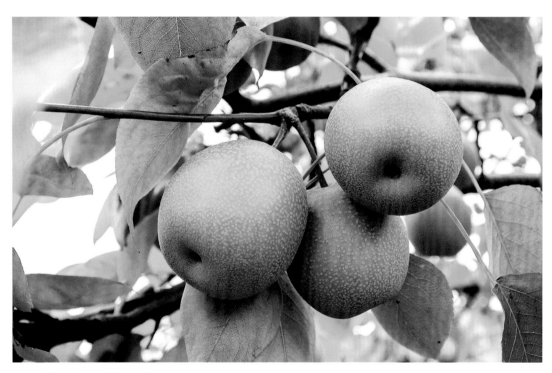

中华名果——灌阳雪梨

2. 主导产业方面

灌阳县以小水电、冶炼、石材综合利用为支柱产业，逐步形成了以小水电、冶炼、建材、矿产品精选和选矿机械制造、农林产品深加工五大特色产业。

3. 工业园区方面

灌阳县充分围绕支柱产业特色，不断推进工业园区的建设发展，比如西山坪选矿机械制造园、西山坪木材加工园、文市石材园、锰业循环经济产业园、食品药品加工园等。

西山坪选矿机械制造园位于西山坪工业片区，通过对入园企业统一管理，推行集团化管理模式，统一商标、统一品牌、统一销售，逐步把该园区打造成50亿元的产业园区和面向西南辐射东盟的区域性选矿机械制造基地；西山坪木材加工园位于西山坪工业片区，以农林产品加工等为主导，吸引生物制品、新材料等高新技术产业入园；文市石材园位于文市工业片区，以园区为平台，整合组建境内现有石材加工企业，建设一个集大中型石材研发、加工、流通等为一体的集团公司；锰业循环经济产业园位于文市工业片区，为灌阳县第一个开工建设的特色专业产业园区，将为灌阳县冶炼产业结构升级、实现资源优化配置、促进企业集聚、培育产业集群提供一个重要平台和主要载体。

4. 旅游发展方面

灌阳县有多姿多彩、奇特瑰丽的自然景观和历史底蕴浓厚的人文景观。近年来，灌阳县坚持"红、古、绿"特色旅游融合发展定位，大力实施旅游旺县战略，发展特色生态旅游，一次性成功创建广西全域旅游示范区、广西旅游标准化示范县，获评全国十佳生态休闲旅游城市。

灌阳县委、县政府着眼长远，坚持高标准、高起点开发旅游资源，打造红色文化，把红色人文景观和绿色自然景观结合起来，把革命传统教育与旅游产业结合起来，特别是湘江战役灌阳新圩阻击战旧址被列入全国红色旅游经典景区名录，新圩阻击战酒海井红军纪念园被列入长征国家文化公园（广西段）及全国"重走长征路"精品线路。同时，充分挖掘和展示瑶族文化，形成休闲农业与乡村旅游及瑶族原生态文化相结合的健康养生休闲旅游。此外，还加大旅游基础设施建设投入，努力形成以红色旅游和健康养生休闲旅游为主题的特色旅游产业。

三、人口概况

全县人口以汉族为主，少数民族众多，但人口少。截至2018年，全县户籍常住人口297007人，其中城镇人口82695人，占总人口的27.84%；乡村人口214312人，占总人口的72.16%。相比于2017年，总人口增长率为4.35%。

全县人口的分布受地形影响很大，县境内东西两侧为山区，中间为狭长的河谷丘陵区。全县人口的分布是东西两侧稀少，村庄零星点缀；中间密集，村庄星罗棋布。大体可划为3个人口分布区：一是灌江河谷区，自西南洞井瑶族乡的太和，沿灌江至东北文市镇的上马头，海拔在400 m以下，面积710 km^2，只占全县总面积的38.65%；二是北部低山丘陵，该区为新圩、水车、文市部分地区，海拔500 m左右，面积250 km^2，占全县总面积的13.61%；三是东西部高山区，包括西部海洋山东侧和东部都庞岭山麓，海拔一般为600~1400 m，面积903 km^2，占全县总面积的49.15%，但人口只占全县总人口的16%。

四、城镇化建设

近年来，灌阳县主动适应经济新常态，通过重点打造新老城区、建设示范乡镇、建设特色名村和改善农村人居环境等多项举措推进城镇化建设，加速提升城镇品质，完善基础设施配套建设，优化农村人居环境。

从2016年起，灌阳县城镇提质扩容步伐加快，坚持"新老城区双举并重、城乡一体统筹建设"的发展思路，坚持"突出乡村振兴，持续推进城乡建设"的建设思路，多规合一，建管并举，健全了城乡规划、建设管理机制。至2020年底，灌阳县完成了江东新区规划编制、老城区控规修编等工作，观澜购物公园综合体成为城区商业地标中心，县城易地扶贫集中安置点被评为全国美丽搬迁安置区，县城公共绿化、净化、亮化全面改造升级，改造提升兴灌路、滨江西路、双桥路、城北通道等，新城区天然气管道工程实现通气点火。

此外，水车镇顺利完成撤乡建镇，完成13个新农村示范点建设，全县国家级传统村落达26个，黄关油茶小镇入选自治区第二批特色小镇名单。城镇建成区面积达12.6 km^2，城镇人口近10万人，城镇化率提升到39.2%。

五、环境保护

灌阳县坚持生态立县，坚持以改善环境质量为核心，以全面实施《"十三五"生态环境保护规划》为主线，以确保环境安全为底线，强化全面治污和生态保护。

一直以来，灌阳县以保护灌江为重点，强力推进灌江流域环境综合治理，开展打击非法采砂、非法采矿、非法捕捞等专项整治行动，有效遏制了环境违法行为。深入推进"三化"工程，村屯绿化达标率75%，农村自来水普及率77%，行政村道路硬化率100%。以环境倒逼机制推动产业转型升级，加快城乡污水及垃圾处理设施建设，开展砖厂、燃煤锅炉专项整治行动，关停36家环保问题企业，立案查处19家环境违法企业，县城环境空气质量优良率达90%。

为了加快生态文明建设，灌阳县严格执行国家重点生态功能区产业负面清单，着力推进产业发展生态化、生态建设产业化。通过开展打击非法采石、非法采砂、非法捕鱼、非法捕猎、非法排污和农村环境卫生六大专项整治行动，有效遏制了破坏环境的违法行为。为了进一步突出灌阳县绿色发展，巩固生态优势，重点开展了海洋山自然保护区确界、非法采石、非法采砂、非法捕鱼（猎）、非法排污、河道垃圾清理、农村面源污染防治等专项治理工作。随着古树名木挂牌保护和灌江国家湿地公园建设有序推进，全县森林覆盖率达75.73%，主要河流考核断面水质达标率达100%。此外，全县有5个村屯跻身自治区绿色村屯行列，全县生态村创建率达91.3%，洞井瑶族乡、观音阁乡获评自治区级生态乡镇，全县区级生态乡镇创建率达100%。

为了进一步推进环境保护建设，不断巩固环境保护成效，灌阳县着力培养一批环保专业领域的优秀人才，持续推进环境监测、监察、应急、固废管理、核与辐射等环境监管能力建设，推进包括地表水、大气、土壤、地下水、生态、辐射环境和声环境等各要素监测网络建设。与此同时，全面落实环保目标责任制考核，加强环保宣传与培训，推进环境管理信息公开，全面落实主体功能区制度和生态红线区域保护规划，完成灌阳县生态保护红线边界核定，加强对辖区内自然保护区、风景名胜区、乡镇级以上饮用水水源保护区的管理。

第五章 药用资源多样性

一、药用植物资源

灌阳县位于都庞岭西麓，三面环山，地形地貌丰富，气候温和，雨量丰沛，森林植被主要分布于都庞岭和海洋山，有着垂直分布且类型复杂的多种植被带，形成了丰富的植物物种多样性，因而药用植物资源较为丰富。通过系统的调查、整理和统计，灌阳县共有药用植物1632种（包括种下单位，下同）。其中，菌类15种（隶属12科15属），苔藓植物8种（隶属8科8属），蕨类植物110种（隶属37科62属），裸子植物21种（隶属9科17属），被子植物1478种（隶属166科745属）（表5-1）。灌阳县药用植物资源包括野生和栽培两种类型，其中野生药用植物1448种，栽培药用植物184种。

表5-1 灌阳县药用植物种数统计表

类别	科	属	种
灌阳县药用植物	232	847	1632
广西药用植物	324	1512	4064
灌阳县药用植物占广西比重（%）	71.60	56.02	40.16

灌阳县药用植物以药用维管植物为主，占药用植物总种数的98.59%，而药用非维管植物仅占药用植物总种数的1.41%。通过对灌阳县药用维管植物科、属、种数量与广西药用维管植物科、属、种数量的比较（表5-2）表明，灌阳县药用维管植物资源在科、属、种方面所占比例均较大，种类丰富，各类群在科、属水平上所占比例均达到56%以上，特别是广西分布的药用裸子植物在科、属水平上，灌阳县均有分布，而在药用蕨类植物的科、属水平上，70%以上的广西药用蕨类植物科、属在灌阳县均有分布；在种水平上，广西近半数的药用蕨类和药用裸子植物种类在灌阳县均有分布，约40%的药用被子植物种类在灌阳县有分布。

表5-2 灌阳县药用维管植物分类群统计

分类群		灌阳县	广西	占广西比例（%）
药用蕨类植物	科	37	46	80.43
	属	62	88	70.45
	种	110	225	48.89
药用裸子植物	科	9	9	100
	属	17	17	100
	种	21	34	61.76
药用被子植物	科	166	212	78.30
	属	745	1326	56.18
	种	1478	3680	40.16

根据药用维管植物各科所含种数的多少及其所占的比例，把灌阳县药用维管植物212科分成4个等级，其中一级为多种科，含20种及以上，二级为中等种科，含11~20种，三级为寡种科，含2~10种，四级为单种科，仅含1种。通过统计（表5-3），处于三级的科数量最多，但所含的种数次于一级所含的种数，而处于一级的科数量最少，仅占药用维管植物总科数的9.43%，但所含的种数在4个等级中最多，占药用维管植物总种数的43.88%，说明灌阳县药用维管植物具有明显的优势科现象。

表5-3　灌阳县药用维管植物科内种的数量结构统计

类型	科数	占药用维管植物总科数比例（%）	含种数	占药用维管植物总种数比例（%）	代表科
单种科（1种）	49	23.11	49	3.05	买麻藤科、百部科、蛇菰科、古柯科、列当科
寡种科（2~10种）	118	55.66	495	30.76	防己科、金缕梅科、山矾科、小檗科、堇菜科
中等种科（11~20种）	25	11.79	359	22.31	茄科、莎草科、荨麻科、樟科、伞形科
多种科（≥20种）	20	9.43	706	43.88	菊科、蝶形花科、蔷薇科、茜草科、大戟科
合计	212	100	1609	100	

（一）野生药用植物

1. 分布特点

野生药用植物的分布及种类丰富程度与植被类型及分布密切相关，复杂多样的生态环境通常蕴含着丰富的植物物种多样性，药用植物资源也较丰富。灌阳县位于都庞岭西麓，全县被灌江自然分为了东西两半，其中东侧为都庞岭山脉，西侧为海洋山山脉，这两个山脉区域的地形地貌相对较为复杂，植被类型较丰富。都庞岭山脉的千家洞国家级自然保护区有保存完整的原生性亚热带常绿阔叶林森林生态系统，生物资源十分丰富，是生物资源和遗传基因资源的天然宝库，是灌阳县野生药用植物的主要分布区域。海洋山山脉海拔500~1400 m，属中山地貌，沟谷纵横，开阔度小，地方性降水明显，保存有完整的中亚热带典型常绿阔叶林森林生态系统，是灌阳县内仅次于千家洞国家级自然保护区的植物物种多样性最丰富的区域之一，也蕴含着丰富的药用植物资源。

县域内的其他山区，大多属都庞岭和海洋山山脉向内延伸的余脉，海拔通常较低，以人工林为主，药用植物物种多样性程度较低。沿灌江河谷地带，尽管人为干扰程度较大，但由于水热条件优越，分布着较大面积的次生性灌丛或草丛，通常也分布着常见的药用植物。此外，在境内丘陵低山区分布着岩溶地貌，特别是黄关镇以北的岩溶地貌较为发育，通常保存有以岩溶石山为中心的原生性"风水林"，这些区域也集中分布着丰富的野生药用植物。

2. 种类组成

据统计，灌阳县野生药用植物有1448种，隶属204科726属，分别占药用植物总种数的88.73%、总科数的87.93%和总属数的85.71%。野生药用植物的科、属、种数均占灌阳县药用植物总科、属、种数的85%以上，说明野生药用植物在灌阳县药用植物中所占的比重极大。其中野生药用非维管植物15种，野生药用维管植物1433种，占县域野生药用植物种数的98.96%。在野生药用维管植物中，蕨类植物110种，隶属37科62属；裸子植物11种，隶属6科8属；被子植物1312种，隶属154科648属（表5-4）。

表5-4　灌阳县野生药用维管植物分类群统计

分类群	科	属	种
野生药用蕨类植物	37	62	110
野生药用裸子植物	6	8	11
野生药用被子植物	154	648	1312
合计	197	718	1433

根据野生药用维管植物各科所含种数的多少及其所占的比例，将灌阳县野生药用维管植物197科分成4个等级，其中一级为多种科，含20种及以上，二级为中等种科，含11~20种，三级为寡种科，含2~10种，四级为单种科，仅含1种。据统计，处于一级的科有18个，包括菊科、蝶形花科、茜草科等；处于二级的科有20个，包括芸香科、莎草科、荨麻科等；处于三级的科有113个，包括防己科、葫芦科、金缕梅科等；处于四级的科有46个，包括百部科、肾蕨科、伯乐树科等（表5-5）。从统计结果看，处于三级的科数最多，但所含的种数次于一级所含的种数，而处于一级的科数最少，仅占野生药用维管植物总科数的9.14%，但所含的种数在4个等级中最多，占野生药用维管植物总种数的42.01%，说明灌阳县野生药用维管植物的优势科现象非常明显。

表5-5　灌阳县野生药用维管植物科内种的数量结构统计

类型	科数	占野生总科数比例（%）	含种数	占野生总种数比例（%）	代表科
单种科（1种）	46	23.35	46	3.21	百部科、肾蕨科、伯乐树科、列当科、古柯科
寡种科（2~10种）	113	57.36	497	34.68	防己科、葫芦科、金缕梅科、木犀科、茄科
中等种科（11~20种）	20	10.15	288	20.10	芸香科、莎草科、荨麻科、樟科、水龙骨科
多种科（≥20种）	18	9.14	602	42.01	菊科、蝶形花科、茜草科、蔷薇科、唇形科
合计	197	100	1433	100	

（二）栽培药用植物

1. 种植种类

灌阳县有栽培药用植物184种，隶属68科145属，分别占药用植物总种数的11.27%、总科数的29.31%和总属数的17.10%。根据栽培的药用植物主要用途来看，食用类和观赏类占主要地位，食用类绝大多数是十字花科、葫芦科、芸香科等的瓜果蔬菜，如萝卜*Raphanus sativus*、白菜*Brassica rapa* var. *glabra*、西瓜*Citrullus lanatus*、黄瓜*Cucumis sativus*、柑橘*Citrus reticulata*等；观赏类绝大多数集中在蔷薇科、百合科、石蒜科、木兰科等，如月季花*Rosa chinensis*、文殊兰*Crinum asiaticum* var. *sinicum*、含笑花*Michelia figo*等。县域内重点以药用为目的而进行栽培的种类较少，栽培面积也极少形成规模，如杜仲*Eucommia ulmoides*、香橼*Citrus medica*和佛手*C. medica* var. *sarcodactylis*等。此外，还有一些利用野生种质进行栽培的种类，如白及*Bletilla striata*、七叶一枝花*Paris polyphylla*、多花黄精*Polygonatum cyrtonema*、黄花倒水莲*Polygala fallax*等，这些种类在灌阳县有野生分布，不列入栽培种类的统计中。

灌阳县种植面积较大的药用植物种类不多，形成一定种植规模的主要有厚朴*Houpoea officinalis*、黄花倒水莲*Polygala fallax*、吴茱萸*Tetradium ruticarpum*、紫苏*Perilla frutescens*、黄檗*Phellodendron amurense*、七叶一枝花*Paris polyphylla*、白及*Bletilla striata*、莪术*Curcuma phaeocaulis*、金线草*Antenoron filiforme*等，如2017年，厚朴在西山瑶族乡的栽培面积约3000亩，紫苏在新街镇马山村的种植面积有200多亩。灌阳县境内土山面积较大，属于中亚热带季风气候，四季分明，雨量丰沛，良好的地理和水热条件，使其具有发展中草药种植的自然条件和气候优势。可在充分考察中药材的适宜生长环境和销售市场后，选择合适的中药材种类进行推广种植，如草珊瑚*Sarcandra glabra*和短萼黄连*Coptis chinensis* var. *brevisepala*林下种植等。

2. 种植现状

灌阳县目前栽培种类有七叶一枝花、多花黄精、三七、灵芝、铁皮石斛、板蓝根、厚朴、黄花倒水莲、黑老虎、金银花、杜仲、百合、黄姜、白及、覆盆子、紫苏、千斤拔、吴茱萸、秃叶黄檗等。其中栽培面积达到一定规模的有以下种类，黄花倒水莲，种植面积2000多亩，主要种植地为观音阁乡盘江村；厚朴，种植面积7700多亩，主要种植地为西山瑶族乡盐塘村和北江村；灵芝，种植面积700多亩，主要种植地为新街镇龙吟村狮子涧屯和西山瑶族乡盐塘村；覆盆子，种植面积400多亩，主要种植地为新街镇烈溪村；紫苏，种植面积200多亩，主要种植地为新街镇马山村；吴茱萸，种植面积300多亩，主要种植地为洞井瑶族乡野猪殿；黄檗，种植面积300多亩，主要种植地为洞井瑶族乡小河江村，其他乡村也有零星种植；七叶一枝花，种植面积100多亩，主要种植地为新街镇娘北村，其他乡村也有零星种植。其他种植种类如白及，种植面积100多亩；黄姜，种植面积100多亩等，这些种类在各乡镇均有零星种植。

（三）珍稀濒危及特有药用植物

1. 珍稀濒危药用植物

长期以来，人们对合理开发利用中药植物资源的认识不足，对药用植物资源普遍缺乏生长更新规律的调研，因此有诸多不合理的药材采收现象，如普遍存在抢采、抢收及掠夺式利用。尤其是野生药用植物资源，其采集的成本低、质量好、价格较高，常遭到较严重的采挖和破坏。部分药用植物虽然能够进行人工栽培，但其数量仍不能满足市场需求。还有部分药用植物由于其特殊的生长环境和习性，难以实现实质性的人工栽培，这些种类往往成为珍稀的药用植物，经济和药用价值较高，因此，几乎所有的此类药用植物资源都遭到了严重的破坏，甚至趋于衰退或濒危灭绝的状态。

根据《中国物种红色名录》（第一卷）、《国家重点保护野生植物名录（第一批）》以及《广西壮族自治区重点保护植物名录（第一批）》，对灌阳县野生珍稀濒危药用植物种类进行统计。灌阳县野生珍稀濒危药用植物共计45种，隶属18科34属，占灌阳县药用植物总数的2.76%，包含药用蕨类植物1种、药用裸子植物6种、药用被子植物38种。被列为国家一级重点保护野生植物2种，被列为国家二级重点保护野生植物9种，被列为自治区级重点保护植物34种，其中包括25种兰科植物（表5-6）。

在世界自然保护联盟（IUCN）物种红色名录濒危等级和标准3.1版中，划分了9个评估等级，它们分别为灭绝（EX）、野生灭绝（EW）、极危（CR）、濒危（EN）、易危（VU）、近危（NT）、无危（LC）、数据缺乏（DD）、未予评估（NE）。而在地域性的实际应用中，还需结合IUCN物种红色名录标准在地区水平的应用指南3.0版所规定的具体标准和操作。据此，对灌阳县45种珍稀濒危药用植物进行初步的濒危程度评估（表5-6）。在此基础上分别对各种类的保护价值、药用功效、资源现状等方面进行简要介绍。

表5-6　灌阳县重点保护野生药用植物

序号	科名	中文名	学名	重点保护	濒危程度
1	红豆杉科	南方红豆杉	*Taxus wallichiana* var. *mairei*	国家一级	EN
2	伯乐树科	伯乐树	*Bretschneidera sinensis*	国家一级	NT
3	蚌壳蕨科	金毛狗	*Cibotium barometz*	国家二级	LC
4	柏科	福建柏	*Fokienia hodginsii*	国家二级	VU
5	木兰科	鹅掌楸	*Liriodendron chinense*	国家二级	VU
6	樟科	樟	*Cinnamomum camphora*	国家二级	DD
7	蓼科	金荞麦	*Fagopyrum dibotrys*	国家二级	LC
8	蝶形花科	花榈木	*Ormosia henryi*	国家二级	VU
9	金缕梅科	半枫荷	*Semiliquidambar cathayensis*	国家二级	VU
10	楝科	红椿	*Toona ciliata*	国家二级	VU
11	珙桐科	喜树	*Camptotheca acuminata*	国家二级	LC
12	松科	铁杉	*Tsuga chinensis*	广西重点	NT
13	松科	长苞铁杉	*Tsuga longibracteata*	广西重点	VU
14	三尖杉科	宽叶粗榧	*Cephalotaxus latifolia*	广西重点	VU
15	红豆杉科	穗花杉	*Amentotaxus argotaenia*	广西重点	NT
16	樟科	沉水樟	*Cinnamomum micranthum*	广西重点	VU
17	毛茛科	短萼黄连	*Coptis chinensis* var. *brevisepala*	广西重点	VU

续表

序号	科名	中文名	学名	重点保护	濒危程度
18	小檗科	八角莲	*Dysosma versipellis*	广西重点	VU
19	榆科	青檀	*Pteroceltis tatarinowii*	广西重点	NT
20	茜草科	巴戟天	*Morinda officinalis*	广西重点	NT
21	兰科	花叶开唇兰	*Anoectochilus roxburghii*	广西重点	DD
22	兰科	白及	*Bletilla striata*	广西重点	EN
23	兰科	钩距虾脊兰	*Calanthe graciliflora*	广西重点	NT
24	兰科	细花虾脊兰	*Calanthe mannii*	广西重点	LC
25	兰科	三棱虾脊兰	*Calanthe tricarinata*	广西重点	NT
26	兰科	多花兰	*Cymbidium floribundum*	广西重点	VU
27	兰科	春兰	*Cymbidium goeringii*	广西重点	VU
28	兰科	寒兰	*Cymbidium kanran*	广西重点	VU
29	兰科	兔耳兰	*Cymbidium lancifolium*	广西重点	LC
30	兰科	重唇石斛	*Dendrobium hercoglossum*	广西重点	NT
31	兰科	细茎石斛	*Dendrobium moniliforme*	广西重点	DD
32	兰科	单叶厚唇兰	*Epigeneium fargesii*	广西重点	LC
33	兰科	毛萼山珊瑚	*Galeola lindleyana*	广西重点	LC
34	兰科	斑叶兰	*Goodyera schlechtendaliana*	广西重点	LC
35	兰科	绒叶斑叶兰	*Goodyera velutina*	广西重点	LC
36	兰科	橙黄玉凤花	*Habenaria rhodocheila*	广西重点	LC
37	兰科	镰翅羊耳蒜	*Liparis bootanensis*	广西重点	LC
38	兰科	见血青	*Liparis nervosa*	广西重点	LC
39	兰科	纤叶钗子股	*Luisia hancockii*	广西重点	NT
40	兰科	石仙桃	*Pholidota chinensis*	广西重点	LC
41	兰科	独蒜兰	*Pleione bulbocodioides*	广西重点	LC
42	兰科	毛唇独蒜兰	*Pleione hookeriana*	广西重点	VU
43	兰科	朱兰	*Pogonia japonica*	广西重点	NT
44	兰科	苞舌兰	*Spathoglottis pubescens*	广西重点	LC
45	兰科	绶草	*Spiranthes sinensis*	广西重点	DD

南方红豆杉 *Taxus wallichiana* var. *mairei*：国家一级重点保护野生植物，为常绿乔木，树形优美，可种植于园林中供观赏。从树皮中可提取紫杉醇，有良好的抗癌作用，能够开发成重要的抗癌药物。见于千家洞国家级自然保护区及西山瑶族乡洞皮界南方红豆杉保护小区，有一定的野生资源量，受到的威胁主要为生境破坏和人类采挖，在此评估为濒危种（EN）。

伯乐树 *Bretschneidera sinensis*：国家一级重点保护野生植物，为落叶乔木，树皮可入药，有舒筋活络的作用。仅见于千家洞国家级自然保护区，数量极少，受到的威胁主要为人类砍挖和修建水坝，在此评估为近危种（NT）。

金毛狗 *Cibotium barometz*：国家二级重点保护野生植物，为草本，是蕨类植物中较为原始的一个类群，其重要科研价值主要体现在热带植物系统演化及植物区系上。根状茎入药，有祛风湿、补肝肾和强腰膝的作用。分布较广，野外资源量充足，在此评估为无危种（LC）。

福建柏 *Fokienia hodginsii*：国家二级重点保护野生植物，为常绿乔木，心材入药，有行气止痛、降逆止呕的作用。仅见于千家洞国家级自然保护区，数量较少，过度放牧造成的环境变化以及人类滥伐是其遭受威胁的主要原因，在此评估为易危种（VU）。

鹅掌楸 *Liriodendron chinense*：国家二级重点保护野生植物，为落叶乔木，中国特有珍稀植物，叶、树皮、根入药，有祛风除湿、散寒止咳的作用。仅见于千家洞国家级自然保护区，数量稀少，在此评估为易危种（VU）。

樟 *Cinnamomum camphora*：国家二级重点保护野生植物，为常绿乔木，全株入药，有祛风散寒、理气活血的作用。分布范围较广，多见于村头村尾，威胁主要来自生境破坏及人类砍挖，野生资源情况不清，在此评估为数据不足（DD）。

金荞麦 *Fagopyrum dibotrys*：国家二级重点保护野生植物，为草本，其茎叶入药，有祛风湿、利水渗湿的作用。分布较广，在此评估为无危种（LC）。

花榈木 *Ormosia henryi*：国家二级重点保护野生植物，为常绿乔木，根、根皮、茎和叶均可入药，有活血化瘀、祛风消肿的作用。见于千家洞国家级自然保护区、西山瑶族乡李家村以及文市镇北流村，分布零星，数量极少，人为无节制的砍挖是其数量减少的主要原因，在杉木林种植以及省道扩建时该种植物也可能被砍伐，在此评估为易危种（VU）。

半枫荷 *Semiliquidambar cathayensis*：国家二级重点保护野生植物，为常绿乔木，根、茎和枝均可入药，有祛风除湿、舒筋活血的作用。当地老百姓用其树皮入药，治疗风湿骨痛效果良好，因此有很大的市场需求，受到的威胁来自严重的乱砍滥伐，在此评估为易危种（VU）。

红椿 *Toona ciliata*：国家二级重点保护植物，为落叶乔木，是我国热带、亚热带地区的珍贵速生用材树种，材色红褐，花纹美丽，质地坚韧，最适宜制作高级家具；根皮入药，有祛风利湿、止血止痛、涩肠、杀虫的作用。仅见于千家洞国家级自然保护区，数量极少，人为盗砍、植被破坏是导致其数量不断减少的重要原因，在此评估为易危种（VU）。

喜树 *Camptotheca acuminata*：国家二级重点保护野生植物，为落叶乔木，根和果实入药，有清热解毒、散结消症的作用。在西山瑶族乡李家村、洞井瑶族乡野猪殿有一定的资源分布，受到的威胁主要为人类砍挖、修路等，但目前有广泛的栽培，用于绿化或药用，很大程度缓解了野生资源的生存压力，在此评估为无危种（LC）。

铁杉 *Tsuga chinensis* 和长苞铁杉 *T. longibracteata*：广西重点保护植物，为常绿乔木，前者的根、叶有祛风除湿的作用，后者的树皮可用于接骨。零星分布于千家洞国家级自然保护区和海洋山自然保护区的高海拔地带，尽管它们的生境近似，但与铁杉相比，长苞铁杉的种群数量更稀少，在此把铁杉评估为近危种（NT），长苞铁杉评估为易危种（VU）。

宽叶粗榧 *Cephalotaxus latifolia*：广西重点保护植物，为常绿灌木或小乔木，全株可提取多种生物碱，用于治疗急性白血病和淋巴肉瘤等；根皮、枝叶有祛风湿、抗癌的作用，种子有润肺止咳、驱虫、消积的作用。零星分布于灌阳县高海拔地带，数量极少，野生种群受到的威胁主要为人为采挖，在此评估为易危种（VU）。

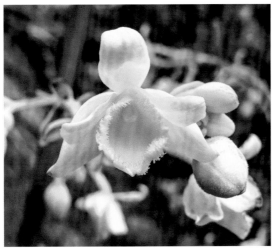

毛萼山珊瑚 *Galeola lindleyana*

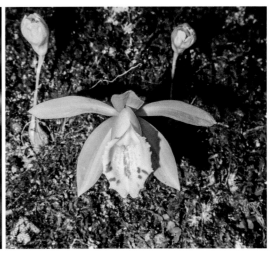

毛唇独蒜兰 *Pleione hookeriana*

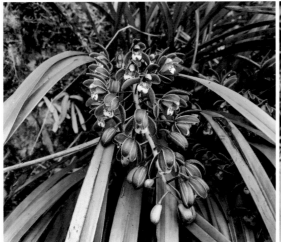

多花兰 *Cymbidium floribundum*

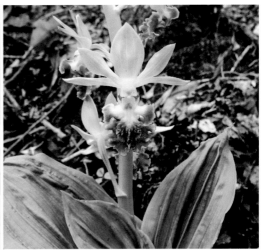

三棱虾脊兰 *Calanthe tricarinata*

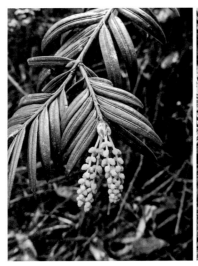

穗花杉 *Amentotaxus argotaenia*

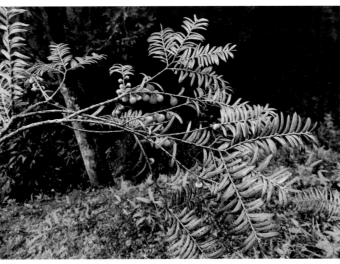

南方红豆杉 *Taxus wallichiana* var. *mairei*

穗花杉 *Amentotaxus argotaenia*：广西重点保护植物，为常绿灌木，根、树皮入药，有活血、止痛的作用。仅见于灌阳镇马头村风电场，受到的威胁主要是风电场的修建和过度放牧等，在此评估为近危种（NT）。

沉水樟 *Cinnamomum micranthum*：广西重点保护植物，为常绿乔木，其提取的挥发油含有松油醇、葵醛和十五烷醛。在灌阳县各地原生性林中或林缘有零星分布，野生种群数量较少，受到的威胁主要是生境破坏，在此评估为易危种（VU）。

短萼黄连 *Coptis chinensis* var. *brevisepala*：广西重点保护植物，为草本，全株入药，有清热燥湿、泻火解毒的作用。仅见于千家洞国家级自然保护区，分布零星，数量稀少，受到的威胁是人为采挖和生境破坏，在此评估为易危种（VU）。

八角莲 *Dysosma versipellis*：广西重点保护植物，为多年生草本，叶入药，有清热解毒、止咳平喘的作用。有零星分布，为偶见种，常被作为药用植物而肆意采挖，在此评估为易危种（VU）。

青檀 *Pteroceltis tatarinowii*：广西重点保护植物，为落叶乔木，茎、叶入药，有祛风、止血、止痛的作用。仅分布于岩溶区域的山坡，受人为影响较大，受威胁的主要原因是大量砍伐和林相残破，在此评估为近危种（NT）。

巴戟天 *Morinda officinalis*：广西重点保护植物，为藤本，根入药，有补肾阳、强筋骨、祛风湿的作用。主要分布于千家洞国家级自然保护区和海洋山自然保护区，比较罕见，人为采挖严重，在此评估为近危种（NT）。

兰科植物：灌阳县共分布有25种野生药用兰科植物。兰科植物常因其花朵雅致，具有很高的观赏性而被大量采挖，如春兰 *Cymbidium goeringii*、寒兰 *C. kanran*、多花兰 *C. floribundum* 等；或因其药用价值较高，市场上常有交易而受到破坏性的采挖，如单叶厚唇兰 *Epigeneium fargesii*、镰翅羊耳蒜 *Liparis bootanensis*、白及 *Bletilla striata* 等。此外，兰科植物对生长环境的要求非常苛刻，生境一旦被破坏，对其生长繁衍都会造成严重的影响，甚至在当地消失，造成难以挽回的资源损失。

2. 特有药用植物

特有植物是一个地区最重要的物种资源之一，其中特有药用植物除具有药用价值和科学研究价值外，由于当地居民的长期使用和经验积累，使其也具有丰厚的文化底蕴，属于当地传统文化的组成部分。

据统计，灌阳县有中国特有药用植物389种，占全县药用植物总数的23.84%，其中6种为广西特有药用植物，包括短序十大功劳 *Mahonia breviracema*、慈姑叶细辛 *Asarum sagittarioides*、鼠刺 *Itea chinensis*、栎叶罗伞 *Brassaiopsis quercifolia*、三脉叶荚蒾 *Viburnum triplinerve* 和羽裂小花苣苔 *Primulina bipinnatifida*，野生种有364种（表5-7），隶属95科214属，栽培种有25种，隶属16科23属。

表5-7　灌阳县特有野生药用植物统计

序号	科名	中文名	学名	特有程度
1	松科	马尾松	*Pinus massoniana*	中国特有
2	松科	铁杉	*Tsuga chinensis*	中国特有

续表

序号	科名	中文名	学名	特有程度
3	松科	长苞铁杉	*Tsuga longibracteata*	中国特有
4	三尖杉科	宽叶粗榧	*Cephalotaxus latifolia*	中国特有
5	三尖杉科	粗榧	*Cephalotaxus sinensis*	中国特有
6	木兰科	阔瓣含笑	*Michelia cavaleriei* var. *platypetala*	中国特有
7	木兰科	深山含笑	*Michelia maudiae*	中国特有
8	木兰科	玉兰	*Yulania denudata*	中国特有
9	八角科	假地枫皮	*Illicium jiadifengpi*	中国特有
10	五味子科	南五味子	*Kadsura longipedunculata*	中国特有
11	五味子科	冷饭藤	*Kadsura oblongifolia*	中国特有
12	五味子科	绿叶五味子	*Schisandra arisanensis* subsp. *viridis*	中国特有
13	五味子科	华中五味子	*Schisandra sphenanthera*	中国特有
14	番荔枝科	瓜馥木	*Fissistigma oldhamii*	中国特有
15	番荔枝科	凹叶瓜馥木	*Fissistigma retusum*	中国特有
16	樟科	红果黄肉楠	*Actinodaphne cupularis*	中国特有
17	樟科	毛桂	*Cinnamomum appelianum*	中国特有
18	樟科	野黄桂	*Cinnamomum jensenianum*	中国特有
19	樟科	黑壳楠	*Lindera megaphylla*	中国特有
20	樟科	香粉叶	*Lindera pulcherrima* var. *attenuata*	中国特有
21	樟科	山橿	*Lindera reflexa*	中国特有
22	樟科	毛豹皮樟	*Litsea coreana* var. *lanuginosa*	中国特有
23	樟科	建润楠	*Machilus oreophila*	中国特有
24	樟科	檫木	*Sassafras tzumu*	中国特有
25	毛茛科	打破碗花花	*Anemone hupehensis*	中国特有
26	毛茛科	钝齿铁线莲	*Clematis apiifolia* var. *argentilucida*	中国特有
27	毛茛科	两广铁线莲	*Clematis chingii*	中国特有
28	毛茛科	单叶铁线莲	*Clematis henryi*	中国特有
29	毛茛科	裂叶铁线莲	*Clematis parviloba*	中国特有
30	毛茛科	莓叶铁线莲	*Clematis rubifolia*	中国特有
31	毛茛科	短萼黄连	*Coptis chinensis* var. *brevisepala*	中国特有
32	毛茛科	还亮草	*Delphinium anthriscifolium*	中国特有
33	毛茛科	蕨叶人字果	*Dichocarpum dalzielii*	中国特有
34	毛茛科	小花人字果	*Dichocarpum franchetii*	中国特有
35	毛茛科	盾叶唐松草	*Thalictrum ichangense*	中国特有
36	小檗科	南岭小檗	*Berberis impedita*	中国特有
37	小檗科	豪猪刺	*Berberis julianae*	中国特有
38	小檗科	六角莲	*Dysosma pleiantha*	中国特有
39	小檗科	八角莲	*Dysosma versipellis*	中国特有
40	小檗科	湖南淫羊藿	*Epimedium hunanense*	中国特有
41	小檗科	三枝九叶草	*Epimedium sagittatum*	中国特有
42	小檗科	阔叶十大功劳	*Mahonia bealei*	中国特有
43	小檗科	短序十大功劳	*Mahonia breviracema*	广西特有
44	小檗科	沈氏十大功劳	*Mahonia shenii*	中国特有
45	木通科	白木通	*Akebia trifoliata* subsp. *australis*	中国特有
46	防己科	轮环藤	*Cyclea racemosa*	中国特有
47	防己科	四川轮环藤	*Cyclea sutchuenensis*	中国特有
48	防己科	金线吊乌龟	*Stephania cephalantha*	中国特有
49	防己科	血散薯	*Stephania dielsiana*	中国特有
50	马兜铃科	慈姑叶细辛	*Asarum sagittarioides*	广西特有
51	胡椒科	山蒟	*Piper hancei*	中国特有
52	胡椒科	小叶爬崖香	*Piper sintenense*	中国特有
53	金粟兰科	宽叶金粟兰	*Chloranthus henryi*	中国特有

续表

序号	科名	中文名	学名	特有程度
54	金粟兰科	多穗金粟兰	*Chloranthus multistachys*	中国特有
55	罂粟科	血水草	*Eomecon chionantha*	中国特有
56	十字花科	堇叶芥	*Neomartinella violifolia*	中国特有
57	堇菜科	柔毛堇菜	*Viola fargesii*	中国特有
58	堇菜科	三角叶堇菜	*Viola triangulifolia*	中国特有
59	远志科	黄花倒水莲	*Polygala fallax*	中国特有
60	远志科	香港远志	*Polygala hongkongensis* var. *hongkongensis*	中国特有
61	远志科	狭叶远志	*Polygala hongkongensis* var. *stenophylla*	中国特有
62	远志科	曲江远志	*Polygala koi*	中国特有
63	景天科	凹叶景天	*Sedum emarginatum*	中国特有
64	虎耳草科	大叶金腰	*Chrysosplenium macrophyllum*	中国特有
65	石竹科	中国繁缕	*Stellaria chinensis*	中国特有
66	石竹科	巫山繁缕	*Stellaria wushanensis*	中国特有
67	蓼科	大箭叶蓼	*Polygonum darrisii*	中国特有
68	蓼科	赤胫散	*Polygonum runcinatum* var. *sinense*	中国特有
69	凤仙花科	细柄凤仙花	*Impatiens leptocaulon*	中国特有
70	瑞香科	毛瑞香	*Daphne kiusiana* var. *atrocaulis*	中国特有
71	瑞香科	北江荛花	*Wikstroemia monnula*	中国特有
72	山龙眼科	网脉山龙眼	*Helicia reticulata*	中国特有
73	海桐花科	短萼海桐	*Pittosporum brevicalyx*	中国特有
74	海桐花科	广西海桐	*Pittosporum kwangsiense*	中国特有
75	海桐花科	薄萼海桐	*Pittosporum leptosepalum*	中国特有
76	葫芦科	罗汉果	*Siraitia grosvenorii*	中国特有
77	葫芦科	中华栝楼	*Trichosanthes rosthornii*	中国特有
78	秋海棠科	紫背天葵	*Begonia fimbristipula*	中国特有
79	秋海棠科	秋海棠	*Begonia grandis*	中国特有
80	秋海棠科	红孩儿	*Begonia palmata* var. *bowringiana*	中国特有
81	秋海棠科	掌裂秋海棠	*Begonia pedatifida*	中国特有
82	山茶科	川杨桐	*Adinandra bockiana* var. *bockiana*	中国特有
83	山茶科	尖萼川杨桐	*Adinandra bockiana* var. *acutifolia*	中国特有
84	山茶科	连蕊茶	*Camellia cuspidata*	中国特有
85	山茶科	柃叶连蕊茶	*Camellia euryoides*	中国特有
86	山茶科	毛花连蕊茶	*Camellia fraterna*	中国特有
87	山茶科	川鄂连蕊茶	*Camellia rosthorniana*	中国特有
88	山茶科	尖萼毛柃	*Eurya acutisepala*	中国特有
89	山茶科	短柱柃	*Eurya brevistyla*	中国特有
90	山茶科	米碎花	*Eurya chinensis*	中国特有
91	山茶科	微毛柃	*Eurya hebeclados*	中国特有
92	山茶科	细枝柃	*Eurya loquaiana*	中国特有
93	山茶科	黑柃	*Eurya macartneyi*	中国特有
94	山茶科	窄叶柃	*Eurya stenophylla*	中国特有
95	山茶科	尖萼厚皮香	*Ternstroemia luteoflora*	中国特有
96	猕猴桃科	异色猕猴桃	*Actinidia callosa* var. *discolor*	中国特有
97	猕猴桃科	京梨猕猴桃	*Actinidia callosa* var. *henryi*	中国特有
98	猕猴桃科	金花猕猴桃	*Actinidia chrysantha*	中国特有
99	猕猴桃科	毛花猕猴桃	*Actinidia eriantha*	中国特有
100	猕猴桃科	条叶猕猴桃	*Actinidia fortunatii*	中国特有
101	野牡丹科	长萼野海棠	*Bredia longiloba*	中国特有
102	野牡丹科	锦香草	*Phyllagathis cavaleriei*	中国特有
103	野牡丹科	肉穗草	*Sarcopyramis bodinieri*	中国特有
104	椴树科	小花扁担杆	*Grewia biloba* var. *parviflora*	中国特有

续表

序号	科名	中文名	学名	特有程度
105	锦葵科	中华地桃花	*Urena lobata* var. *chinensis*	中国特有
106	锦葵科	梵天花	*Urena procumbens*	中国特有
107	大戟科	重阳木	*Bischofia polycarpa*	中国特有
108	大戟科	石山巴豆	*Croton euryphyllus*	中国特有
109	大戟科	红叶野桐	*Mallotus paxii*	中国特有
110	大戟科	广东地构叶	*Speranskia cantonensis*	中国特有
111	鼠刺科	牛皮桐	*Itea chinensis* f. *angustata*	广西特有
112	鼠刺科	厚叶鼠刺	*Itea coriacea*	中国特有
113	鼠刺科	腺鼠刺	*Itea glutinosa*	中国特有
114	绣球花科	四川溲疏	*Deutzia setchuenensis*	中国特有
115	绣球花科	罗蒙常山	*Dichroa yaoshanensis*	中国特有
116	绣球花科	西南绣球	*Hydrangea davidii*	中国特有
117	绣球花科	蜡莲绣球	*Hydrangea strigosa*	中国特有
118	蔷薇科	木瓜	*Chaenomeles sinensis*	中国特有
119	蔷薇科	柔毛路边青	*Geum japonicum* var. *chinense*	中国特有
120	蔷薇科	中华绣线梅	*Neillia sinensis*	中国特有
121	蔷薇科	小叶石楠	*Photinia parvifolia*	中国特有
122	蔷薇科	全缘火棘	*Pyracantha atalantioides*	中国特有
123	蔷薇科	火棘	*Pyracantha fortuneana*	中国特有
124	蔷薇科	石斑木	*Rhaphiolepis indica*	中国特有
125	蔷薇科	软条七蔷薇	*Rosa henryi*	中国特有
126	蔷薇科	粉团蔷薇	*Rosa multiflora* var. *cathayensis*	中国特有
127	蔷薇科	周毛悬钩子	*Rubus amphidasys*	中国特有
128	蔷薇科	棠叶悬钩子	*Rubus malifolius*	中国特有
129	蔷薇科	灰白毛莓	*Rubus tephrodes*	中国特有
130	蔷薇科	美脉花楸	*Sorbus caloneura*	中国特有
131	蔷薇科	中华绣线菊	*Spiraea chinensis*	中国特有
132	蔷薇科	渐尖绣线菊	*Spiraea japonica* var. *acuminata*	中国特有
133	蔷薇科	光叶绣线菊	*Spiraea japonica* var. *fortunei*	中国特有
134	苏木科	广西紫荆	*Cercis chuniana*	中国特有
135	苏木科	皂荚	*Gleditsia sinensis*	中国特有
136	蝶形花科	雪峰山崖豆藤	*Callerya dielsiana* var. *solida*	中国特有
137	蝶形花科	亮叶崖豆藤	*Callerya nitida* var. *nitida*	中国特有
138	蝶形花科	峨眉崖豆藤	*Callerya nitida* var. *minor*	中国特有
139	蝶形花科	野百合	*Crotalaria sessiliflora*	中国特有
140	蝶形花科	大金刚藤	*Dalbergia dyeriana*	中国特有
141	蝶形花科	藤黄檀	*Dalbergia hancei*	中国特有
142	蝶形花科	中南鱼藤	*Derris fordii*	中国特有
143	蝶形花科	干花豆	*Fordia cauliflora*	中国特有
144	蝶形花科	小叶干花豆	*Fordia microphylla*	中国特有
145	蝶形花科	褶皮黧豆	*Mucuna lamellata*	中国特有
146	蝶形花科	花榈木	*Ormosia henryi*	中国特有
147	旌节花科	中国旌节花	*Stachyurus chinensis*	中国特有
148	金缕梅科	瑞木	*Corylopsis multiflora*	中国特有
149	金缕梅科	蜡瓣花	*Corylopsis sinensis*	中国特有
150	金缕梅科	杨梅叶蚊母树	*Distylium myricoides*	中国特有
151	金缕梅科	红花檵木	*Loropetalum chinense* var. *rubrum*	中国特有
152	金缕梅科	半枫荷	*Semiliquidambar cathayensis*	中国特有
153	金缕梅科	水丝梨	*Sycopsis sinensis*	中国特有
154	黄杨科	匙叶黄杨	*Buxus harlandii*	中国特有
155	黄杨科	大叶黄杨	*Buxus megistophylla*	中国特有

续表

序号	科名	中文名	学名	特有程度
156	桦木科	华南桦	*Betula austrosinensis*	中国特有
157	桦木科	亮叶桦	*Betula luminifera*	中国特有
158	壳斗科	茅栗	*Castanea seguinii*	中国特有
159	壳斗科	锥	*Castanopsis chinensis*	中国特有
160	壳斗科	甜槠	*Castanopsis eyrei*	中国特有
161	壳斗科	白栎	*Quercus fabri*	中国特有
162	榆科	小果朴	*Celtis cerasifera*	中国特有
163	榆科	珊瑚朴	*Celtis julianae*	中国特有
164	榆科	青檀	*Pteroceltis tatarinowii*	中国特有
165	榆科	银毛叶山黄麻	*Trema nitida*	中国特有
166	桑科	藤构	*Broussonetia kaempferi* var. *australis*	中国特有
167	桑科	爬藤榕	*Ficus sarmentosa* var. *impressa*	中国特有
168	桑科	岩木瓜	*Ficus tsiangii*	中国特有
169	荨麻科	广西紫麻	*Oreocnide kwangsiensis*	中国特有
170	荨麻科	湿生冷水花	*Pilea aquarum*	中国特有
171	荨麻科	盾叶冷水花	*Pilea peltata*	中国特有
172	冬青科	满树星	*Ilex aculeolata*	中国特有
173	冬青科	厚叶冬青	*Ilex elmerrilliana*	中国特有
174	冬青科	海南冬青	*Ilex hainanensis*	中国特有
175	冬青科	广东冬青	*Ilex kwangtungensis*	中国特有
176	冬青科	长梗冬青	*Ilex macrocarpa* var. *longipedunculata*	中国特有
177	冬青科	毛冬青	*Ilex pubescens*	中国特有
178	冬青科	香冬青	*Ilex suaveolens*	中国特有
179	冬青科	四川冬青	*Ilex szechwanensis*	中国特有
180	冬青科	尾叶冬青	*Ilex wilsonii*	中国特有
181	卫矛科	过山枫	*Celastrus aculeatus*	中国特有
182	卫矛科	苦皮藤	*Celastrus angulatus*	中国特有
183	卫矛科	大芽南蛇藤	*Celastrus gemmatus*	中国特有
184	卫矛科	圆叶南蛇藤	*Celastrus kusanoi*	中国特有
185	卫矛科	窄叶南蛇藤	*Celastrus oblanceifolius*	中国特有
186	卫矛科	短梗南蛇藤	*Celastrus rosthornianus* var. *rosthornianus*	中国特有
187	卫矛科	宽叶短梗南蛇藤	*Celastrus rosthornianus* var. *loeseneri*	中国特有
188	卫矛科	皱叶南蛇藤	*Celastrus rugosus*	中国特有
189	卫矛科	裂果卫矛	*Euonymus dielsianus*	中国特有
190	卫矛科	大果卫矛	*Euonymus myrianthus*	中国特有
191	卫矛科	长刺卫矛	*Euonymus wilsonii*	中国特有
192	卫矛科	福建假卫矛	*Microtropis fokienensis*	中国特有
193	卫矛科	密花假卫矛	*Microtropis gracilipes*	中国特有
194	翅子藤科	无柄五层龙	*Salacia sessiliflora*	中国特有
195	茶茱萸科	马比木	*Nothapodytes pittosporoides*	中国特有
196	铁青树科	华南青皮木	*Schoepfia chinensis*	中国特有
197	桑寄生科	锈毛钝果寄生	*Taxillus levinei*	中国特有
198	桑寄生科	木兰寄生	*Taxillus limprichtii*	中国特有
199	桑寄生科	桑寄生	*Taxillus sutchuenensis*	中国特有
200	桑寄生科	大苞寄生	*Tolypanthus maclurei*	中国特有
201	桑寄生科	棱枝槲寄生	*Viscum diospyrosicola*	中国特有
202	鼠李科	光枝勾儿茶	*Berchemia polyphylla* var. *leioclada*	中国特有
203	鼠李科	铜钱树	*Paliurus hemsleyanus*	中国特有
204	鼠李科	贵州鼠李	*Rhamnus esquirolii*	中国特有
205	鼠李科	黄鼠李	*Rhamnus fulvotincta*	中国特有
206	鼠李科	薄叶鼠李	*Rhamnus leptophylla*	中国特有

续表

序号	科名	中文名	学名	特有程度
207	鼠李科	梗花雀梅藤	*Sageretia henryi*	中国特有
208	鼠李科	皱叶雀梅藤	*Sageretia rugosa*	中国特有
209	胡颓子科	巴东胡颓子	*Elaeagnus difficilis*	中国特有
210	胡颓子科	角花胡颓子	*Elaeagnus gonyanthes*	中国特有
211	胡颓子科	攀缘胡颓子	*Elaeagnus sarmentosa*	中国特有
212	葡萄科	蓝果蛇葡萄	*Ampelopsis bodinieri*	中国特有
213	葡萄科	羽叶蛇葡萄	*Ampelopsis chaffanjonii*	中国特有
214	葡萄科	三裂蛇葡萄	*Ampelopsis delavayana*	中国特有
215	葡萄科	牯岭蛇葡萄	*Ampelopsis glandulosa* var. *kulingensis*	中国特有
216	葡萄科	闽赣葡萄	*Vitis chungii*	中国特有
217	葡萄科	刺葡萄	*Vitis davidii*	中国特有
218	芸香科	蜜茱萸	*Melicope pteleifolia*	中国特有
219	芸香科	九里香	*Murraya exotica*	中国特有
220	芸香科	秃叶黄檗	*Phellodendron chinense* var. *glabriusculum*	中国特有
221	芸香科	岭南花椒	*Zanthoxylum austrosinense*	中国特有
222	芸香科	刺壳花椒	*Zanthoxylum echinocarpum*	中国特有
223	芸香科	毛刺壳花椒	*Zanthoxylum echinocarpum* var. *tomentosum*	中国特有
224	芸香科	野花椒	*Zanthoxylum simulans*	中国特有
225	无患子科	黄梨木	*Boniodendron minius*	中国特有
226	无患子科	复羽叶栾树	*Koelreuteria bipinnata*	中国特有
227	槭树科	桂林槭	*Acer kweilinense*	中国特有
228	槭树科	中华槭	*Acer sinense*	中国特有
229	清风藤科	灰背清风藤	*Sabia discolor*	中国特有
230	省沽油科	锐尖山香圆	*Turpinia arguta*	中国特有
231	漆树科	黄连木	*Pistacia chinensis*	中国特有
232	漆树科	滨盐肤木	*Rhus chinensis* var. *roxburghii*	中国特有
233	八角枫科	小花八角枫	*Alangium faberi*	中国特有
234	珙桐科	喜树	*Camptotheca acuminata*	中国特有
235	五加科	食用土当归	*Aralia cordata*	中国特有
236	五加科	长刺楤木	*Aralia spinifolia*	中国特有
237	五加科	栎叶罗伞	*Brassaiopsis quercifolia*	广西特有
238	五加科	变叶树参	*Dendropanax proteus*	中国特有
239	五加科	细柱五加	*Eleutherococcus nodiflorus*	中国特有
240	五加科	星毛鸭脚木	*Schefflera minutistellata*	中国特有
241	伞形科	藁本	*Ligusticum sinense*	中国特有
242	伞形科	香白芷	*Ostericum citriodorum*	中国特有
243	伞形科	华中前胡	*Peucedanum medicum*	中国特有
244	桤叶树科	贵州桤叶树	*Clethra kaipoensis*	中国特有
245	杜鹃花科	灯笼吊钟花	*Enkianthus chinensis*	中国特有
246	杜鹃花科	齿缘吊钟花	*Enkianthus serrulatus*	中国特有
247	杜鹃花科	腺萼马银花	*Rhododendron bachii*	中国特有
248	杜鹃花科	岭南杜鹃	*Rhododendron mariae*	中国特有
249	杜鹃花科	羊踯躅	*Rhododendron molle*	中国特有
250	杜鹃花科	马银花	*Rhododendron ovatum*	中国特有
251	杜鹃花科	长蕊杜鹃	*Rhododendron stamineum*	中国特有
252	乌饭树科	黄背越桔	*Vaccinium iteophyllum*	中国特有
253	柿科	野柿	*Diospyros kaki* var. *silvestris*	中国特有
254	柿科	油柿	*Diospyros oleifera*	中国特有
255	紫金牛科	九管血	*Ardisia brevicaulis*	中国特有
256	紫金牛科	剑叶紫金牛	*Ardisia ensifolia*	中国特有

续表

序号	科名	中文名	学名	特有程度
257	安息香科	陀螺果	*Melliodendron xylocarpum*	中国特有
258	安息香科	白花龙	*Styrax faberi*	中国特有
259	山矾科	黄牛奶树	*Symplocos cochinchinensis* var. *laurina*	中国特有
260	马钱科	醉鱼草	*Buddleja lindleyana*	中国特有
261	木犀科	野迎春	*Jasminum mesnyi*	中国特有
262	木犀科	华素馨	*Jasminum sinense*	中国特有
263	木犀科	女贞	*Ligustrum lucidum*	中国特有
264	木犀科	光萼小蜡	*Ligustrum sinense* var. *myrianthum*	中国特有
265	萝藦科	柳叶白前	*Cynanchum stauntonii*	中国特有
266	萝藦科	云南娃儿藤	*Tylophora yunnanensis*	中国特有
267	茜草科	云桂虎刺	*Damnacanthus henryi*	中国特有
268	茜草科	剑叶耳草	*Hedyotis caudatifolia*	中国特有
269	茜草科	粗毛耳草	*Hedyotis mellii*	中国特有
270	茜草科	巴戟天	*Morinda officinalis*	中国特有
271	茜草科	羊角藤	*Morinda umbellata* subsp. *obovata*	中国特有
272	茜草科	薄柱草	*Nertera sinensis*	中国特有
273	茜草科	广州蛇根草	*Ophiorrhiza cantoniensis*	中国特有
274	茜草科	中华蛇根草	*Ophiorrhiza chinensis*	中国特有
275	茜草科	白毛鸡矢藤	*Paederia pertomentosa*	中国特有
276	茜草科	钩毛茜草	*Rubia oncotricha*	中国特有
277	忍冬科	接骨木	*Sambucus williamsii*	中国特有
278	忍冬科	桦叶荚蒾	*Viburnum betulifolium*	中国特有
279	忍冬科	直角荚蒾	*Viburnum foetidum* var. *rectangulatum*	中国特有
280	忍冬科	南方荚蒾	*Viburnum fordiae*	中国特有
281	忍冬科	台中荚蒾	*Viburnum formosanum*	中国特有
282	忍冬科	巴东荚蒾	*Viburnum henryi*	中国特有
283	忍冬科	黑果荚蒾	*Viburnum melanocarpum*	中国特有
284	忍冬科	球核荚蒾	*Viburnum propinquum*	中国特有
285	忍冬科	茶荚蒾	*Viburnum setigerum*	中国特有
286	忍冬科	台东荚蒾	*Viburnum taitoense*	中国特有
287	忍冬科	三脉叶荚蒾	*Viburnum triplinerve*	广西特有
288	菊科	纤枝兔儿风	*Ainsliaea gracilis*	中国特有
289	菊科	长穗兔儿风	*Ainsliaea henryi*	中国特有
290	菊科	灯台兔儿风	*Ainsliaea macroclinidioides*	中国特有
291	菊科	奇蒿	*Artemisia anomala* var. *anomala*	中国特有
292	菊科	密毛奇蒿	*Artemisia anomala* var. *tomentella*	中国特有
293	菊科	耳叶紫菀	*Aster auriculatus*	中国特有
294	菊科	蒲公英	*Taraxacum mongolicum*	中国特有
295	菊科	异叶黄鹌菜	*Youngia heterophylla*	中国特有
296	龙胆科	福建蔓龙胆	*Crawfurdia pricei*	中国特有
297	龙胆科	五岭龙胆	*Gentiana davidii*	中国特有
298	龙胆科	匙叶草	*Latouchea fokienensis*	中国特有
299	龙胆科	双蝴蝶	*Tripterospermum chinense*	中国特有
300	报春花科	广西过路黄	*Lysimachia alfredii*	中国特有
301	报春花科	灵香草	*Lysimachia foenum-graecum*	中国特有
302	报春花科	狭叶落地梅	*Lysimachia paridiformis* var. *stenophylla*	中国特有
303	报春花科	巴东过路黄	*Lysimachia patungensis*	中国特有
304	报春花科	叶头过路黄	*Lysimachia phyllocephala*	中国特有
305	桔梗科	无柄沙参	*Adenophora stricta* subsp. *sessilifolia*	中国特有
306	紫草科	瘤果附地菜	*Trigonotis macrophylla* var. *verrucosa*	中国特有
307	玄参科	台湾泡桐	*Paulownia kawakamii*	中国特有
308	玄参科	玄参	*Scrophularia ningpoensis*	中国特有

续表

序号	科名	中文名	学名	特有程度
309	玄参科	四方麻	*Veronicastrum caulopterum*	中国特有
310	玄参科	腹水草	*Veronicastrum stenostachyum* subsp. *plukenetii*	中国特有
311	苦苣苔科	羽裂小花苣苔	*Primulina bipinnatifida*	广西特有
312	苦苣苔科	牛耳朵	*Primulina eburnea*	中国特有
313	苦苣苔科	蚂蟥七	*Primulina fimbrisepala*	中国特有
314	苦苣苔科	羽裂报春苣苔	*Primulina pinnatifida*	中国特有
315	苦苣苔科	东南长蒴苣苔	*Didymocarpus hancei*	中国特有
316	苦苣苔科	贵州半蒴苣苔	*Hemiboea cavaleriei*	中国特有
317	苦苣苔科	半蒴苣苔	*Hemiboea subcapitata*	中国特有
318	苦苣苔科	长瓣马铃苣苔	*Oreocharis auricula*	中国特有
319	苦苣苔科	大叶石上莲	*Oreocharis benthamii*	中国特有
320	苦苣苔科	湘桂马铃苣苔	*Oreocharis xiangguiensis*	中国特有
321	马鞭草科	老鸦糊	*Callicarpa giraldii*	中国特有
322	马鞭草科	广东紫珠	*Callicarpa kwangtungensis*	中国特有
323	马鞭草科	长柄紫珠	*Callicarpa longipes*	中国特有
324	马鞭草科	窄叶紫珠	*Callicarpa membranacea*	中国特有
325	马鞭草科	秃红紫珠	*Callicarpa rubella* var. *subglabra*	中国特有
326	马鞭草科	广东大青	*Clerodendrum kwangtungense*	中国特有
327	马鞭草科	尖齿臭茉莉	*Clerodendrum lindleyi*	中国特有
328	唇形科	灯笼草	*Clinopodium polycephalum*	中国特有
329	唇形科	肉叶鞘蕊花	*Coleus carnosifolius*	中国特有
330	唇形科	香茶菜	*Isodon amethystoides*	中国特有
331	唇形科	梗花华西龙头草	*Meehania fargesii* var. *pedunculata*	中国特有
332	唇形科	龙头草	*Meehania henryi*	中国特有
333	唇形科	南丹参	*Salvia bowleyana*	中国特有
334	唇形科	红根草	*Salvia prionitis*	中国特有
335	唇形科	偏花黄芩	*Scutellaria tayloriana*	中国特有
336	唇形科	地蚕	*Stachys geobombycis*	中国特有
337	唇形科	庐山香科科	*Teucrium pernyi*	中国特有
338	姜科	箭秆风	*Alpinia sichuanensis*	中国特有
339	姜科	川东姜	*Zingiber atrorubens*	中国特有
340	姜科	阳荷	*Zingiber striolatum*	中国特有
341	百合科	开口箭	*Campylandra chinensis*	中国特有
342	百合科	白丝草	*Chionographis chinensis*	中国特有
343	百合科	散斑竹根七	*Disporopsis aspersa*	中国特有
344	百合科	紫萼	*Hosta ventricosa*	中国特有
345	百合科	野百合	*Lilium brownii*	中国特有
346	百合科	禾叶山麦冬	*Liriope graminifolia*	中国特有
347	百合科	狭叶沿阶草	*Ophiopogon stenophyllus*	中国特有
348	百合科	多花黄精	*Polygonatum cyrtonema*	中国特有
349	百合科	牯岭藜芦	*Veratrum schindleri*	中国特有
350	百合科	丫蕊花	*Ypsilandra thibetica*	中国特有
351	菝葜科	银叶菝葜	*Smilax cocculoides*	中国特有
352	菝葜科	黑果菝葜	*Smilax glaucochina*	中国特有
353	菝葜科	红果菝葜	*Smilax polycolea*	中国特有
354	天南星科	魔芋	*Amorphophallus konjac*	中国特有
355	天南星科	灯台莲	*Arisaema bockii*	中国特有
356	天南星科	花南星	*Arisaema lobatum*	中国特有
357	天南星科	瑶山南星	*Arisaema sinii*	中国特有
358	鸢尾科	小花鸢尾	*Iris speculatrix*	中国特有
359	薯蓣科	粉背薯蓣	*Dioscorea collettii* var. *hypoglauca*	中国特有

续表

序号	科名	中文名	学名	特有程度
360	薯蓣科	绵萆薢	*Dioscorea spongiosa*	中国特有
361	兰科	钩距虾脊兰	*Calanthe graciliflora*	中国特有
362	兰科	纤叶钗子股	*Luisia hancockii*	中国特有
363	兰科	独蒜兰	*Pleione bulbocodioides*	中国特有
364	禾本科	野燕麦	*Avena fatua*	中国特有

二、特色民族医药

灌阳县作为世界瑶族的发祥地，全县瑶族人口约2.4万，主要聚居在西山和洞井这两个瑶族乡。灌阳县蕴藏着深厚悠久的瑶医文化，瑶民以百草为药，瑶医疗法众多，有的奇特且疗效出奇。通过对灌阳县当地瑶医的访问调查，整理出当地瑶族常用特色瑶药。

1. 瑶医药特色

瑶医以天、地、人"三元和谐"为理论基础，以身体的"盈亏平衡"作为临床实践的辨证方法，按药物性味、功能及治疗疾病的特点，总结出了具有瑶族医药独特风格的"风打"理论。该理论将药物分为风药、打药和风打相兼药三大类。

风药是指具有活血化瘀、活血补血和益气健脾等作用的药物，通常用于治疗"亏"症，此类药物有威灵仙*Clematis chinensis*、三叶木通*Akebia trifoliata*、结香*Edgeworthia chrysantha*等。打药是指具有消肿止痛、清热解毒和活血化瘀等作用的药物，通常用于治疗"盈"症，此类药物有山牵牛*Thunbergia grandiflora*、黑老虎*Kadsura coccinea*、风箱树*Cephalanthus tetrandrus*等。风打相兼药是指兼具风药和打药作用的药物，能同时用于治疗"亏"症和"盈"症，此类药物有滇白珠*Gaultheria leucocarpa* var. *yunnanensis*、异形南五味子*Kadsura heteroclita*、金线草*Antenoron filiforme*、络石*Trachelospermum jasminoides*、活血丹*Glechoma longituba*等。

在传统瑶药中，广西恭城瑶族自治县和金秀瑶族自治县的瑶族医药最具代表性和民族特色，有"五虎九牛十八钻七十二风"和老班药（即前辈祖传药）的瑶族医药文化总结，而灌阳县的瑶族传统用药与金秀瑶族自治县和恭城瑶族自治县的瑶族传统用药极相似。瑶医认为"虎"类药的药性迅猛，大多是消肿止痛类药物，具有一定的毒性；"牛"类药的药性强劲而持久，大多是具有滋补腰肾、疏经通络和强健壮骨等功效的药物；"钻"类药的药性强劲而渗透力强，具有通达经络和透利关节的作用，大多能够行气止痛和消肿散瘀；"风"类药的药性多样，一般具有活血调经、清热解毒和祛风利湿等功效。

瑶医在行医的过程中遵循盈亏学说，结合具体病症，查出具体病因，根据药性理论，相互配合进行临床治疗，从而达到祛病健身的目的。

2. 灌阳县常用特色瑶药

据统计，灌阳县瑶族常用药用植物有166种，隶属88科142属（表5-8）。当地瑶民每逢端午节、重阳节会使用石菖蒲*Acorus tatarinowii*、淡竹叶*Lophatherum gracile*、石香薷*Mosla chinensis*、蕺菜*Houttuynia cordata*、千里光*Senecio scandens*等熬药洗澡，

据瑶医称这种药浴具有预防疾病、强身健体的作用，同时还能祛风除湿、清热解毒、止痒等。此外，当地瑶民、瑶医会在不同季节配制不同的药酒，用于防治风湿、补气血、治疗毒蛇咬伤等，这些药酒既可内服也可外用。其中防治风湿的可用黄花倒水莲*Polygala fallax*、牛膝*Achyranthes bidentata*、杜仲*Eucommia ulmoides*等泡酒内服；治疗毒蛇咬伤的可用细辛属*Asarum*植物、黄皮*Clausena lansium*、华重楼*Paris polyphylla* var. *chinensis*等泡酒内服，用何首乌*Fallopia multiflora*的叶捣碎制成药酒外敷；补气血的可用杜仲、菟丝子*Cuscuta chinensis*、党参*Codonopsis pilosula*等泡酒内服。

表5-8　灌阳县瑶族常用药用植物统计

序号	中文名	学名	药用部位	瑶族用药功效
1	蛇足石杉	*Huperzia serrata*	全草	散瘀消肿、止血生肌
2	石松	*Lycopodium japonicum*	全草	祛风除湿、舒经活络
3	垂穗石松	*Palhinhaea cernua*	全草	舒筋活络、消肿解毒
4	深绿卷柏	*Selaginella doederleinii*	全草	消炎解毒、祛风除湿
5	江南卷柏	*Selaginella moellendorffii*	全草	清热、利湿、止血
6	翠云草	*Selaginella uncinata*	全草	清热解毒、舒筋活络
7	笔管草	*Equisetum ramosissimum* subsp. *debile*	全草	清热明目、利尿通淋
8	阴地蕨	*Botrychium ternatum*	全草	清肝明目、清热解毒
9	海金沙	*Lygodium japonicum*	全草	清利湿热、通淋止痛
10	金毛狗	*Cibotium barometz*	根状茎	祛风湿、补肝肾、强腰膝
11	圆盖阴石蕨	*Humata tyermannii*	根状茎	祛风除湿、止血、利尿
12	抱石莲	*Lepidogrammitis drymoglossoides*	全草	清热解毒、利水通淋
13	江南星蕨	*Microsorum fortunei*	全草	清热利湿、凉血止血
14	石韦	*Pyrrosia lingua*	全草	利尿通淋、清肺止咳
15	相近石韦	*Pyrrosia assimilis*	全草	利尿通淋、清肺止咳
16	槲蕨	*Drynaria roosii*	根状茎	补肾强骨、续伤止痛
17	山鸡椒	*Litsea cubeba*	种子	祛风散寒、消肿止痛
18	短萼黄连	*Coptis chinensis* var. *brevisepala*	根状茎	清热祛湿、泻火解毒
19	沈氏十大功劳	*Mahonia shenii*	根、茎	清热燥湿、泻火解毒
20	金线吊乌龟	*Stephania cephalantha*	块根	清热解毒、消肿止痛
21	尾花细辛	*Asarum caudigerum*	全草	温经散寒、化痰止咳
22	石南藤	*Piper wallichii*	全株	祛风寒、强腰膝
23	蕺菜	*Houttuynia cordata*	全草	清热解毒、利尿
24	三白草	*Saururus chinensis*	全草	清热利水、解毒消肿
25	博落回	*Macleaya cordata*	全株	祛风、散瘀消肿
26	如意草	*Viola arcuata*	全草	清热解毒、散瘀止血
27	七星莲	*Viola diffusa*	全草	清热解毒、排脓消肿
28	紫花地丁	*Viola philippica*	全草	清热解毒、凉血消肿
29	黄花倒水莲	*Polygala fallax*	根	补气活血、健脾利湿
30	华南远志	*Polygala chinensis*	全草	清热解毒、化痰止咳
31	瓜子金	*Polygala japonica*	全草	祛痰止咳、通经活络
32	凹叶景天	*Sedum emarginatum*	全草	清热解毒、凉血止血
33	虎耳草	*Saxifraga stolonifera*	全草	清热凉血、祛风解毒
34	土人参	*Talinum paniculatum*	根	补中益气、润肺生津

续表

序号	中文名	学名	药用部位	瑶族用药功效
35	何首乌	*Fallopia multiflora*	块根	补肝肾、益精血
36	火炭母	*Polygonum chinense*	全草	清热解毒、利湿止痒
37	杠板归	*Polygonum perfoliatum*	全草	清热解毒、利尿消肿
38	赤胫散	*Polygonum runcinatum* var. *sinense*	根状茎	清热解毒、活血止血
39	虎杖	*Reynoutria japonica*	根茎	清热利湿、凉血止血
40	商陆	*Phytolacca acinosa*	根	逐水消肿、通利二便
41	牛膝	*Achyranthes bidentata*	根	补肝肾、强筋骨
42	柳叶牛膝	*Achyranthes longifolia*	根	活血祛瘀、利尿通淋
43	莲子草	*Alternanthera sessilis*	全草	清热、拔毒、凉血
44	绞股蓝	*Gynostemma pentaphyllum*	全草	益气健脾、化痰止咳
45	紫背天葵	*Begonia fimbristipula*	全草	清热凉血、散瘀消肿
46	茶	*Camellia sinensis*	芽	清热、消暑、利尿
47	条叶猕猴桃	*Actinidia fortunatii*	根、茎	治疗尿路结石
48	地耳草	*Hypericum japonicum*	全草	利湿退黄、清热解毒
49	元宝草	*Hypericum sampsonii*	全草	清热解毒、通经活络
50	梵天花	*Urena procumbens*	全株	消炎消肿、凉血解毒
51	巴豆	*Croton tiglium*	果实	泻下祛积、逐水消肿
52	铁苋菜	*Acalypha australis*	全草	清热解毒、利湿
53	乳浆大戟	*Euphorbia esula*	全株	利尿消肿、拔毒止痒
54	通奶草	*Euphorbia hypericifolia*	全草	清热利湿、收敛止痒
55	白背叶	*Mallotus apelta*	根、叶	健脾化湿、收敛固脱
56	龙芽草	*Agrimonia pilosa*	全草	收敛止血、消炎止痢
57	枇杷	*Eriobotrya japonica*	叶	化痰止咳
58	金樱子	*Rosa laevigata*	果实	益肾固精、涩肠止泻
59	地榆	*Sanguisorba officinalis*	根	凉血止血、解毒敛疮
60	决明	*Senna tora*	种子	清热明目、润肠通便
61	铺地蝙蝠草	*Christia obcordata*	全草	利水通淋、散瘀
62	藤黄檀	*Dalbergia hancei*	根、茎	舒筋活络、理气止痛
63	鸡头薯	*Eriosema chinense*	块根	清热解毒、生津止渴
64	鸡眼草	*Kummerowia striata*	全草	清热解毒、活血
65	截叶铁扫帚	*Lespedeza cuneata*	全草	清肝明目、利尿消毒
66	狸尾豆	*Uraria lagopodioides*	全草	清热解毒、散结消肿
67	枫香树	*Liquidambar formosana*	果序	祛风通络、利水除湿
68	半枫荷	*Semiliquidambar cathayensis*	全株	祛风湿、活血散瘀
69	杜仲	*Eucommia ulmoides*	树皮	补肝肾、强筋骨、安胎
70	构树	*Broussonetia papyrifera*	果实	补肾清肝、明目、利尿
71	石榕树	*Ficus abelii*	根、叶	治疗风湿痹痛
72	桑	*Morus alba*	根皮	泻肺平喘、利水消肿
73	石油菜	*Pilea cavaleriei*	全草	清热解毒、消肿止痛
74	盾叶冷水花	*Pilea peltata*	全草	清热解毒、祛痰化瘀
75	葎草	*Humulus scandens*	全草	清热解毒、利尿消肿
76	满树星	*Ilex aculeolata*	根皮	清热解毒、止咳化痰
77	毛冬青	*Ilex pubescens*	全株	活血通脉、消肿止痛
78	铁冬青	*Ilex rotunda*	树皮	清热解毒、消肿止痛

续表

序号	中文名	学名	药用部位	瑶族用药功效
79	扶芳藤	*Euonymus fortunei*	茎、叶	益气补血、舒筋活络
80	离瓣寄生	*Helixanthera parasitica*	枝叶	宣肺化痰、祛风除湿
81	鞘花	*Macrosolen cochinchinensis*	全株	祛风除湿、清热止咳
82	广寄生	*Taxillus chinensis*	全株	补肝肾、强筋骨、祛风湿
83	大苞寄生	*Tolypanthus maclurei*	全株	补肝肾、强筋骨、祛风湿
84	棱枝槲寄生	*Viscum diospyrosicola*	全株	祛风舒筋、清热止咳
85	枫香槲寄生	*Viscum liquidambaricola*	带叶茎枝	祛风除湿、舒筋活血
86	蔓胡颓子	*Elaeagnus glabra*	全株	止咳平喘
87	三叶崖爬藤	*Tetrastigma hemsleyanum*	块根	清热解毒、祛风化痰
88	吴茱萸	*Tetradium ruticarpum*	果实	散寒止痛、降逆止呕
89	秃叶黄檗	*Phellodendron chinense* var. *glabriusculum*	树皮	清热燥湿、解毒疗疮
90	椿叶花椒	*Zanthoxylum ailanthoides*	全株	祛风湿、通经活血
91	竹叶花椒	*Zanthoxylum armatum*	全株	祛风散寒、健胃行气
92	岭南花椒	*Zanthoxylum austrosinense*	全株	消炎解毒、镇痛
93	清风藤	*Sabia japonica*	根茎	祛风利湿、活血解毒
94	黄杞	*Engelhardia roxburghiana*	树皮、叶	行气、化湿
95	小花八角枫	*Alangium faberi*	根	清热解毒、消积
96	食用土当归	*Aralia cordata*	根	壮筋骨、祛风除湿
97	细柱五加	*Eleutherococcus nodiflorus*	根皮	祛风湿、补肝肾、强筋骨
98	刺楸	*Kalopanax septemlobus*	根皮、枝	祛风利湿、消肿止痛
99	紫花前胡	*Angelica decursiva*	根	散风清热、降气化痰
100	剑叶紫金牛	*Ardisia ensifolia*	根	清热解毒
101	朱砂根	*Ardisia crenata*	全株	活血化瘀、祛风除湿
102	九节龙	*Ardisia pusilla*	全草	消肿止痛
103	华素馨	*Jasminum sinense*	全株	清热解毒
104	水团花	*Adina pilulifera*	全株	清热利湿、散瘀定痛
105	栀子	*Gardenia jasminoides*	果实	泻火除烦、清热利尿
106	剑叶耳草	*Hedyotis caudatifolia*	全草	润肺止咳、消积、止血
107	白花蛇舌草	*Hedyotis diffusa*	全草	清热解毒、利尿消肿
108	纤花耳草	*Hedyotis angustifolia*	全草	清热解毒、消肿止痛
109	南方荚蒾	*Viburnum fordiae*	根、茎	祛风清热、散瘀活血
110	灰毡毛忍冬	*Lonicera macranthoides*	花、茎枝	清热解毒、舒筋通络
111	杏香兔儿风	*Ainsliaea fragrans*	全草	消积散结
112	石胡荽	*Centipeda minima*	全草	祛风利湿、散瘀消肿
113	野菊	*Chrysanthemum indicum*	花	清热解毒、疏风散热
114	大蓟	*Cirsium japonicum*	全草	凉血止血、祛瘀消肿
115	一点红	*Emilia sonchifolia*	全草	清热利水、凉血解毒
116	地胆草	*Elephantopus scaber*	全草	清热解毒、利尿消肿
117	林泽兰	*Eupatorium lindleyanum*	全草	发表祛湿、和中化湿
118	毛大丁草	*Gerbera piloselloides*	全草	清热解毒、润肺止咳
119	千里光	*Senecio scandens*	全草	清热解毒、凉血消肿
120	夜香牛	*Vernonia cinerea*	全草	疏风散热、凉血解毒
121	车前	*Plantago asiatica*	全草	清热利尿、祛痰、凉血
122	羊乳	*Codonopsis lanceolata*	根	补血通乳、清热解毒

续表

序号	中文名	学名	药用部位	瑶族用药功效
123	桔梗	*Platycodon grandiflorus*	根	宣肺、利咽、祛痰、排脓
124	铜锤玉带草	*Lobelia angulata*	全草	祛风利湿、活血散瘀
125	半边莲	*Lobelia chinensis*	全草	利尿消肿、清热解毒
126	苦蘵	*Physalis angulata*	全草	清热解毒、利尿消肿
127	四方麻	*Veronicastrum caulopterum*	全草	清热解毒、消肿止痛
128	阴行草	*Siphonostegia chinensis*	全草	清热利湿、活血祛瘀
129	独脚金	*Striga asiatica*	全草	清热、消积、平肝
130	牛耳朵	*Primulina eburnea*	全草	清肺止咳、补虚止血
131	蚂蟥七	*Primulina fimbrisepala*	根	健脾消食、活血止痛
132	凌霄	*Campsis grandiflora*	花	凉血、化瘀、祛风
133	豆腐柴	*Premna microphylla*	全株	清热解毒、消肿止血
134	马鞭草	*Verbena officinalis*	全草	清热解毒、活血散瘀
135	益母草	*Leonurus japonicus*	全草	活血调经、利尿消肿
136	薄荷	*Mentha canadensis*	全草	宣散风热、清头目、透疹
137	石香薷	*Mosla chinensis*	全草	发汗解表、和中利湿
138	野生紫苏	*Perilla frutescens* var. *purpurascens*	地上部分	散寒解表、理气宽中
139	夏枯草	*Prunella vulgaris*	带花果穗	清火、明目、散结
140	半枝莲	*Scutellaria barbata*	全草	清热解毒、化瘀利尿
141	韩信草	*Scutellaria indica*	全草	清热解毒、活血止痛
142	地蚕	*Stachys geobombycis*	全草	益肾润肺、滋阴补血
143	铁轴草	*Teucrium quadrifarium*	全草	祛风解暑、利湿消肿
144	血见愁	*Teucrium viscidum*	全草	凉血散瘀、消肿解毒
145	华山姜	*Alpinia oblongifolia*	根状茎	健胃散寒、平喘止痛
146	箭秆风	*Alpinia sichuanensis*	根状茎	止咳平喘、祛风湿
147	天门冬	*Asparagus cochinchinensis*	块根	养阴生津、润肺清心
148	野百合	*Crotalaria sessiliflora*	肉质鳞茎	养阴润肺、清心安神
149	多花黄精	*Polygonatum cyrtonema*	根状茎	养阴润肺、补脾益气
150	华重楼	*Paris polyphylla* var. *chinensis*	根状茎	清热解毒、散结消瘀
151	土茯苓	*Smilax glabra*	根状茎	祛湿、解毒、通利关节
152	牛尾菜	*Smilax riparia*	根状茎	祛风活络、祛痰止咳
153	石菖蒲	*Acorus tatarinowii*	根状茎	化湿开胃、开窍化痰
154	磨芋	*Amorphophallus konjac*	块茎	消肿散结、解毒止痛
155	半夏	*Pinellia ternata*	块茎	燥湿化痰、健脾和胃
156	射干	*Belamcanda chinensis*	根状茎	清热解毒、除痰
157	黄独	*Dioscorea bulbifera*	块茎	凉血解毒、化瘀散结
158	仙茅	*Curculigo orchioides*	根状茎	补肾阳、强筋骨、祛寒湿
159	白及	*Bletilla striata*	根状茎	收敛止血、消肿生肌
160	斑叶兰	*Goodyera schlechtendaliana*	全草	清肺止咳、解毒消肿
161	重唇石斛	*Dendrobium hercoglossum*	茎	清热、润肺化痰
162	橙黄玉凤花	*Habenaria rhodocheila*	块茎	清热解毒、活血止痛
163	见血青	*Liparis nervosa*	全草	清热、凉血、止血
164	绶草	*Spiranthes sinensis*	全草	滋阴益气、凉血解毒
165	灯心草	*Juncus effusus*	茎髓	清心火、利小便
166	淡竹叶	*Lophatherum gracile*	全草	清热除烦、利尿

三、药用动物资源

动物药是传统中药的重要组成部分，应用历史悠久，远在战国时期的《山海经》中便有关于麋、鹿、犀、熊、牛等药用动物的记载。我国现存最早的药学专著《神农本草经》记载了僵蚕、地龙等动物药67种。明代著名医药学家李时珍编撰的《本草纲目》共记载药物1892种，其中动物药461种。根据现代本草中动物药收载情况，我国最新出版的《中国药用动物志》（第二版）收载了多达2341种动物药。根据药典中动物药收载情况，我国《中药大辞典》中收载动物药740种，而2020年版《中国药典》中收载药材617种，其中动物药50种。

灌阳县的动物资源较丰富，根据第四次全国中药资源普查结果统计，灌阳县有药用动物232种，其中绝大部分种类在广西各地均有分布。除人工驯养的药用动物外，野生型的药用动物主要分布于千家洞国家级自然保护区和海洋山自然保护区，其中不乏国家重点保护野生动物，如虎纹蛙、三线闭壳龟、山瑞鳖、红腹锦鸡、猕猴等。由于人为活动过于频繁，原生植被不断被破坏，生境的丧失，导致保护区外分布的野生药用动物种类和种群数量不断减少。

四、药用矿物资源

矿物药在我国主要应用于治疗各种疑难杂症，已有两千多年的历史，因药源常备，疗效显著，历代医药者均非常重视其临床应用，在医疗、养生和保健等方面发挥着重要作用，是我国医药宝库中的重要组成部分。我国现存最早的药学专著《神农本草经》收载了矿物药46种。我国第一部矿物药专著《中国矿物药》由地质出版社于1988年出版，共记载矿物药70种，而在2020年版《中国药典》中收录矿物药23种，约占《中国矿物药》中记载矿物药的32.9%。因此，丰富的药用矿物资源对我国矿物中药的传承、研究开发与应用有着广阔的前景。

相比药用植物资源和药用动物资源，灌阳县药用矿物资源相对较少。根据第四次全国中药资源普查结果统计，灌阳县有药用矿物8种，包括伏龙肝、黄土、钟乳石、钟乳鹅管石、石灰、寒水石、紫石英、无名异等。

第六章　药用资源应用

一、市场流通

灌阳县药用资源种类繁多，对灌阳县市场流通的药材进行统计，交易量较大的中药材有13种，大多数的药用植物来自野生，由药农采集并初步加工后拿到药材收购站进行销售。具体见表6-1。

表6-1　灌阳县市场走访调查药材信息表

药材名	资源类型	收购来源	年交易量（kg）	药材名	资源类型	收购来源	年交易量（kg）
黄檗	栽培	种植基地	3000	枳实	栽培	种植基地	7000
百解藤	野生	药农	1000	山桂皮	野生	药农	5000
骨碎补	野生	药农	2000	白花蛇舌草	野生	药农	5000
厚朴	栽培	种植基地	6000	山海螺	野生	药农	2000
鱼腥草	野生	药农	3000	千层塔	野生	药农	600
紫花前胡	野生	药农	700	金银花	野生	药农	600
鱼腥草	野生	药农	10000				

二、传统知识

中医药传统知识源于中华民族世世代代历经数千年的医疗实践，形成了具有中国传统文化特色的中医药学体系，是我国传统知识的重要组成部分。

灌阳县作为世界瑶族的发祥地，瑶民以百草为药，瑶医疗法众多，有的疗法奇特且疗效出奇，经过悠久的历史积累形成了具有民族特色的瑶医文化，比如早在1959年召开的全县第二届中医代表大会上便收集到验方秘方68个。然而，由于多方面原因，民族医药日趋凋零，民族传统医药知识的传承问题也日趋严峻。近年来，通过对灌阳县医药传统知识的调查，尽管也能调查到一些中医药传统知识，比如用罗裙带（文殊兰）治疗皮肤病，用笔筒草接骨等，但许多中医药传统知识已失传。

第七章　药用资源保护与管理

一、资源管理现状与存在问题

灌阳县药用资源丰富，种类多样。近年来，中药材市场较为繁荣，常出现大量的中药材流通，当地居民、民族医生也广泛使用野生药用资源，导致当地的野生药用资源储量逐年下降。此外，在药用资源的使用过程中还存在许多问题，严重威胁着中药资源的可持续开发和利用。

1. 开发利用不合理，科技含量低，资源破坏严重

药材市场销售、制药厂采购以及当地居民、民族医生使用是灌阳县药用植物资源的主要利用渠道。但这些渠道的开发利用较随意，没有充分考虑药用资源的可持续性利用，特别是掠夺式采挖，导致许多野生药用植物种类面临灭绝的危险。同时，药用资源的开发利用技术含量低，直接切片使用仍是当地药材的主要利用方式，这种方式极为原始，无法充分发挥药物的价值，资源浪费较大。

2. 自然环境遭破坏，野生药用资源的栖息地丧失

随着经济的飞速发展、人民生活水平的不断提高以及旅游开发力度的加大，人们对资源的需求量也急剧增加，对原生生境的破坏也不断加剧，如过度砍伐与放牧、风电场的修建、经济林面积的不断增加等。近年来，为增加农作物产量，除草剂、杀虫剂和化肥等的大量使用，也导致生态平衡遭受严重破坏，许多野生药用资源的适生生境不断较少，甚至消失，严重制约着灌阳县药用资源的可持续发展。

3. 种植规模小，缺乏科学的经营管理

灌阳县中药材栽种规模小，难以形成产业化发展。目前，灌阳县药用资源的开发利用尚无稳定的产业链支持。另外，当地居民对野生药用植物资源的依赖性强，对野生药用植物资源的人工驯化、栽培种植和系统研究等投入严重不足，缺乏专业技术骨干，中药材的研究开发和专业种植管理力度不够；当地群众对药材种植的积极性也不高，有时盲目高估市场对药材的需求量，缺乏科学的种植销售模式。

二、对策和建议

1. 全面摸清灌阳县药用资源本底

对灌阳县药用资源进行更深入的调查，包括在县域内所有的药用资源种类，市场上交易的大宗药材，野生药用资源蕴藏量及其群落动态、生境等，全面收集基础资料，科学合理地对本地中药资源进行规划。

2. 开发与保护并重

药用植物资源是药用资源的主要组成部分，是一种能够通过自身的生长和繁殖不断进行自我更新的可再生资源，但这种可再生能力是有限的，需要一定的时间周期，

并且更新能力和周期也因物种、种群数量而异。高度的干扰会破坏其本身的再生能力，造成资源量下降甚至灭绝。因此，药用植物资源的开发利用必须建立在保护好野生植物资源的基础之上。在采集植物药材时，若是采集叶片和枝条，单株植物应适当保留足够的叶片和枝条以保证植株继续生长；若是采集如根、髓部、树皮等对植物本身产生致命性破坏的入药部位，应保证此类药用植物种群在野外能够正常自我更新。此外，要加强药用植物资源的生境保护与建设，对一些重要的药用植物资源实行适当保护和限挖限采，杜绝滥垦滥伐和大规模造林现象，合理规划，防止单一化的土地利用。

3. 建立药用资源种质库，并积极开展人工培育

灌阳县有丰富的药用资源，对常用、急用及大宗药材应建立药用资源种质库。对一些能够产生较高经济效益的大宗药材应进行良种选育，并进行深入研究和推广栽培。对一些珍稀濒危的中药资源，应充分研究其生物学特性，结合组织培养技术，对其进行产业化生产，或者利用物种间的亲缘关系寻找代用品。同时，对一些常用、急用且易于栽培或已经开发出种植技术的中药材，可通过一定的方式鼓励群众种植，既方便群众在患病时获得药物，又避免野生资源的破坏。

4. 提高群众对资源与环境的保护意识，降低群众对野生资源的依赖

一方面，加强对药用资源与环境保护的宣传，比如通过宣传讲座、海报等方式让群众认识药用资源与环境保护的密切关系，提高群众的资源保护意识；而对于珍稀濒危的药用资源，要明确非法采挖、盗猎和破坏珍稀濒危药用资源的违法行为必将受到国家法律的处罚和制裁。另一方面，灌阳县盛产黑李、雪梨，也可以利用这样的农业资源优势对其进行深加工，如制作果脯、罐头等，以开设工厂的方式增加当地群众的就业机会，帮扶引导农业生产。群众的收入来源稳定，收入增加，对自然资源的依赖有所下降，这样才能真正保护好药用资源和环境。

各 论

千层塔

【基原】为石杉科蛇足石杉*Huperzia serrata* (Thunb.) Trevis. 的全草。

【别名】蛇足草、虱婆草、虱子草。

【形态特征】多年生草本，常丛生。茎直立或斜升，高10~30 cm。叶螺旋状排列；叶片纸质，披针形，长1~3 cm，宽1~8 mm，基部楔形，下延有柄，先端急尖或渐尖，边缘具不规则的齿；孢子叶与不育叶同形。孢子囊肾形，淡黄色，横生于叶腋。

【分布】生于山谷、山坡或林荫下湿地。产于广西、广东、云南、福建、四川、浙江等地。

【性能主治】全草味辛、甘、微苦，性平；有小毒。有清热解毒、燥湿敛疮、止血定痛、散瘀消肿的作用。主治肺炎，肺痈，劳伤吐血，痔疮便血，白带异常，跌打损伤，肿毒，水湿膨胀，溃疡久不收口，烧烫伤。

【采收加工】夏末秋初采收，除去泥土，晒干。

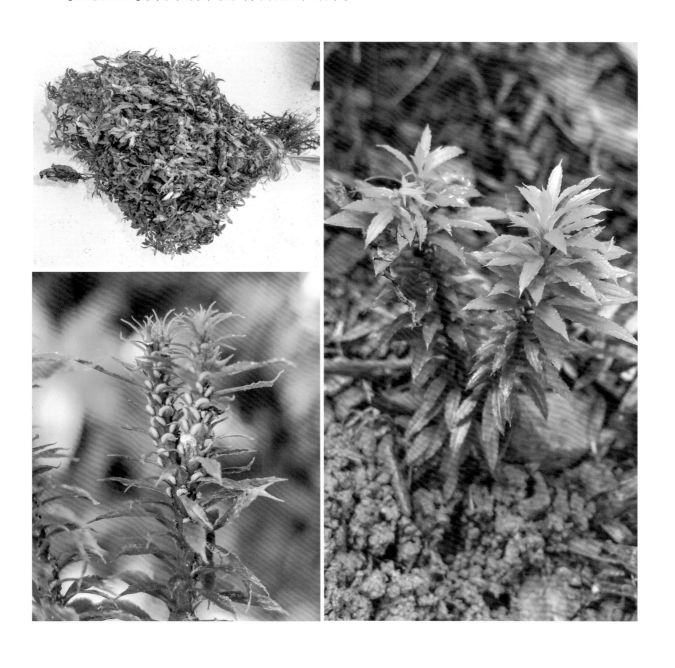

青丝龙

【基原】为石杉科闽浙马尾杉*Phlegmariurus mingcheensis* (Ching) 的全草。

【别名】闽浙石松、阴痧草、杉松兰。

【形态特征】附生草本。茎簇生。成熟枝直立或略下垂，一回至多回二叉分枝，长17~33 cm。叶螺旋状排列；营养叶草质，披针形，边缘全缘，基部楔形，下延，无柄，中脉不显；孢子叶披针形，基部楔形，中脉不显。孢子囊穗顶生；孢子囊生于孢子叶腋，肾形，2瓣开裂，黄色。

【分布】生于林下石壁、树干上或土生。产于广西、广东、四川、安徽、浙江等地。

【性能主治】全草味苦，性寒。有清热破血、消肿止痛、解毒的作用。主治高热，头痛，咳嗽，泄泻，肿毒，头虱。

【采收加工】全年均可采收，鲜用或晒干。

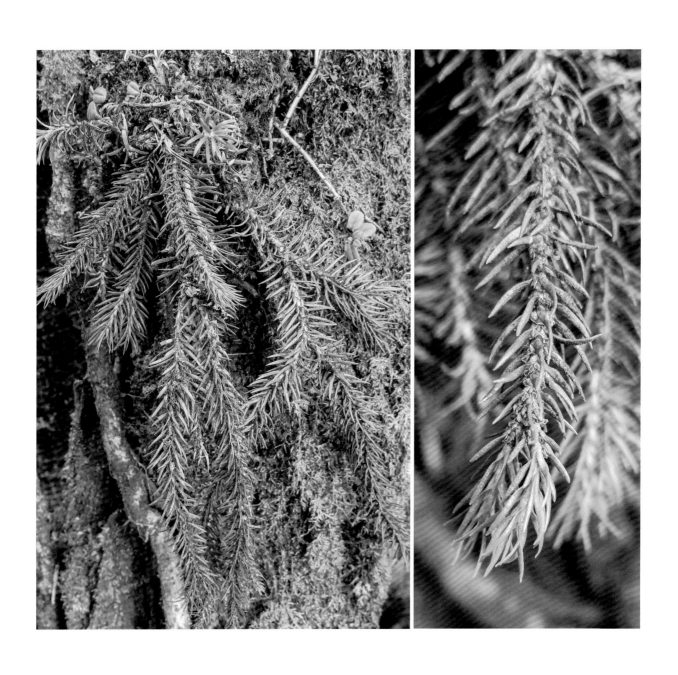

过江龙

【基原】为石松科扁枝石松*Diphasiastrum complanatum* (L.) Holub 的全草或孢子。

【别名】地刷子、扁叶石松、舒筋草。

【形态特征】多年生草本。主茎匍匐状。侧枝近直立，多回不等位二叉分枝；小枝明显扁平状。营养叶4行排列，密集；叶片革质，三角形，基部贴生于枝上，无柄，边缘全缘；孢子叶宽卵形，覆瓦状排列，边缘具齿。孢子囊穗生于孢子枝顶端，圆柱形，淡黄色；孢子囊圆肾形，黄色。

【分布】生于林下、灌木丛中或山坡草地。产于西南、华南、华中、东北大部分省区。

【性能主治】全草或孢子味苦、辛，性温。有祛风除湿、舒筋活络、散瘀止痛、利尿的作用。主治风湿痹痛，跌打损伤，手脚麻木，月经不调。

【采收加工】6~7月采收全草，除去杂质，鲜用或晒干。7~8月孢子囊穗变黄，孢子成熟时采收，40 ℃以下烘干，取孢子。

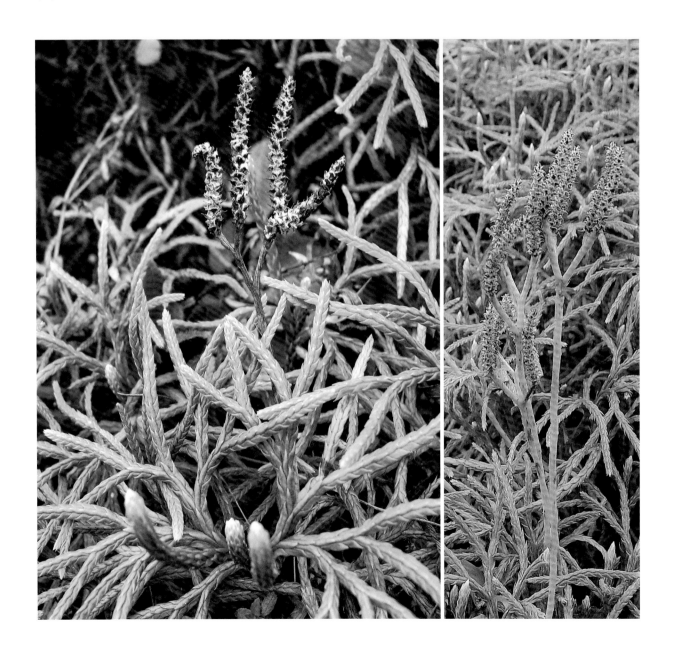

舒筋草

【基原】为石松科藤石松*Lycopodiastrum casuarinoides* (Spring) Holub 的地上部分。

【别名】吊壁伸筋、浸骨风、伸筋草。

【形态特征】攀缘藤本。地上圆柱状主枝可达数米；侧枝柔软，多回二叉分枝；小枝扁平，柔软下垂，常分化为营养枝和孢子枝。叶片革质，钻形，基部下延贴生于枝上。孢子囊穗每簇6~12个，排成复圆锥状，顶生，具直立小柄；孢子囊内藏于孢子叶腋，圆肾形；孢子表面粗糙，具颗粒状纹饰。

【分布】生于灌木丛、疏林中，常攀缘于林中树冠上。产于华南、华东、华中及西南大部分省区。

【性能主治】地上部分味微甘，性温。有舒筋活血、祛风湿的作用。主治风湿关节痛，跌打损伤，月经不调，盗汗，夜盲症。

【采收加工】全年均可采收，除去杂质，晒干。

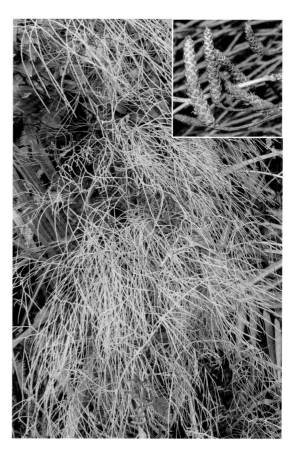

伸筋草

【基原】为石松科石松*Lycopodium japonicum* Thunb. 的全草。

【别名】绿毛伸筋、小伸筋、舒筋草。

【形态特征】多年生草本。主茎横卧，长可达数米。侧枝斜升，分枝较稀疏。叶稀疏；叶片薄而软，钻形或针形；孢子叶纸质，阔卵形，先端急尖，具芒状长尖头。孢子囊穗圆柱形，长2~5 cm，有柄，通常2~6个生于总柄顶部成总状囊穗序，远高出不育枝；孢子囊内藏于孢子叶腋，圆肾形。

【分布】生于林下、灌木丛中、草坡、路边或岩石上。产于我国除东北、华北以外各省区。

【性能主治】全草味微苦、辛，性温。有祛风除湿、舒筋活络的作用。主治关节酸痛，屈伸不利。

【采收加工】夏、秋季茎叶茂盛时采收，除去杂质，晒干。

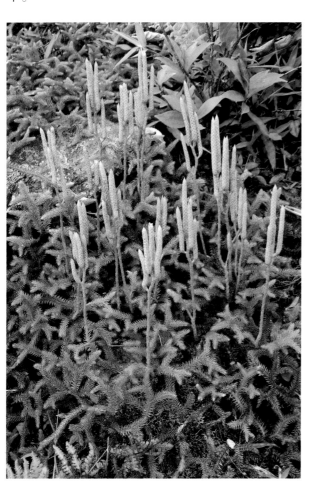

翠云草

【基原】为卷柏科翠云草 *Selaginella uncinata* (Desv.) Spring 的全草。

【别名】细风藤、金猫草、铁皮青。

【形态特征】草本。主茎伏地蔓生，节上生不定根。主茎上的叶较大，叶片卵形或卵状椭圆形；分枝上的叶二型，排成一平面，叶片边缘具白边，全缘；孢子叶一型，密生，卵状三角形，边缘全缘。孢子叶穗单生于枝顶，四棱柱形；大孢子灰白色或暗褐色，小孢子淡黄色。

【分布】生于常绿阔叶林下。产于广西、广东、贵州等地。

【性能主治】全草味淡、微苦，性凉。有清热利湿、解毒、止血的作用。主治黄疸，痢疾，泄泻，水肿，淋病，筋骨痹痛，吐血，咳血，便血，外伤出血，痔漏，烧烫伤，毒蛇咬伤。

【采收加工】全年均可采收，鲜用或晒干。

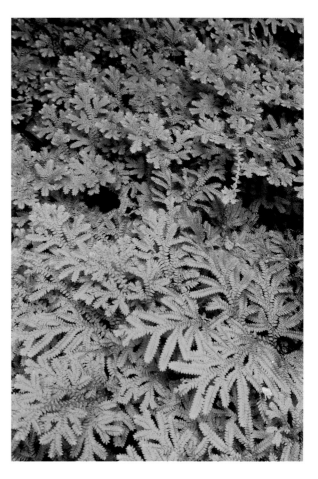

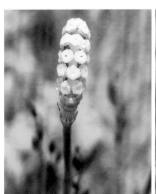
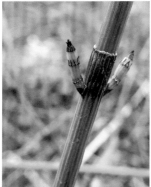
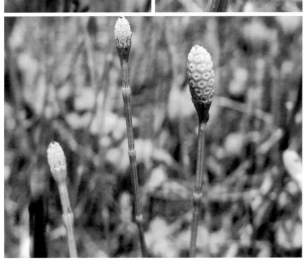

笔筒草

【基原】为木贼科节节草 *Equisetum ramosissimum* Desf. 的全草。

【别名】竹节菜、土木贼。

【形态特征】多年生草本。根状茎直立，横走或斜升，黑棕色。地上枝多年生；枝一型，主枝多在下部分枝，常形成簇生状，有脊5~14条；侧枝较硬，圆柱状，有脊5~8条；鞘筒下部灰绿色，上部灰棕色。孢子囊穗短棒状或椭圆形，顶端有小尖突，无柄。

【分布】生于林中、灌木丛中或溪边。产于广西、广东、云南等地。

【性能主治】全草味甘、苦，性平。有祛风清热、除湿利尿的作用。主治目赤肿痛，翳膜遮睛，淋浊，鼻出血，便血，尿血，牙痛。

【采收加工】全年均可采收，以4~5月生长茂盛时采收最好。

阴地蕨

【基原】为阴地蕨科阴地蕨 *Botrychium ternatum* (Thunb.) Sw. 的带根全草。

【别名】一朵云、独立金鸡。

【形态特征】多年生草本。根状茎短而直立，有一簇粗壮肉质的根。营养叶的柄细长3~8 cm，光滑无毛，几对生或近互生，有柄，几与中部等大，柄长达2 cm；叶片阔三角形，三回羽状分裂；侧生羽片3~4对；孢子叶有长柄，长12~25 cm，远超出营养叶之上。孢子囊穗圆锥状，长4~10 cm，二回至三回羽状；小穗疏松，略张开，无毛。

【分布】生于林下或灌木丛边缘。产于广西、贵州、四川、湖南、湖北、福建、台湾、浙江等地。

【性能主治】带根全草味甘、苦，性凉、微寒。有平肝、清热、镇咳的作用。主治头晕头痛，咳血，惊痫，火眼、目翳，疮疡肿毒。

【采收加工】冬季或春季采收，连根挖取，洗净晒干。

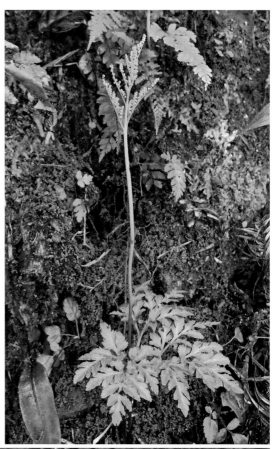

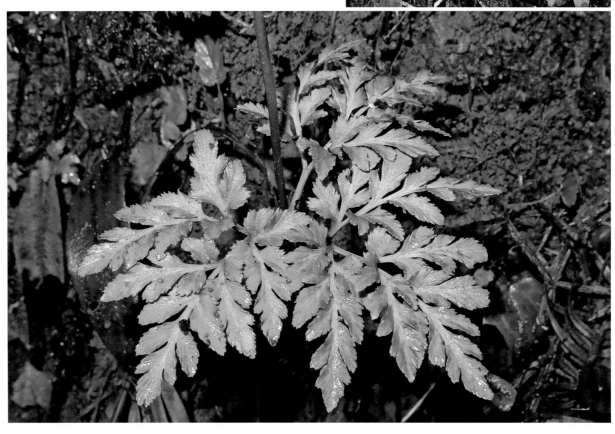

瓶尔小草

【基原】为瓶尔小草科瓶尔小草 *Ophioglossum vulgatum* L. 的全草。

【别名】一枝枪、一枝箭、矛盾草。

【形态特征】植株高10~26 cm。根状茎短而直立，具一簇肉质粗根。不育叶1片，叶片卵状长圆形，长4~6 cm，宽1.5~2.4 cm，先端钝尖，基部略下延，无柄，微肉质至草质，边缘全缘，网脉明显；孢子叶于初夏从不育叶腋间抽出，长9~18 cm。孢子囊穗远高于不育叶之上。

【分布】生于林下、路边、石缝中。产于广西、贵州、云南等地。

【性能主治】全草味微甘、酸，性凉。有清热解毒、消肿止痛的作用。主治小儿肺炎，疔疮肿毒，毒蛇咬伤；外用治急性结膜炎，角膜云翳，眼睑缘炎。

【采收加工】夏、秋季采收，鲜用或晒干。

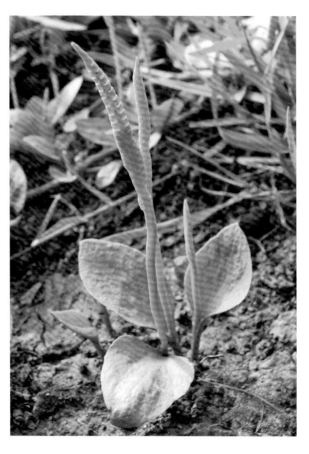

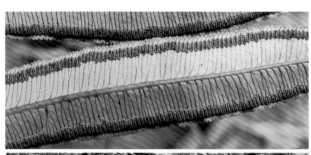

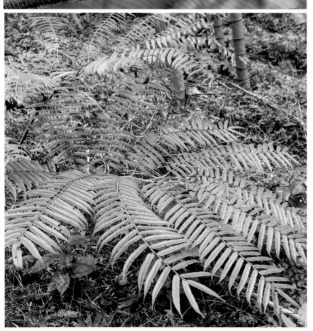

马蹄蕨

【基原】为观音座莲科福建观音座莲 *Angiopteris fokiensis* Hieron. 的根状茎。

【别名】马蹄树、马蹄附子、马蹄香。

【形态特征】多年生草本，植株高约2 m。根状茎肥大肉质，直立，突出地面高20 cm，宿存的叶柄基部聚生呈莲座状。叶簇生，奇数二回羽状，状具粗壮的长柄，叶轴及叶柄具瘤状突起；羽片边缘具小齿。孢子囊群长圆形。

【分布】生于林中湿润处或山谷沟旁。产于广西、广东等地。

【性能主治】根状茎味苦，性寒。有清热凉血、祛瘀止血、镇痛安神的作用。主治疳腮，痈肿疮毒，毒蛇咬伤，跌打肿痛，外伤出血，崩漏，乳痈，风湿痹痛，产后腹痛，心烦失眠。

【采收加工】全年均可采收，洗净，除去须根，切片，鲜用或晒干。

紫萁贯众

【基原】为紫萁科紫萁*Osmunda japonica* Thunb. 的根状茎和叶柄残基。

【别名】高脚贯众、老虎台。

【形态特征】多年生草本。根状茎短粗，或呈短树干状而稍弯。叶簇生，直立；柄禾秆色；叶片三角状广卵形，顶部的为一回羽状，其下的为二回羽状；羽片3~5对，对生，长圆形；孢子叶与营养叶等高或稍高，羽片和小羽片均短缩，小羽片线形，沿中肋两侧背面密生孢子囊。

【分布】生于林下或溪边。产于广西、广东、四川、云南、贵州、山东等地。

【性能主治】根状茎和叶柄残基味苦，性微寒；有小毒。有清热解毒、止血、杀虫的作用。主治疫毒感冒，热毒泻痢，痈疮肿毒，吐血，鼻出血，便血，崩漏，虫积腹痛。

【采收加工】春、秋季采挖，洗净，除去须根，晒干。

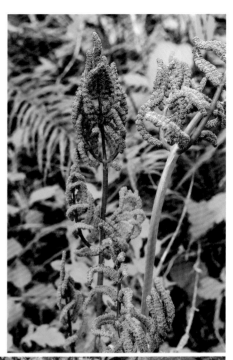

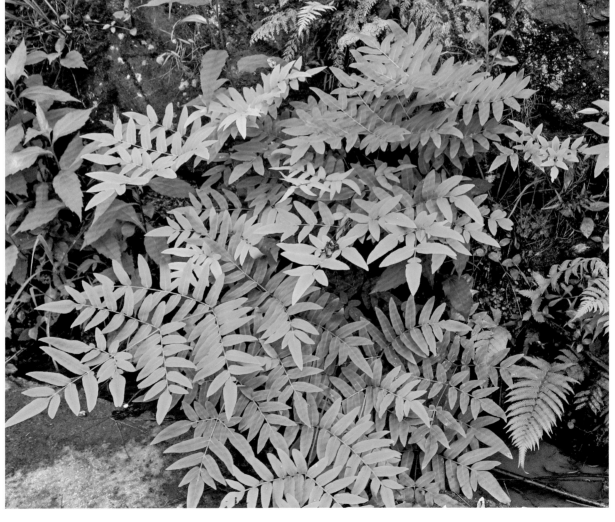

华南紫萁

【基原】为紫萁科华南紫萁*Osmunda vachellii* Hook. 的根状茎。

【别名】贯众、疯狗药、大凤尾蕨。

【形态特征】多年生草本，植株高达1 m，挺拔。根状茎直立，粗壮，呈圆柱状主轴。叶簇生于主轴顶部，一型；叶柄棕禾秆色；叶片长圆形，一回羽状，厚纸质；下部3~4对羽片能育，羽片紧缩为线形，中肋两侧密生圆形孢子囊穗。孢子囊深棕色。

【分布】生于草坡或溪边阴处。产于广西、广东、云南、海南、贵州、福建等地。

【性能主治】根状茎味苦，性凉。有凉血止血、清热解毒、驱虫的作用。主治风热感冒，吐血，鼻出血，血崩，肠道寄生虫病，带下。

【采收加工】春、秋季采挖，除去叶柄和须根，鲜用或晒干。

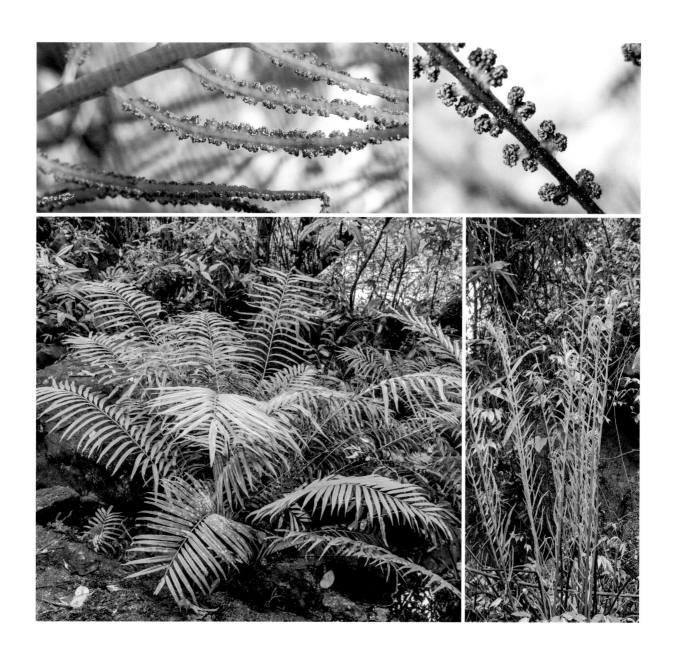

金沙藤

【基原】为海金沙科海金沙*Lygodium scandens* (L.) Sw. 的地上部分。

【别名】牛吊西、金沙草。

【形态特征】植株蔓攀。叶轴纤细，二回羽状；羽片对生于叶轴的短距上，距长2~4 mm，顶端密生红棕色毛；不育羽片生于叶轴下部，奇数羽状，或顶生小羽片有时两叉，小羽片4对，互生；能育羽片长圆形，奇数羽状，小羽片互生，柄端有关节。孢子囊穗排列于叶缘，达先端，5~8对，线形，黄褐色。

【分布】生于溪边或灌木丛中。产于广西、广东、海南、云南等地。

【性能主治】地上部分味甘，性寒。有清热解毒、利水通淋的作用。主治热淋，砂淋，石淋，血淋，尿道涩痛，湿热黄疸，风热感冒，咳嗽，咽喉肿痛，泄泻，痢疾。

【采收加工】夏、秋季采收，除去杂质，晒干。

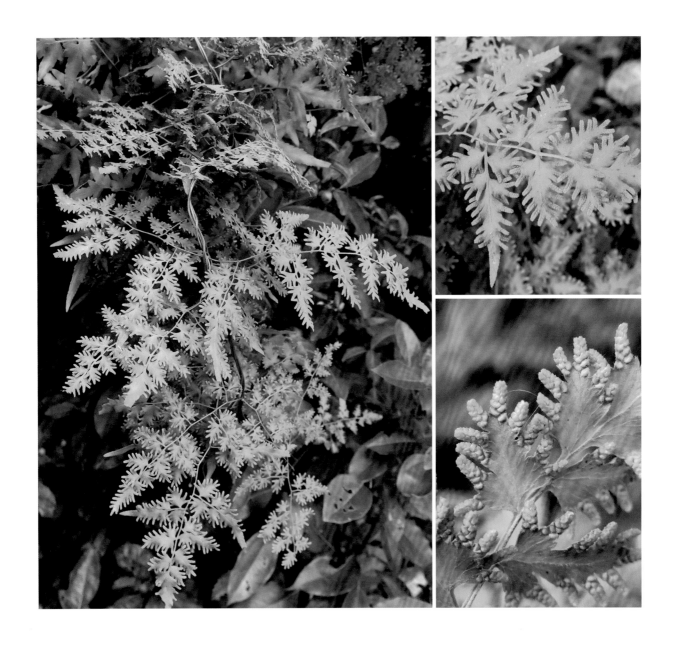

狗脊

【基原】为蚌壳蕨科金毛狗*Cibotium barometz* (L.) J. Sm. 的根状茎。

【别名】金猫头、黄狗头。

【形态特征】大型草本，植株高可达3 m。根状茎横卧，粗大，顶端生出一丛大叶，柄长120 cm，基部密被金黄色长毛。叶大型，密生，三回羽状深裂；羽片长披针形，裂片边缘有细齿。孢子囊群生于小脉顶端；囊群盖棕褐色，横长圆形，形如蚌壳。

【分布】生于林中阴处或山沟边。产于广西、广东、云南、海南、湖南等地。

【性能主治】根状茎味苦、甘，性温。有祛风湿、补肝肾、强腰膝的作用。主治风湿痹痛，腰膝酸软，下肢无力。

【采收加工】秋、冬季采收，除去泥沙，干燥；或除去硬根、叶柄及金黄色茸毛，切厚片，干燥，为生狗脊片；蒸后晒至六七成干，切厚片，干燥，为熟狗脊片。

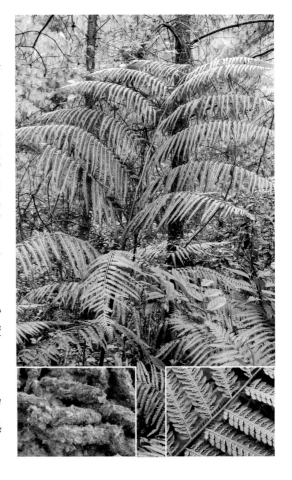

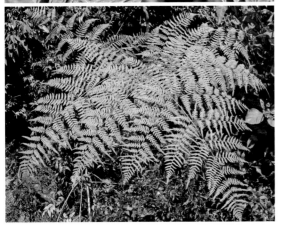

蕨

【基原】为蕨科蕨*Pteridium aquilinum* (Linn.) Kuhn var. *latiusculum* (Desv.) Underw. ex Heller 的根状茎或全草。

【别名】蕨菜、蕨萁、龙头菜。

【形态特征】多年生草本，植株高可达1 m。根状茎长而横走，密被锈黄色柔毛，以后逐渐脱落。叶远生；叶柄褐棕色或棕禾秆色；叶片阔三角形或长圆三角形，三回羽状；羽片4~6对，对生或近对生，斜展；叶脉稠密，仅背面明显；叶轴及羽轴均光滑，各回羽轴腹面均有深纵沟1条。

【分布】生于山地林缘、林下草地或向阳山坡。产于全国各地。

【性能主治】根状茎或全草味甘，性寒。有清热利湿、消肿、安神的作用。主治发热，湿热黄疸，高血压病，头昏失眠，风湿性关节炎，脱肛。

【采收加工】夏、秋季采收，鲜用或晒干。

凤尾草

【基原】为凤尾蕨科井栏凤尾蕨*Pteris multifida* Poir. 的全草。

【别名】井栏边草、井边凤尾、井栏草。

【形态特征】多年生草本。根状茎短而直立，先端被黑褐色鳞片。叶多数，密而簇生，二型；不育叶卵状长圆形，一回羽状，羽片常3对，线状披针形，边缘有不整齐的尖齿；孢子叶狭线形，其上部几对羽片的基部下延，在叶轴两侧形成狭翅。孢子囊群沿叶缘连续分布。

【分布】生于井边、沟边、墙缝或石灰岩缝中。产于全国各地。

【性能主治】全草味淡、微苦，性寒。有清热利湿、凉血止血、解毒止痢的作用。主治痢疾，胃肠炎，肝炎，泌尿系感染，感冒发烧，咽喉肿痛，白带异常，崩漏，农药中毒；外用治外伤出血，烧烫伤。

【采收加工】全年均可采收，鲜用或晒干。

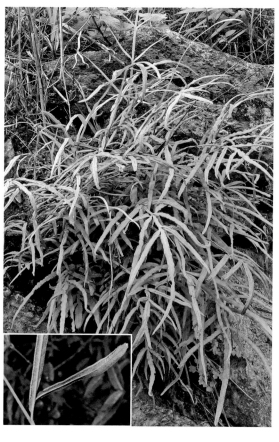

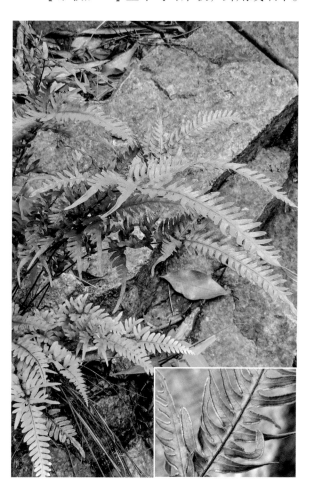

半边旗

【基原】为凤尾蕨科半边旗*Pteris semipinnata* L. 的全草。

【别名】半边蕨、半边莲、半凤尾草。

【形态特征】多年生草本，植株高30~80 cm。根状茎长而横走，先端及叶柄基部被褐色鳞片。叶近簇生，二回半边羽状深裂，叶柄四棱形；顶生羽片阔披针形至长三角形，裂片6~12对，对生；侧生羽片4~7对，半三角形而略为镰刀状，不育叶边缘有细齿。孢子囊群线形，排列于叶缘。

【分布】生于疏林或路旁的酸性土上。产于广西、广东、云南、贵州、四川、湖南、江西等地。

【性能主治】全草味苦、辛，性凉。有清热解毒、凉血止血、解毒消肿的作用。主治痢疾，黄疸，结膜炎，跌打损伤，外伤出血，疮疡疖肿，湿疹，毒蛇咬伤。

【采收加工】全年均可采收，鲜用或晒干。

蜈蚣草

【基原】为凤尾蕨科蜈蚣草*Pteris vittata* L. 的全草或根状茎。

【别名】蜈蚣蕨、斩草剑、黑舒筋草。

【形态特征】多年生草本。根状茎直立，密被黄褐色鳞片。叶簇生；叶片倒披针状长圆形，一回羽状；顶生羽片与侧生羽片同形，互生或有时近对生；下部羽片较疏离；中部羽片最长，狭线形；不育叶边缘具密齿。在成熟的植株上除下部缩短的羽片不育外，其余羽片能育。

【分布】生于钙质土上或石灰岩石山石缝中。产于我国秦岭南坡以南各省区。

【性能主治】全草或根状茎味淡，性平。有祛风活血、解毒杀虫的作用。主治流行性感冒，痢疾，风湿疼痛，跌打损伤；外用治蜈蚣咬伤，疥疮。

【采收加工】全年均可采收，洗净，鲜用或晒干。

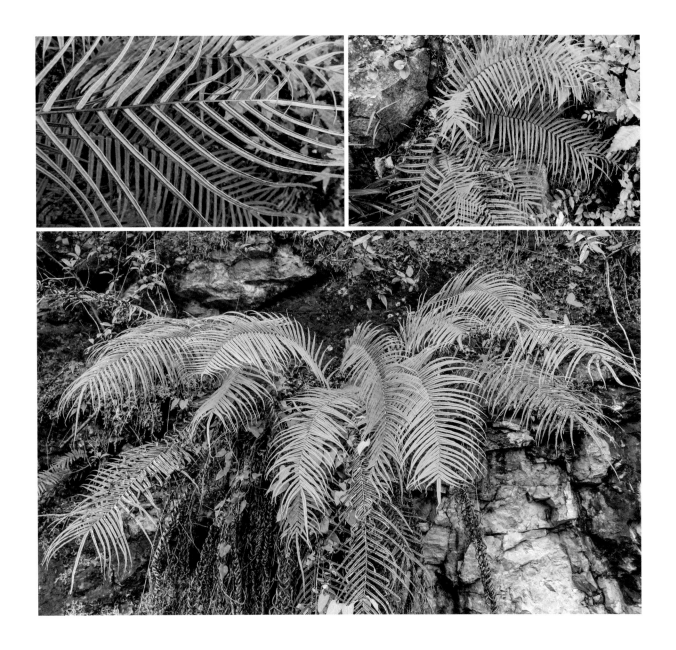

川层草

【基原】为中国蕨科毛轴碎米蕨*Cheilosoria chusana* (Hook.) Ching et Shing 的全草。

【别名】献鸡尾、舟山碎米蕨、细凤尾草。

【形态特征】多年生草本，植株高18~30 cm。根状茎短而直立，被栗黑色披针形鳞片。叶簇生；叶片草质，二回羽状细裂，顶部渐尖；羽片10~15对，近对生，略斜上；叶柄、叶轴深棕色，腹面两侧隆起的狭边上有粗短毛。孢子囊群生于叶边小脉顶端。

【分布】生于林下石壁上或村边墙上。产于广西、湖南、湖北、贵州、四川、江苏、浙江、安徽、江西、河南、甘肃、陕西等地。

【性能主治】全草味微苦，性寒。有清热利湿、解毒的作用。主治湿热黄疸，泄泻，痢疾，小便涩痛，咽喉肿痛，痈肿疮疖，毒蛇咬伤。

【采收加工】全年均可采收，鲜用或晒干。

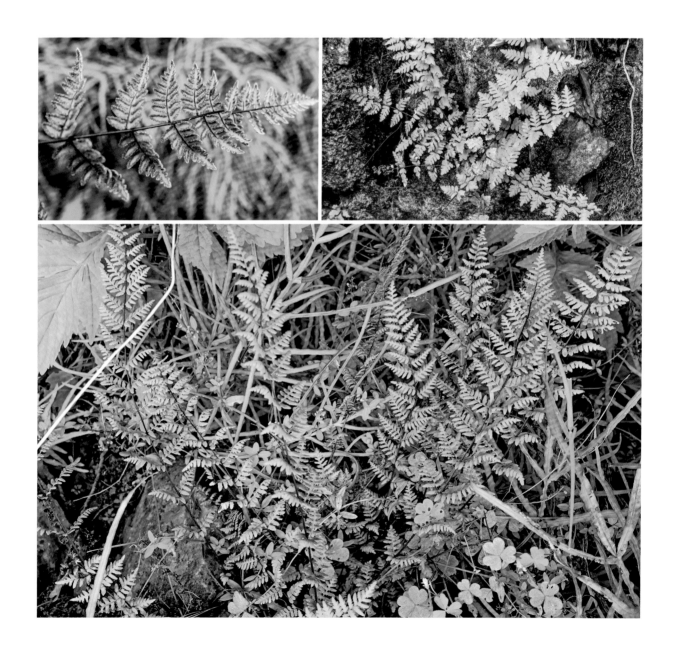

岩风子

【基原】为铁线蕨科假鞭叶铁线蕨Adiantum malesianum Ghatak 的全草。

【形态特征】多年生草本，植株高15~20 cm。根状茎短而直立，密被棕色鳞片。叶簇生；叶片线状披针形，一回羽状；羽片约25对，基部1对羽片不缩小，近团扇形；叶柄栗黑色，基部被棕色鳞片，通体被长毛；叶轴先端往往延长成鞭状，落地生根。孢子囊群每羽片5~12个。

【分布】生于山坡灌木丛下、岩石上或石缝中。产于广西、广东、海南、贵州、四川等地。

【性能主治】全草味苦，性凉。有利水通淋、清热解毒的作用。主治淋证，水肿，乳痈，疮毒。

【采收加工】夏、秋季采收，洗净，晒干。

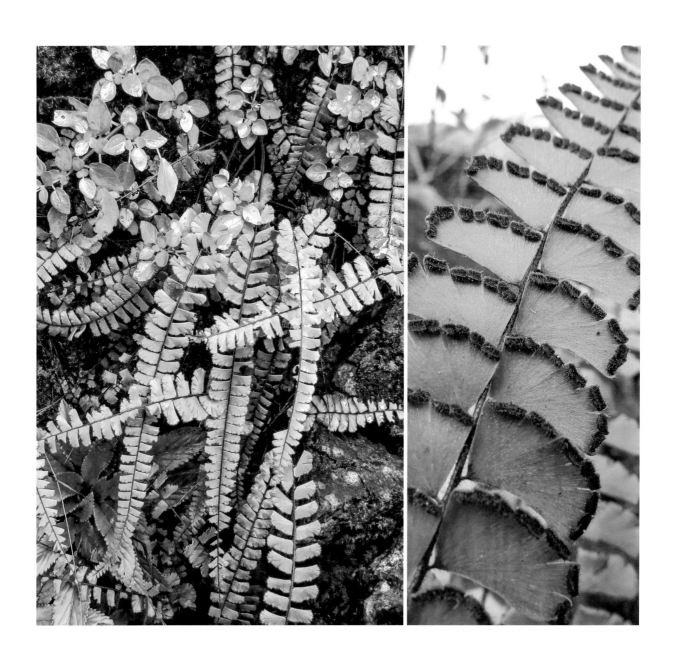

书带蕨

【基原】为书带蕨科书带蕨*Haplopteris flexuosa* (Fée) E. H. Crane 的全草。

【别名】晒不死、柳叶苇、小石韦。

【形态特征】多年生草本。根状茎横走，密被黄褐色鳞片。叶近生，常密集成丛；叶片薄草质，线形，边缘反卷，遮盖孢子囊群；叶柄短，下部浅褐色，基部被小鳞片。孢子囊群线形，生于叶缘内侧；叶片下部和先端的孢子不育。孢子长椭圆形，无色透明，单裂缝。

【分布】附生于林中树干或岩石上。产于广西、广东、海南、四川、湖北、江苏、浙江、江西等地。

【性能主治】全草味苦、涩，性凉。有疏风清热、舒筋止痛、健脾消疳、止血的作用。主治小儿急惊风，小儿疳积，风湿痹痛，跌打损伤，妇女血痨，咯血，吐血。

【采收加工】全年或夏、秋季采收，洗净，鲜用或晒干。

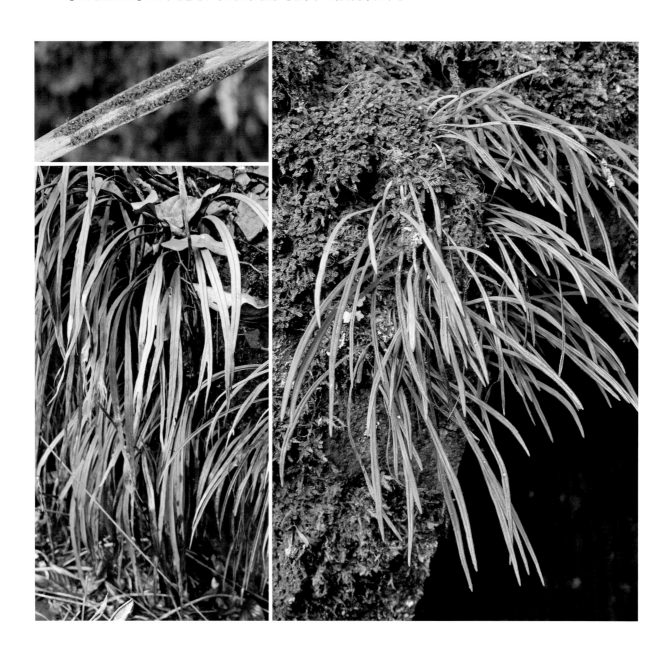

倒挂草

【基原】为铁角蕨科倒挂铁角蕨*Asplenium normale* D. Don 的全草。

【别名】青背连。

【形态特征】多年生草本，植株高15~40 cm。根状茎直立或斜升，粗壮，黑色，密被黑褐色鳞片。叶簇生一回羽状；叶片草质至薄纸质，披针形，两面无毛，叶柄栗褐色至紫黑色，基部疏被鳞片；羽片20~44对，互生，平展，无柄，中部羽片同大。孢子囊群椭圆形，棕色，远离主脉伸达叶边，彼此疏离。

【分布】生于密林下、溪边石上或路边阴湿地。产于广西、广东、云南、贵州、湖南等地。

【性能主治】全草味微苦，性平。有清热解毒、止血的作用。主治肝炎，痢疾，外伤出血，蜈蚣咬伤。

【采收加工】全年均可采收，洗净，鲜用或晒干。

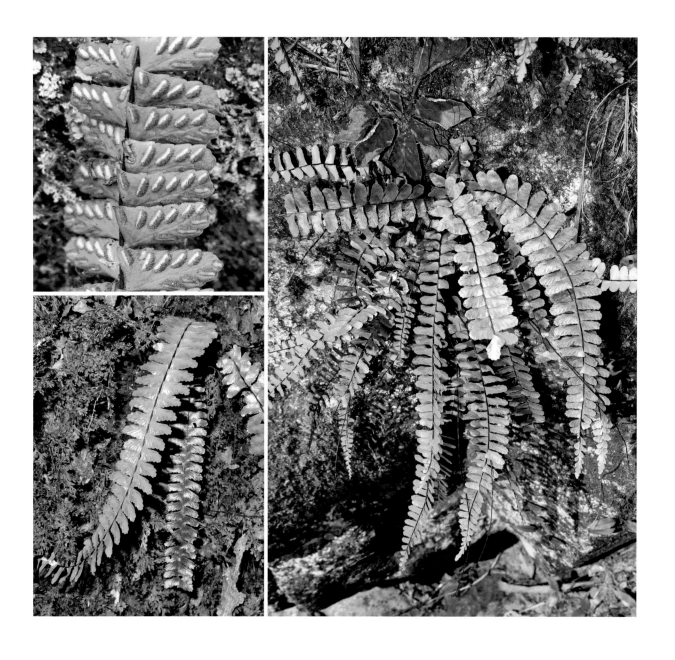

小贯众

【基原】为鳞毛蕨科贯众*Cyrtomium fortunei* J. Sm. 的根状茎、叶柄残基。

【别名】昏鸡头、鸡脑壳、鸡公头。

【形态特征】多年生草本，植株高25~50 cm。根茎直立，密被棕色鳞片。叶簇生；叶片长圆状披针形，一回羽状，叶柄禾秆色，密生棕色鳞片；侧生羽片7~16对，互生，披针形，多少上弯呈镰状，先端渐尖，少数成尾状；顶生羽片狭卵形。孢子囊群遍布羽片背面；囊群盖圆形。

【分布】生于林下或石灰岩缝中。产于广西、广东、云南、江西、福建、台湾、湖南、江苏、山东、河北、甘肃等地。

【性能主治】根状茎、叶柄残基味苦，性微寒；有小毒。有清热平肝、解毒杀虫、止血的作用。主治头晕目眩，高血压病，痢疾，尿血，便血，崩漏，白带异常，钩虫病。

【采收加工】全年均可采收，以秋季较好，除去须根和部分叶柄，晒干。

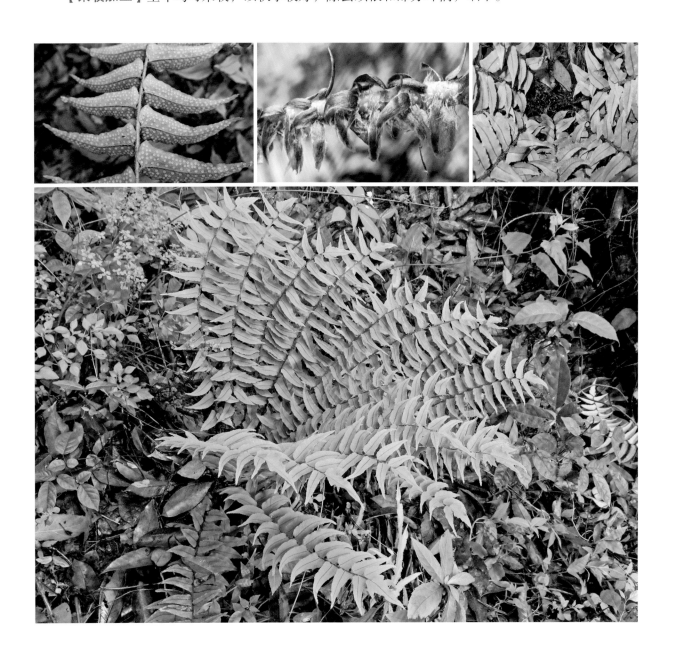

瓦韦

【基原】为水龙骨科瓦韦 *Lepisorus thunbergianus* (Kaulf.) Ching 的全草。

【别名】剑丹、金星草、骨牌草。

【形态特征】多年生草本，植株高6～20 cm。根状茎横走，密生黑色鳞片。叶垂直生于根状茎上；叶片长条状披针形，革质，基部渐变狭并下延；有短柄或几无柄；除主脉外，叶脉不明显。孢子囊群圆形或椭圆形，沿着主脉2列排列，幼时被圆形褐棕色的隔丝覆盖。

【分布】附生于山坡林下树干或岩石上。产于广西、云南、湖南、湖北、福建等地。

【性能主治】全草味苦，性平。有清热解毒、利尿消肿、止血、止咳的作用。主治尿路感染，肾炎，痢疾，肝炎，眼结膜炎，口腔炎，咽炎，肺热咳嗽，百日咳，咯血，血尿，发背痈疮。

【采收加工】全年均可采收，晒干。

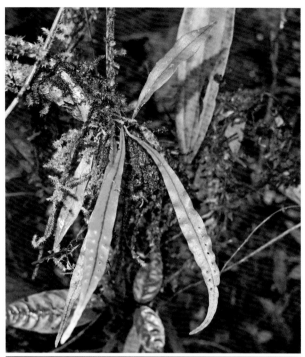

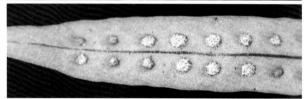

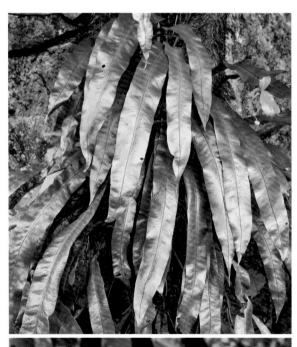

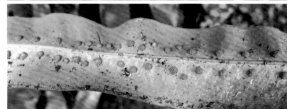

大叶骨牌草

【基原】为水龙骨科江南星蕨 *Microsorum fortunei* (T. Moore) Ching 的全草。

【别名】七星剑、斩蛇剑、一包针。

【形态特征】植株高约50 cm。根状茎长而横走，肉质，顶部被棕褐色鳞片。叶远生；叶片厚纸质，直立带状披针形，先端长渐尖，基部渐狭，下延于叶柄并形成狭翅，全缘，有软骨质的边；中脉两面明显隆起，侧脉不明显。孢子囊群大，圆形，靠主脉各成1行或不整齐的2行排列。

【分布】生于山坡林下、溪边树干或岩石上。产于广西、湖南、陕西、江苏等地。

【性能主治】全草味苦，性寒。有清热利湿、凉血解毒的作用。主治热淋，小便不利，痔疮出血，瘰疬结核，痈肿疮毒，毒蛇咬伤，风湿疼痛，跌打骨折。

【采收加工】全年均可采，鲜用或晒干。

友水龙骨

【基原】为水龙骨科友水龙骨Polypodiodes amoena (Wall. ex Mett.) Ching 的根状茎。

【别名】猴子蕨、水龙骨、土碎补。

【形态特征】附生草本。根状茎横走，密被暗棕色鳞片。叶疏生；叶柄禾秆色；叶片厚纸质卵状披针形，羽状深裂，基部略收缩，顶端羽裂渐尖；裂片20~25对，披针形，有齿。孢子囊群圆形，在裂片中脉两侧各1行，着生于内藏小脉顶端，位于中脉与叶缘间，无盖。

【分布】附生于石上或树干基部。产于广西、云南、湖南、贵州、四川、西藏、江西等地。

【性能主治】根状茎味甘、苦，性平。有清热解毒、祛风除湿的作用。主治风湿关节疼痛，咳嗽，小儿高烧；外治背痈，无名肿毒，骨折。

【采收加工】全年均可采挖，洗净，鲜用或晒干。

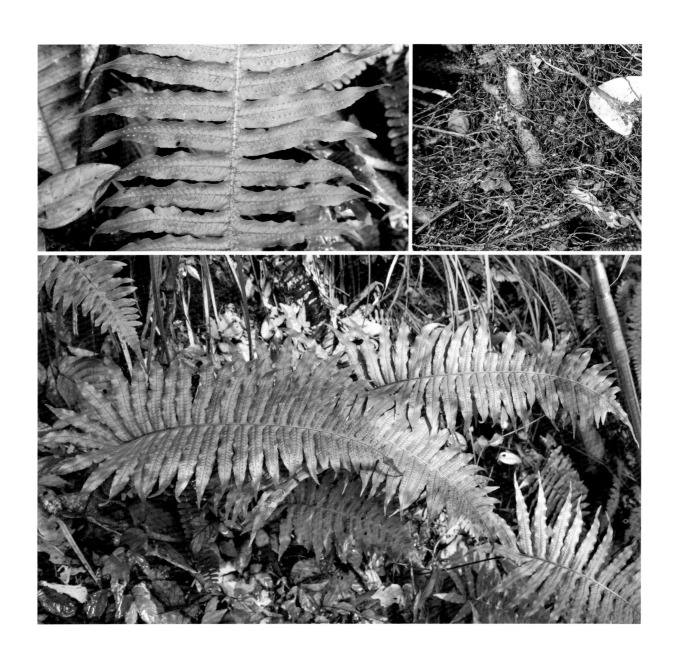

石韦

【基原】为水龙骨科石韦*Pyrrosia lingua* (Thunb.) Farwell 或庐山石韦*P. sheareri* (Baker) Ching 的叶。

【别名】石耳朵、蛇舌风、小叶下红。

【形态特征】附生草本，植株高10~30 cm。根状茎长而横走，密被淡棕色鳞片。叶远生，近二型；叶片有长柄，革质，披针形至矩圆披针形，腹面绿色，并有小凹点，背面密被灰棕色星状毛；能育叶常远比不育叶高而狭窄。孢子囊群沿着叶背侧脉整齐排列，初为星状毛包被，成熟后开裂外露而呈砖红色。

【分布】附生于林中树干或溪边石上。产于我国东部、中南、西南地区。

【性能主治】叶味苦、甘，性微寒。有利尿通淋、清肺止咳、凉血止血的作用。主治热淋，血淋，石淋，小便不通，淋沥涩痛，肺热喘咳，吐血，鼻出血，尿血，崩漏。

【采收加工】全年均可采收，除去根茎，晒干或阴干。

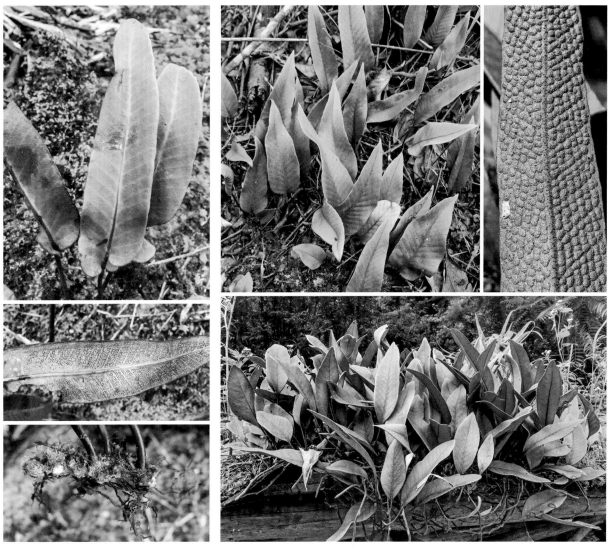

庐山石韦 *P. sheareri*　　　　石韦 *P. lingua*

骨碎补

【基原】为槲蕨科槲蕨*Drynaria roosii* Nakaike 的根状茎。

【别名】猴子姜、飞蛾草。

【形态特征】附生草本，植株高25~40 cm。根状茎横走，粗壮肉质，呈扁平的条状或块状，密被鳞片。叶二型；营养叶枯棕色，厚干膜质，覆盖于根状茎上；孢子叶高大，绿色，茎中部以上深羽裂；裂片7~13对，披针形。孢子囊群生于内藏小脉的交叉处，在主脉两侧各有2~3行。

【分布】附生于树干或岩石上。产于广西、广东、海南、云南、江西、湖北、江苏等地。

【性能主治】根状茎味苦，性温。有疗伤止痛、补肾强骨、消风祛斑的作用。主治跌扑闪挫，筋骨折伤，肾虚腰痛，筋骨痿软，耳鸣耳聋，牙齿松动；外用治斑秃，白癜风。

【采收加工】全年均可采挖，除去泥沙，干燥，或再燎去鳞片。

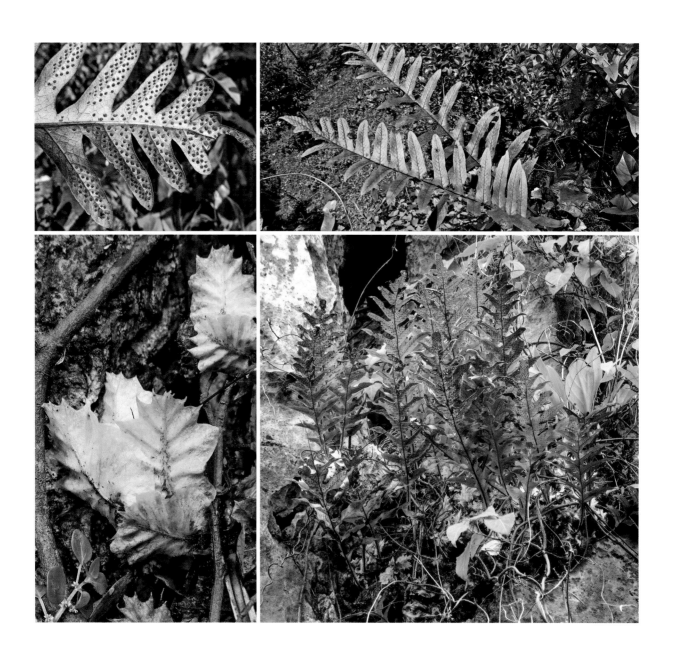

银杏

【基原】为银杏科银杏 *Ginkgo biloba* L. 的叶及成熟种子。

【别名】白果树、公孙树。

【形态特征】落叶乔木。一年生长枝淡褐黄色,二年生以上变灰色;短枝密被叶痕。叶扇形,有长柄,淡绿色,在一年生长枝上螺旋状散生,在短枝上3~8叶呈簇生状,秋季落叶前变为黄色。球花雌雄异株,生于短枝顶端的鳞片状叶的腋内,呈簇生状。种子椭圆形、倒卵圆形或近球形。花期3~4月,种子9~10月成熟。

【分布】生于天然林中,常见栽培。产于广西、四川、河南、山东、湖北等地。

【性能主治】叶味甘、苦、涩,性平。有活血化瘀、通络止痛、敛肺平喘、化浊降脂的作用。主治瘀血阻络,胸痹心痛,中风偏瘫,肺虚咳喘,高脂血症。种子味甘、苦、涩,性平;有毒。有敛肺定喘、止带缩尿的作用。主治痰多喘咳,带下白浊,遗尿尿频。

【采收加工】秋季叶还绿时采收,及时干燥。秋季种子成熟时采收,除去肉质外种皮,洗净,稍蒸或略煮后,烘干。

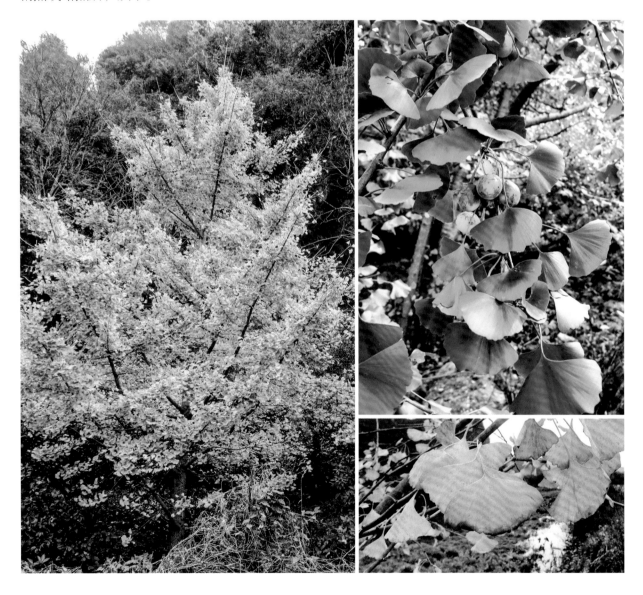

南方红豆杉

【基原】为红豆杉科南方红豆杉*Taxus wallichiana* var. *mairei* (Lemee et H. Léveillé) L. K. Fu et Nan Li 的种子。

【别名】红豆杉、酸把果。

【形态特征】常绿乔木，高可达30 m。树皮纵裂成长条薄片剥落。叶2列；叶片弯镰状条形，长2~4.5 cm，宽3~5 mm，背面中脉带明晰可见，色泽与气孔带相异，呈淡黄绿色或绿色，绿色边带较宽。种子倒卵圆形，生于杯状红色肉质的假种皮内。花期2~3月，种子10~11月成熟。

【分布】生于天然林中或栽培。产于广西、云南、湖南、湖北、四川、甘肃等地。

【性能主治】种子有驱虫的作用。主治食积，蛔虫病。

【采收加工】秋季种子成熟时采摘，鲜用或晒干。

【附注】为我国特有树种。因树皮含有抗癌物质紫杉醇，故树皮不断遭到采剥，数量急剧下降。现列为国家一级重点保护野生植物。野生资源量少，现有人工栽培。

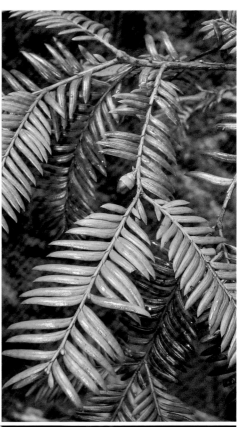

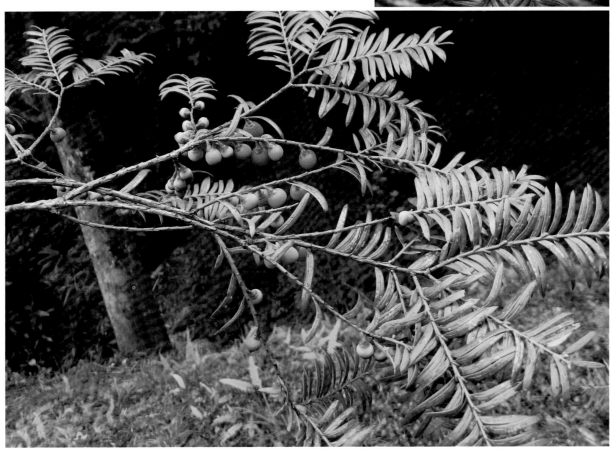

厚朴

【基原】为木兰科厚朴*Houpoëa officinalis* (Rehder et E. H. Wilson) N. H. Xia et C. Y. Wu 的干皮、根皮、枝皮及花蕾。

【别名】川朴、紫油厚朴。

【形态特征】落叶乔木。树皮厚，褐色，不开裂。叶片大，近革质，长圆状倒卵形，先端具短急尖或圆钝，基部楔形，全缘而微波状；腹面绿色；背面灰绿色，被灰色柔毛，有白粉。花白色；花梗粗短，被长柔毛。聚合果长圆状卵圆形。种子三角状倒卵形。花期5~6月，果期8~10月。

【分布】生于林间。产于广西北部和东北部、广东北部、湖南、福建、江西等地。

【性能主治】干皮、根皮及枝皮味辛、苦，性温。有燥湿消痰、下气除满的作用。主治湿滞伤中，脘痞吐泻，食积气滞，腹胀便秘，痰饮喘咳。花蕾味苦，性微温。有芳香化湿、理气宽中的作用。主治脾胃湿阻气滞，胸脘痞闷胀满，纳谷不香。

【采收加工】4~6月剥取根皮和枝皮，直接阴干；干皮置沸水中微煮后堆置阴湿处，"发汗"至内表面变紫褐色或棕褐色时，蒸软，取出，卷成筒状，干燥。

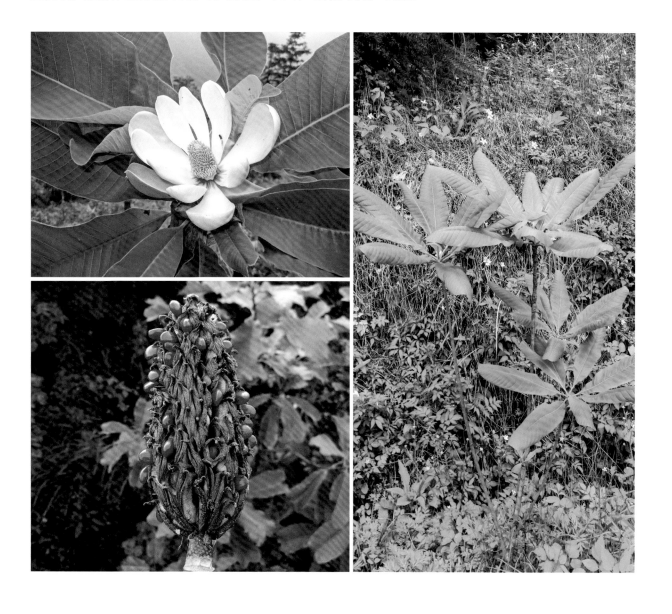

凹朴皮

【基原】为木兰科鹅掌楸*Liriodendron chinense* (Hemsl.) Sarg. 的树皮。

【别名】马挂木皮、双飘树。

【形态特征】落叶乔木，高可达40 m。叶片马褂状，近基部每边具1片侧裂片，先端具2浅裂。花杯状；花被片9片，外轮3片绿色，萼片状，向外弯垂，内两轮6片，直立，花瓣状倒卵形，具黄色纵条纹；心皮黄绿色。聚合果；具翅的小坚果长约6 mm，顶端钝或钝尖。花期5月，果期9~10月。

【分布】生于山地林中。产于广西、湖南、四川、贵州、云南、陕西、安徽、浙江、江西、福建、湖北等地。

【性能主治】树皮味辛，性温。有祛风湿、散寒止咳的作用。主治风湿痹痛，风寒咳嗽。

【采收加工】夏、秋季采收，晒干。

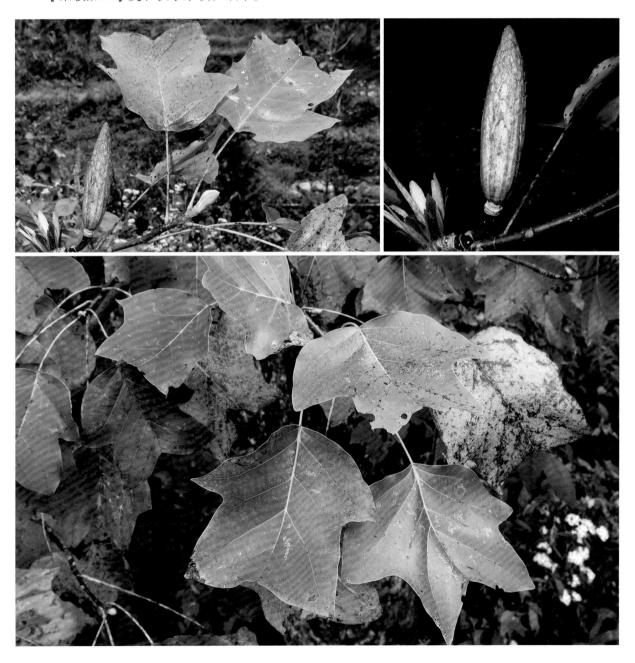

八角茴香

【基原】为木兰科八角*Illicium verum* Hook. f. 的果实。

【别名】唛角、大茴香、大料。

【形态特征】乔木。树皮深灰色。叶不整齐互生，近轮生或松散簇生；叶片革质，厚革质，倒卵状椭圆形、倒披针形或椭圆形，在阳光下可见密布透明油点。花粉红色至深红色，常具不明显的半透明腺点。聚合果饱满平直。正造果3~5月开花，9~10月成熟，春造果8~10月开花，翌年3~4月成熟。

【分布】栽培。产于广西西南部和南部、广东西部、云南东南部和南部、福建南部。

【性能主治】果实味辛，性温。有温阳散寒、理气止痛的作用。主治寒疝腹痛，肾虚腰痛，胃寒呕吐，脘腹冷痛。

【采收加工】秋、冬季果实由绿变黄时采摘，置沸水中略烫后干燥或直接干燥。

【附注】野生资源极少见，通常为人工大面积栽培，果为著名的调味香料。

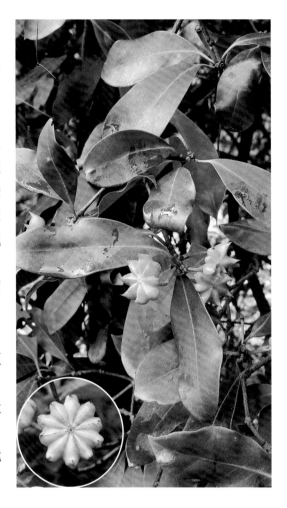

假地枫皮

【基原】为木兰科假地枫皮*Illicium jiadifengpi* B. N. Chang 的树皮。

【别名】八角。

【形态特征】乔木。树皮褐黑色，剥下为板块状。芽卵形，芽鳞卵形或披针形，有短缘毛。叶常聚生于小枝近顶端；叶片狭椭圆形或长椭圆形，先端尾尖或渐尖，基部渐狭，下延至叶柄形成狭翅。花白色或带浅黄色，腋生或近顶生。果直径3~4 cm，蓇葖果12~14个。花期3~5月，果期8~10月。

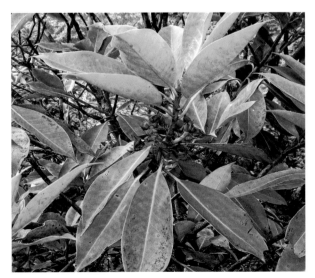

【分布】生于密林、疏林中。产于广西、广东、湖南、江西等地。

【性能主治】树皮味微辛、涩，性温；有小毒。有祛风除湿、行气止痛的作用。主治风湿痹痛，腰肌劳损。

【采收加工】春、秋季采收，采10年以上的老株，在树的一侧锯树皮的上下两端，用刀直划，将树皮剥下，其余树皮保留不剥，将树皮置通风处阴干。

大钻

【基原】为木兰科黑老虎 *Kadsura coccinea* (Lem.) A. C. Sm. 的根。

【别名】大叶钻骨风、过山风。

【形态特征】藤本，全株无毛。叶片革质，长圆形至卵状披针形，基部宽楔形或近圆形，全缘。花单生于叶腋，稀成对，雌雄异株。聚合果近球形，红色或暗紫色；小浆果倒卵形，外果皮革质，不显出种子。种子心形或卵状心形。花期4~7月，果期7~11月。

【分布】生于林中。产于广西、广东、香港、云南、贵州、四川、湖南等地。

【性能主治】根味辛、微苦，性温。有行气活血、祛风止痛的作用。主治胃痛，腹痛，风湿痹痛，跌打损伤，痛经，产后瘀血腹痛，疝气痛。

【采收加工】全年均可采收，洗净，干燥。

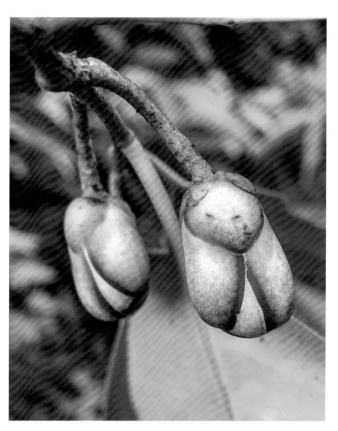

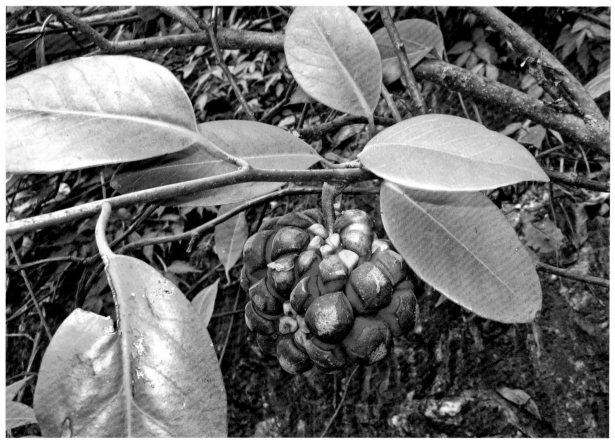

广西海风藤

【基原】为木兰科异形南五味子*Kadsura heteroclita* (Roxb.) Craib 的藤茎。

【别名】梅花钻、海风藤、地血香。

【形态特征】木质大藤本，无毛。小枝褐色，干时黑色，有明显深入的纵条纹，具椭圆形点状皮孔；老茎木栓层厚，块状纵裂。叶片卵状椭圆形至阔椭圆形，全缘或上半部边缘有疏离的小齿。花单生于叶腋，雌雄异株；花被片白色或浅黄色。聚合果近球形。花期5~8月，果期7~10月。

【分布】生于山谷、溪边、密林中。产于广西、广东、海南、云南、贵州、湖北等地。

【性能主治】藤茎味甘、微辛，性温。有祛风散寒、行气止痛、舒筋活络的作用。主治风湿性痹痛，腰肌劳损，感冒，产后风瘫。

【采收加工】全年均可采收，除去枝叶，切片，干燥。

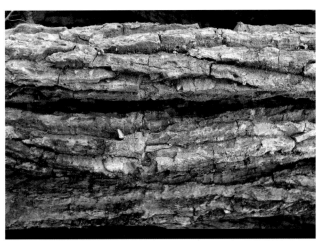
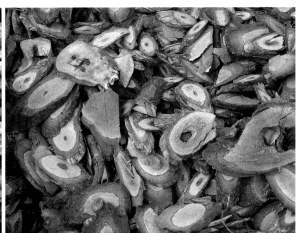
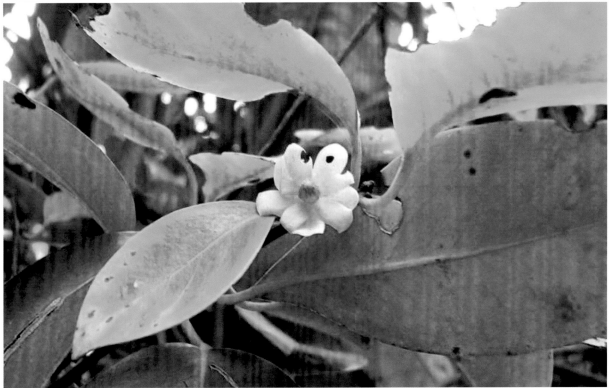

南五味子

【基原】为木兰科南五味子*Kadsura longipedunculata* Finet et Gagnep. 的根、根皮及茎。

【别名】钻骨风、小钻、风沙藤。

【形态特征】藤本，全株无毛。叶片长圆状披针形、倒卵状披针形或卵状长圆形，先端渐尖或尖，边缘有疏齿，腹面具淡褐色透明腺点。花单生于叶腋，雌雄异株。聚合果球形；小浆果倒卵圆形，外果皮薄革质，干时显出种子。种子肾形或肾状椭圆形。花期6~9月，果期9~12月。

【分布】生于山坡上、林地中。产于广西、广东、云南、四川、湖南、湖北、安徽、浙江、江苏、江西、福建等地。

【性能主治】根、根皮及茎味辛、苦，性温。有活血理气、祛风活络、消肿止痛的作用。主治溃疡，胃肠炎，中暑腹痛，月经不调，风湿性关节炎，跌打损伤。

【采收加工】全年均可采收，晒干。

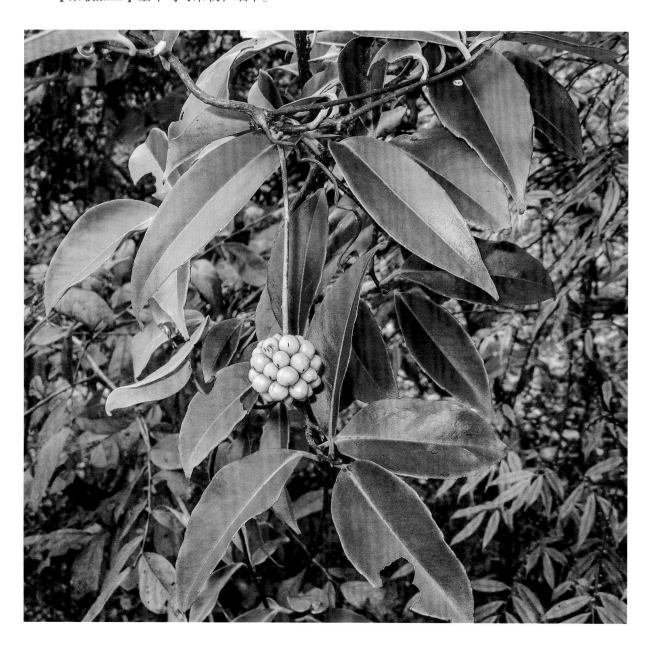

水灯盏

【基原】为木兰科冷饭藤*Kadsura oblongifolia* Merr. 的根和茎。

【别名】吹风散、入地射香、细风藤。

【形态特征】藤本，全株无毛。叶片纸质，长圆状披针形、狭长圆形或狭椭圆形，边缘有不明显疏齿。花单生于叶腋，雌雄异株。聚合果近球形或椭圆体形，小浆果椭圆形或倒卵圆形，顶端外果皮薄革质，不增厚，干时显出种子。种子肾形或肾状椭圆形。花期7~9月，果期10~11月。

【分布】生于疏林中。产于广西、广东等地。

【性能主治】根和茎味甘，性温。有祛风除湿、壮骨强筋、补肾健脾、散寒、行气止痛的作用。主治感冒，风湿痹痛，跌打损伤，心胃气痛，痛经。

【采收加工】全年均可采收，鲜用或晒干。

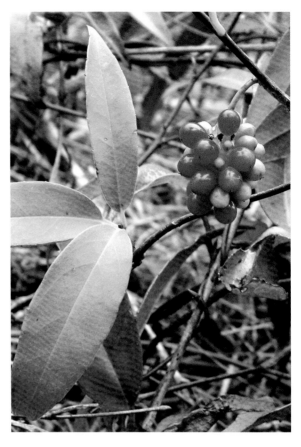

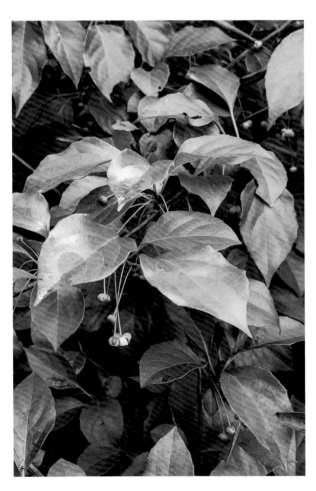

绿叶五味子

【基原】为木兰科绿叶五味子*Schisandra arisanensis* subsp. *viridis* (A. C. Sm.) R. M. K. Saunders 的藤茎及根。

【别名】过山风、内风消、小血藤。

【形态特征】落叶木质藤本，全株无毛。叶片纸质，卵状椭圆形，先端渐尖，茎基部叶片钝或阔楔形，茎中上部叶片边缘有胼胝质齿尖的粗齿。雄蕊群倒卵圆形或近球形；花托椭圆状圆柱形。聚合果，成熟心皮红色，果皮具黄色腺点。种子肾形，种皮具皱纹或小瘤点。花期4~6月，果期7~9月。

【分布】生于沟谷边、山坡林下或灌木丛中。产于广西、广东、贵州、湖南、安徽等地。

【性能主治】藤茎及根味辛，性温。有祛风活血、行气止痛的作用。主治风湿骨痛，胃痛，疝气，月经不调，荨麻疹，带状疱疹。

【采收加工】全年均可采收，切片，鲜用或晒干。

钻山风

【基原】为番荔枝科瓜馥木 *Fissistigma oldhamii* (Hemsl.) Merr. 的根及藤茎。

【别名】山龙眼藤、广香藤、小香藤。

【形态特征】攀缘状灌木。小枝、叶背和叶柄被黄褐色柔毛。叶片革质，倒卵状椭圆形或长圆形，先端圆形或急尖，基部近圆形。花大，长约2.5 cm，常1~3朵集成密伞花序。果圆球状，直径约1.8 cm，密被黄棕色茸毛；果梗长不及2.5 cm。花期4~9月，果期7月至翌年2月。

【分布】生于低海拔山地林下或山谷水旁灌木丛中。产于广西、广东、云南等地。

【性能主治】根及藤茎味微辛，性平。有祛风镇痛、活血化瘀的作用。主治坐骨神经痛，风湿性关节炎，跌打损伤。

【采收加工】全年均可采收，切段，晒干。

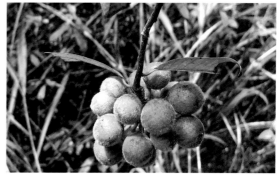

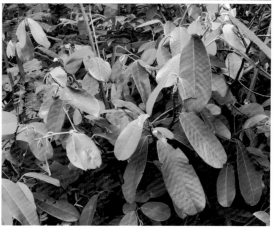

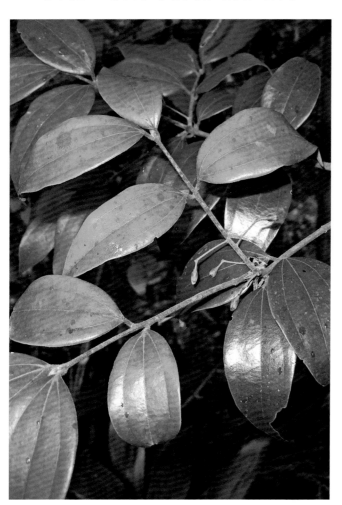

山桂皮

【基原】为樟科毛桂 *Cinnamomum appelianum* Schewe 的树皮。

【别名】假桂皮、土桂皮、香桂子。

【形态特征】小乔木。枝条略芳香，当年生枝密被污黄色硬毛状茸毛，老枝无毛，黄褐色或棕褐色。叶互生或近对生；叶片椭圆形、椭圆状披针形至卵形或卵状椭圆形。圆锥花序生于当年生枝条基部叶腋内；花白色，极密被黄褐色微硬毛或柔毛。未成熟果椭圆形，绿色。花期4~6月，果期6~8月。

【分布】生于山坡、谷地的灌木丛和疏林中。产于广西、广东、贵州、四川等地。

【性能主治】树皮味辛，性温。有温中理气、发汗解肌的作用。主治虚寒胃痛，泄泻，腰膝冷痛，风寒感冒，月经不调。

【采收加工】全年均可采收，洗净切碎，晒干。

阴香皮

【基原】为樟科阴香*Cinnamomum burmannii* (Nees et T. Nees) Blume 的树皮。

【别名】广东桂皮、小桂皮、山肉桂。

【形态特征】乔木，高可达14 m。树皮光滑，灰褐色至黑褐色；内皮红色，味似肉桂。叶互生或近对生；叶片卵圆形至披针形，具离基三出脉。圆锥花序腋生或近顶生，少花，密被灰白微柔毛，最末分枝为3花的聚伞花序。果卵球形。花期在秋、冬季，果期在冬末及春季。

【分布】生于疏林、密林、灌木丛中或溪边路旁等。产于广西、广东、云南、福建等地。

【性能主治】树皮味辛、微甘，性温。有温中止痛、祛风散寒、解毒消肿、止血的作用。主治寒性胃痛，腹痛泄泻，食欲不振，风寒湿痹，腰腿疼痛，跌打损伤，创伤出血，疮疖肿毒。

【采收加工】全年均可采收，晒干。

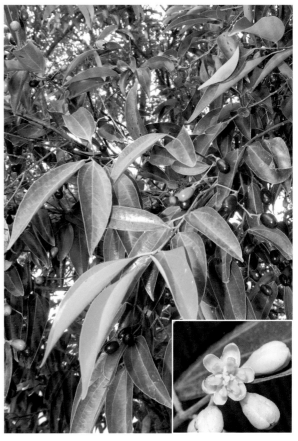

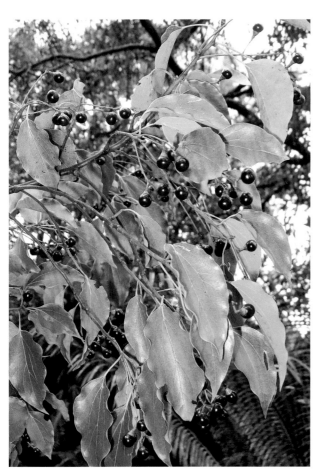

香樟

【基原】为樟科樟*Cinnamomum camphora* (L.) Presl 的根。

【别名】土沉香、樟子、香通。

【形态特征】常绿大乔木，树冠广卵形。枝、叶及木材均有樟脑气味。树皮黄褐色，有不规则的纵裂。叶互生；叶片卵状椭圆形，具离基三出脉。花绿白色或带黄色。花被外面无毛或被微柔毛，内面密被短柔毛，花被筒倒锥形。果卵球形或近球形，紫黑色。花期4~5月，果期8~11月。

【分布】生于山坡或沟谷中。产于南方及西南各省区。

【性能主治】根味辛，性温。有祛风散寒、行气止痛的作用。主治胃痛，胃肠炎，风湿痹痛，痛经，跌打损伤，感冒。

【采收加工】全年均可采挖，洗净，切片，晒干。

山胡椒

【基原】为樟科山胡椒Lindera glauca (Sieb. et Zucc.) Blume 的果实及根。

【别名】牛筋条、山花椒、牛筋条根。

【形态特征】落叶灌木或小乔木。树皮平滑，灰色或灰白色。叶互生；叶片纸质，宽椭圆形、椭圆形、倒卵形到狭倒卵形，腹面深绿色，背面淡绿色，被白色柔毛。伞形花序腋生；雄花花被片黄色，椭圆形；雌花花被片黄色，椭圆形或倒卵形。果成熟时红色。花期3~4月，果期7~8月。

【分布】生于山坡、林缘。产于广西、广东、湖南、湖北、四川、福建等地。

【性能主治】果实味辛，性温。有温中散寒、行气止痛、平喘的作用。主治脘腹冷痛，哮喘。根味辛，性温。有祛风通络、理气活血、利湿消肿、化痰止咳的作用。主治风湿痹痛，跌打损伤，胃脘疼痛，脱力劳伤，支气管炎，水肿。

【采收加工】秋季果熟时采收，晾干。根秋季采挖，晒干。

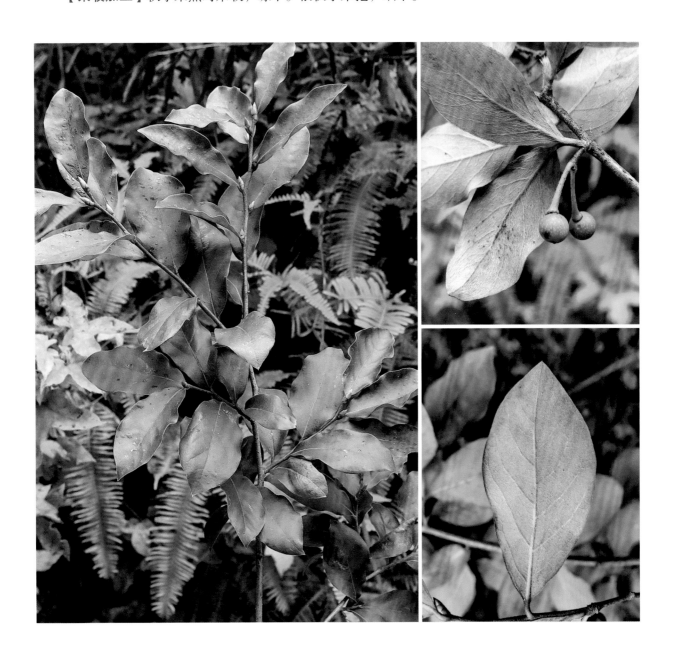

荜澄茄

【基原】为樟科山鸡椒*Litsea cubeba* (Lour.) Per. 的果实。

【别名】山苍子、山香椒、豆豉姜。

【形态特征】落叶灌木或小乔木。幼树树皮黄绿色，光滑；老树树皮灰褐色。小枝细长，绿色，无毛，枝、叶具芳香味。叶互生；叶片纸质，披针形或长圆形，腹面深绿色，背面粉绿色，两面均无毛。伞形花序单生或簇生。果幼时绿色，成熟时黑色。花期2~3月，果期7~8月。

【分布】生于向阳的山地、灌木丛、林缘、路旁。产于广西、广东、云南、湖南、四川、浙江、福建、台湾等地。

【性能主治】果实味辛，性温。有温中散寒、行气止痛的作用。主治胃寒呕逆，脘腹冷痛，寒疝腹痛，寒湿郁滞，小便浑浊。

【采收加工】秋季果实成熟时采收，除去杂质，晒干。

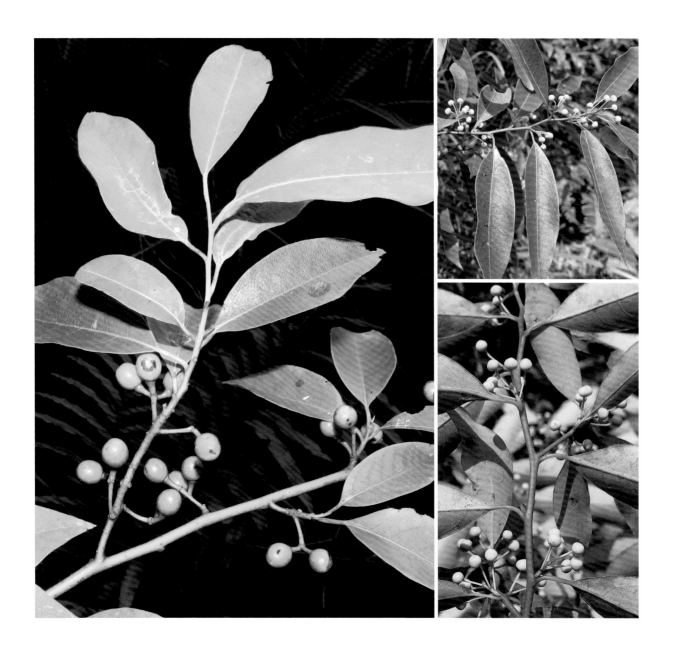

紫楠叶

【基原】为樟科紫楠*Phoebe sheareri* (Hemsl.) Gamble 的叶。

【别名】紫金楠、大叶紫楠、金心楠。

【形态特征】大灌木至乔木。小枝、叶柄及花序密被黄褐色或灰黑色柔毛或茸毛。叶片倒卵形、椭圆状倒卵形或阔倒披针形，先端突渐尖或突尾状渐尖，腹面完全无毛或沿脉上有毛，背面密被黄褐色长柔毛。圆锥花序长7~15（18）cm，在顶端分枝。果卵形，果梗略增粗，被毛。花期4~5月，果期9~10月。

【分布】生于山地阔叶林中。产于长江流域及以南地区。

【性能主治】叶味辛，性微温。有顺气、暖胃、祛湿、散瘀的作用。主治气滞脘腹胀痛，脚气，浮肿，转筋。

【采收加工】全年均可采收，晒干。

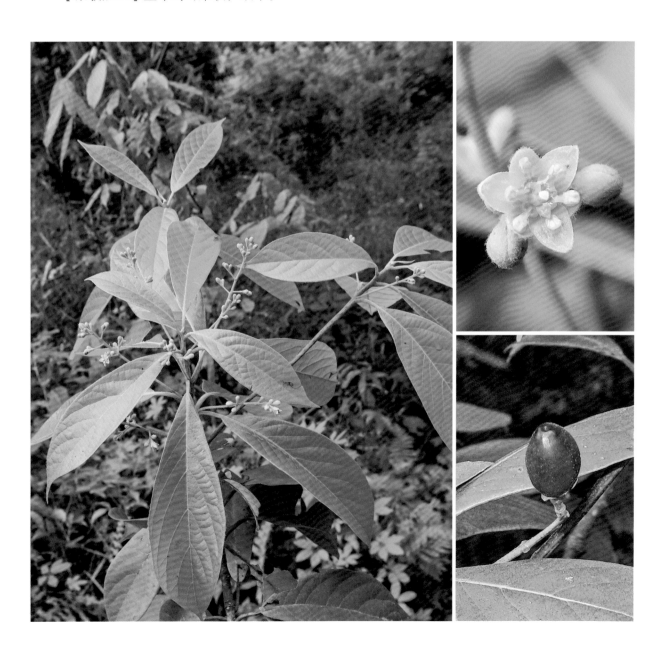

打破碗花花

【基原】为毛茛科打破碗花花*Anemone hupehensis* (Lemoine) Lemoine 的全草。

【别名】野棉花、大头翁、山棉花。

【形态特征】多年生草本。基生叶3~5片，有长柄，通常为三出复叶，有时1~2片或全部为单叶；叶片卵形或宽卵形，先端急尖或渐尖，基部圆形或心形。聚伞花序二回至三回分枝，有较多花；花葶直立，疏被柔毛。聚合果球形，直径约1.5 cm；瘦果有细柄，密被绵毛。花期7~10月。

【分布】生于低山或丘陵的草坡或沟边。产于广西北部、广东北部、云南东部、贵州、四川、陕西南部等地。

【性能主治】全草味辛、苦，性平；有小毒。有去湿、杀虫的作用。主治灭蛆，杀孑孓，体癣，脚癣。

【采收加工】夏、秋季茎叶茂盛时采挖。

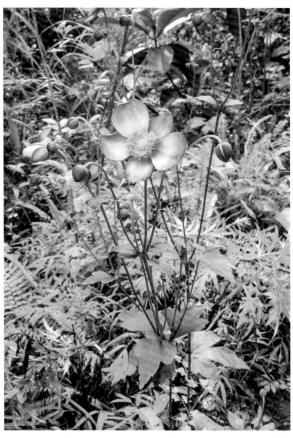

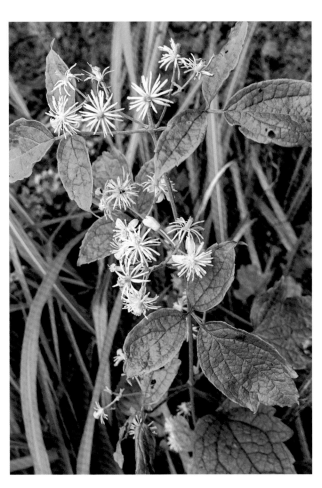

川木通

【基原】为毛茛科钝齿铁线莲*Clematis apiifolia* DC. var. *argentilucida* (H. Lév. et Vaniot) W. T. Wang 的藤茎。

【别名】山木通、木通、棉花藤。

【形态特征】藤本。小枝和花序梗、花梗密生贴伏短柔毛。三出复叶；叶片较大，卵形或宽卵形，背面密生短柔毛，边缘有少数钝齿。圆锥状聚伞花序多花；萼片开展，白色，狭倒卵形，有短柔毛。瘦果纺锤形或狭卵形。花期7~9月，果期9~10月。

【分布】生于山坡林中或沟边。产于广西北部、广东北部、贵州、云南、四川等地。

【性能主治】藤茎味淡、苦，性寒；有小毒。有清热利尿，通经下乳的作用。主治水肿，淋病，小便不通，关节痹痛，闭经。

【采收加工】秋季采收，刮去外皮，切片，晒干。

威灵仙

【基原】为毛茛科威灵仙*Clematis chinensis* Osbeck 的根及根状茎。

【别名】铁脚威灵仙、百条根、老虎须。

【形态特征】木质藤本。茎、小枝近无毛或被疏生短柔毛。一回羽状复叶，有5片小叶；叶片纸质，窄卵形至披针形，全缘，两面近无毛。常为圆锥状聚伞花序，多花，腋生或顶生；萼片4片，开展，白色，长圆形或长圆状倒卵形。瘦果卵形至宽椭圆形，有柔毛。花期6~9月，果期8~11月。

【分布】生于山坡、山谷灌木丛中或沟边、路旁草丛中。产于广西、广东、贵州、四川、湖南、湖北、浙江、江苏、河南、陕西、江西、福建、台湾等地。

【性能主治】根及根状茎味辛、咸，性温。有祛风除湿、通经活络的作用。主治风湿痹痛，肢体麻木，筋脉拘挛，屈伸不利。

【采收加工】秋季采挖，除去泥沙，晒干。

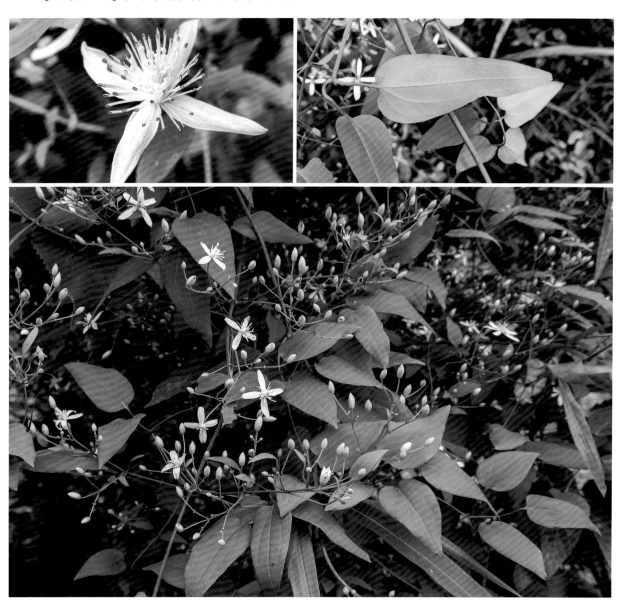

柱果铁线莲

【基原】为毛茛科柱果铁线莲*Clematis uncinata* Champ. ex Benth. 的根及叶。

【别名】铁脚威灵仙、黑木通、一把扇。

【形态特征】藤本。茎皮干时常带黑色，除花柱有羽状毛及萼片外面边缘有短柔毛外，其余光滑。一回至二回羽状复叶；叶片纸质或薄革质，宽卵形、卵形、长圆状卵形至卵状披针形。圆锥状聚伞花序腋生或顶生，多花；萼片4片，白色。瘦果圆柱状钻形，无毛。花期6~7月，果期7~9月。

【分布】生于山地、山谷、溪边的灌木丛中或林边。产于广西、广东、云南东南部、贵州、四川、湖南、安徽南部、浙江、江苏宜兴、陕西南部、甘肃南部、江西等地。

【性能主治】根及叶味辛，性温。有祛风除湿、舒筋活络、镇痛的作用。根主治风湿关节痛，牙痛，骨鲠喉。叶外用治外伤出血。

【采收加工】夏、秋季采收根、叶，分别晒干。

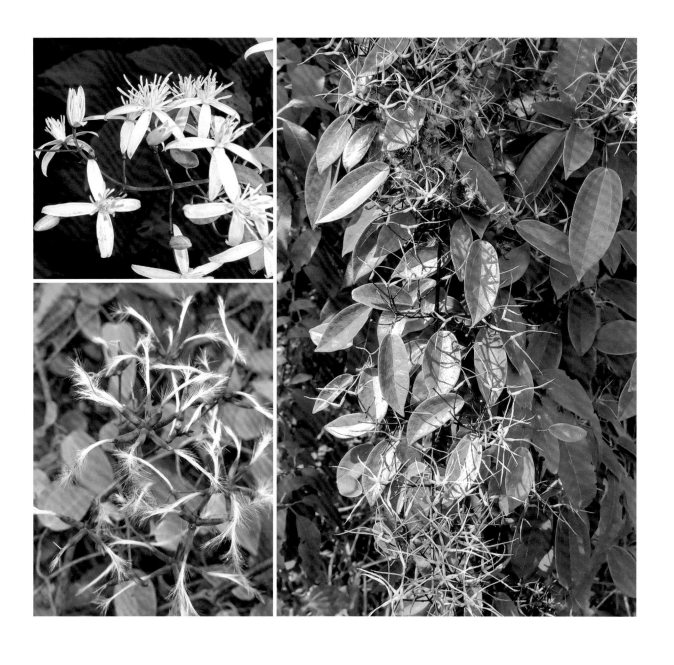

还亮草

【基原】为毛茛科还亮草*Delphinium anthriscifolium* Hance 的全草。

【别名】芫荽七、牛疔草、还魂草。

【形态特征】一年生草本。叶二回至三回近羽状复叶，间或三出复叶，近基部叶在开花时常枯萎；叶片菱状卵形或三角状卵形，羽片2~4对。总状花序具2~15朵花，花瓣紫色，无毛。蓇葖果长1.1~1.6 cm。种子扁球形，上部有螺旋状生长的横膜翅。花期3~5月，果期4~7月。

【分布】生于丘陵、低山的山坡草丛或溪边草地。产于广西、广东、贵州、湖南、江西、福建、浙江、江苏、安徽、河南、山西南部等地。

【性能主治】全草味辛、苦，性温；有毒。有祛风除湿、通络止痛、化食、解毒的作用。主治风湿痹痛，半身不遂，食积腹胀，荨麻疹，痈疮癣癞。

【采收加工】夏、秋季采收，洗净，切段，鲜用或晒干。

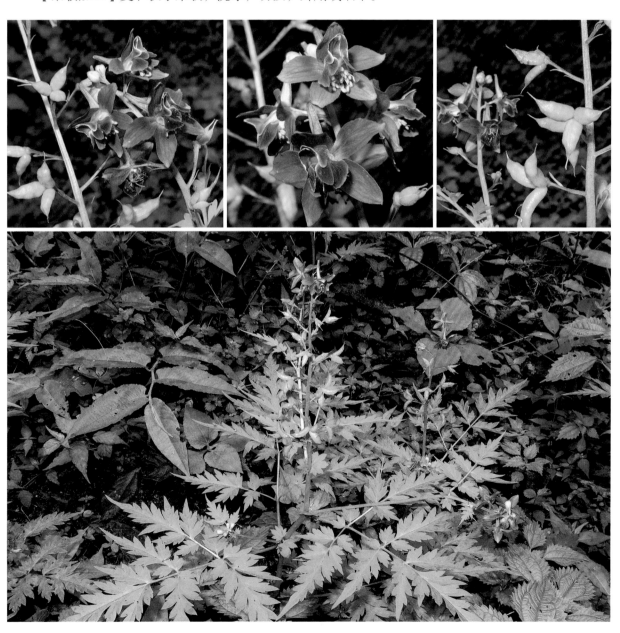

小檗

【基原】为小檗科豪猪刺*Berberis julianae* C. K. Schneid. 的根、根皮及茎。

【别名】三颗针、狗奶子、酸醋溜。

【形态特征】常绿灌木。老枝黄褐色或灰褐色，幼枝淡黄色，具条棱和稀疏黑色疣点；茎刺粗壮，三分叉，腹面具槽，与枝同色。叶片椭圆形、披针形或倒披针形，革质。花10~25朵簇生，黄色。浆果长圆形，蓝黑色，顶端具宿存花柱，被白粉。花期3月，果期5~11月。

【分布】生于山坡、林中、林缘、灌木丛中。产于广西、贵州、湖南、湖北、四川等地。

【性能主治】根、根皮及茎味苦，性寒。有清热燥湿、泻火解毒的作用。主治细菌性痢疾，胃肠炎，副伤寒，消化不良，黄疸，肝硬化腹水，泌尿系感染，急性肾炎，扁桃体炎，口腔炎，支气管炎；外用治中耳炎，目赤肿痛，外伤感染。

【采收加工】春、秋季采挖，除去枝叶、须根及泥土，将皮剥下，分别切片，晒干。

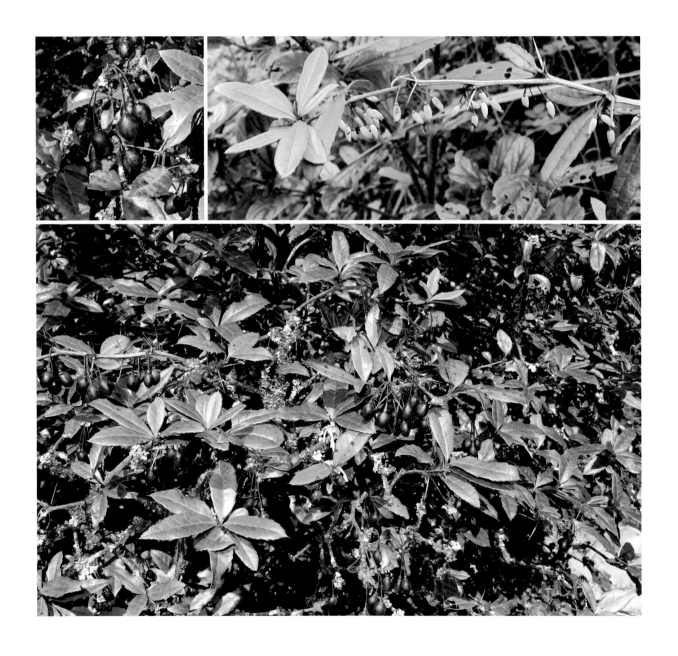

十大功劳

【基原】为小檗科小果十大功劳 *Mahonia bodinieri* Gagnep. 的茎。

【形态特征】灌木或小乔木。叶片倒卵状长圆形，具小叶8~13对，最下一对小叶生于叶柄基部，网脉微隆起，节间长（2）5~9 cm；侧生小叶无叶柄，顶生小叶具柄，最下一对小叶近圆形，基部偏斜、平截至楔形，叶缘每边具3~10粗大刺齿，齿间距通常1~2 cm。花序为5~11个总状花序簇生，长10~20（25）cm；花黄色；花瓣长圆形，先端缺裂或微凹。浆果球形，有时梨形，直径4~6 mm，紫黑色，被白霜。花期6~9月，果期8~12月。

【分布】生于阔叶林和针叶林下、林缘或溪旁。产于广西、广东、贵州、四川、湖南、浙江等地。

【性能主治】茎味苦，性寒。有清热解毒、泻火解毒的作用。主治湿热泻痢，黄疸，尿赤，目赤肿痛，胃火牙痛，疮疖痈肿。

【采收加工】全年均可采收，切片，干燥。

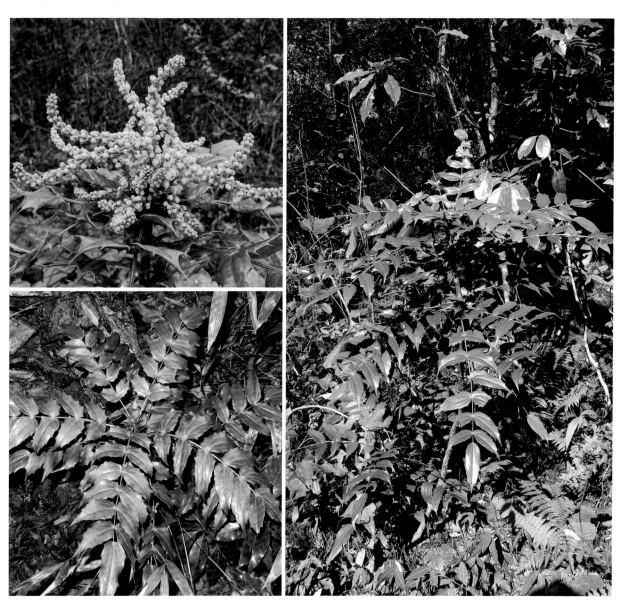

南天竹

【**基原**】为小檗科南天竹*Nandina domestica* Thunb. 的根、茎及果。

【**别名**】红杷子、南竹叶、红枸子。

【**形态特征**】常绿小灌木。茎常丛生而少分枝，光滑无毛。幼枝常为红色，老后呈灰色。叶互生，集生于茎的上部，三回羽状复叶，二回至三回羽片对生；小叶片薄革质，椭圆形或椭圆状披针形，全缘，冬季变红色，背面叶脉隆起，两面无毛。圆锥花序顶生，花白色。浆果成熟时红色。花期3~6月，果期5~11月。

【**分布**】生于山地、林下沟旁、路边或灌木丛中。产于广东、广西、云南、贵州、四川、福建、江西、湖南、湖北、安徽、江苏、浙江、山东、河南、陕西等地。

【**性能主治**】根、茎味苦，性寒。有清热除湿、通经活络的作用。主治感冒发热，结膜炎，湿热黄疸，尿路感染，跌打损伤。果味苦，性平；有小毒。有止咳平喘的作用。主治咳嗽，哮喘。

【**采收加工**】根、茎全年均可采收，切片晒干。果秋、冬季采收，晒干。

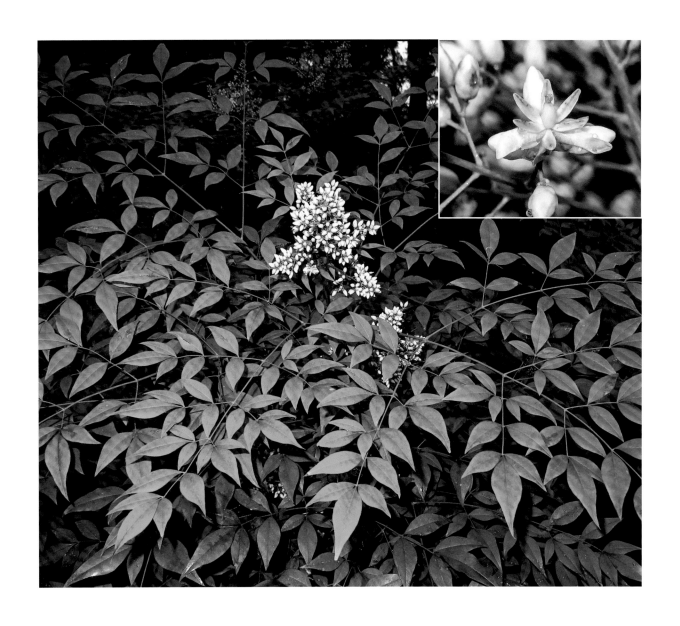

木通

【基原】为木通科三叶木通*Akebia trifoliata* (Thunb.) Koidz. 的藤茎。

【别名】预知子、狗腰藤、八月瓜。

【形态特征】落叶木质藤本。茎皮灰褐色，有稀疏的皮孔及小疣点。掌状复叶互生或在短枝上簇生；小叶3片，纸质或薄革质，卵形至阔卵形，具小凸尖。总状花序自短枝上簇生叶中抽出。果长圆形，成熟时灰白略带淡紫色。种子扁卵形，极多数；种皮红褐色或黑褐色，稍有光泽。花期4~5月，果期7~8月。

【分布】生于地沟谷边疏林或丘陵灌木丛中。产于广西、河北、山西、山东、河南、甘肃等地。

【性能主治】藤茎味苦，性寒。有利尿通淋、清心除烦、通经下乳的作用。主治淋证，水肿，心烦尿赤，口舌生疮，闭经乳少，湿热痹痛。

【采收加工】秋季截取茎部，除去细枝，阴干。

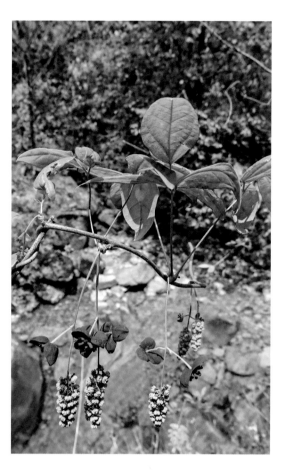

衡州乌药

【基原】为防己科樟叶木防己*Cocculus laurifolius* DC. 的根。

【别名】木防己、山桂枝、牛十八。

【形态特征】直立灌木或小乔木，很少呈藤状。枝有条纹，嫩枝稍有棱角，无毛。叶片薄革质，椭圆形、卵形或长椭圆形至披针状长椭圆形，较少倒披针形。聚伞花序或聚伞圆锥花序，腋生。核果近圆球形，稍扁；果核骨质，背部有不规则的小横肋状皱纹。花期春夏季，果期秋季。

【分布】生于灌木丛或疏林中。产于我国长江以南各省区。

【性能主治】根味辛、甘，性温。有顺气宽胸、祛风止痛的作用。主治胸膈痞胀，疝气，膀胱冷气，脘腹疼痛，风湿腰腿痛，跌打肿痛，神经痛。

【采收加工】春季或冬季采挖，除须根，洗净，切段，晒干。

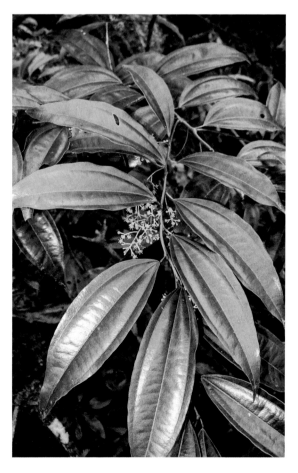

粪箕笃

【基原】为防己科粪箕笃 *Stephania longa* Lour. 的茎叶。

【别名】田鸡草、雷林嘴、飞天雷公。

【形态特征】草质藤本。叶片纸质，三角状卵形，先端钝，有小凸尖，基部近截平或微圆，很少微凹，腹面深绿色，背面淡绿色，有时粉绿色，掌状脉10~11条。复伞形聚伞花序腋生，总梗长1~4 cm，花瓣4片或有时3片，绿黄色。核果熟时红色，果核背部有2行小横肋。花期春末夏初，果期秋季。

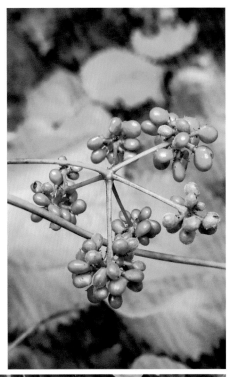

【分布】生于山地灌木丛中或林缘。产于广西、广东、云南、海南、福建和台湾等地。

【性能主治】茎叶味苦，性寒。有清热解毒、利湿消肿、祛风活络的作用。主治泻痢，小便淋涩，水肿，黄疸，风湿痹痛，喉痹，耵耳，疮痈肿毒，毒蛇咬伤。

【采收加工】夏、秋季采收，鲜用或晒干。

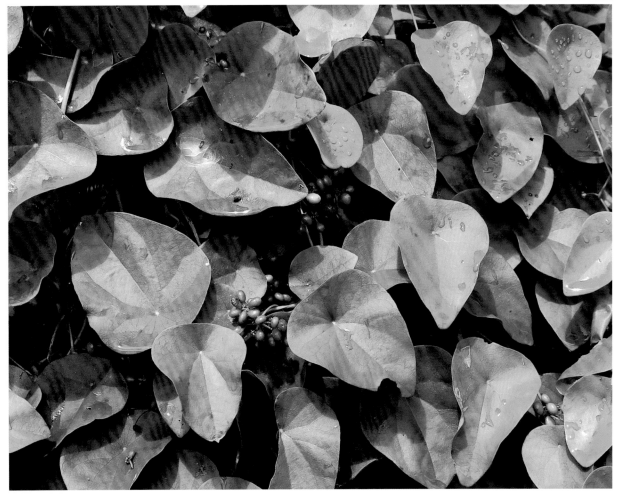

金果榄

【基原】为防己科青牛胆*Tinospora sagittata* (Oliv.) Gagnep. 的块根。

【别名】山慈菇、金牛胆、地苦胆。

【形态特征】草质藤本。具连珠状块根，膨大部分常为不规则球形，黄色。叶片纸质至薄革质，披针状箭形或有时披针状戟形，通常仅在脉上被短硬毛，有时腹面或两面近无毛。花序腋生，常数个或多个簇生，聚伞花序或分枝成疏花的圆锥状花序。核果成熟时红色，近球形；果核近半球形。花期4月，果期秋季。

【分布】生于林下、林缘、竹林及草地上。产于广西、广东、海南、贵州、湖南、四川等地。

【性能主治】块根味苦，性寒。有清热解毒、利咽、止痛的作用。主治咽喉肿痛，痈疽疔毒，泄泻，痢疾，脘腹热痛。

【采收加工】秋、冬季采挖，去须根，晒干。

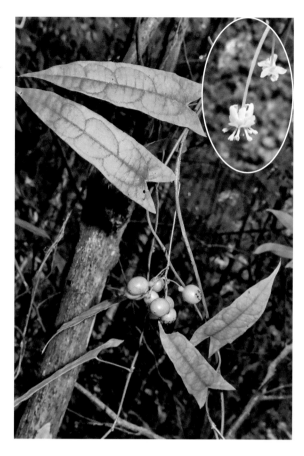

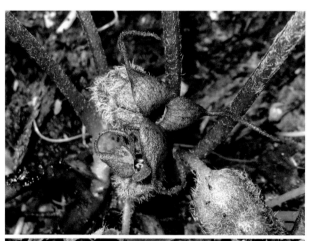

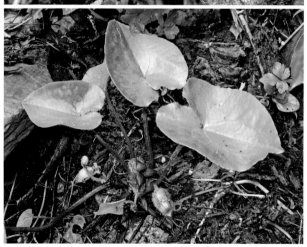

尾花细辛

【基原】为马兜铃科尾花细辛*Asarum caudigerum* Hance 的全草。

【别名】马蹄金、土细辛、金耳环。

【形态特征】多年生草本。全株被散生柔毛。根状茎粗壮，有多条纤维根。叶片阔卵形、三角状卵形或卵状心形，基部耳状或心形。花被绿色，被紫红色圆点状短毛丛；花被裂片上部卵状长圆形，先端骤窄成细长尾尖，尾长可达1.2 cm。果近球状，具宿存花被。花期4~5月，广西可晚至11月。

【分布】生于林下、溪边和路旁阴湿地。产于广西、广东、云南、贵州、四川等地。

【性能主治】全草味辛、微苦，性温；有小毒。有温经散寒、消肿止痛、化痰止咳的作用。主治风寒感冒，咳嗽哮喘，口舌生疮，风湿痹痛，跌打损伤，毒蛇咬伤，疮疡肿毒。

【采收加工】全年均可采收，阴干。

鱼腥草

【基原】为三白草科蕺菜 *Houttuynia cordata* Thunb. 的全草或地上部分。

【别名】侧耳根、猪鼻孔、臭草。

【形态特征】腥臭草本。茎下部伏地，节上轮生小根，上部直立，无毛或节上被毛，有时带紫红色。叶片薄纸质，有腺点，背面尤甚，卵形或阔卵形，先端短渐尖，基部心形，两面有时除叶脉被毛外余均无毛，背面常紫红色。花序长约2 cm，无毛；总苞片长圆形或倒卵形。蒴果。花期4~7月。

【分布】生于沟边、林下潮湿处。产于我国中部、东南至西南部各省区，东起台湾，西南至云南、西藏，北达陕西、甘肃。

【性能主治】全草或地上部分味辛，性微寒。有清热解毒、消痈排脓、利尿通淋的作用。主治肺痈吐脓，痰热喘咳，热痢，热淋，痈肿疮毒。

【采收加工】夏季茎叶茂盛花穗多时采收，除去杂质，晒干。

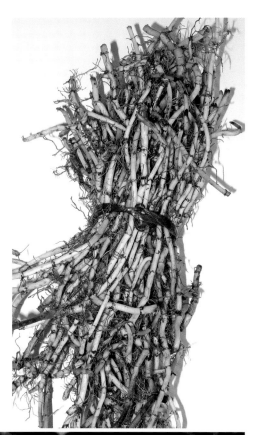

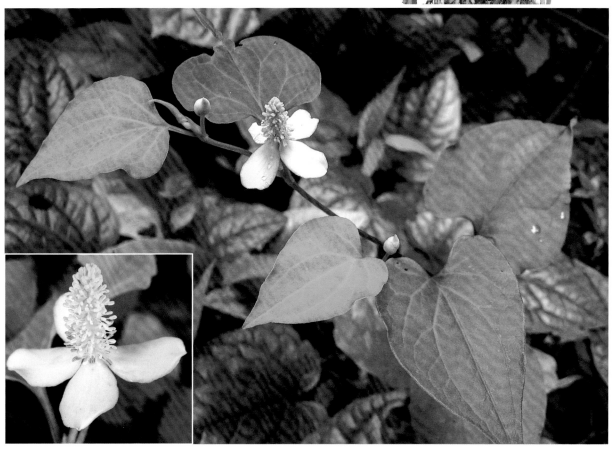

三白草

【基原】为三白草科三白草*Saururus chinensis* (Lour.) Baill. 的地上部分。

【别名】水木通、五路白、三点白。

【形态特征】湿生草本。茎粗壮，有纵长粗棱和沟槽，茎下部伏地，常带白色，茎上部直立，绿色。叶片纸质，密生腺点，阔卵形至卵状披针形，先端短尖或渐尖，基部心形或斜心形，两面均无毛。花序白色，花序梗无毛，但花序轴密被短柔毛；苞片近匙形，无毛或有疏缘毛，被柔毛。花期4~6月。

【分布】生于低湿沟边、塘边或溪旁。产于广西、广东、山东、河南、河北等地。

【性能主治】地上部分味甘、辛，性寒。有利尿消肿、清热解毒的作用。主治水肿，小便不利，淋沥涩痛，带下；外用治疮疡肿毒，湿疹。

【采收加工】全年均可采收，洗净，晒干。

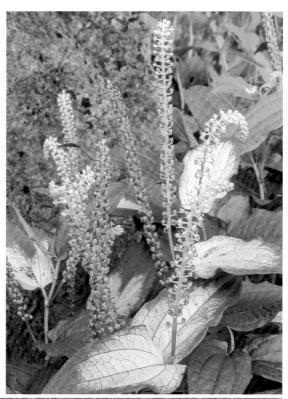

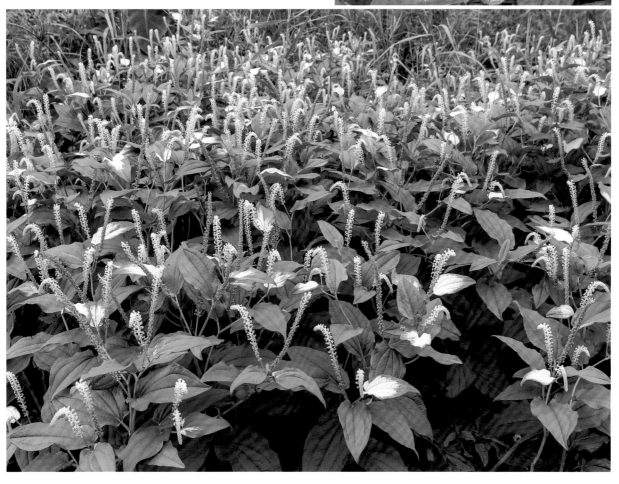

肿节风

【基原】为金粟兰科草珊瑚*Sarcandra glabra* (Thunb.) Nakai 的全株。

【别名】九节茶、九节风、接骨莲。

【形态特征】常绿小灌木。叶片革质，椭圆形、卵形至卵状披针形，边缘具粗锐齿，齿尖有1个腺体，两面均无毛；叶柄基部合生成鞘状。穗状花序顶生，通常分枝，多少呈圆锥花序状；花黄绿色；子房球形或卵形，无花柱。核果球形，直径3~4 mm，成熟时亮红色。花期6月，果期8~10月。

【分布】生于山谷、林下阴湿处。产于广西、广东、云南、贵州、四川、湖南、江西等地。

【性能主治】全株味苦、辛，性平。有清热凉血、活血消斑、祛风通络的作用。主治血热紫斑、紫癜，风湿痹痛，跌打损伤。

【采收加工】夏、秋季采收，除去杂质，晒干。

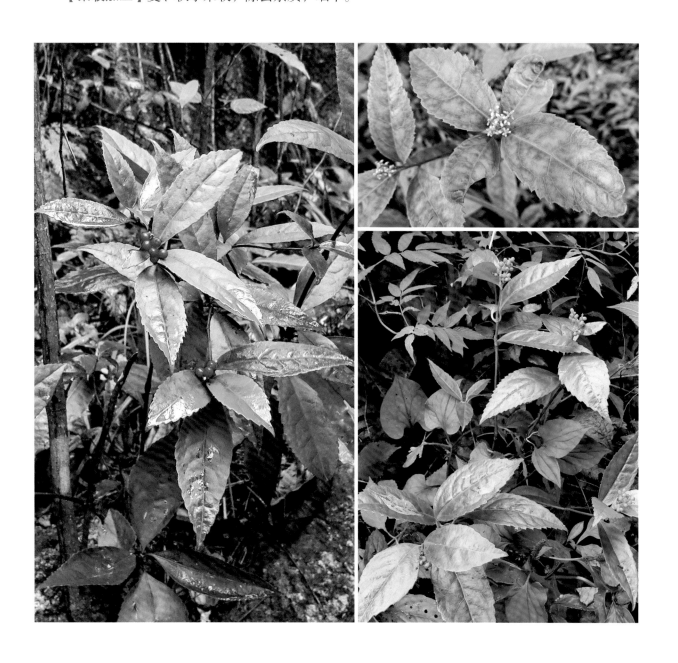

血水草根

【基原】为罂粟科血水草*Eomecon chionantha* Hance 的根及根状茎。

【别名】广扁线、捆仙绳、斗蓬草。

【形态特征】多年生草本。全株无毛，具红黄色液汁。根橙黄色，根状茎匍匐。叶全部基生；叶片心形或心状肾形，稀心状箭形；掌状脉5~7条，网脉明显；叶柄长10~30 cm，带蓝灰色。花葶灰绿色略带紫红色，排列成聚伞状伞房花序；花白色，花药黄色。蒴果狭椭圆形。花期3~6月，果期6~10月。

【分布】生于林下、灌木丛中或路旁。产于广西、广东、云南、贵州、湖南、安徽等地。

【性能主治】根及根状茎味苦、辛，性凉；有小毒。有清热解毒、散瘀止痛的作用。主治风热目赤肿痛，咽喉疼痛，尿路感染，疮疡疖肿，跌打损伤及湿疹，疥癣，毒蛇咬伤，产后小腹瘀痛等。

【采收加工】9~10月采收，鲜用或晒干。

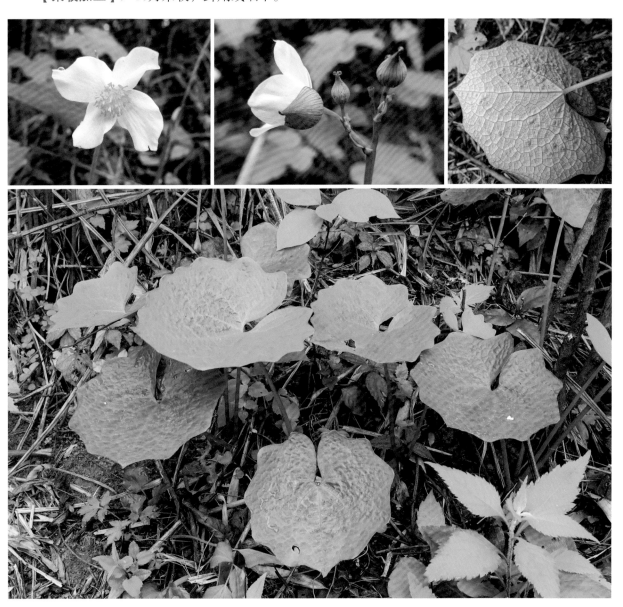

博落回

【基原】为罂粟科博落回*Macleaya cordata* (Willd.) R. Br. 的全草。

【别名】三钱三、号筒草、勃逻回。

【形态特征】直立草本。基部木质化，具乳黄色浆汁。叶片宽卵形或近圆形，通常7深裂或9深裂或浅裂；裂片半圆形、方形、三角形等，边缘波状、缺刻状、粗齿状或多细齿状，腹面绿色，无毛，背面多白粉，被易脱落的细茸毛。大型圆锥花序多花。蒴果狭倒卵形或倒披针形。花期6~8月，果期7~10月。

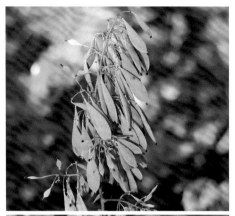

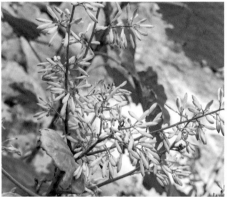

【分布】生于丘陵或低山林中、灌木丛中或草丛间。产于我国长江以南、南岭以北的大部分省区，南至广东，西至贵州，西北达甘肃南部。

【性能主治】全草味苦，性寒；有剧毒。有活血散瘀、清热解毒、杀虫止痒的作用。主治痈疮疔肿，下肢溃疡，湿疹，阴痒，跌打损伤，风湿关节痛，顽癣，烧烫伤。

【采收加工】夏、秋季采收，除去杂质，干燥。

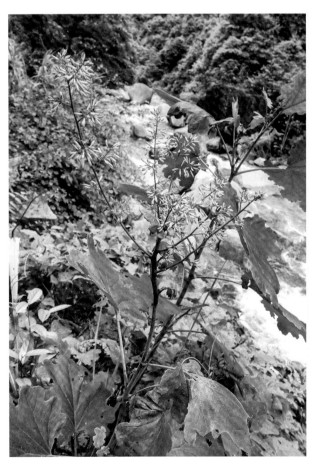

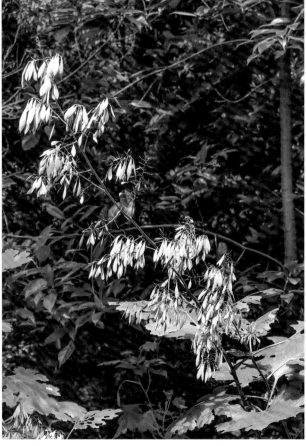

白带草

【基原】为十字花科碎米荠 *Cardamine hirsuta* L. 的全草。

【别名】雀儿菜、野养菜、米花香荠菜。

【形态特征】一年生小草本。茎直立或斜升，下部有时淡紫色，被较密柔毛，上部毛渐少。基生叶具叶柄，有小叶2~5对；顶生小叶肾形或肾圆形，边缘有3~5枚圆齿；侧生小叶卵形或圆形；茎生叶具短柄，有小叶3~6对。总状花序生于枝顶，花瓣白色，倒卵形。长角果线形，稍扁。花期2~4月，果期4~6月。

【分布】生于山坡、路旁、荒地及耕地的草丛中。产于全国大部分地区。

【性能主治】全草味甘、淡，性凉。有清热利湿、安神、止血的作用。主治湿热泻痢，心悸，失眠，虚火牙痛，小儿疳积，吐血，便血，疔疮。

【采收加工】2~5月采收，鲜用或晒干。

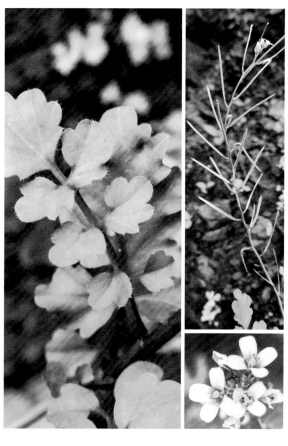

葶菜

【基原】为十字花科葶菜 *Rorippa indica* (L.) Hiern 的全草。

【别名】辣米菜、野油菜、塘葛菜。

【形态特征】一年生或二年生直立草本。叶互生；基生叶及茎下部叶具长柄，叶形多变，通常大头羽状分裂，边缘具不整齐的齿；茎上部叶宽披针形或匙形，具短柄或基部耳状抱茎。总状花序顶生或侧生；花黄色。长角果线状圆柱形。花期4~6月，果期6~8月。

【分布】生于路旁、田边、园圃、河边、屋边墙脚及山坡路旁等较潮湿处。产于广西、广东、云南、四川、湖南、陕西、江西、福建等地。

【性能主治】全草味辛、苦，性微凉。有祛痰止咳、解表散寒、活血解毒、利湿退黄的作用。主治咳嗽痰喘，感冒发热，风湿痹痛，咽喉肿痛，疔疮痈肿，闭经，跌打损伤，水肿。

【采收加工】5~7月采收，鲜用或晒干。

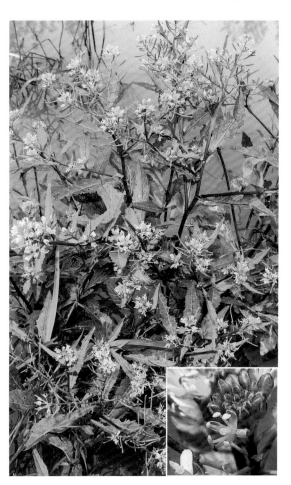

紫花地丁

【基原】为堇菜科紫花地丁*Viola philippica*
Sasaki 的全草。

【别名】铧头草、光瓣堇菜、箭头草。

【形态特征】多年生草本。无地上茎。叶多
数，基生，莲座状；叶片三角状卵形或狭卵形，边
缘具较平的圆齿，两面无毛或被细短毛。花中等
大，紫色或淡紫色，稀呈白色，喉部色较淡并带有
紫色条纹。蒴果长圆形。种子卵球形，淡黄色。花
果期4月中下旬至9月。

【分布】生于田间、荒地、山坡草丛、林缘
或灌木丛中。产于广西、云南、贵州、四川等地。

【性能主治】全草味苦、辛，性寒。有清热
解毒、凉血消肿的作用。主治疔疮肿毒，丹毒，毒
蛇咬伤。

【采收加工】春、秋季采收，晒干。

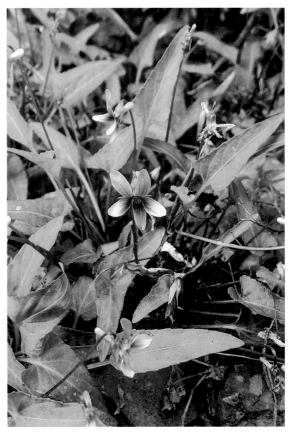

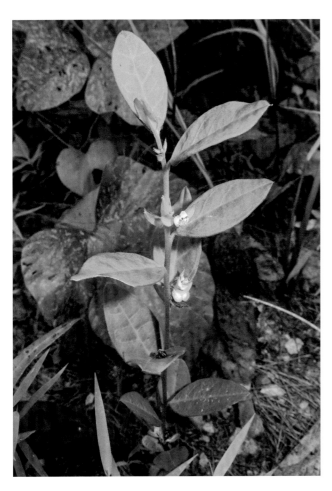

大金不换

【基原】为远志科华南远志*Polygala*
chinensis L. 的全草。

【别名】大金牛草、肥儿草、蛇总管。

【形态特征】一年生直立草本。主根粗
壮，橘黄色。茎基部木质化，分枝圆柱形，被
卷曲短柔毛。叶互生；叶片纸质，倒卵形、椭
圆形或披针形，全缘，微反卷，绿色，疏被
短柔毛。总状花序腋上生，稀腋生；花小而
密集，花瓣淡黄色或白色带淡红色。蒴果倒心
形，边缘有睫毛。花期4~10月，果期5~11月。

【分布】生于山坡草地或灌木丛中。产
于广西、广东、云南、福建、海南。

【性能主治】全草味辛、甘，性平。有
祛痰、消积、散瘀、解毒的作用。主治咳嗽
咽痛，小儿疳积，跌打损伤，瘰疬，痈肿。

【采收加工】春、夏季采收，切段，晒
干。

黄花倒水莲

【基原】为远志科黄花倒水莲*Polygala fallax* Hemsl. 的根。

【别名】黄花参、观音串、黄花远志。

【形态特征】灌木或小乔木。根粗壮，多分枝，表皮淡黄色。单叶互生；叶片膜质，披针形至椭圆状披针形，全缘，腹面深绿色，背面淡绿色，两面均被短柔毛。总状花序顶生或腋生；花瓣黄色，侧生花瓣长圆形。蒴果阔倒心形至圆形，绿黄色。种子圆形，密被白色短柔毛。花期5~8月，果期8~10月。

【分布】生于山谷林下、水旁阴湿处。产于广西、广东、云南、湖南、江西、福建等地。

【性能主治】根味甘、微苦，性平。有补益、强壮、祛湿、散瘀的作用。主治产后或病后体虚，急慢性肝炎，腰腿酸痛，子宫脱垂，脱肛，神经衰弱，月经不调，尿路感染，风湿骨痛，跌打损伤。

【采收加工】根秋、冬季采挖，切片，晒干。

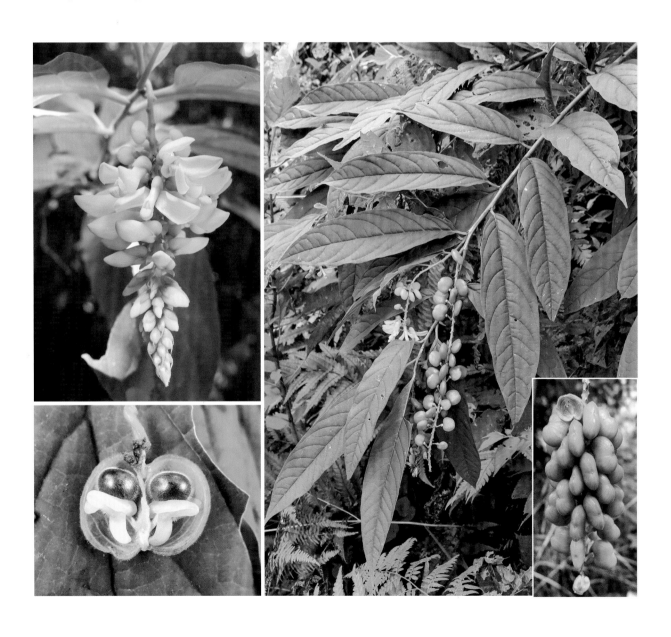

一包花

【基原】为远志科曲江远志*Polygala koi* Merr. 的全草。

【别名】红花倒水莲。

【形态特征】直立或平卧半灌木。茎木质，具半圆形叶痕，无毛或幼嫩部分被紧贴短柔毛。单叶互生；叶片或多或少肉质，椭圆形，腹面绿色，背面淡绿色带紫色。总状花序顶生；花序轴被短柔毛；花多而密，花瓣3片，紫红色。蒴果圆形，淡绿色，边缘带紫色，具翅。花期4~9月，果期6~10月。

【分布】生于阔叶林中岩石上。产于广西、广东、湖南等地。

【性能主治】全草味辛、苦，性平。有化痰止咳、活血调经的作用。主治咳嗽痰多，咽喉肿痛，小儿疳积，跌打损伤，月经不调。

【采收加工】春、夏季采收，切段，晒干。

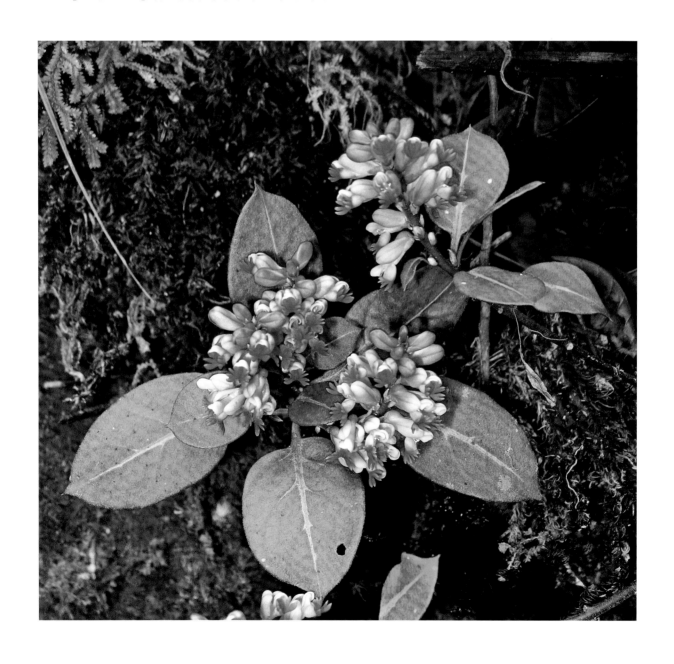

吹云草

【基原】为远志科齿果草*Salomonia cantoniensis* Lour. 的全草。

【别名】一碗泡、斩蛇剑、过山龙。

【形态特征】一年生直立草本。根纤细，芳香。茎细弱，多分枝，具狭翅。单叶互生；叶片膜质，卵状心形或心形，先端钝，具短尖头，基部心形，全缘或微波状，绿色，无毛。穗状花序顶生，多花，花瓣3片，淡红色。蒴果肾形，两侧具2列三角状尖齿。种子2粒，卵形。花期7~8月，果期8~10月。

【分布】生于山坡林下、灌木丛中或草地。产于华东、华中、华南和西南地区。

【性能主治】全草味微辛，性平。有解毒消肿、散瘀止痛的作用。主治痈肿疮疡，无名肿毒，喉痹，毒蛇咬伤，跌打损伤，风湿关节痛，牙痛。

【采收加工】夏、秋季采收全草，鲜用或晒干。

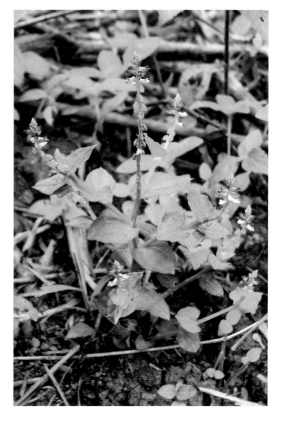

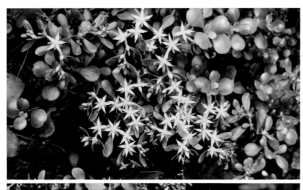

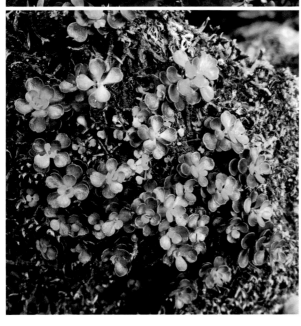

马牙半支

【基原】为景天科凹叶景天*Sedum emarginatum* Migo 的全草。

【别名】旱半支、马牙苋、山半支。

【形态特征】多年生草本。叶对生；叶片匙状倒卵形至宽卵形，先端圆，有微缺，基部渐狭，有短距。花序聚伞状，顶生，有多花，常有3个分枝；花无梗；萼片5片，披针形至狭长圆形；花瓣5片，黄色，线状披针形至披针形。蓇葖略叉开，腹面有浅囊状隆起。种子细小，褐色。花期5~6月，果期6月。

【分布】生于山坡阴湿处。产于广西、云南、四川、湖南、湖北、江西、安徽、浙江、江苏、甘肃、陕西等地。

【性能主治】全草味苦、酸，性凉。有清热解毒、凉血止血、利湿的作用。主治痈疖，疔疮，带状疱疹，瘰疬，咯血，吐血，鼻出血，便血，痢疾，淋病，黄疸，崩漏，带下。

【采收加工】夏、秋季采收，鲜用或晒干。

佛甲草

【基原】为景天科佛甲草*Sedum lineare* Thunb. 的茎、叶。

【别名】火焰草、火烧草、铁指甲。

【形态特征】多年生草本。3叶轮生，少有4叶轮生或对生的；叶片线形，先端钝尖，基部无柄，有短距。花序聚伞状，顶生，疏生花；萼片5片，线状披针形，先端钝；花瓣5片，黄色，披针形。蓇葖略叉开，长4~5 mm；种子小。花期4~5月，果期6~7月。

【分布】生于低山或平地草坡上。产于广西、广东、云南、四川、贵州、湖南、湖北、江西、台湾、福建、安徽、江苏、浙江、陕西、甘肃、河南等地。

【性能主治】茎、叶味甘、淡，性寒。有清热解毒、利湿、止血的作用。主治咽喉肿痛，目赤肿毒，热毒痈肿，疔疮，丹毒，缠腰火丹，烫火伤，毒蛇咬伤，黄疸，湿热泻痢，便血，崩漏，外伤出血，扁平疣。

【采收加工】鲜用随采。夏、秋季采收全株，洗净，放入开水中烫一下，捞起，晒干或烘干。

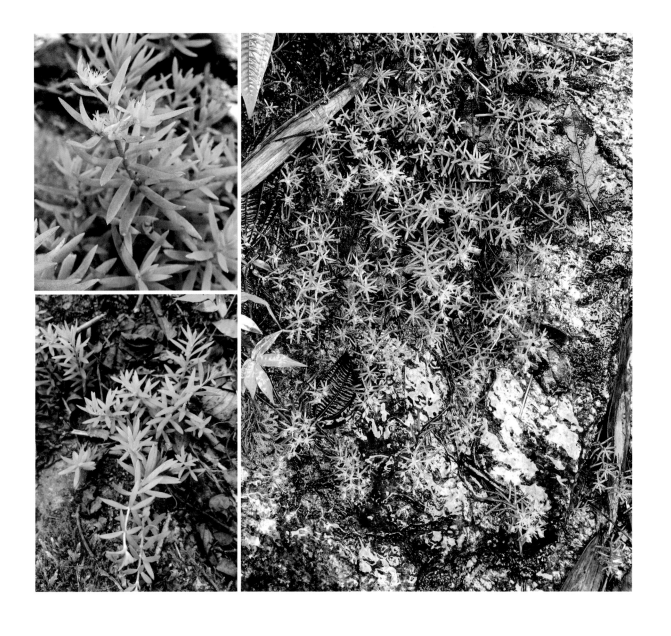

虎皮草

【**基原**】为虎耳草科大叶金腰*Chrysosplenium macrophyllum* Oliv. 的全草。

【**别名**】猪耳朵、牛耳朵、龙香草。

【**形态特征**】多年生草本。茎高约15 cm，疏生锈色柔毛。基生叶数片；叶片倒卵形至倒卵状匙形，长3~20 cm，宽2~12 cm，先端圆，基部三瓣狭下延成柄，边缘有波状浅齿；不育枝长可达45 cm，有多片互生的匙形小叶。蒴果，先端近平截而微凹。种子黑褐色，近卵球形。花果期4~6月。

【**分布**】生于林下或沟旁阴湿处。产于广西、广东、云南、贵州、四川、江西、湖南、湖北、安徽、浙江、陕西等地。

【**性能主治**】全草味苦、涩，性寒。有清热解毒、止咳、止带、收敛生肌的作用。主治臁疮，烫伤。

【**采收加工**】春、夏季采收，鲜用或晒干。

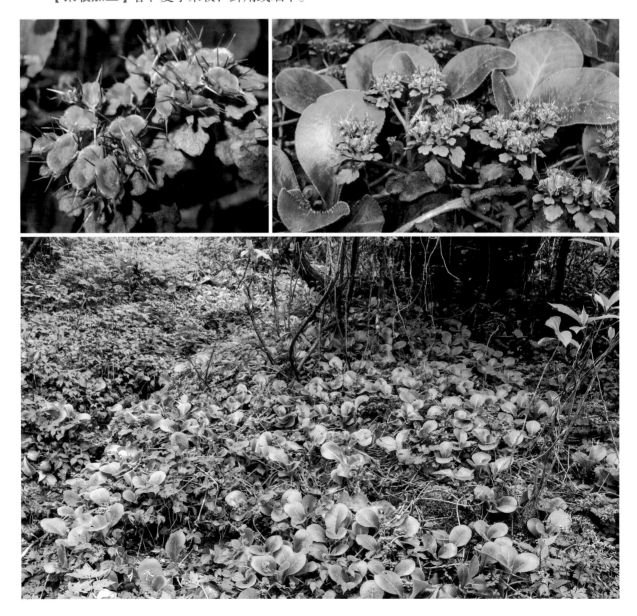

虎耳草

【基原】为虎耳草科虎耳草*Saxifraga stolonifera* Curtis 的全草。

【别名】石荷叶、天荷叶、老虎耳。

【形态特征】多年生小草本。匍匐枝细长，密被卷曲长腺毛，具鳞片状叶。基生叶具长柄；叶片近心形、肾形至扁圆形，裂片边缘具不规则齿和腺睫毛，两面被腺毛，背面通常红紫色，有斑点。聚伞花序圆锥状；花瓣5片，白色，中上部具紫红色斑点，基部具黄色斑点。花期5~8月，果期7~11月。

【分布】生于林下、草丛和阴湿岩隙中。产于广西、广东、云南、贵州、四川、江西、福建、台湾、湖南、湖北、安徽、江苏、浙江、河南、河北、陕西、甘肃等地。

【性能主治】全草味辛、苦，性寒；有小毒。有疏风、清热、凉血解毒的作用。主治风热咳嗽，肺痈，吐血，风火牙痛，风疹瘙痒，痈肿丹毒，痔疮肿痛，毒虫咬伤，外伤出血。

【采收加工】全年均可采收，鲜用或晒干。

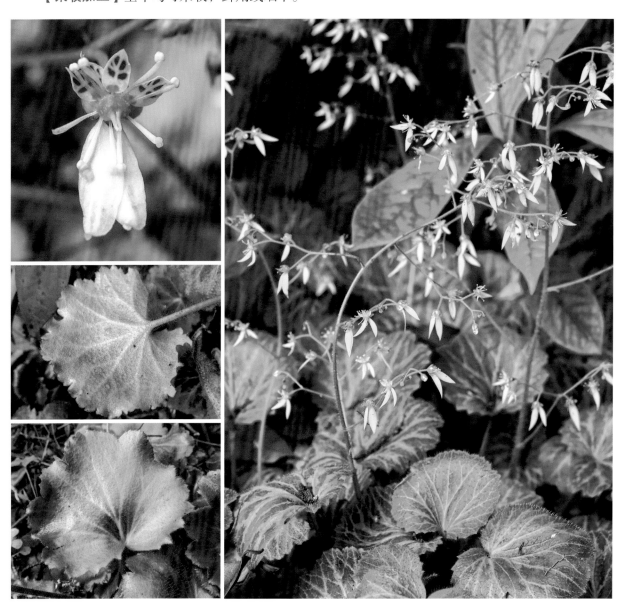

婆婆指甲菜

【基原】为石竹科球序卷耳*Cerastium glomeratum* Thuill. 的全草。

【别名】卷耳、瓜子草、鹅不食草。

【形态特征】一年生草本。茎单生或丛生，密被长柔毛，上部混生腺毛。茎下部叶匙形，上部叶倒卵状椭圆形，两面被长柔毛，边缘具缘毛，中脉明显。聚伞状花序呈簇生状或头状，花序轴密被腺柔毛；苞片草质，卵状椭圆形，密被柔毛；花瓣5片，白色。蒴果长圆柱形，长于宿萼。花期3~4月，果期5~6月。

【分布】生于山坡草地。产于广西、云南、湖南、湖北、江西、福建、浙江、江苏等地。

【性能主治】全草味甘、微苦，性凉。有清热、利湿、凉血解毒的作用。主治感冒发热，湿热泄泻，肠风下血，乳痈，疔疮，高血压。

【采收加工】春、夏季采收，鲜用或晒干。

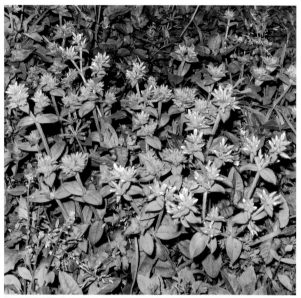

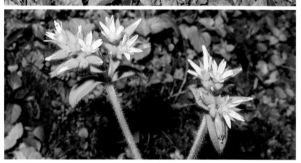

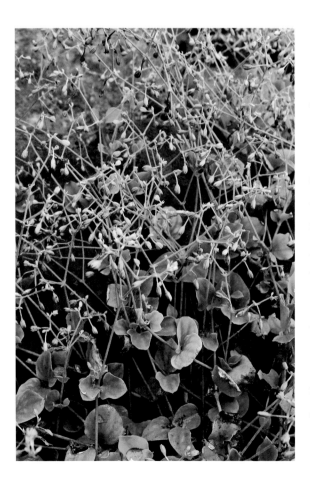

荷莲豆菜

【基原】为石竹科荷莲豆草*Drymaria cordata* (L.) Willd. ex Schult. 的全草。

【别名】水蓝青、水冰片、穿线蛇。

【形态特征】一年生披散草本。匍匐茎，丛生，纤细，基部分枝，节常生不定根。叶片卵状心形，托叶数片，白色，刚毛状。聚伞状花序顶生；花梗被白色腺毛；萼片草质，边缘膜质，被腺柔毛；花瓣白色。蒴果卵形，3裂至基部。花期4~10月，果期6~12月。

【分布】生于山谷、杂木林缘。产于广西、广东、云南、贵州、四川、湖南、海南、福建、台湾、浙江等地。

【性能主治】全草味苦，性凉。有清热利湿、解毒活血的作用。主治黄疸，水肿，疟疾，惊风，风湿脚气，疮痈疖毒，小儿疳积。

【采收加工】夏季采全草，鲜用或晒干。

马齿苋

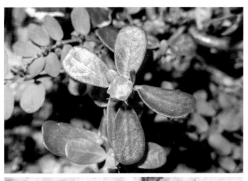

【基原】为马齿苋科马齿苋*Portulaca oleracea* L. 的全草。

【别名】马齿草、马苋、马齿菜。

【形态特征】一年生铺地草本。茎平卧或斜倚，伏地铺散，多分枝，淡绿色或带暗红色。叶互生，有时近对生；叶片扁平，肥厚，倒卵形，似马齿状，全缘，腹面暗绿色，背面淡绿色或带暗红色，中脉微隆起。花无梗，常3~5朵簇生于枝端；花瓣黄色。蒴果卵球形，盖裂。花期5~8月，果期6~9月。

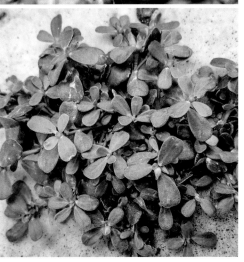

【分布】生于菜园、农田、路旁肥沃土壤处，耐旱亦耐涝，生命力强。产于我国南北各地。

【性能主治】全草味酸，性寒。有清热解毒、凉血止血、止痢的作用。主治热毒血痢，痈肿疔疮，崩漏，痔血，丹毒，瘰疬，蛇虫咬伤，湿疹。

【采收加工】夏、秋季采收，除去杂质，洗净，略蒸或烫后晒干。

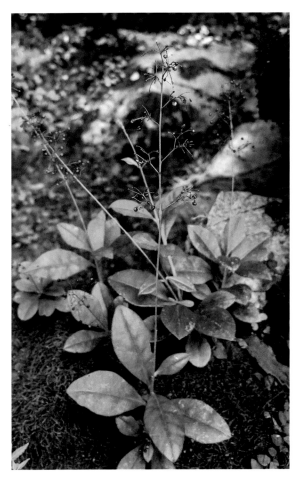

土人参

【基原】为马齿苋科土人参*Talinum paniculatum* (Jacq.) Gaertn. 的根。

【别名】假人参、土洋参、土参。

【形态特征】一年生肉质草本。主根棕褐色，粗壮，有分枝。皮黑褐色，断面乳白色。叶互生或近对生；叶片稍肉质，倒卵形或倒卵状长椭圆形。圆锥花序顶生或腋生；花小，花瓣粉红色或淡紫红色，长椭圆形、倒卵形或椭圆形。蒴果近球形。种子多数，黑褐色或黑色。花期6~8月，果期9~11月。

【分布】生于田野、路边、山坡沟边等阴湿处。产于广西、广东、贵州、云南、四川等地。

【性能主治】根味甘、淡，性平。有补气润肺、止咳、调经的作用。主治气虚乏倦，食少，泄泻，肺痨咳血，眩晕，潮热，盗汗，自汗，月经不调，带下，产妇乳汁不足。

【采收加工】8~9月采挖，洗净，除去细根，晒干，或刮去表皮蒸熟晒干。

金线草

【基原】为蓼科金线草Antenoron filiforme (Thunb.) Roberty et Vautier 的全草。

【别名】人字草、九盘龙、毛血草。

【形态特征】多年生草本。茎直立，具糙伏毛，有纵沟；节部膨大。叶片椭圆形或长圆形，两面有长糙伏毛；托叶鞘筒状，膜质，褐色。总状花序穗状，通常数个，顶生或腋生；花序轴延伸；花排列稀疏。瘦果卵形，双凸镜状，褐色。花期7~8月，果期9~10月。

【分布】生于山坡林缘、山谷路旁。产于我国东部、中部、南部、西南地区及陕西南部、甘肃南部等地。

【性能主治】全草味苦、辛，性微凉；有小毒。有凉血止血、清热解毒、散瘀止痛的作用。主治咳血、吐血、便血，血崩，泄泻，痢疾，胃痛，痛经，跌打损伤，风湿痹痛，烧烫伤。

【采收加工】夏、秋季采收，鲜用或晒干。

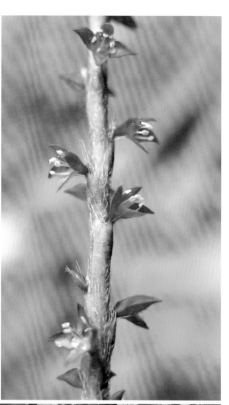

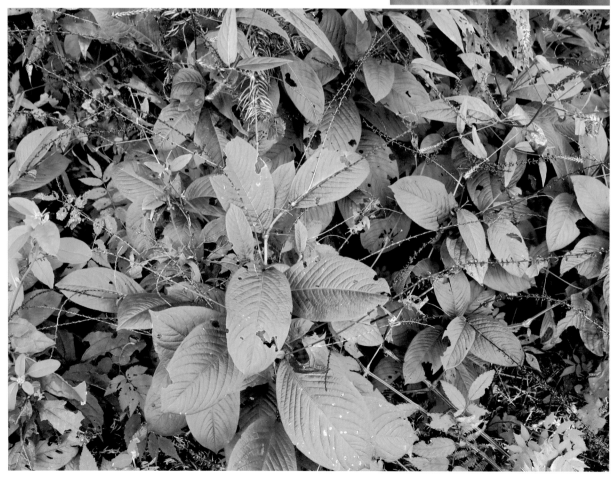

金荞麦

【基原】为蓼科金荞麦*Fagopyrum dibotrys* (D. Don) H. Hara 的根状茎。

【别名】野荞麦、荞麦三七、金锁银开。

【形态特征】多年生草本。根状茎木质化，黑褐色。叶片三角形，边缘全缘，两面具乳头状突起或被柔毛；托叶鞘筒状，膜质，褐色，无缘毛。花序伞房状，顶生或腋生；苞片卵状披针形，先端尖，边缘膜质，花被5深裂，白色，花被片长椭圆形。瘦果宽卵形，黑褐色，无光泽。花期7~9月，果期8~10月。

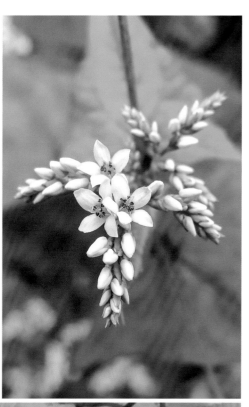

【分布】生于山谷湿地、山坡灌木丛中。产于我国东部、中部、南部、西南地区及陕西等地。

【性能主治】根状茎味微辛、涩，性凉。有清热解毒、排脓祛瘀的作用。主治肺痈吐脓，肺热喘咳，乳蛾肿痛。

【采收加工】冬季采挖，除去茎和须根，洗净，晒干。

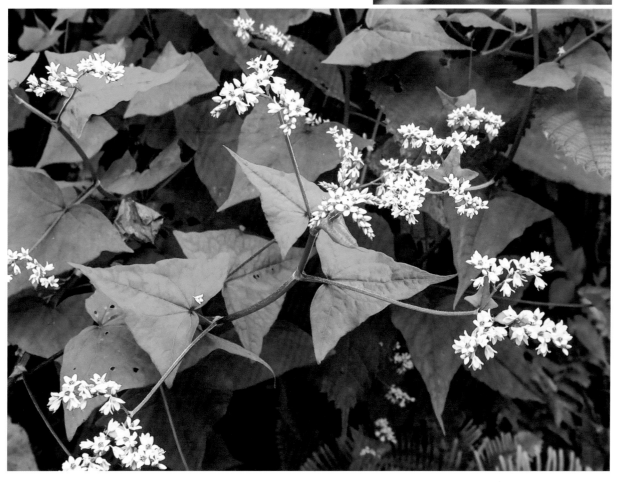

何首乌

【基原】为蓼科何首乌*Fallopia multiflora* (Thunb.) Haraldson 的块根。

【别名】首乌、赤首乌、铁秤砣。

【形态特征】多年生藤状草本。块根肥厚，外表黑褐色。茎缠绕，多分枝，具纵棱，无毛，下部木质化。叶片卵状心形，全缘。花序圆锥状，顶生或腋生；苞片三角状卵形，具小突起，每苞内具2~4朵花；花被5深裂，白色或淡绿色，结果时增大，近圆形。瘦果卵形，熟时黑褐色。花期8~9月，果期9~10月。

【分布】生于山谷、灌木丛中、山坡及沟边石隙。产于广西、贵州、四川、河南、江苏、湖北等地。

【性能主治】块根味苦、甘、涩，性微温。有解毒、消痈、截疟、润肠通便的作用。主治疮痈，瘰疬，风疹瘙痒，久病体虚，肠燥便秘。

【采收加工】秋、冬季叶枯萎时采挖，削去两端，洗净，大个的切成块，干燥。

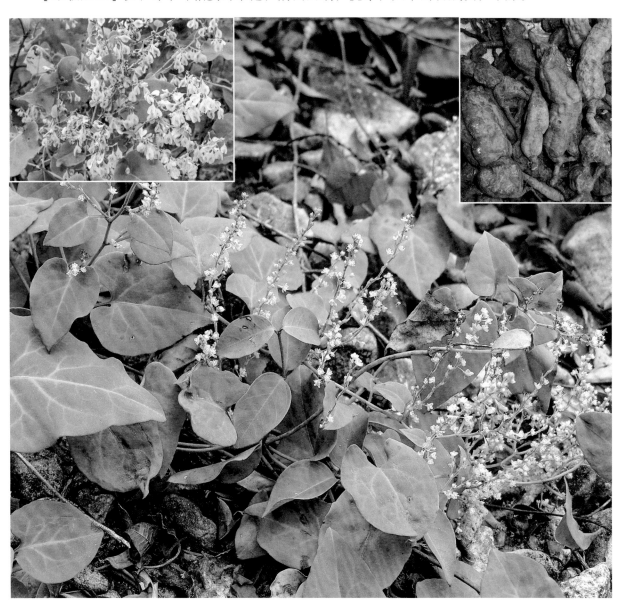

石莽草

【基原】为蓼科头花蓼*Polygonum capitatum* Buch.-Ham. ex D. Don 的全草。

【别名】省订草、雷公须、火眼丹。

【形态特征】多年生草本。茎匍匐，丛生，多分枝，疏生腺毛或近无毛。一年生枝近直立，疏生腺毛。叶片卵形或椭圆形，全缘，边缘具腺毛，两面疏生腺毛，腹面有时具黑褐色新月形斑点。花序头状；花被5深裂，淡红色。瘦果长卵形，熟时黑褐色，密生小点。花期6~9月，果期8~10月。

【分布】生于山坡、山谷湿地。产于广西、广东、云南、贵州、四川、湖南、湖北、江西、西藏等地。

【性能主治】全草味苦、辛，性凉。有清热利湿、活血止痛的作用。主治痢疾，肾盂肾炎，膀胱炎，尿路结石，风湿痛，跌打损伤，疟腮，疮疡，湿疹。

【采收加工】全年均可采收，鲜用或晒干。

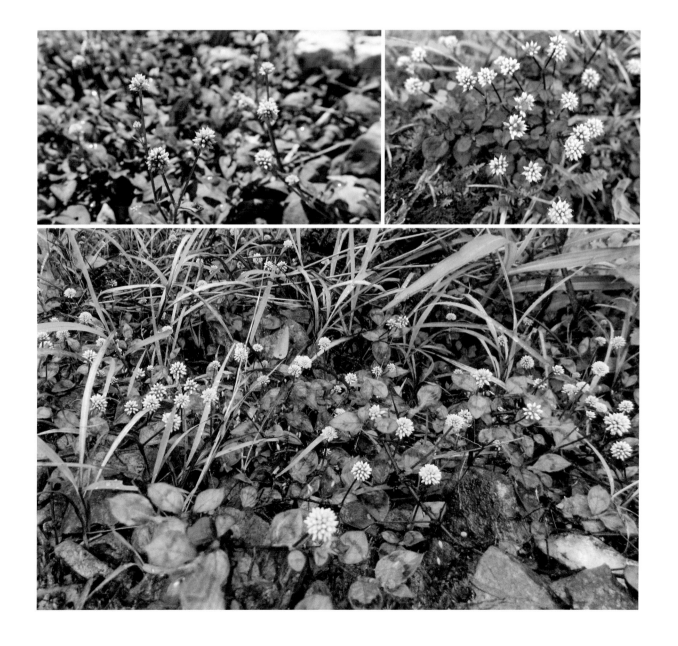

火炭母

【基原】为蓼科火炭母*Polygonum chinense* L. 的全草。

【别名】火炭毛、乌炭子、运药。

【形态特征】多年生草本。茎直立或披散，通常无毛。叶片卵形或长卵形，边缘全缘，两面无毛，有时背面沿叶脉疏生短柔毛。花序头状，通常数个排成圆锥状，顶生或腋生；花序梗被腺毛；花被5深裂，白色或淡红色，裂片卵形，果时增大，呈肉质，蓝黑色。瘦果宽卵形，熟时黑色。花期7~9月，果期8~10月。

【分布】生于山谷湿地、山坡草地。产于陕西南部、甘肃南部、华东、华中、华南和西南。

【性能主治】全草味酸、涩，性凉；有毒。有清热解毒、利湿止痒、明目退翳的作用。主治痢疾，肠炎，扁桃体炎，咽喉炎；外用治角膜云翳，子宫颈炎，霉菌性阴道炎，皮炎湿疹。

【采收加工】夏、秋季采收，除去泥沙，晒干。

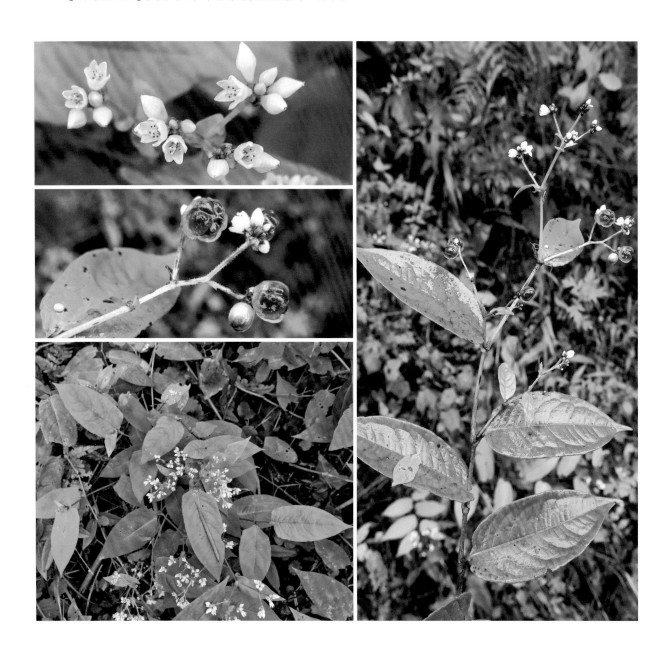

扛板归

【基原】为蓼科扛板归*Polygonum perfoliatum* L. 的地上部分。

【别名】方胜板、刺犁头、蛇不过。

【形态特征】一年生草本。茎攀缘，多分枝，沿棱具稀疏的倒生皮刺。叶片三角形，薄纸质，腹面无毛，背面沿叶脉疏生皮刺。总状花序呈短穗状，不分枝，顶生或腋生；花被5深裂，白色或淡红色，果时增大，呈肉质，果熟时深蓝色。瘦果球形，熟时黑色，有光泽，包于宿存花被内。花期6~8月，果期7~10月。

【分布】生于田边、路旁、山谷湿地。产于广西、广东、云南、贵州、四川、海南、江西、福建等地。

【性能主治】地上部分味酸，性微寒。有利水消肿、清解热毒、止咳的作用。主治肾炎水肿，上呼吸道感染，百日咳，泻痢，湿疹，疖肿，毒蛇咬伤。

【采收加工】夏、秋季采收，割取地上部分，鲜用或晒干。

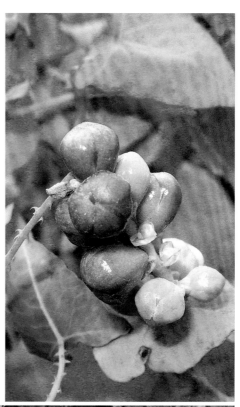

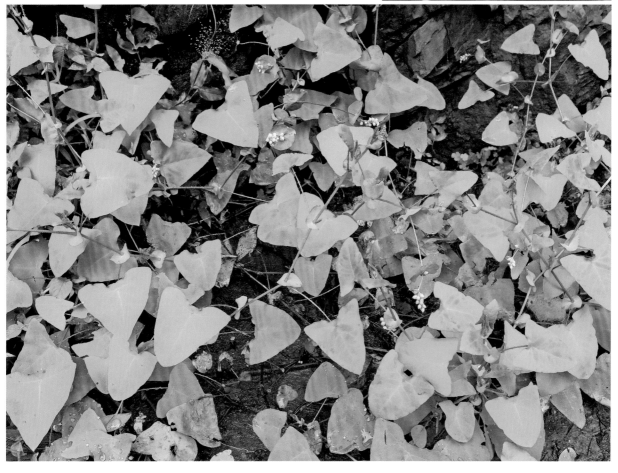

赤胫散

【基原】为蓼科赤胫散*Polygonum runcinatum* Buch.-Ham. ex D. Don var. *sinense* Hemsl. 的全草。

【别名】土竭力、花蝴蝶、花脸荞。

【形态特征】多年生草本。茎近直立或斜升，有毛或近无毛，节部通常具倒生伏毛。叶片三角状卵形，两面疏生糙伏毛，具短缘毛；下部叶叶柄具狭翅。头状花序小，紧密；花序梗具腺毛；苞片长卵形，边缘膜质；花被5深裂，淡红色或白色。瘦果卵形，熟时黑褐色。花期4~8月，果期6~10月。

【分布】生于山坡草地、山谷路旁。产于广西、云南、贵州、四川等地。

【性能主治】全草味苦、微酸、涩，性平。有清热解毒、活血舒筋的作用。主治痢疾，泄泻，赤白带下，闭经，痛经，乳痈，疮疖，无名肿毒，毒蛇咬伤，跌打损伤，劳伤腰痛。

【采收加工】夏、秋季采收，鲜用或晒干。

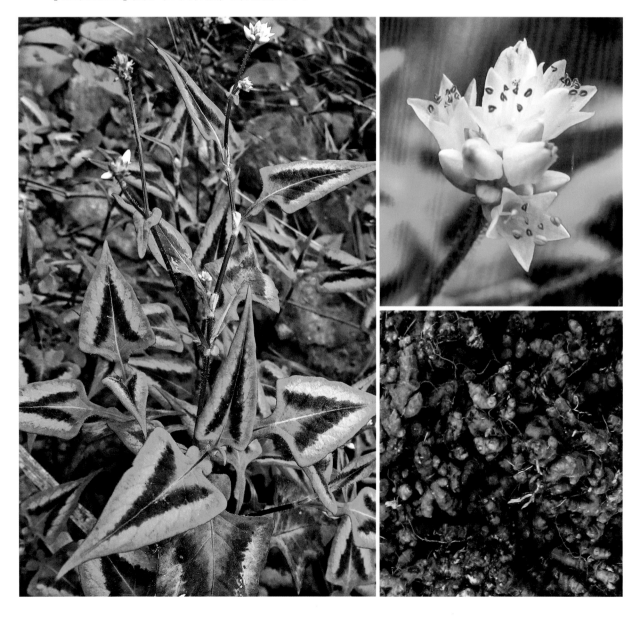

虎杖

【**基原**】为蓼科虎杖*Reynoutria japonica* Houtt. 的根状茎和根。

【**别名**】花斑竹、酸筒杆、酸汤梗。

【**形态特征**】多年生草本。根状茎粗壮，横走。茎直立，具小突起，无毛，散生红色或紫红斑点。叶片宽卵形或卵状椭圆形，近革质，两面无毛，沿叶脉具小突起。花序圆锥状；花单性，雌雄异株；花被5深裂，淡绿色，雄花花被片具绿色中脉，无翅。瘦果卵形，熟时黑褐色。花期8~9月，果期9~10月。

【**分布**】生于山坡灌木丛、山谷、路旁、田边湿地。产于华东、华中、华南、四川、云南、贵州、陕西南部、甘肃南部。

【**性能主治**】根状茎和根味咸，性寒。有消痰、软坚散结、利水消肿的作用。主治瘿瘤，瘰疬，睾丸肿痛，痰饮水肿。

【**采收加工**】夏、秋季采收，晒干。

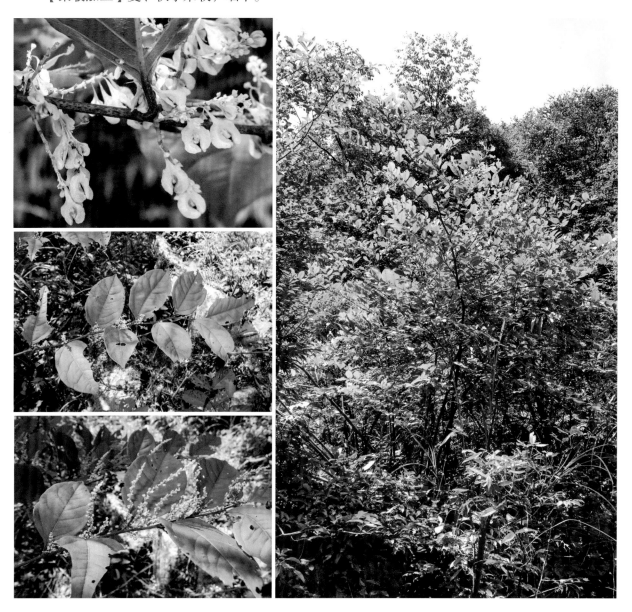

商陆

【基原】为商陆科商陆*Phytolacca acinosa* Roxb. 或垂序商陆*P. americana* L. 的根。

【别名】土冬瓜、抱母鸡、土母鸡。

【形态特征】多年生草本。根肥大，肉质，倒圆锥形，外皮淡黄色或灰褐色，内面黄白色。茎直立，肉质，绿色或红紫色。叶片薄纸质，椭圆形、长椭圆形或披针状椭圆形。总状花序顶生或与叶对生，密生多花；花白色后渐变为淡红色，心皮8个，分离。果序直立，浆果扁球形，熟时深红紫色或黑色。花期5~8月，果期6~10月。

【分布】生于山坡林下、林缘路旁。除东北地区、内蒙古、青海、新疆外，几乎遍布全国。

【性能主治】根味苦，性寒；有毒。有逐水消肿、利尿通便的作用；外用解毒散结。主治水肿胀满，二便不通；外用治痈肿疮毒。

【采收加工】秋季至翌年春季采挖，除去须根和泥沙，切块或切片，晒干或阴干。

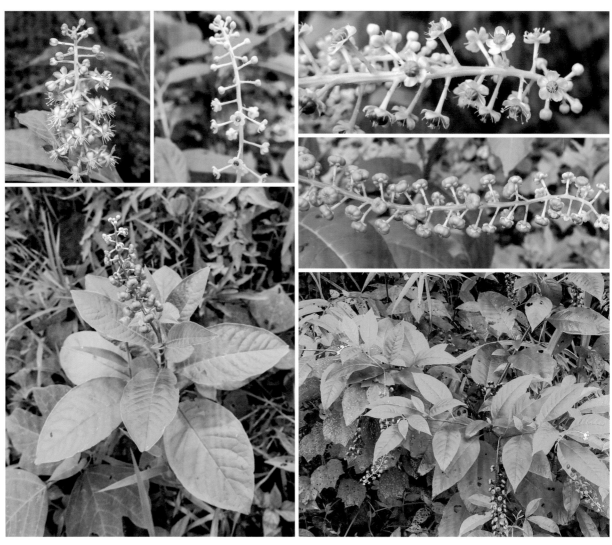

商陆 *P. acinosa*　　　　　　　　　　　　　垂序商陆 *P. americana*

青葙子

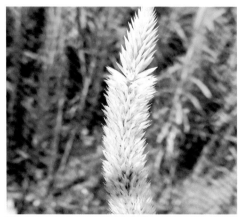

【基原】为苋科青葙*Celosia argentea* L. 的成熟种子。

【别名】野鸡冠花、狗尾花、狗尾苋。

【形态特征】一年生草本。全体无毛。茎直立,有分枝,绿色或红色,具明显条纹。叶片矩圆披针形、披针形或披针状条形,少数卵状矩圆形,绿色常带红色。花多数,密生,在茎端或枝端成单一、无分枝的塔状或圆柱状穗状花序。胞果小,包裹在宿存花被片内。花期5~8月,果期6~10月。

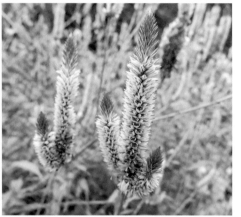

【分布】生于平原、田边、丘陵、山坡。几乎遍布全国。

【性能主治】种子味苦、辛,性寒。有清虚热、除骨蒸、解暑热、截疟、退黄的作用。主治温邪伤阴,夜热早凉,阴虚发热,骨蒸劳热,暑邪发热,疟疾寒热,湿热黄疸。

【采收加工】秋季种子成熟时采割植株或摘取果穗,晒干,收集种子,除去杂质。

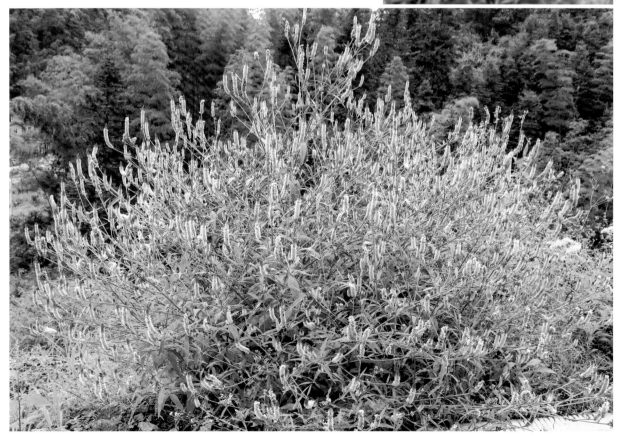

米念芭

【基原】为亚麻科米念芭 *Tirpitzia ovoidea* Chun et How ex Sha 的枝、茎、叶。

【别名】米念巴、白花树、翠容叶。

【形态特征】灌木。叶片革质或厚纸质，全缘，腹面绿色，背面浅绿色，干后腹面灰绿色，背面淡黄色，腹面中脉微凹或平坦，背面凸起。聚伞花序在茎和分枝上部腋生；花瓣5，白色，旋转排列成管状。蒴果卵状椭圆形，子褐色，具膜质翅，翅倒披针形，稍短于蒴果。花期5~10月，果期10~11月。

【分布】生于山谷疏林中、岩石上、石灰岩山顶、山坡向阳处、灌木丛中、密林石上。产于广西。

【性能主治】枝、茎、叶味微甘，性平。有活血散瘀、舒筋活络的作用。主治跌打损伤，骨折，外伤出血，疮疖。

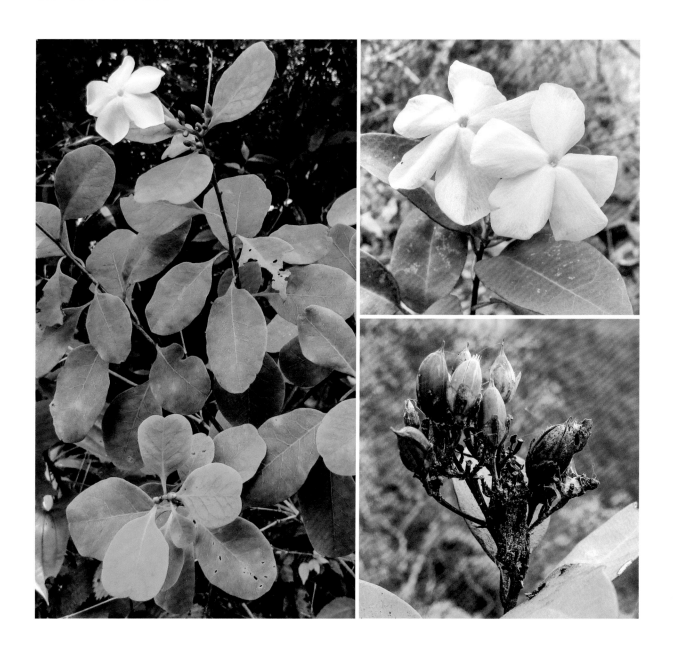

酢浆草

【基原】为酢浆草科酢浆草*Oxalis corniculata* L. 的全草。

【别名】酸箕、酸咪咪、酸草。

【形态特征】草本。全株被柔毛。根状茎稍肥厚。茎细弱，多分枝。叶基生或茎上互生，基部与叶柄合生；叶片两面被柔毛或腹面无毛，沿脉被毛较密，边缘具贴伏缘毛。花单生或数朵集为伞形花序状，腋生；花序梗淡红色；花瓣5片，黄色。蒴果长圆柱形。种子长卵形，褐色或红棕色。花果期2~9月。

【分布】生于山坡草地、河谷沿岸、路边、田边、荒地或林下阴湿处等。产于全国各地。

【性能主治】全草味酸，性寒。有清热利湿、凉血散瘀、解毒消肿的作用。主治湿热泄泻，痢疾、黄疸、淋证、带下、吐血、鼻出血、尿血、月经不调、跌打损伤、咽喉肿痛、痈肿疔疮、丹毒、湿疹、疥癣、痔疮、麻疹、烫火伤、蛇虫咬伤。

【采收加工】全年均可采收，以夏、秋季有花果时采收药效较好，除去泥沙，晒干。

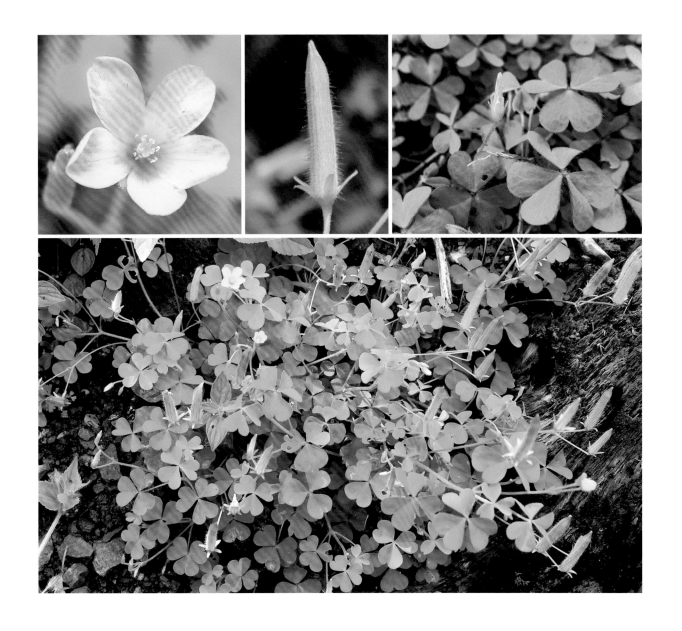

铜锤草

【基原】为酢浆草科红花酢浆草*Oxalis corymbosa* DC. 的全草。

【别名】大酸味草、大老鸦酸、地麦子。

【形态特征】多年生直立草本。地下部分有球状鳞茎；外层鳞片膜质，褐色，被长缘毛；内层鳞片呈三角形。叶基生，三小叶复叶；叶片被毛或近无毛，通常两面或有时仅边缘有干后呈棕黑色的小腺体。二歧聚伞花序，通常排列成伞形花序式，花序梗基生；花瓣淡紫色至紫红色。花果期3~12月。

【分布】生于低海拔的山地、路旁、田野、菜地的潮湿处。产于我国东部、中部、南部及广西、云南等地。

【性能主治】全草味酸，性寒。有散瘀消肿、清热利湿、解毒的作用。主治跌打损伤，月经不调，咽喉肿痛，痢疾，水肿，白带异常，淋浊，痔疮，痈肿，疮疖，烧烫伤。

【采收加工】3~6月采收全草，洗净，鲜用或晒干。

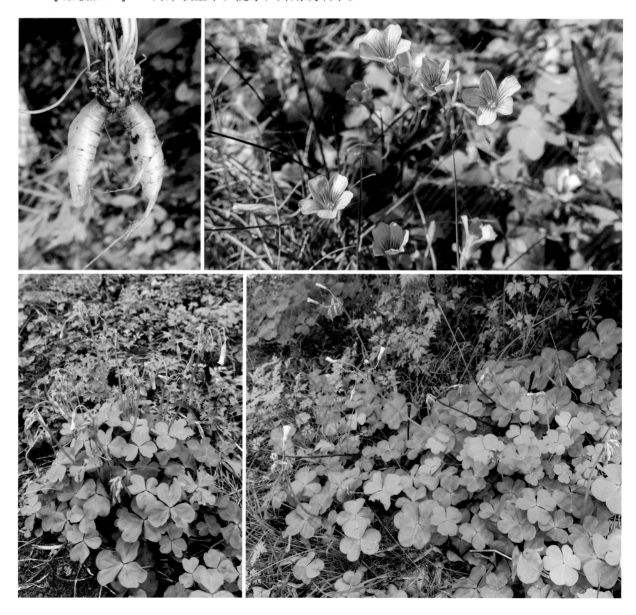

急性子

【基原】为凤仙花科凤仙花*Impatiens balsamina* L. 的成熟种子。

【别名】指甲花、金凤花。

【形态特征】一年生草本。茎粗壮，肉质，直立，具多数纤维状根，下部节常膨大。叶互生；叶片披针形、狭椭圆形或倒披针形。花单生或2~3朵簇生于叶腋，白色、粉红色或紫色，单瓣或重瓣。蒴果宽纺锤形，两端尖，密被柔毛。种子多数，圆球形，黑褐色。花期7~10月。

【分布】生于山坡草地、路边、田边。产于全国大部分地区。

【性能主治】种子味微苦、辛，性微温。有破皮、软坚、消积的作用。主治症瘕痞块，闭经，噎膈。

【采收加工】夏、秋季果实即将成熟时采收，晒干，除去果皮和杂质。

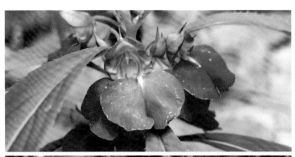

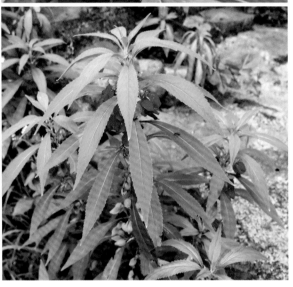

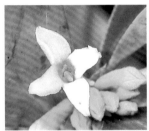
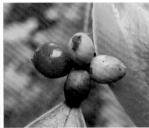
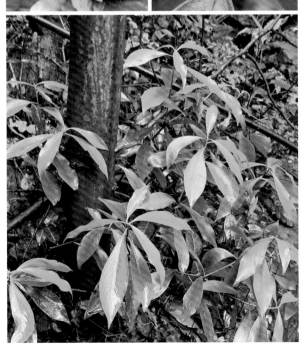

白瑞香

【基原】为瑞香科白瑞香*Daphne papyracea* Wall. ex Steud. 的根皮、茎皮或全株。

【别名】野生麻、一身饱暖。

【形态特征】常绿灌木，高1~1.5 m。树皮灰色。小枝圆柱形，灰褐色至灰黑色。叶片长圆形或长圆状披针形，侧脉不明显。花白色，多花簇生于小枝顶端成头状花序。核果卵状球形、卵形或倒梨形。种子圆球形。花期11~12月，果期翌年4~5月。

【分布】生于山地和山谷密林下灌木丛中。产于广西、广东、贵州、四川等地。

【性能主治】根皮、茎皮或全株味甘、辛，性微温；有小毒。有祛风止痛、活血调经的作用。主治风湿痹痛，跌打损伤，月经不调，痛经。

【采收加工】夏、秋季挖取全株，剥取根皮和茎皮，洗净，晒干。

了哥王

【基原】为瑞香科了哥王 *Wikstroemia indica* (L.) C. A. Mey. 的根或根皮。

【别名】九信菜、九信药、鸡仔麻。

【形态特征】灌木。小枝红褐色，无毛。叶对生；叶片纸质至近革质，倒卵形、椭圆状长圆形或披针形，干时棕红色，无毛，侧脉细密。花黄绿色，数朵组成顶生头状总状花序；花序梗长5~10 mm，无毛；花梗长1~2 mm；花单被，近无毛，花被先端4裂，裂片4片，宽卵形至长圆形。果椭圆形，熟时红色至暗紫色。花果期夏秋季。

【分布】生于开阔林下或石山上。产于广西、广东、四川、湖南、浙江、江西、福建、台湾。

【性能主治】根或根皮味苦、辛，性微寒；有毒。有清热解毒、散瘀逐水的作用。主治支气管炎，肺炎，疟腮，淋巴结炎，风湿痛，晚期血吸虫病腹水，疮疖痈疽。

【采收加工】全年均可采挖，洗净，干燥；或剥取根皮，干燥。

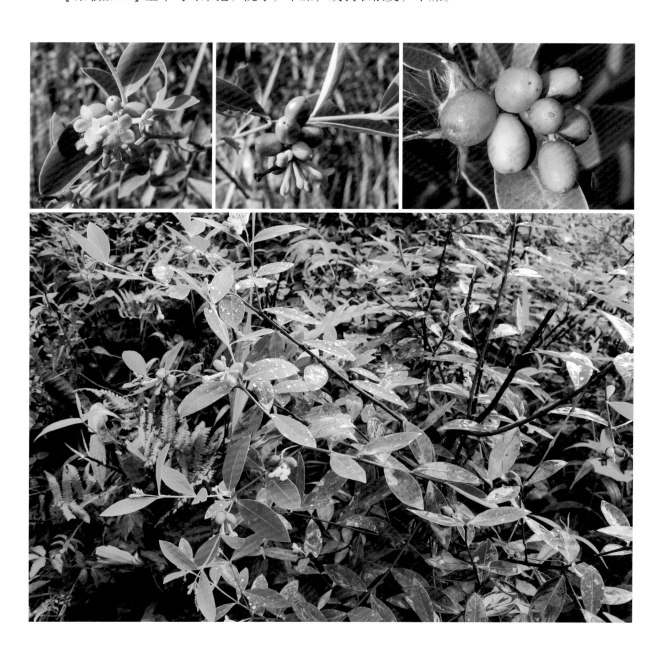

紫茉莉

【基原】为紫茉莉科紫茉莉*Mirabilis jalapa* L. 的叶、果实。

【别名】胭脂花、胭粉豆、白粉果。

【形态特征】一年生草本。根肉质，肥大。茎直立，多分枝，无毛或疏生细柔毛，节稍膨大。叶片卵形或卵状三角形，全缘，两面均无毛。花常数朵簇生于枝端，紫红色、黄色、白色或杂色；花午后开放，有香气，翌日午前凋萎，花被筒高脚碟状。瘦果球形，熟时黑色，表面具皱纹。花期6~10月，果期8~11月。

【分布】我国南北各地常栽培，为观赏花卉，有时逸为野生。

【性能主治】叶味甘、淡，性微寒。有清热解毒、祛风渗湿、活血的作用。主治痈肿疮毒，疥癣，跌打损伤。果实味甘，性微寒。有清热化斑、利湿解毒的作用。主治生斑痣，脓疱疮。

【采收加工】叶生长茂盛、花未开时采摘，洗净，鲜用。9~10月果实成熟时采收，晒干。

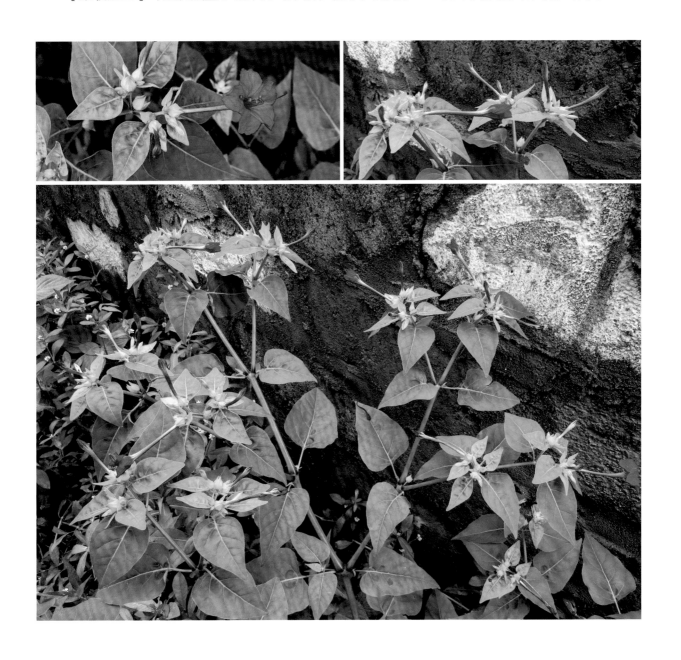

盒子草

【基原】为葫芦科盒子草*Actinostemma tenerum* Griff. 的全草、种子。

【别名】合子草、水荔枝、盒儿藤。

【形态特征】柔弱草本。枝纤细，疏被长柔毛。叶片心状戟形、心状狭卵形或披针状三角形，不分裂或3~5裂或仅在基部分裂。雄花总状；雌花单生、双生或雌雄同序。果实绿色，疏生暗绿色鳞片状突起，具种子2~4粒。种子表面具不规则雕纹。花期7~9月，果期9~11月。

【分布】生于水边草丛中。产于广西、云南西部、江西、福建、河北、河南、山东、江苏、浙江等地。

【性能主治】全草、种子味苦，性寒。有利水消肿、清热解毒的作用。主治水肿，臌胀，湿疹，疮疡，毒蛇咬伤。

【采收加工】夏、秋季采收全草，晒干。秋季采收成熟果实，收集种子，晒干。

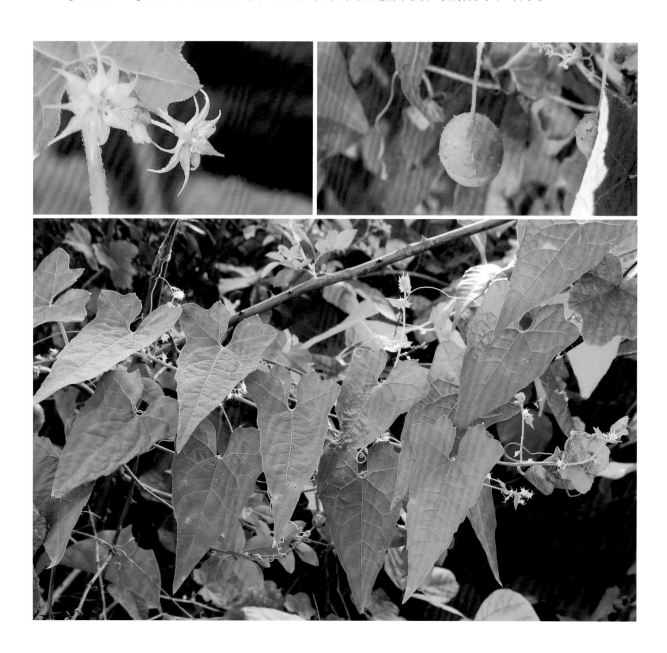

绞股蓝

【基原】为葫芦科绞股蓝*Gynostemma pentaphyllum* (Thunb.) Makino 的全草。

【别名】盘王茶、五叶参。

【形态特征】常绿草质藤本。茎细弱，具纵棱及槽。鸟足状5~7小叶，小叶片膜质或纸质。卷须纤细，二歧，稀单一。花雌雄异株；雄花圆锥花序，绿白色；雌花圆锥花序远较雄花短小，花萼及花冠似雄花。果肉质不裂，球形，熟后黑色。种子卵状心形。花期3~11月，果期4~12月。

【分布】生于沟谷林下、山坡或灌木丛中。产于我国南部。

【性能主治】全草味苦、微甘，性寒。有清热解毒、止咳祛痰、益气养阴、延缓衰老的作用。主治胸膈痞闷，痰阻血瘀，心悸气短，眩晕头痛，健忘，耳鸣，自汗乏力，高脂血症，单纯性肥胖，老年咳嗽。

【采收加工】夏、秋季采收，除去杂质，洗净，晒干。

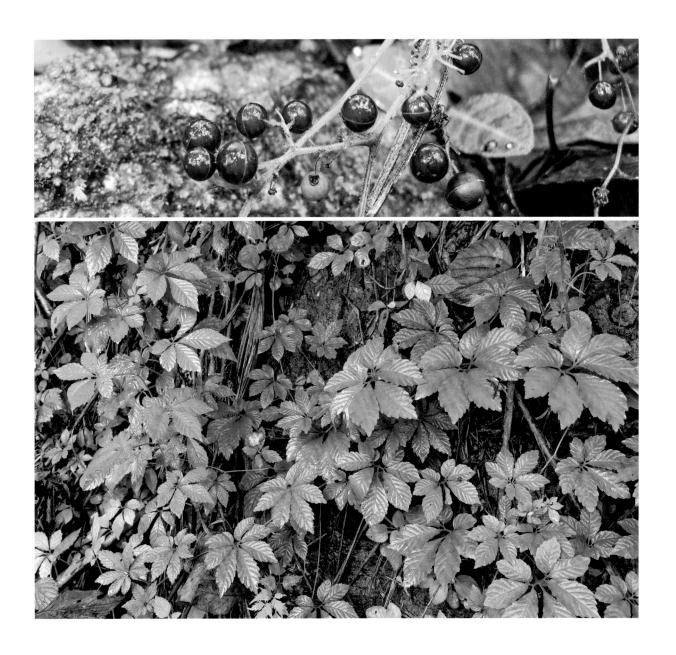

王瓜

【基原】为葫芦科王瓜 *Trichosanthes cucumeroides* (Ser.) Maxim. 的种子、果实。

【别名】赤雹子、野黄瓜、鸭屎瓜。

【形态特征】攀缘藤本。块根纺锤形。茎细弱，具纵棱及槽。叶片纸质，阔卵形或圆形，常3~5浅裂至深裂，或有时不分裂，基部深心形。花雌雄异株；花冠白色；花萼筒喇叭形，裂片具极长的丝状流苏。果实卵圆形、卵状椭圆形或球形。种子横长圆形。花期5~8月，果期8~11月。

【分布】生于山谷林中、山坡林下或灌木丛中。产于华东、华中、华南和西南等地。

【性能主治】种子味酸、苦，性平。有清热利湿、凉血止血的作用。主治肺痿吐血，痢疾，肠风下血。果实味苦，性寒。有清热、化瘀、通乳的作用。主治黄疸，噎膈反胃，闭经，乳汁滞少，痈肿，慢性咽喉炎。

【采收加工】秋季果熟后采收，鲜用或晒干。秋季采摘成熟的果实，取出种子，洗净，晒干。

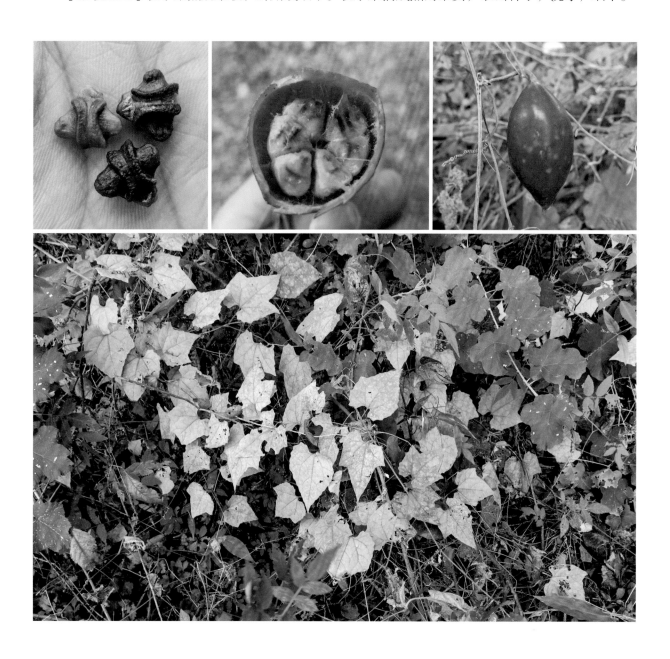

钮子瓜

【基原】为葫芦科钮子瓜 *Zehneria bodinieri* (H. Léveillé) W. J. de Wilde et Duyfjes 的全草、根。

【别名】野苦瓜、三角枫。

【形态特征】草质藤本。叶片宽卵形或稀三角状卵形，长、宽均为3~10 cm。花雌雄同株；雄花常3~9朵生于总梗顶端呈近头状或伞房状花序，白色；雌花单生，稀几朵生于总梗顶端，或极稀雌雄同序。果球状或卵状、浆果状。种子卵状长圆形，扁压。花期4~8月，果期8~11月。

【分布】生于村边、林边或山坡潮湿处。产于广西、广东、云南、四川、贵州、福建等地。

【性能主治】全草、根味甘，性平。有清热解毒、通淋的作用。主治发热，惊厥，头痛，咽喉肿痛，疮疡肿毒，淋证。

【采收加工】夏、秋季采收，洗净，鲜用或晒干。

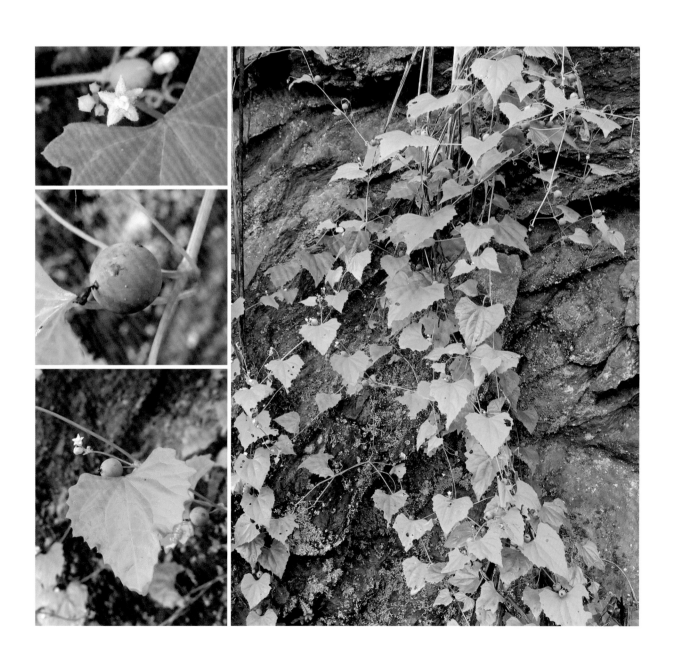

马㼎儿

【基原】为葫芦科马㼎儿*Zehneria japonica* (Thunberg) H. Y. Liu 的根和叶。

【别名】老鼠拉冬瓜、老鼠瓜、山冬瓜。

【形态特征】攀缘或平卧草本。叶片膜质，三角状卵形、卵状心形或戟形，不分裂或3~5浅裂。花雌雄同株；雄花单生或稀2~3朵生于短的总状花序上；雌花与雄花在同一叶腋内单生或稀双生。果实长圆形或狭卵形，熟时橘红色或红色。种子灰白色，卵形。花期4~7月，果期7~10月。

【分布】生于山坡、村边草丛中、路旁灌木丛中。产于广西、广东、云南、江苏、福建等地。

【性能主治】根和叶味甘、苦，性凉。有清热解毒、消肿散结的作用。主治咽喉肿痛，结膜炎，外治疮疡肿毒，睾丸炎，皮肤湿疹。

【采收加工】夏季采叶，秋季挖根，洗净，鲜用或晒干。

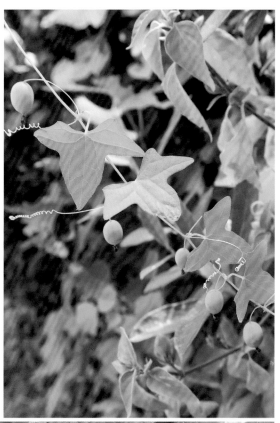

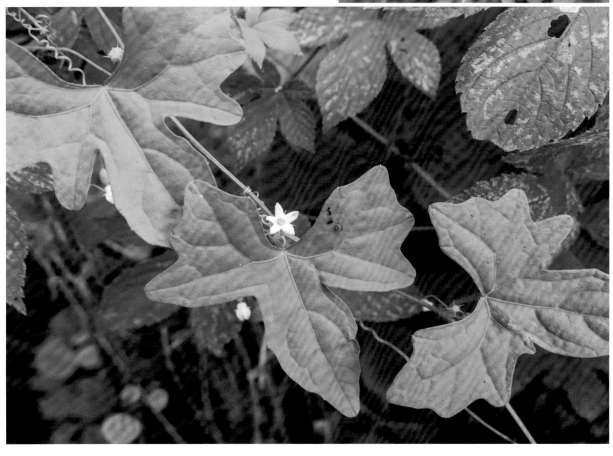

散血子

【基原】为秋海棠科紫背天葵*Begonia fimbristipula* Hance 的叶。

【别名】红水葵、红天葵。

【形态特征】多年生小草本。根状茎球状。基生叶常1片；叶片先端急尖或渐尖状急尖，基部略偏斜，腹面绿色，常有白色小斑点，背面紫色。花葶高6~18 cm；二回至三回二歧聚伞状花序，花粉红色；雄花花被片4片，雌花花被片3片。蒴果具不等的3翅。种子极多数。花期4~5月，果期6月。

【分布】生于山坡、沟谷湿润的石壁上。产于广西、广东、浙江、湖南、福建、海南等地。

【性能主治】叶味甘、淡，性凉。有清热凉血、散瘀消肿、止咳化痰的作用。主治肺热咳嗽，中暑发烧，咯血，淋巴结结核，血瘀腹痛，扭挫伤，骨折，烧烫伤。

【采收加工】夏、秋季采收，洗净，晒干。

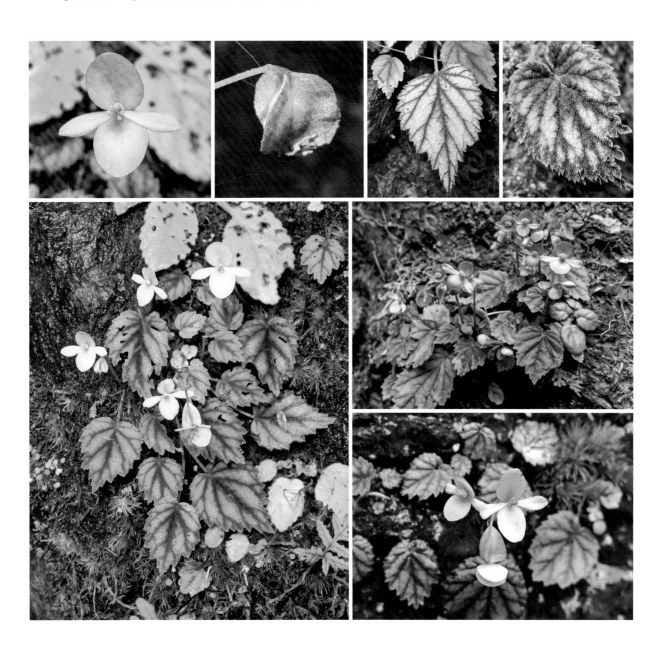

肉半边莲

【基原】为秋海棠科粗喙秋海棠*Begonia longifolia* Blume 的根状茎。

【别名】大叶半边莲、红半边莲。

【形态特征】多年生草本。球茎膨大，呈不规则的块状。叶互生；叶片两侧极不相等，先端渐尖至尾状渐尖，基部极偏斜，呈微心形，外侧有1枚大耳片。聚伞花序生于叶腋；花白色，花被片4片。蒴果近球形，顶端具粗厚长喙，无翅。种子极多数。花期4~5月，果期7月。

【分布】生于沟谷密林下的潮湿地或石头上。产于广西、广东、海南、云南、贵州、湖南、江西、台湾。

【性能主治】根状茎味酸、涩，性凉。有清热解毒、消肿止痛的作用。主治咽喉肿痛，牙痛，跌打肿痛，风湿骨痛，毒蛇咬伤；外用治烧烫伤。

【采收加工】全年均可采收，洗净，切片，鲜用或晒干。

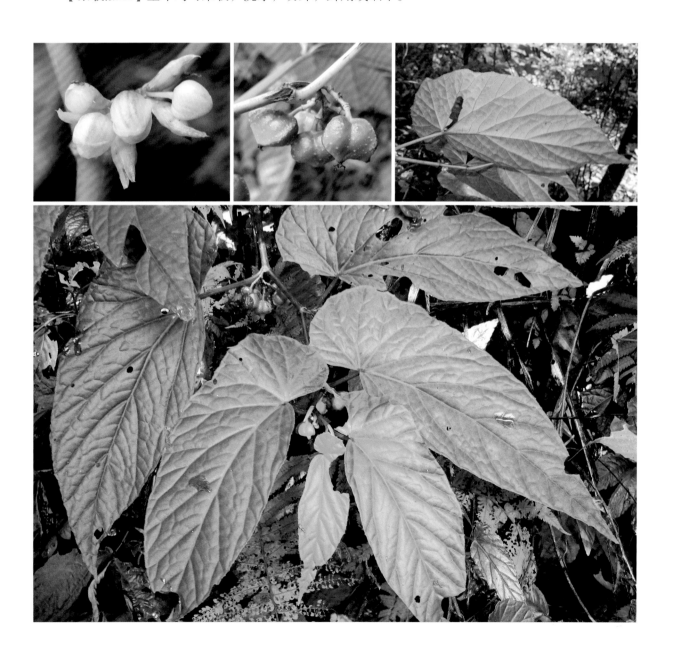

地茶

【基原】为野牡丹科地茶Melastoma dodecandrum Lour. 的全草。

【别名】铺地锦、地枇杷、山地茶。

【形态特征】草本状小灌木，高10~30 cm。茎匍匐上升，逐节生根，分枝多，披散。叶对生；叶片坚纸质，卵形或椭圆形，3~5基出脉。聚伞花序顶生；花淡紫红色。果实坛状球形，平截，近顶端略缢缩，肉质，熟时紫黑色。花期5~7月，果期7~9月。

【分布】生于丘陵山地，为酸性土壤常见的植物。产于广西、广东、贵州、湖南、江西、福建等地。

【性能主治】全草味甘、微涩，性凉。有清热解毒、活血止血的作用。主治呕血，便血，咽肿，牙痛，黄疸，水肿，痛经，产后腹痛，疔疮痈肿，毒蛇咬伤。

【采收加工】夏、秋季采收，洗净，除去杂质，晒干或烘干。

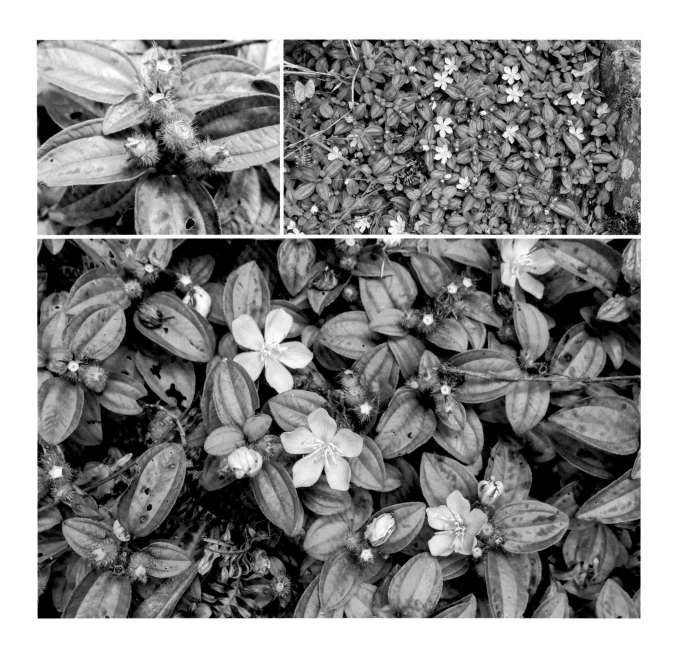

朝天罐

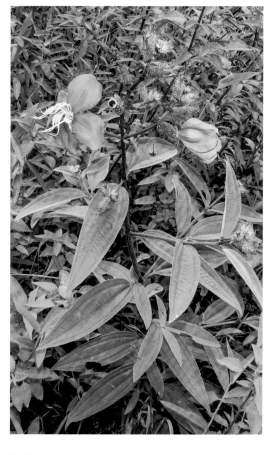

【基原】为野牡丹科朝天罐*Osbeckia opipara* C. Y. Wu et C. Chen 的根、枝叶。

【别名】抗劳草、公石榴。

【形态特征】灌木，高0.3~1.2 m。茎四棱形或稀六棱形，被糙伏毛。叶对生或有时3片轮生；叶片卵形至卵状披针形，两面除被糙伏毛外还密被微柔毛及透明腺点，基出脉5条。圆锥花序顶生；花深红色至紫色。蒴果长卵形，宿存萼长坛状，被刺毛。花果期7~9月。

【分布】生于山坡、路旁疏林中或灌木丛中。产于广西、贵州等地。

【性能主治】根味甘，性平。有止血、解毒的作用。主治咯血，痢疾，咽喉痛。枝叶味苦、甘，性平。有清热利湿、止血调经的作用。主治湿热泻痢，淋痛，久咳，劳嗽，咯血，月经不调，白带异常。

【采收加工】根秋后采挖，洗净，切片，晒干。枝叶全年均可采，切段，晒干。

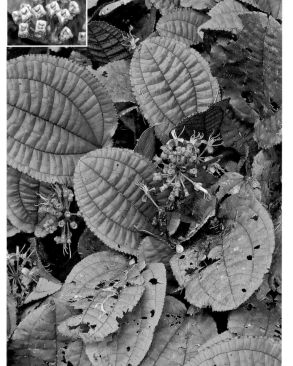

锦香草

【基原】为野牡丹科锦香草*Phyllagathis cavaleriei* (Lévl. et Van.) Guillaum. 的全草或根。

【别名】熊巴掌、老虎耳。

【形态特征】草本，高10~15 cm。茎直立或匍匐，逐节生根，近肉质，四棱形，密被长粗毛。叶片广卵形或圆形，两面绿色或有时背面紫红色，腹面具疏糙伏毛状长粗毛。伞形花序顶生；花粉红色至紫色。蒴果杯形，顶端冠4裂；宿存萼具8纵肋，被糠秕。花期6~8月，果期7~9月。

【分布】生于山谷、山坡疏林中、密林下阴湿处或水沟旁。产于广西、广东、贵州、云南、湖南等地。

【性能主治】全草或根味苦、辛，性寒。有清热凉血、利湿的作用。主治热毒血痢，湿热带下，月经不调，血热崩漏，肠热痔血，小儿阴囊肿大。

【采收加工】全草春、夏季采收，根全年均可采收，洗净，鲜用或切碎晒干。

金丝桃

【基原】为金丝桃科金丝桃*Hypericum monogynum* L. 的全株。

【别名】山狗木、土连翘、五心花。

【形态特征】灌木。叶片倒披针形、椭圆形或长圆形，稀披针形或卵状三角形。花序近伞房状，具1~30朵花；花金黄色至柠檬黄色；花柱长为子房的3.5~5倍，合生几达顶端。蒴果宽卵球形，稀卵状圆锥形或近球形。花期5~8月，果期8~9月。

【分布】生于路边、山坡或灌木丛中。产于广西、广东、湖南、浙江等地。

【性能主治】全株味苦，性凉。有清热解毒、散瘀止痛的作用。主治肝炎，肝脾肿大，急性咽喉炎，疮疖肿毒，跌打损伤。

【采收加工】全株全年均可采收，洗净，晒干。果实秋季成熟时采摘，鲜用或晒干。

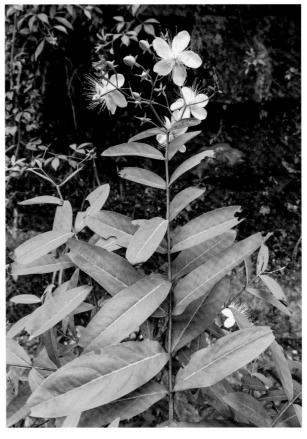

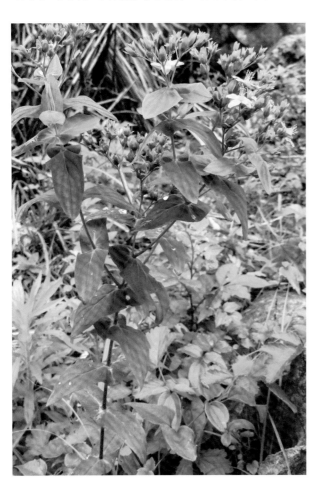

元宝草

【基原】为金丝桃科元宝草*Hypericum sampsonii* Hance 的全草。

【别名】对月草、穿心箭。

【形态特征】多年生草本。叶对生；叶基部合生为一体，茎贯穿其中心，边缘密生黑色腺点，两面散生黑色斑点和透明油点。伞房状花序顶生；花瓣淡黄色，椭圆状长圆形，边缘有无柄或近无柄的黑腺体。蒴果卵形，有褐色囊状腺体。花期6~7月，果期8~9月。

【分布】生于路旁、山坡、草地、灌木丛、田边、沟边。产于陕西至江南各省区。

【性能主治】全草味辛、苦，性寒。有凉血止血、清热解毒、活血调经、祛风通络的作用。主治吐血，月经不调，痛经，白带异常，跌打损伤，风湿痹痛，腰腿痛；外用治头癣，口疮，目翳。

【采收加工】夏、秋季采收，鲜用或晒干。

木芙蓉

【基原】为锦葵科木芙蓉*Hibiscus mutabilis* L. 的叶。

【别名】芙蓉木、芙蓉。

【形态特征】落叶灌木或小乔木，高2~5 m。小枝、叶柄、花梗和花萼均密被星状毛与直毛相混的细绵毛。叶片宽卵形至圆卵形或心形，常5~7裂，裂片三角形；叶柄长5~20 cm。花单生于枝端叶腋，初开时白色或淡红色，后变深红色。蒴果扁球形，直径约2.5 cm。花期8~10月。

【分布】生于山坡路旁、草地、庭园中，常有栽培。产于广西、广东、湖南、贵州、云南、山东、陕西、江西、湖北、四川等地。

【性能主治】叶味微辛，性平。有清热解毒、消肿止痛、凉血止血的作用。主治痈肿疮疖，缠身蛇丹，目赤肿痛，跌打损伤，烧烫伤。

【采收加工】夏、秋季采收，阴干，研粉。

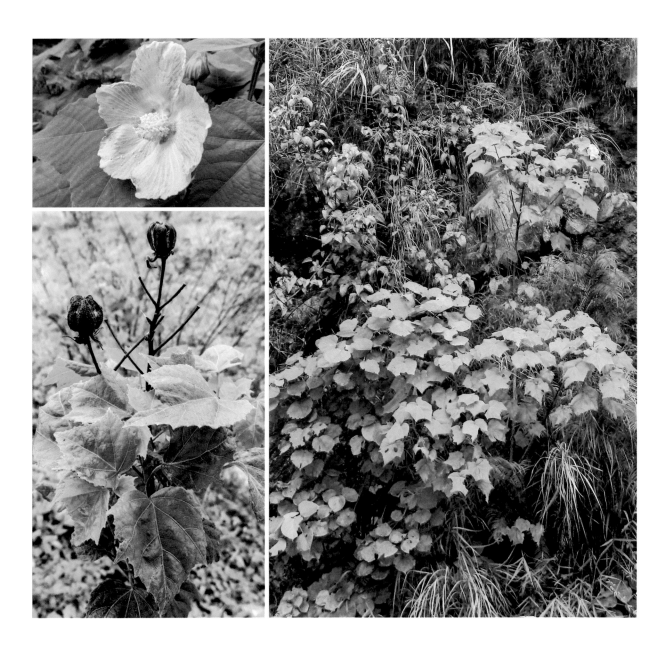

梵天花

【基原】为锦葵科梵天花*Urena procumbens* L. 的全草。

【别名】狗脚迹、野棉花、铁包金。

【形态特征】直立小灌木。小枝、叶柄、花梗均被星状柔毛。茎干下部生的叶轮廓为掌状3~5深裂，裂口深达叶片中部以下，圆形而狭。花单生于叶腋或簇生；花冠淡红色；雄蕊柱无毛，与花瓣等长。果球形，直径约6 mm，具刺和长硬毛，刺端有倒钩。种子平滑无毛。花期6~9月。

【分布】生于山坡灌木丛中或路旁。产于广西、广东、湖南、福建、江西、浙江等地。

【性能主治】全草味甘、苦，性凉。有祛风利湿、清热解毒的作用。主治风湿痹痛，泄泻，感冒，咽喉肿痛，肺热咳嗽，风毒流注，跌打损伤，毒蛇咬伤。

【采收加工】夏、秋季采挖，洗净，除杂，切碎，晒干。

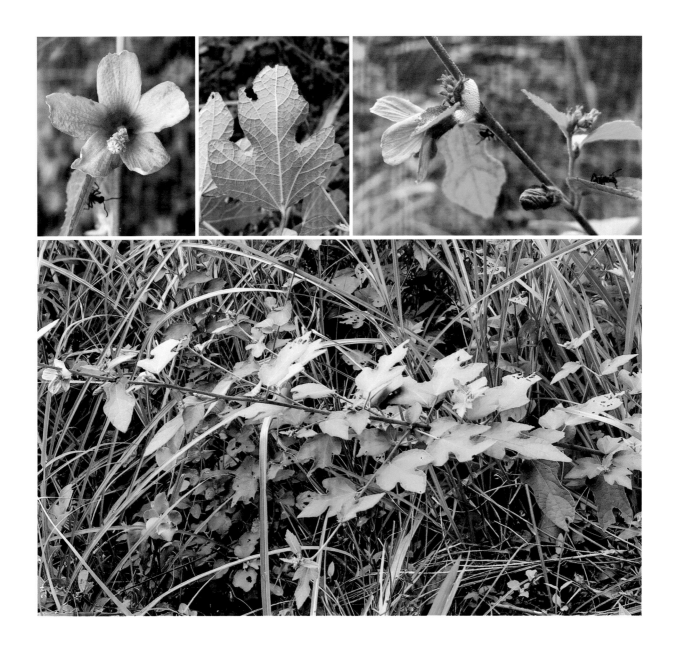

铁苋菜

【基原】为大戟科铁苋菜*Acalypha australis* L. 的全草。

【别名】海蚌含珠、耳仔茶。

【形态特征】一年生草本，多分枝。叶片长卵形、近菱状卵形或阔披针形。雌雄花同序，雄花在上，雌花在下，2~3朵生于叶状苞片内；花柱羽裂到基部；雌花苞片特殊，开放时为肾形，合拢时为蚌壳状，其中藏有果实。花果期4~12月。

【分布】生于荒地、山坡或村边较湿润处。产于我国大部分地区。

【性能主治】全草味苦、涩，性凉。有清热解毒、利湿、收敛止血的作用。主治痢疾，泄泻，吐血，鼻出血，尿血，崩漏，痈疖疮疡，皮肤湿疹。

【采收加工】夏、秋季采收，洗净，晒干。

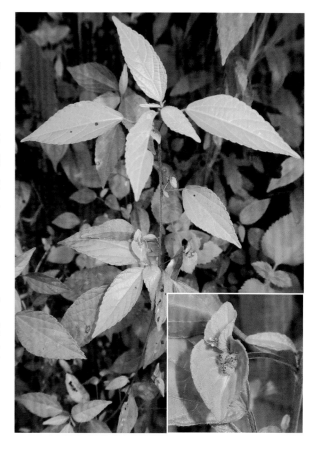

红背叶

【基原】为大戟科红背山麻杆*Alchornea trewioides* (Benth.) Müll. Arg. 的全株。

【别名】红背娘、新妇木。

【形态特征】灌木。叶片薄纸质，阔卵形，背面暗红色，基出脉3条，基部有5个红色腺体和2个线状附属体。花雌雄异株，雌花序顶生，雄花序腋生且为总状花序。蒴果球形，被灰色柔毛。种子扁卵状，种皮浅褐色，具瘤体。花期3~6月，果期9~10月。

【分布】生于路旁灌木丛中或林下，尤以石灰岩石山坡脚最常见。产于广西、广东、湖南南部、福建南部和西部、海南等地。

【性能主治】全株味甘，性凉。有清热利湿、杀虫止痒的作用。主治痢疾，石淋，血尿，崩漏，风疹，湿疹，牙痛，褥疮，外伤出血，疮疥。

【采收加工】全年均可采收，洗净，晒干。

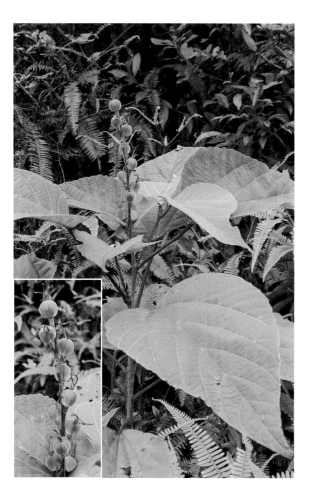

小叶双眼龙

【基原】为大戟科毛果巴豆*Croton lachynocarpus* Benth. 的根、叶。

【别名】山猪刨、土巴豆、鸡骨香。

【形态特征】灌木，高1~3 m。幼枝、幼叶、花序和果均密被星状毛。叶片长圆形或椭圆状卵形，稀长圆状披针形，基部近圆形或微心形，边缘具不明显细钝齿，齿间常有具柄腺体；老叶背面密被星状毛，叶基部或叶柄顶端有2个具柄腺体。总状花序顶生。蒴果扁球形，被毛。花期4~5月。

【分布】生于山地灌木林下。产于我国南部各省区。

【性能主治】根、叶味辛、苦，性温；有毒。有散寒除湿、祛风活血的作用。主治寒湿痹痛，瘀血腹痛，产后风瘫，跌打肿痛，皮肤瘙痒。

【采收加工】全年均可采收。根洗净，切片，晒干。叶鲜用或晒干。

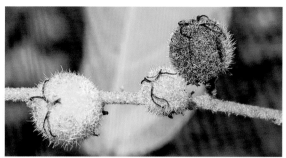

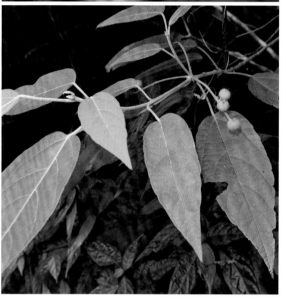

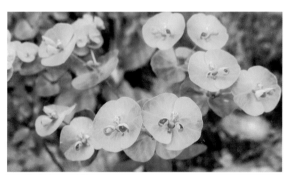

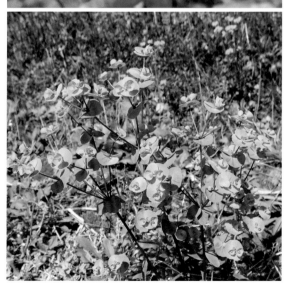

猫眼草

【基原】为大戟科乳浆大戟*Euphorbia esula* L. 的全草。

【别名】猫眼棵、猫儿眼、肿手棵。

【形态特征】多年生草本。茎单生或丛生。叶片线形至卵形；总苞叶与茎生叶同形，苞叶常为肾形。花序单生于二歧分枝的顶端；总苞钟状，腺体4个，两端具角；雄花多朵；雌花1朵。蒴果三棱状球形，成熟时分裂为3个分果爿。种子卵球状。花果期4~10月。

【分布】生于山谷荒地、田边地头湿润的草丛中。产于广西、贵州、云南、四川等地。

【性能主治】全草味苦，性凉；有毒。有利尿消肿、拔毒止痒的作用。主治四肢浮肿，小便不利，疟疾；外用治颈淋巴结结核，疮癣瘙痒。

【采收加工】夏、秋季采收，晒干。

飞扬草

【基原】为大戟科飞扬草*Euphorbia hirta* L. 的全草。

【别名】大飞扬、奶母草、奶汁草。

【形态特征】一年生草本。茎单一，被褐色或黄褐色的粗硬毛。叶对生；叶片先端极尖或钝，基部略偏斜，边缘于中部以上有细齿。花序多数，于叶腋处密集成头状，基部近无梗。蒴果三棱状，被短柔毛，熟时分裂为3个分果片。花果期6~12月。

【分布】生于山坡、山谷草丛中或灌木丛中，多见于砂壤土。产于广西、湖南、广东、海南、江西、贵州和云南等地。

【性能主治】全草味辛、酸，性凉；有小毒。有清热解毒、止痒利湿、通乳的作用。主治肺痈，乳痈，疗疮肿毒，牙疳，痢疾，泄泻，热淋，血尿，湿疹，脚癣，皮肤瘙痒，产后少乳。

【采收加工】夏、秋季采收，洗净，晒干。

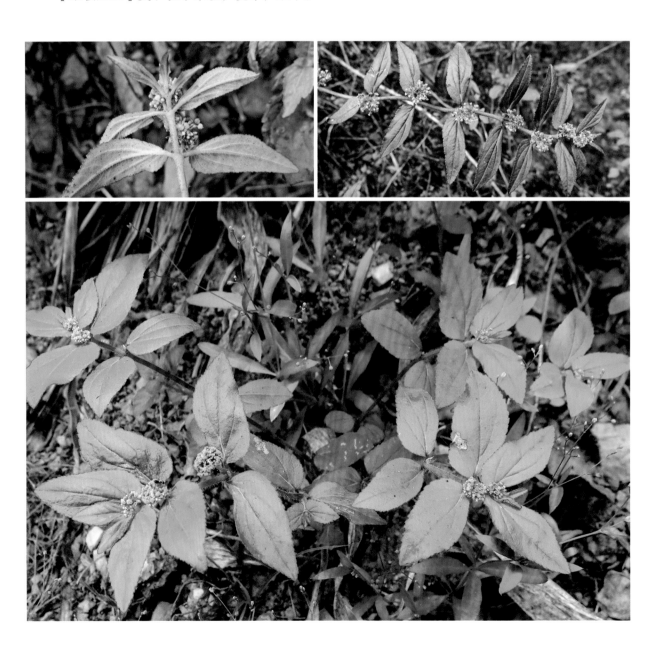

毛果算盘子

【基原】为大戟科毛果算盘子*Glochidion eriocarpum* Champ. ex Benth. 的地上部分。

【别名】漆大姑根、漆大姑。

【形态特征】灌木，高2 m以下。枝条、叶柄、叶两面、花序和果密被锈黄色长柔毛。叶片较小，纸质，卵形或长圆状卵形。花单生或2~4朵簇生于叶腋内；雌花生于小枝上部，雄花则生于下部。蒴果扁球状，具4~5条纵沟，顶端具圆柱状稍伸长的宿存花柱。花果期全年。

【分布】生于山坡、路边或草地向阳处的灌木丛中。产于广西、广东、贵州、云南、江苏、福建、台湾、湖南、海南等地。

【性能主治】地上部分味微苦、涩，性平。有清热利湿、散瘀消肿、解毒止痒的作用。主治生漆过敏，水田皮炎，皮肤瘙痒，湿疹，跌打损伤。

【采收加工】全年均可采收，洗净，切片，晒干。

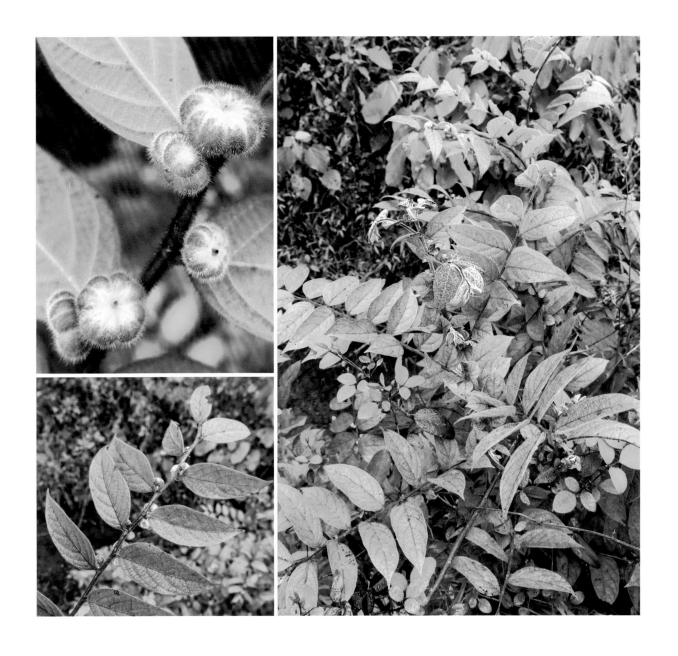

算盘子

【基原】为大戟科算盘子Glochidion puberum (L.) Hutch. 的全株。

【别名】算盘珠、八瓣橘、馒头果。

【形态特征】直立灌木至小乔木。小枝、叶背、花序和果均密被短柔毛。叶片长圆状披针形或长圆形，基部楔形，背面粉绿色。花小，雌雄同株或异株，2~4朵簇生于叶腋内；雌花生于小枝上部，雄花则生于下部。蒴果扁球状，具8~10条纵沟，熟时带红色。花期4~8月，果期7~11月。

【分布】生于山坡、路边或草地向阳处的灌木丛中。产于广西、广东、四川、福建等地。

【性能主治】全株味微苦、微涩，性凉；有小毒。有清热利湿、消肿解毒的作用。主治痢疾，黄疸，疟疾，腹泻，感冒发热口渴，咽喉炎，淋巴结炎，白带异常，闭经，脱肛，大便下血，睾丸炎，瘰疬，跌打肿痛，蜈蚣咬伤，疮疖肿痛，外痔。

【采收加工】全年均可采收，洗净，晒干。

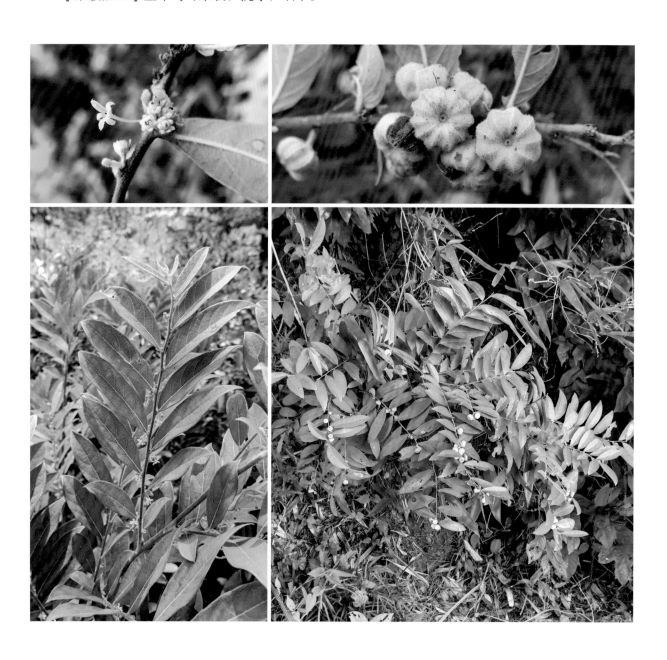

白背叶

【基原】为大戟科白背叶 *Mallotus apelta* (Lour.) Müll. Arg. 的叶。

【别名】白吊粟、白背桐、叶下白。

【形态特征】落叶灌木或小乔木，高1~4 m。小枝、叶柄和花序均密被淡黄色星状柔毛和散生橙黄色颗粒状腺体。叶互生；叶片卵形或阔卵形。花雌雄异株；雄花序为开展的圆锥花序或穗状，雌花序穗状。蒴果近球形，密被灰白色星状毛的软刺。种子近球形，具皱纹。花期6~9月，果期8~11月。

【分布】生于山坡或山谷灌木丛中。产于广西、广东、海南、云南、湖南、江西、福建等地。

【性能主治】叶味苦、涩，性平。有清热解毒、利湿、止痛止血的作用。主治淋浊，胃痛，口疮，痔疮，溃疡，跌打损伤，外伤出血。

【采收加工】全年均可采收，洗净，晒干。

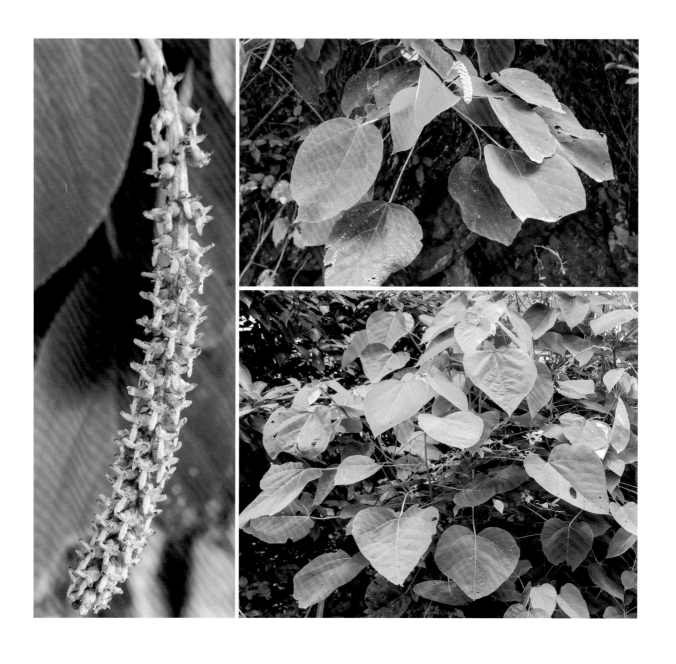

粗糠柴

【基原】为大戟科粗糠柴 *Mallotus philippinensis* (Lam.) Müll. Arg. 的根。

【别名】铁面将军、香桂树、香檀。

【形态特征】小乔木或灌木。小枝、嫩叶和花序均密被黄褐色星状柔毛。叶片卵形、长圆形或卵状披针形，背面被星状短毛并散生，有红色颗粒状腺体。花雌雄异株；总状花序顶生或腋生，单生或数个簇生。蒴果扁球形，密被红色颗粒状腺体和粉末状毛。花期4~5月，果期5~8月。

【分布】生于山地林中或林缘。产于广西、广东、海南、贵州、湖南、湖北、江西、安徽、江苏等地。

【性能主治】根味微苦、微涩，性凉。有清热利湿、解毒消肿的作用。主治湿热病，咽喉肿痛。

【采收加工】根全年均可采收，洗净，除去须根，晒干。

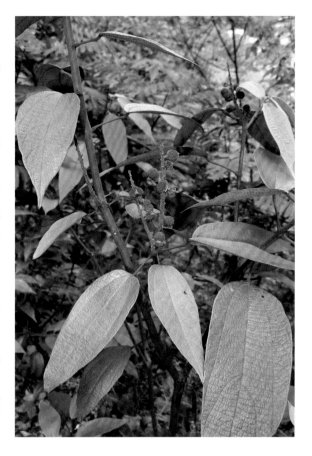

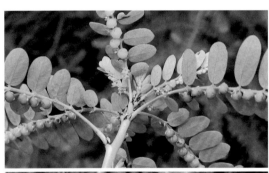

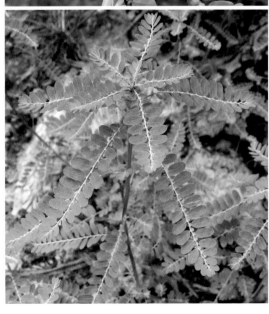

叶下珠

【基原】为大戟科叶下珠 *Phyllanthus urinaria* L. 的全草。

【别名】夜关门、鱼蛋草。

【形态特征】一年生草本，高约30 cm。叶片纸质，因叶柄扭转而呈羽状排列，长圆形或倒卵形。雄花2~4朵簇生于叶腋，花丝合生；雌花单生于小枝中下部的叶腋内，背面近边缘有毛。蒴果无柄，近圆形，叶下2列着生，熟时赤褐色，表面有小鳞状突起物，呈1列珠状，故名叶下珠。花期6~8月，果期9~10月。

【分布】生于山地疏林下、灌木丛中、荒地或山沟向阳处。产于广西、广东、贵州、海南、云南等地。

【性能主治】全草微苦、甘，性凉。有平肝清热、利水解毒的作用。主治肠炎，痢疾，传染性肝炎，肾炎水肿，尿道感染，小儿疳积，火眼目翳，口疮头疮，无名肿毒。

【采收加工】夏、秋季采收，除去杂质，晒干。

蓖麻子

【基原】为大戟科蓖麻*Ricinus communis* L. 的成熟种子。

【别名】红蓖麻、蓖麻仁。

【形态特征】灌木状草本，高达5 m。小枝、叶和花序通常被白霜。叶片掌状7~11裂，裂片边缘具齿；叶柄粗壮，中空，顶端具2个盘状腺体，基部具盘状腺体。花序总状；雄花生于花序下部，雌花生于上部。蒴果球形，果皮具软刺。种子椭圆形，光滑具斑纹。花期5~8月，果期7~10月。

【分布】生于村旁疏林或河流两岸冲积地，常逸为野生，呈多年生灌木。产于华南和西南地区。

【性能主治】种子味甘、辛，性平；有毒。有消肿拔毒、泻下通滞的作用。主治大便燥结，痈疽肿毒，喉痹，瘰疬。

【采收加工】秋季采摘成熟果实，晒干，除去果壳，收集种子。

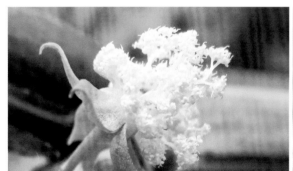
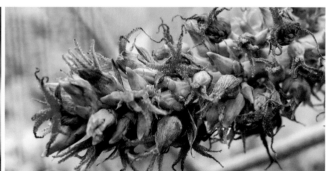
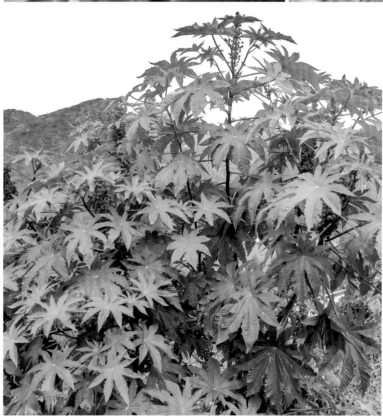
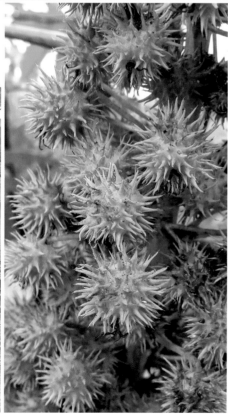

山乌桕

【基原】为大戟科山乌桕*Sapium discolor* (Champ. ex Benth.) Müll. Arg. 的根皮、树皮及叶。

【别名】红乌桕、红叶乌桕。

【形态特征】乔木或灌木。叶片椭圆形或长卵形，背面近缘常有数个圆形腺体；叶柄顶端具2个毗连的腺体。花单性，雌雄同株，密集成顶生总状花序；雌花生于花序轴下部，雄花生于花序轴上部或有时整个花序全为雄花。蒴果黑色，球形。种子近球形，外薄被蜡质假种皮。花期4~6月。

【分布】生于山坡或山谷林中。产于广西、广东、贵州、云南、湖南、四川、江西、台湾等地。

【性能主治】根皮、树皮及叶味苦，性寒；有小毒。有泻下逐水、消肿散瘀的作用。根皮、树皮主治肾炎水肿，肝硬化腹水，大、小便不通。叶外用治跌打肿痛，毒蛇咬伤，带状疱疹，过敏性皮炎，湿疹。

【采收加工】根皮、树皮全年均可采收。叶夏、秋季可均采收，晒干。

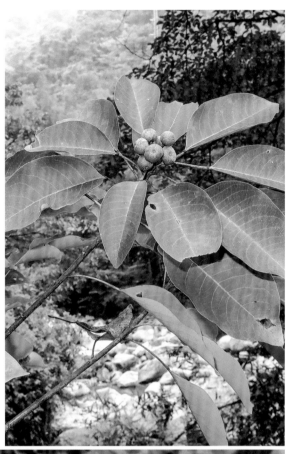

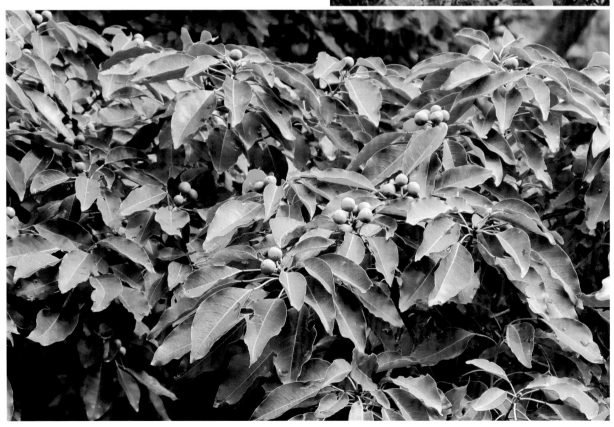

圆叶乌桕

【基原】为大戟科圆叶乌桕*Sapium rotundifolium* Hemsl. 的叶或果实。

【别名】妹妩。

【形态特征】灌木或乔木，无毛。叶互生；叶片近圆形，先端圆，稀突尖，全缘；叶柄圆柱形，顶端具2个腺体。花单性，雌雄同株，密集成顶生的总状花序；雌花生于花序轴下部，雄花生于花序轴上部或有时整个花序全为雄花。蒴果近球形，直径约1.5 cm。花期4~6月。

【分布】生于阳光充足的石灰岩石山山坡或山顶。产于广西、广东、湖南、贵州和云南等地。

【性能主治】叶和果实味辛、苦，性凉。有解毒消肿、杀虫的作用。主治毒蛇咬伤，疥癣，湿疹，疮毒。

【采收加工】夏、秋季采叶，鲜用或晒干。果实成熟时采摘，鲜用或晒干。

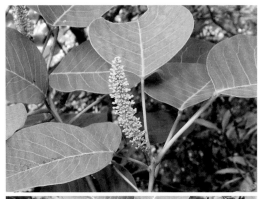

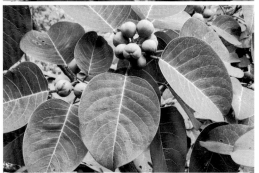

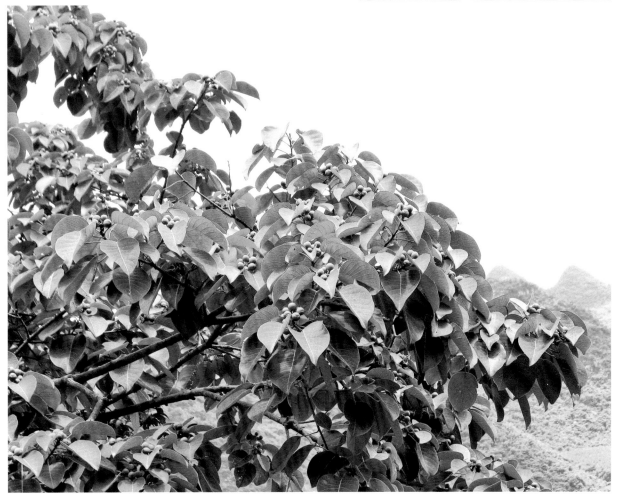

乌桕根

【基原】为大戟科乌桕*Sapium sebiferum* (L.) Roxb. 的根。

【别名】腊子树、桕子树、木子树。

【形态特征】乔木，高可达15 m。叶互生；叶片纸质，菱形、菱状卵形或稀菱状倒卵形，先端骤然紧缩具长短不等的尖头；叶柄顶端具2个腺体。花单性，雌雄同株，聚集成顶生总状花序。蒴果梨状球形，熟时黑色，具3粒种子，分果爿脱落后而中轴宿存。种子扁球形，黑色。花期4~8月。

【分布】生于村边、路旁、山坡。产于西南、华东、中南地区及甘肃。

【性能主治】根味苦，性微温；有毒。有泻下逐水、消肿散结、解蛇虫毒的作用。主治水肿，臌胀，便秘，症瘕积聚，疔毒痈肿，湿疹，疥癣，蛇咬伤。

【采收加工】全年均可采收，洗净，切片，晒干。

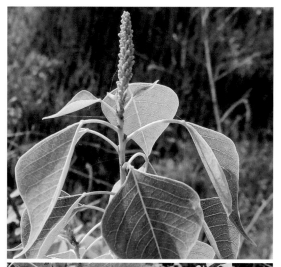

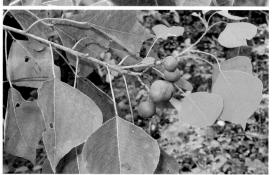

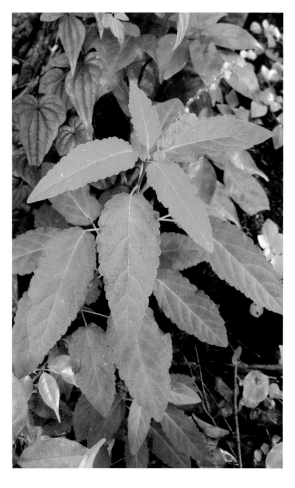

蛋不老

【基原】为大戟科广东地构叶*Speranskia cantonensis* (Hance) Pax et K. Hoffm. 的全草。

【别名】透骨草、黄鸡胆、矮五甲。

【形态特征】草本，高50~70 cm。叶片纸质，卵形或卵状椭圆形至卵状披针形，边缘具圆齿或钝齿，齿端有黄色腺体。花序总状；雄花1~2朵生于苞腋；花瓣倒心形或倒卵形，无毛，膜质；雌花无花瓣；花盘有5个离生腺体。蒴果扁球形，具瘤状突起。花期2~5月，果期10~12月。

【分布】生于草地或灌木丛中。产于广西、广东、贵州、湖南、云南、陕西、甘肃等地。县域内文市镇、水车镇有分布。

【性能主治】全草味苦，性平。有祛风湿、通经络、破瘀止痛的作用。主治风湿痹痛，症瘕积聚，瘰疬，疔疮肿毒，跌打损伤。

【采收加工】全年均可采收，洗净，鲜用或晒干。

常山

【基原】为绣球花科常山*Dichroa febrifuga* Lour. 的根。

【别名】黄常山、鸡骨常山。

【形态特征】灌木，高1~2 m。小枝、叶柄和叶无毛或有微柔毛。叶片形状大小变异大，椭圆形、椭圆状长圆形或披针形，两端渐尖，边缘具齿。伞房状圆锥花序顶生，有时叶腋有侧生花序，花蓝色或白色。浆果蓝色，干时黑色。花期2~4月，果期5~8月。

【分布】生于山谷、林缘、沟边、路旁等。产于广西、广东、云南、贵州、四川、西藏、江西、福建、台湾、湖南、湖北、安徽、江苏、浙江、陕西、甘肃。

【性能主治】根味苦、辛，性寒；有毒。有涌吐痰涎、截疟的作用。主治痰饮停聚，胸膈痞塞，疟疾。

【采收加工】秋季采挖，除去须根，洗净，晒干。

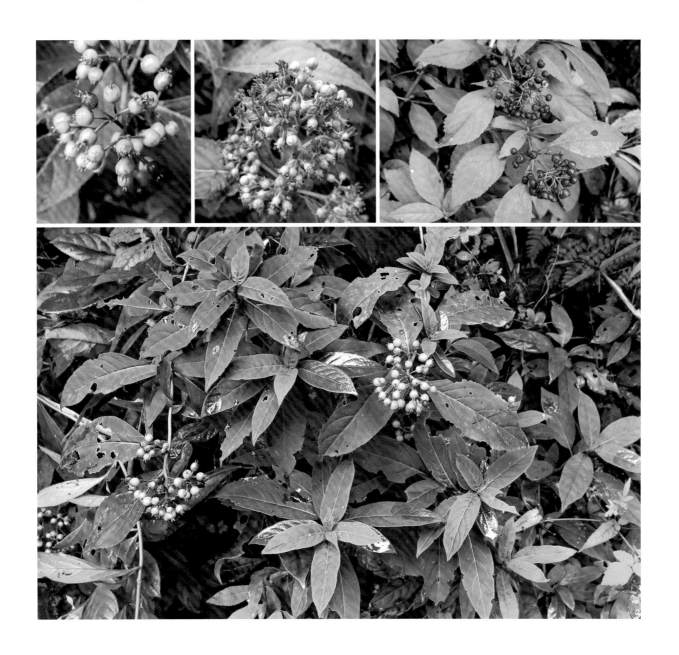

仙鹤草

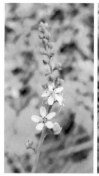
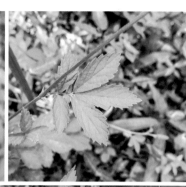

【基原】为蔷薇科龙芽草*Agrimonia pilosa* Ledeb. 的地上部分。

【别名】鹤草芽、龙牙草。

【形态特征】多年生直立草木。根常呈块茎状。奇数羽状复叶；小叶倒卵形，叶缘有锐齿或裂片，两面被毛且有腺点。花序穗状总状顶生；花瓣黄色，长圆形。瘦果倒圆锥形，表面有10条肋，顶端具钩刺。花果期5~12月。

【分布】生于村边、路旁及溪边。产于广西、广东、湖南、云南、浙江、江苏等地。

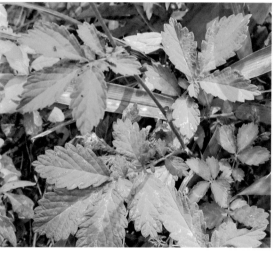

【性能主治】地上部分味苦、涩，性平。有收敛止血、截疟、止痢、解毒、补虚的作用。主治咯血，尿血，疟疾，便血，劳伤脱力，痈肿，跌打肿痛。

【采收加工】夏、秋季枝叶茂盛未开花时，割取地上部分，洗净，晒干。

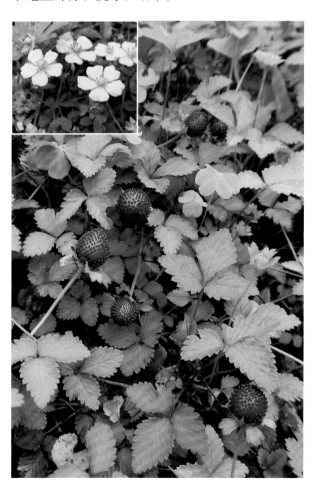

蛇莓

【基原】为蔷薇科蛇莓*Duchesnea indica* (Andrews) Focke 的全草。

【别名】落地杨梅、平地莓、地杨梅。

【形态特征】多年生草本。匍匐茎纤细，有柔毛。叶互生，三出复叶；小叶卵圆形，有齿。花单生于叶腋；花瓣倒卵形，黄色；花托在果期膨大，海绵质，鲜红色，有光泽。瘦果卵形，光滑或具不明显突起，鲜时有光泽。花期6~8月，果期8~10月。

【分布】生于山坡、道旁、潮湿处。产于广西、广东、云南、贵州、湖南等地。

【性能主治】全草味甘、苦，性寒。有清热解毒、散瘀消肿、凉血止血的作用。主治热病，惊痫，咳嗽，吐血，痢疾，痈肿疔疮，蛇虫咬伤，烫火伤，感冒，目赤，口疮，月经不调，跌打肿痛。

【采收加工】6~11月采收全草。

枇杷叶

【基原】为蔷薇科枇杷*Eriobotrya japonica* (Thunb.) Lindl. 的叶。

【别名】白花木。

【形态特征】常绿灌木至小乔木。枝及叶均密被锈色茸毛。叶片革质，长椭圆形或倒卵状披针形，边缘有疏齿，腹面光亮，多皱，背面密生灰棕色茸毛。圆锥花序顶生；花瓣白色，长圆形或卵形。果近圆形，熟时橙黄色。种子1~5粒，球形或扁球形。花期4~5月，果期5~10月。

【分布】多栽种于村边、平地或坡地。产于广西、贵州、云南、福建、江苏、安徽、浙江、江西等地。

【性能主治】叶味苦，性微寒。有清肺止咳、降逆止呕的作用。主治肺热咳嗽，气逆喘急，胃热呕逆，烦热口渴。

【采收加工】全年均可采收，晒至七成干时扎成小把，再晒干。

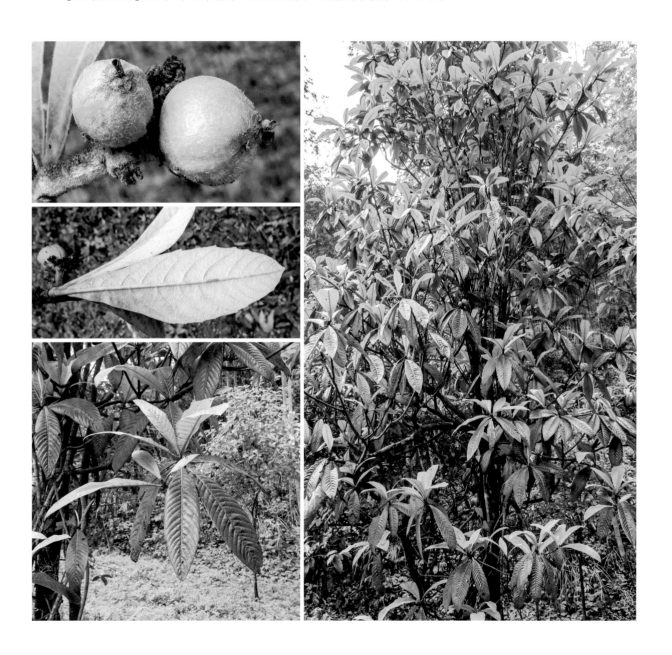

蓝布正

【基原】为蔷薇科柔毛路边青*Geum japonicum* Thunb. var. *chinense* F. Bolle 的全草。

【别名】头晕草、柔毛水杨梅。

【形态特征】多年生草本。茎直立，高25~60 cm，被黄色短柔毛及粗硬毛。基生叶为大头羽状复叶，通常有小叶1~2对；下部茎生叶有3片小叶；上部茎生叶单叶，3浅裂。花序疏散，顶生数朵，花黄色。聚合果卵球形或椭球形，瘦果被长硬毛，顶端有小钩。花果期5~10月。

【分布】生于山坡草地、路旁、灌木丛中及疏林下。产于广西、广东、贵州、湖南等地。

【性能主治】全草味甘、微苦，性凉。有益气健脾、补血养阴、润肺化痰的作用。主治气血不足，虚痨咳嗽，脾虚带下。

【采收加工】夏、秋季采收，洗净，晒干。

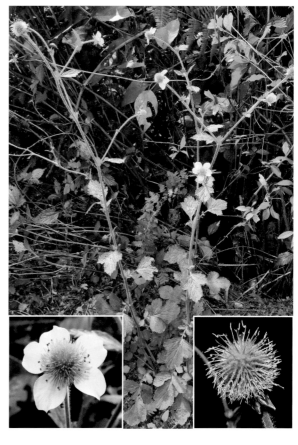

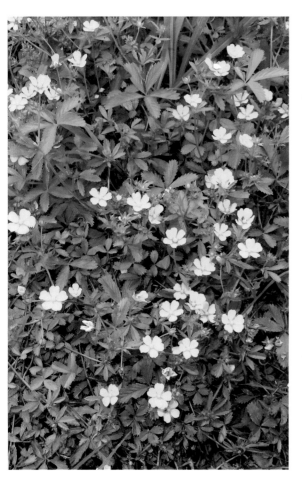

蛇含

【基原】为蔷薇科蛇含委陵菜*Potentilla kleiniana* Wight et Arn. 的带根全草。

【别名】五爪风、小龙牙、紫背龙牙。

【形态特征】一年生、二年生或多年生宿根草本。花茎上升或匍匐，常于节处生根并发育出新植株，被疏柔毛或开展长柔毛。基生叶为近鸟足状5小叶，下部茎生叶有5片小叶，上部茎生叶有3片小叶。聚伞花序密集于枝顶如假伞形，花黄色。瘦果近圆形，具皱纹。花果期4~9月。

【分布】生于山坡草地、田边、水边。产于广西、广东、四川、云南、贵州、湖南等地。

【性能主治】全草味苦，性微寒。有清热定惊、截疟、止咳化痰、解毒活血的作用。主治高热惊风，肺热咳嗽，百日咳，痢疾，疮疖肿毒，咽喉肿痛，目赤肿痛，蛇虫咬伤，风湿麻木，跌打损伤，月经不调，外伤出血。

【采收加工】5月和9~10月采收，晒干。

全缘火棘

【基原】为蔷薇科全缘火棘*Pyracantha atalantioides* (Hance) Stapf 的叶、果实。

【别名】火把果、救兵粮。

【形态特征】常绿灌木或小乔木。常有枝刺。叶片椭圆形或长圆形，稀长圆状倒卵形，全缘或有不明显细齿，背面微带白霜。花成复伞房花序，花梗和花萼外被黄褐色柔毛；花瓣白色；子房上部密生白色茸毛。梨果扁球形，熟时亮红色。花期4~5月，果期9~11月。

【分布】生于山坡或谷地林中。产于广西、广东、贵州、湖北、陕西等地。

【性能主治】叶味微苦，性凉。有清热解毒、止血的作用。主治疮疡肿痛，目赤，痢疾，便血，外伤出血。果实味甘、酸、涩，性平。有健脾消积、收敛止痢、止痛的作用。主治痞块，食积停滞，脘腹胀满，泄泻，痢疾，崩漏，带下，跌打损伤。

【采收加工】叶全年均可采收，鲜用，随采随用。果实秋季成熟时采摘，晒干。

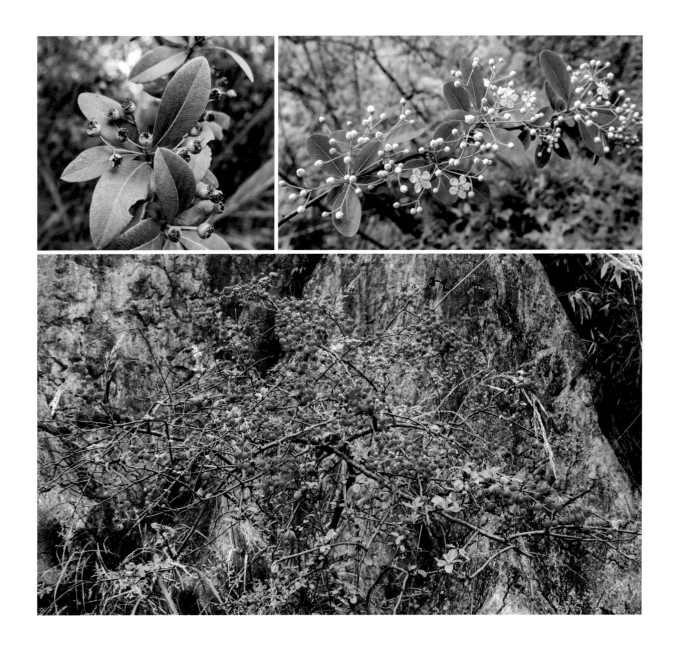

豆梨

【基原】为蔷薇科豆梨*Pyrus calleryana* Decne
的根皮、果实。

【别名】糖梨子、山沙梨、野梨。

【形态特征】乔木，高5~8 m。茎上通常有
刺。小枝粗壮，圆柱形，幼嫩时有茸毛，不久脱
落；二年生枝条灰褐色。冬芽三角卵形。叶片宽卵
形至卵形，稀长椭圆形，边缘有钝齿。伞形总状花
序，有花6~12朵；花白色。梨果球形，熟时黑褐
色，有斑点，果梗细长。花期4月，果期8~9月。

【分布】生于山坡或山谷林中。产于广西、广
东、福建、湖南、湖北、浙江、江苏、河南等地。

【性能主治】根皮味酸、涩，性寒。有清热解
毒、敛疮的作用。主治疮疡，疥癣。果味酸、涩，
性寒。有健脾消食、涩肠止痢的作用。主治饮食积
滞，泻痢。

【采收加工】根皮全年均可采收，挖出侧根，
剥取根皮，鲜用。8~9月果实成熟时采摘，晒干。

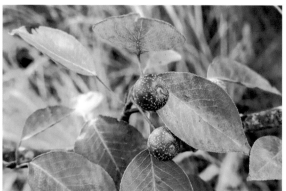

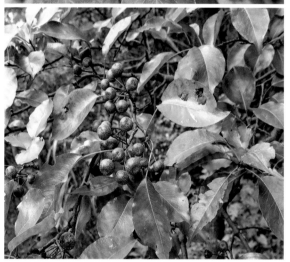

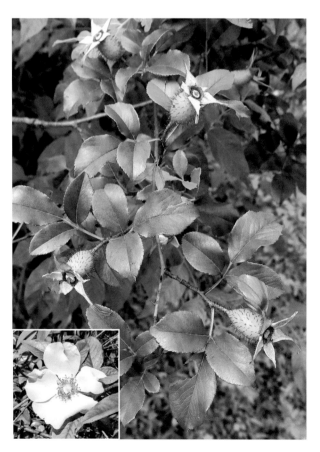

金樱子

【基原】为蔷薇科金樱子*Rosa laevigata*
Michx. 的成熟果实。

【别名】刺糖果、倒挂金钩、黄茶瓶。

【形态特征】攀缘灌木。小枝粗壮，有疏
钩刺，无毛，幼时被腺毛，老时逐渐脱落减少。
三出复叶；小叶革质，椭圆状卵形，边缘有细
齿。花单生于叶腋；花梗和萼筒密被腺毛；花瓣
白色，宽倒卵形，先端微凹。果梨形，熟时红褐
色，外密被刺毛。花期4~6月，果期7~11月。

【分布】生于山野、田边、灌木丛中的向
阳处。产于广西、广东、湖南、四川等地。

【性能主治】果实味酸、甘、涩，性平。
有固精缩尿、固崩止带、涩肠止泻的作用。主治
遗精滑精，遗尿尿频，崩漏带下，久泻久痢。

【采收加工】10~11月果实成熟变红时采
收，干燥。

粗叶悬钩子

【基原】为蔷薇科粗叶悬钩子*Rubus alceaefolius* Poir. 的根。

【别名】候罕、牛暗桐、大叶蛇泡簕。

【形态特征】攀缘灌木。枝被黄灰色至锈色茸毛状长柔毛，有稀疏皮刺。单叶；叶片近圆形或宽卵形，先端圆钝，基部心形，边缘不规则3~7浅裂。花成顶生狭圆锥花序或近总状，也成腋生头状花束，稀为单生；花瓣白色。果实近球形，熟时肉质，红色。花期7~9月，果期10~11月。

【分布】生于山坡、路旁、山谷林中。产于广西、广东、云南、贵州、湖南、福建、江苏等地。

【性能主治】根味苦、涩，性平。有清热利湿、止血、散瘀的作用。主治肝炎，痢疾，肠炎，乳腺炎，口腔炎，行军性血红蛋白尿，外伤出血，肝脾肿大，跌打损伤，风湿骨痛。

【采收加工】全年均可采收，洗净，晒干。

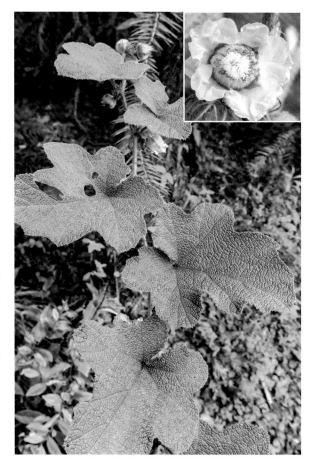

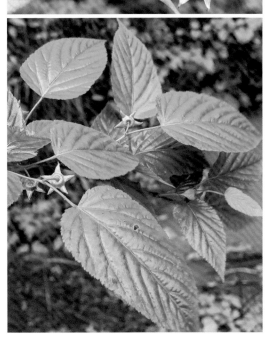

山莓

【基原】为蔷薇科山莓*Rubus corchorifolius* L. f. 的根和叶。

【别名】三角刺、五月泡、三月泡。

【形态特征】直立或披散灌木，高1~3 m。枝具皮刺。单叶；叶片卵形或卵状披针形，基部微心形，沿中脉疏生小皮刺，边缘不分裂或3裂，通常不育枝上的叶3裂，有不规则锐齿或重齿。花单生或少数生于短枝上，白色。果近球形或卵圆形。花期2~3月，果期4~6月。

【分布】生于阳坡草地、山谷、溪边、荒地。产于华东、中南、西南等地。

【性能主治】根味苦、涩，性平。有活血、止血、祛风利湿的作用。主治吐血，便血，痢疾，风湿关节痛，跌打损伤，月经不调，白带异常。叶味苦，性凉。有消肿解毒的作用。外用治痈疖肿毒。

【采收加工】秋季挖根，洗净，切片，晒干。春、秋季采叶，洗净，切碎，晒干。

茅莓

【基原】为蔷薇科茅莓*Rubus parvifolius* L. 的地上部分。

【别名】三月泡、铺地蛇。

【形态特征】落叶小灌木。茎被短毛，具倒生皮刺。奇数羽状复叶；小叶3~5片，顶端小叶较大，阔倒卵形或近圆形，边缘有不规则齿。伞房花序顶生或腋生，稀顶生花序成短总状，具花数朵至多朵，被柔毛和细刺；花瓣卵圆形或长圆形，粉红色至紫红色。聚合果球形，熟时红色。花期5~6月，果期7~8月。

【分布】生于路旁、山坡林下或荒野。产于广西、湖南、湖北、江苏、福建、江西、山西、山东、吉林等地。

【性能主治】地上部分味苦、涩，性微寒。有清热解毒、活血消肿、祛风湿的作用。主治跌打损伤，疮痈毒肿，风湿痹痛。

【采收加工】春、夏季花开时采割，除去杂质，晒干。

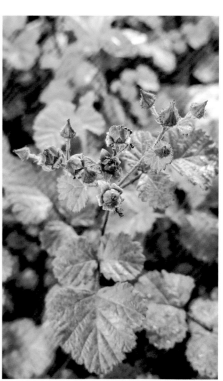

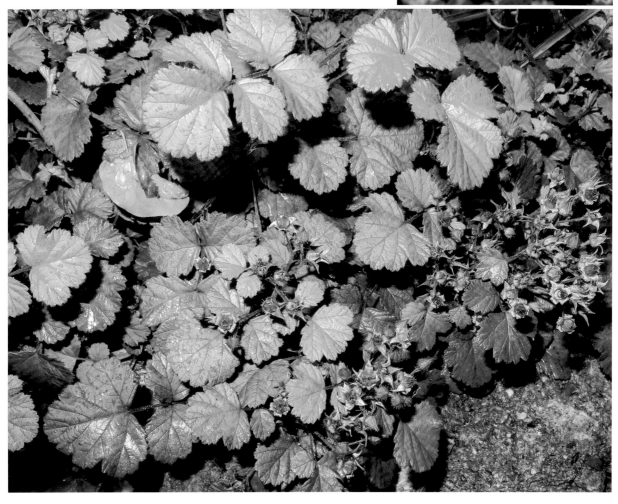

地榆

【基原】为蔷薇科地榆*Sanguisorba officinalis* L. 的根。

【别名】黄瓜香、玉札、山枣子。

【形态特征】多年生草本。根多呈纺锤形，表面棕褐色或褐色，横切面黄白色或紫红色。基生叶为羽状复叶；叶片卵形或长圆状卵形，基部心形至浅心形，边缘有粗大圆钝齿。穗状花序直立，椭圆形至卵球形，从花序顶端向下开放。果实包藏在宿存萼筒内，外面有斗棱。花果期7~10月。

【分布】生于山坡草地、灌木丛中及山地路旁。产于广西、云南、贵州、四川、西藏、江西、湖南、湖北、安徽、江苏、浙江、山东、山西等地。

【性能主治】根味苦、酸、涩，性微寒。有凉血止血、解毒敛疮的作用。主治便血，痔血，血痢，崩漏，水火烫伤，痈肿疮毒。

【采收加工】春季将发芽时或秋季植株枯萎后采挖，除去须根，洗净，晒干；或趁鲜切片，晒干。

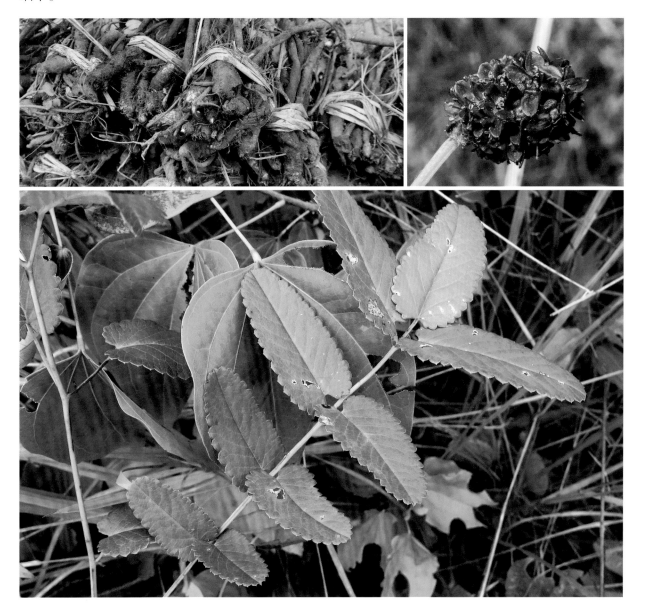

龙须藤

【基原】为苏木科龙须藤*Bauhinia championii* (Benth.) Benth. 的藤茎。

【别名】燕子尾、过岗龙。

【形态特征】攀缘灌木。藤茎圆柱形，稍扭曲，表面粗糙，横切面皮部棕红色，木质部浅棕色，有4~9圈深棕红色环纹，形似舞动的龙而得名。单叶互生；叶片卵形或心形。总状花序；花瓣白色，具瓣柄，瓣片匙形。荚果扁平，果瓣革质。花期6~10月，果期7~12月。

【分布】生于石山灌木丛中或山地林中。产于广西、广东、湖南等地。

【性能主治】藤茎味苦，性平。有祛风除湿、活血止痛、健脾理气的作用。主治风湿关节炎，跌打损伤，胃痛，痢疾，月经不调，老人病后虚弱，小儿疳积。

【采收加工】全年均可采收，鲜用或晒干。

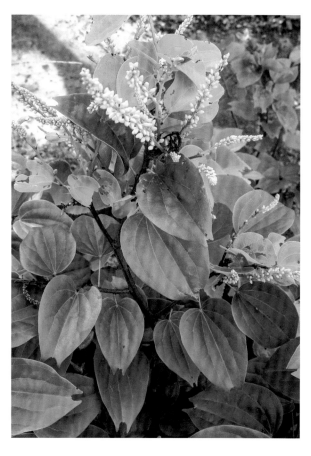

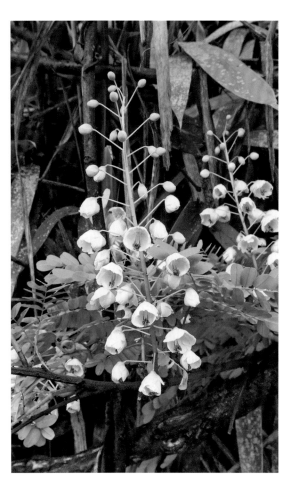

云实

【基原】为苏木科云实*Caesalpinia decapetala* (Roth) Alston 的根或茎。

【别名】铁场豆、马豆、阎王刺根。

【形态特征】木质藤本。树皮暗红色；枝、叶轴和花序均被柔毛和钩刺。二回羽状复叶，羽片3~10对，基部有1对刺；小叶8~12对，长圆形。总状花序顶生，具多花；花瓣黄色，膜质，圆形或倒卵形。荚果长圆状舌形，熟时栗褐色，先端具尖喙。花果期4~10月。

【分布】生于山坡灌木丛中、平原、山谷及河边。产于广西、广东、云南等地。

【性能主治】根或茎味苦、辛，性温。有解表散寒、祛风除湿的作用。主治感冒咳嗽，身痛，腰痛，喉痛，牙痛，跌打损伤，腹股沟溃疡，慢性气管炎。

【采收加工】全年均可采收，挖取根部，洗净，切片，晒干。

老虎刺

【基原】为苏木科老虎刺*Pterolobium punctatum* Hemsl. 的根。

【别名】倒爪刺、假虎刺、绣花针。

【形态特征】木质藤本或攀缘性灌木。小枝具下弯的短钩刺。羽片9~14对；小叶片19~30对，对生，狭长圆形。总状花序腋上生或于枝顶排列成圆锥状；花瓣稍长于萼，倒卵形，先端稍呈啮蚀状。荚果发育部分菱形，翅一边直，另一边弯曲。种子椭圆形。花期6~8月，果期9月至翌年1月。

【分布】生于山坡阳处、路旁。产于广西、广东、云南、贵州、四川、湖南、湖北等地。

【性能主治】根味苦、辛，性温。有消炎、解热、止痛的作用。主治黄疸型肝炎，胃痛，风湿关节炎，淋巴腺炎，急性结膜炎，牙周炎，咽喉炎。

【采收加工】全年均可采收，除去杂质，晒干。

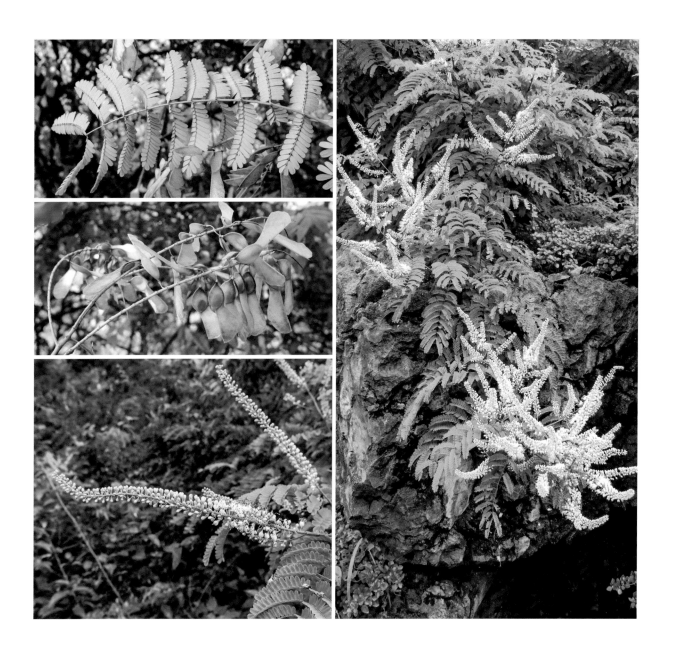

决明子

【基原】为苏木科决明*Senna tora* (L.) Roxb. 的成熟种子。

【别名】草决明、假绿豆、枕头子。

【形态特征】一年生半灌木状草本。叶柄上无腺体；叶轴上每对小叶间有1个棒状的腺体；小叶3对，膜质，倒卵形或倒卵状长椭圆形，先端圆钝而有小尖头。花腋生，通常2朵聚生；花瓣黄色，下面2片略长。荚果细，近四棱柱形，长达15 cm。种子菱形，光亮。花果期8~11月。

【分布】生于山坡、河边，或栽培。产于广西、广东、湖南、四川、安徽等地。

【性能主治】种子味甘、苦、咸，性微寒。有清热明目、润肠通便的作用。主治目赤涩痛，畏光多泪，目暗不明，头痛眩晕，大便秘结。

【采收加工】秋季采收成熟果实，晒干，除去杂质，留下种子。

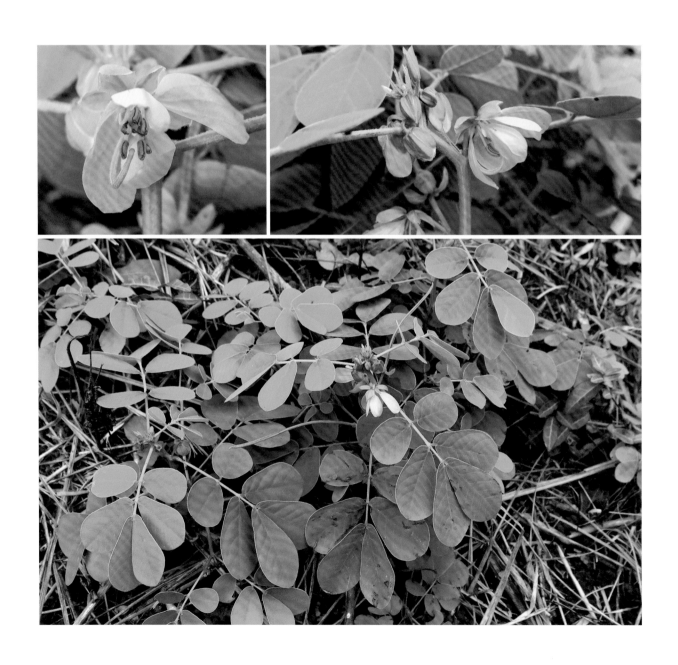

红花菜

【基原】为蝶形花科紫云英*Astragalus sinicus* L. 的全草。

【别名】米布袋、野蚕豆、荷花郎。

【形态特征】二年生草本。奇数羽状复叶，具7~13片小叶；小叶片倒卵形或椭圆形，先端钝圆或微凹，基部宽楔形，腹面散生白色柔毛。总状花序5~10朵花，伞形；花冠紫红色或橙黄色。荚果线状长圆形，具短喙，熟时黑色。种子肾形，栗褐色。花期2~6月，果期3~7月。

【分布】生于山坡、溪边及潮湿处。产于长江流域各省区，广西有栽培或逸生。

【性能主治】全草味甘、辛，性平。有清热解毒、祛风明目、凉血止血的作用。主治咽喉痛，风痰咳嗽，目赤肿痛，带状疱疹，疥癣，外伤出血，月经不调，带下，血小板减少性紫癜。

【采收加工】春、夏季采收，洗净，鲜用或晒干。

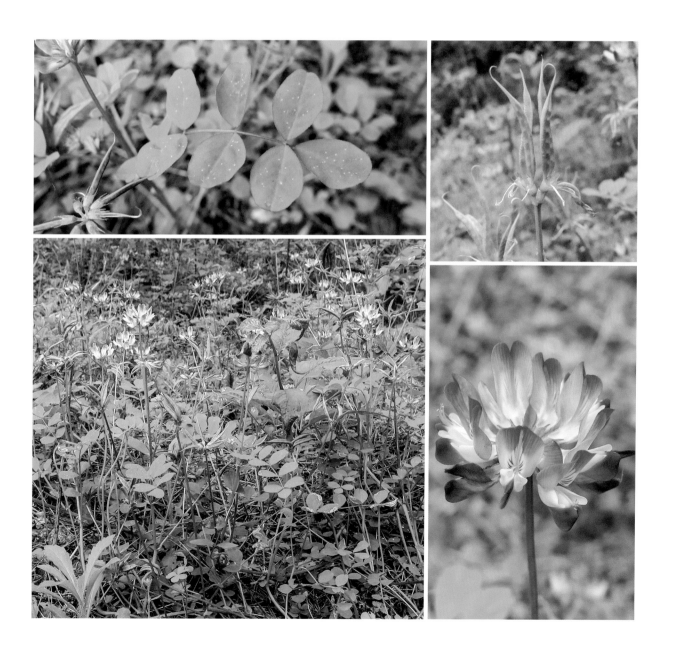

响铃豆

【基原】为蝶形花科响铃豆*Crotalaria albida* B. Heyne ex Roth 的根及全草。

【别名】小响铃、马口铃。

【形态特征】多年生直立草本。茎基部常木质，分枝细弱。叶片倒卵形、长圆状椭圆形或倒披针形，先端钝或圆，基部楔形。总状花序顶生或腋生，有花20~30朵；花冠淡黄色，旗瓣椭圆形，先端具束状柔毛。荚果短圆柱形，种子6~12粒。花果期5~12月。

【分布】生于路旁、荒地、山坡林下。产于广西、广东、云南、湖南、贵州、四川等地。

【性能主治】根及全草味苦、辛，性凉。有清热解毒、止咳平喘的作用。主治尿道炎，膀胱炎，肝炎，胃肠炎，痢疾，支气管炎，肺炎，哮喘；外用治痈肿疮毒，乳腺炎。

【采收加工】夏、秋季采收，洗净，切碎，晒干。

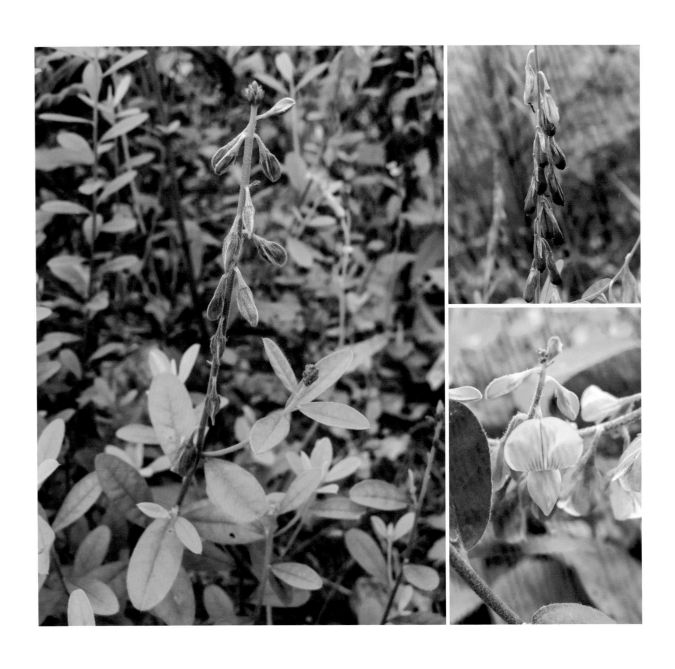

藤黄檀

【基原】为蝶形花科藤黄檀*Dalbergia hancei* Benth. 的根。

【别名】大香藤、降香。

【形态特征】藤本。小枝有时变钩状或旋扭。小叶3~6对，狭长圆或倒卵状长圆形。总状花序远较复叶短，数个总状花序常再集成腋生短圆锥花序；花冠绿白色，芳香。荚果扁平，长圆形或带状，基部收缩为细果颈，通常有1粒种子。种子肾形，极扁平。花期4~5月。

【分布】生于山坡灌木丛中或山谷溪旁。产于广西、广东、海南、贵州、四川、安徽、浙江、江西等地。

【性能主治】根味辛，性温。有理气止痛、舒筋活络、强壮筋骨的作用。主治胸胁痛，胃脘痛，腹痛，腰腿痛，关节痛，劳伤疼痛，跌打损伤。

【采收加工】夏、秋季采挖，洗净，切片，晒干。

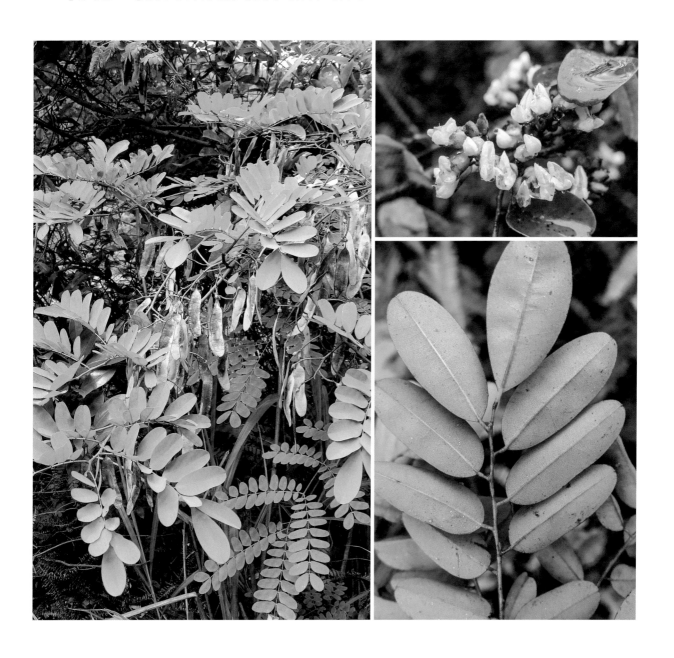

千斤拔

【基原】为蝶形花科千斤拔*Flemingia prostrata* Roxb. f. ex Roxb.或大叶千斤拔*F. macrophylla* (Willd.) Kuntze ex Prain的根。

【别名】蔓性千斤拔、掏马桩。

【形态特征】直立或披散半灌木。幼枝三棱柱状，密被灰褐色短柔毛。叶具指状3小叶；托叶线状披针形，有纵纹，被毛，先端细尖，宿存；小叶厚纸质，背面密生灰褐色柔毛。总状花序腋生；花密生；花冠紫红色。荚果椭圆状，被短柔毛。种子2粒，近圆球形，黑色。花果期夏秋季。

【分布】生于平地旷野或山坡草丛中。产于广西、广东、云南、海南、湖南、贵州、四川、湖北、江西、福建、台湾。

【性能主治】根味甘、微涩，性平。有祛风利湿、强筋壮骨、消瘀解毒的作用。主治风湿痹痛，腰腿痛，腰肌劳损，白带异常，慢性肾炎，痈肿，跌打损伤。

【采收加工】秋季采挖，洗净切片晒干，也可鲜用。

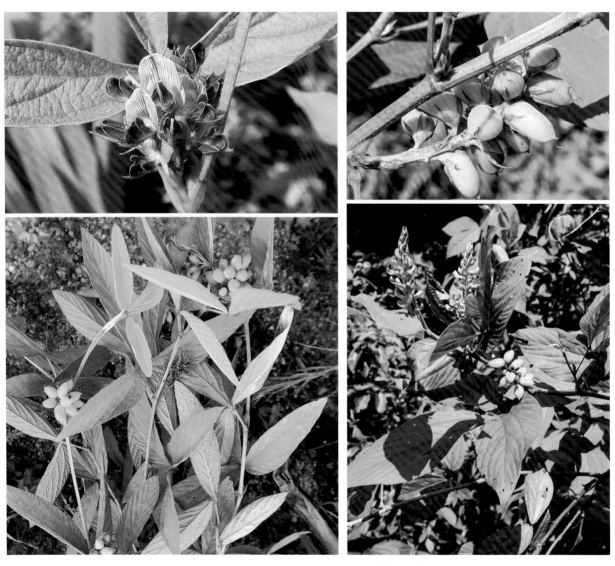

千斤拔 *F. prostrata*　　　　　　　　　　　　　　大叶千斤拔 *F. macrophylla*

鸡眼草

【基原】为蝶形花科鸡眼草*Kummerowia striata* (Thunb.) Schindl. 的全草。

【别名】人字草、三叶人字草、夜关门。

【形态特征】宿根草本。茎披散或平卧，多分枝，被倒生的白色细毛。三出羽状复叶；小叶全缘，两面沿中脉及边缘有白色粗毛。花小，单生或2~3朵簇生于叶腋；花冠粉红色或紫色。荚果圆形或倒卵形，稍侧扁，先端短尖，被小柔毛。花期7~9月，果期8~10月。

【分布】生于路旁、田里、林中及山坡草地。产于西南、东北、华北、华东、中南等省区。

【性能主治】全草味甘、辛、微苦，性平。有清热解毒、健脾利湿、活血止血的作用。主治感冒发热，暑湿吐泻，黄疸，痈疮，痢疾，血淋，鼻出血，跌打损伤，赤白带下。

【采收加工】7~8月采收，鲜用或晒干。

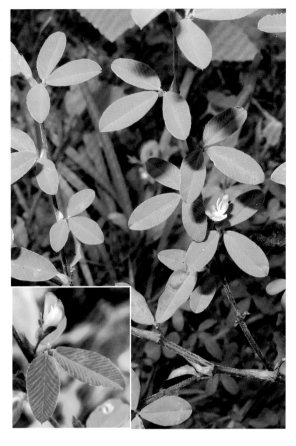

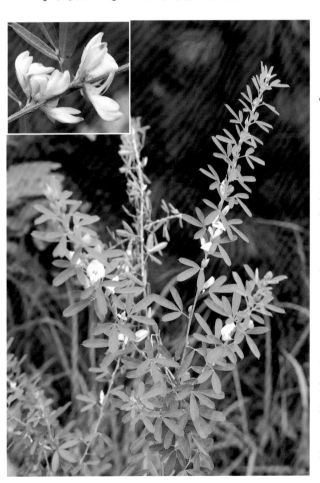

铁扫帚

【基原】为蝶形花科截叶铁扫帚*Lespedeza cuneata* (Dum. Cours.) G. Don 的地上部分。

【别名】夜关门、苍蝇翼、铁马鞭。

【形态特征】小灌木。茎直立或斜升，被毛，上部分枝。叶密集；小叶楔形或线状楔形，先端近截形，具短尖，基部楔形，腹面近无毛，背面密被白色伏毛。总状花序腋生；花淡黄色或白色。荚果宽卵形或近球形，被伏毛。花期7~8月，果期9~10月。

【分布】生于草地、荒地或路旁阳处。产于广西、广东、云南、湖南、山东等地。

【性能主治】干燥地上部分味苦、辛，性凉。有补肝肾、益肺阴、散瘀消肿的作用。主治遗精，遗尿，白浊，哮喘，胃痛，劳伤，小儿疳积，泻痢，跌打损伤，视力减退，目赤，乳痈。

【采收加工】夏、秋季采挖，洗净，切碎，晒干。

葛根

【基原】为蝶形花科葛*Pueraria montana* (Lour.) Merr. var. *lobata* (Willd.) Maesen et S. M. Almeida ex Sanjappa et Predeep 的根。

【别名】葛藤、五层风。

【形态特征】粗壮藤本。块根肥厚，全株被黄色长硬毛。三出复叶；顶生小叶全缘或2~3浅裂，两面被淡黄色硬伏毛。总状花序；花紫色，旗瓣倒卵形，基部有2耳及1个黄色硬痂状附属体，翼瓣镰状，龙骨瓣镰状长圆形。荚果狭长椭圆形，被黄色长硬毛。花期9~10月，果期11~12月。

【分布】生于山地疏林或密林中。产于我国南北各地，除新疆、青海及西藏外，几乎遍布全国。

【性能主治】根味甘、辛，性凉。有解肌退热、生津止渴、透疹、升阳止泻、通经活络、解酒毒的作用。主治外感发热头痛，项背强痛，口渴，消渴，麻疹不透，热痢，泄泻，眩晕头痛，中风偏瘫，胸痹心痛，酒毒伤中。

【采收加工】秋、冬季采挖，趁鲜切成厚片或小块，晒干。

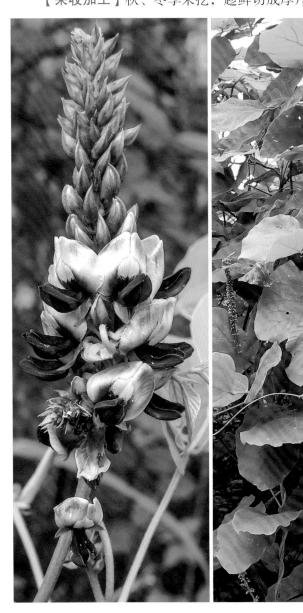
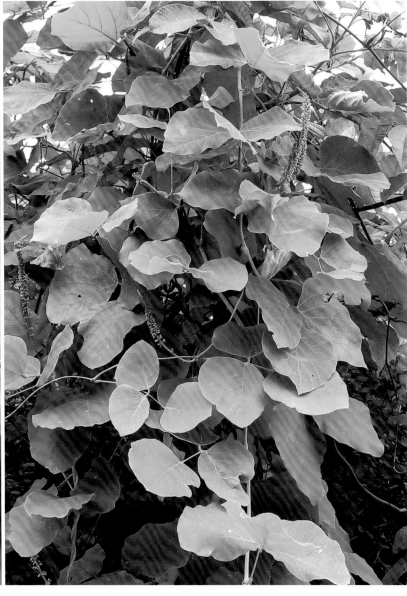

鹿藿

【基原】为蝶形花科鹿藿*Rhynchosia volubilis* Lour. 的根、茎叶。

【别名】鹿豆、荳豆、野绿豆。

【形态特征】缠绕草质藤本。全株各部多少被灰色至淡黄色柔毛。叶为羽状或有时近指状3小叶；顶生小叶菱形或倒卵状菱形。总状花序1~3个腋生；花冠黄色，旗瓣近圆形，有宽而内弯的耳，冀瓣倒卵状长圆形，基部一侧具长耳，龙骨瓣具喙。荚果长圆形。花期5~8月，果期9~12月。

【分布】生于山坡、路旁、草丛中。产于广西、广东、贵州、湖南、福建、四川等地。

【性能主治】根味苦，性平。有活血止痛、解毒、消积的作用。主治妇女痛经，瘰疬，疖肿，小儿疳积。茎叶味苦、酸，性平。有祛风除湿、活血、解毒的作用。主治风湿痹痛，头痛，牙痛，腰脊疼痛，瘀血腹痛，产褥热，瘰疬，痈肿疮毒，跌打损伤，烧烫伤。

【采收加工】秋季挖根，去泥土，洗净，鲜用或晒干。5~6月采收茎叶，鲜用或晒干。

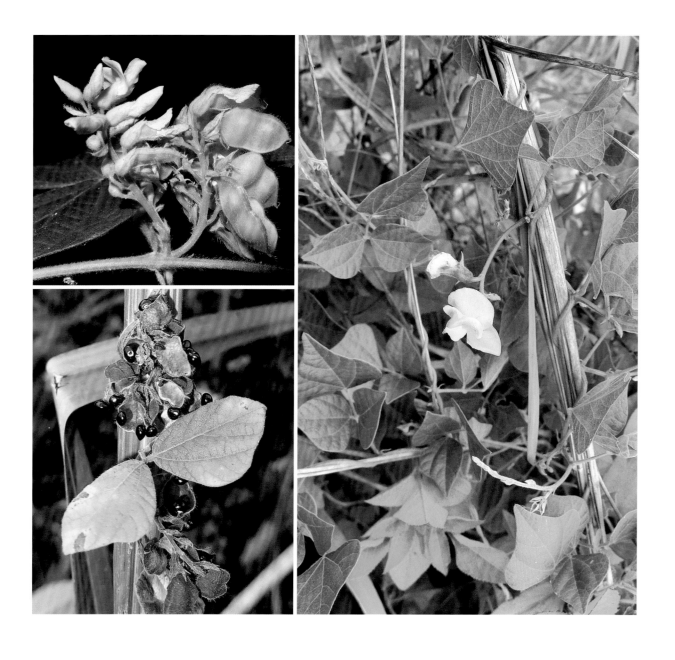

狐狸尾

【基原】为蝶形花科狸尾豆*Uraria lagopodioides* (L.) Desv. ex DC. 的全草。

【别名】兔尾草、狸尾草。

【形态特征】平卧或斜升草本。花枝直立或斜举，被短柔毛。复叶多为3小叶；托叶三角形，先端尾尖，被灰黄色长柔毛和缘毛；顶生小叶近圆形或椭圆形；侧生小叶较小。总状花序顶生，花排列紧密；花冠淡紫色。荚果有1~2个荚节，包藏于萼内，黑褐色，略有光泽。花果期8~10月。

【分布】生于山野坡地、灌木丛中。产于广西、广东、云南、贵州、湖南、福建、江西等地。

【性能主治】全草味甘、淡，性平。有清热解毒、散结消肿、利水通淋的作用。主治感冒，小儿肺炎，腹痛泄泻，瘰疬，痈疮肿毒，砂淋尿血，毒蛇咬伤。

【采收加工】夏、秋季采收全草，洗净，鲜用或晒干。

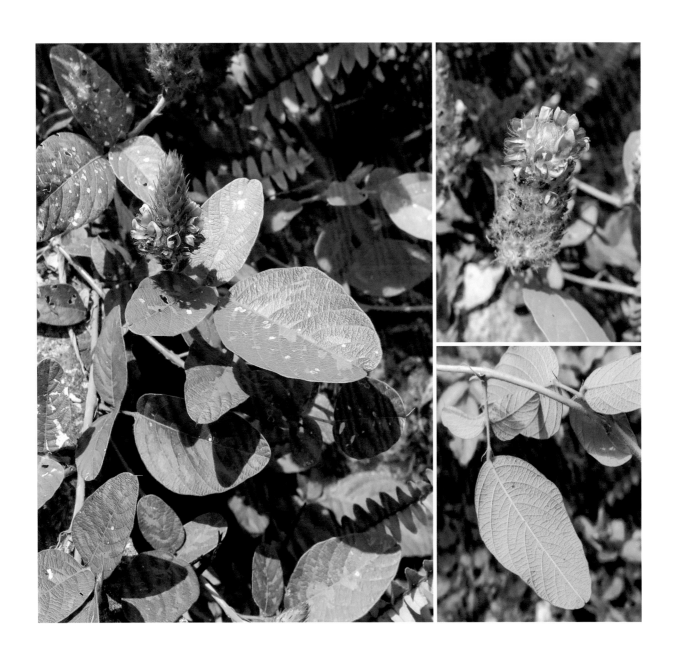

枫香树

【基原】为金缕梅科枫香树*Liquidambar formosana* Hance 的果序、树脂。

【别名】九孔子、白胶香。

【形态特征】落叶乔木，树脂有芳香气味。单叶互生，掌状3裂，叶色有明显的季相变化，通常初冬变黄色，至翌年春季落叶前变红。雄性短穗状花序常多个排成总状，雄蕊多数，花丝不等长；雌性花序头状，花序梗长3~6 cm；花柱长6~10 mm，先端常卷曲。果序头状，木质。花期3~4月，果期9~10月。

【分布】生于山坡疏林中、村边路旁。产于我国秦岭及淮河以南各省区，南起广西、广东，东至台湾，西至四川、云南及西藏，北至河南、山东。

【性能主治】果序味苦，性平。有祛风活络、利水通经的作用。主治关节痹痛，水肿胀满，闭经。树脂味辛、微苦，性平。有活血止痛、解毒、生肌、凉血的作用。主治跌打损伤，痈疽肿痛，吐血，外伤出血。

【采收加工】果序冬季果实成熟后采收，除去杂质，晒干。树脂于7~8月割裂树干，使树脂流出，10月至翌年4月采收，阴干。

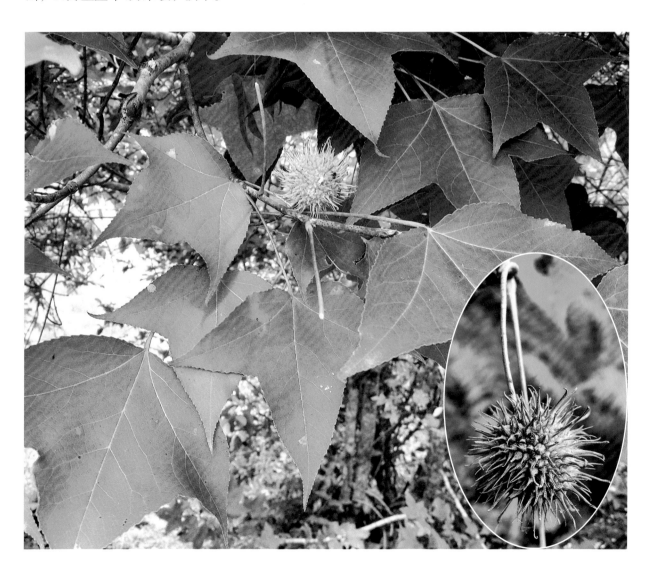

楮实子

【基原】为桑科构树*Broussonetia papyrifera* (L.) L' Her. ex Vent. 的成熟果实。

【别名】谷木、楮树。

【形态特征】乔木。枝粗而直；小枝密生柔毛。叶片广卵形至长椭圆状卵形，边缘具粗齿，不裂或3~5裂，幼树叶常有明显分裂，腹面粗糙且疏生糙毛，背面密被茸毛。花雌雄异株，雄花序为柔荑花序，雌花序为球形头状。聚花果熟时橙红色，肉质。花期4~5月，果期6~7月。

【分布】生于石灰岩山地，栽于村旁、田园。产于中国南北各地。

【性能主治】成熟果实味甘，性寒。有明目、补肾、强筋骨、利尿的作用。主治腰膝酸软，肾虚目昏，阳痿。

【采收加工】秋季果实成熟时采收，洗净，晒干，除去灰白色膜状宿萼和杂质。

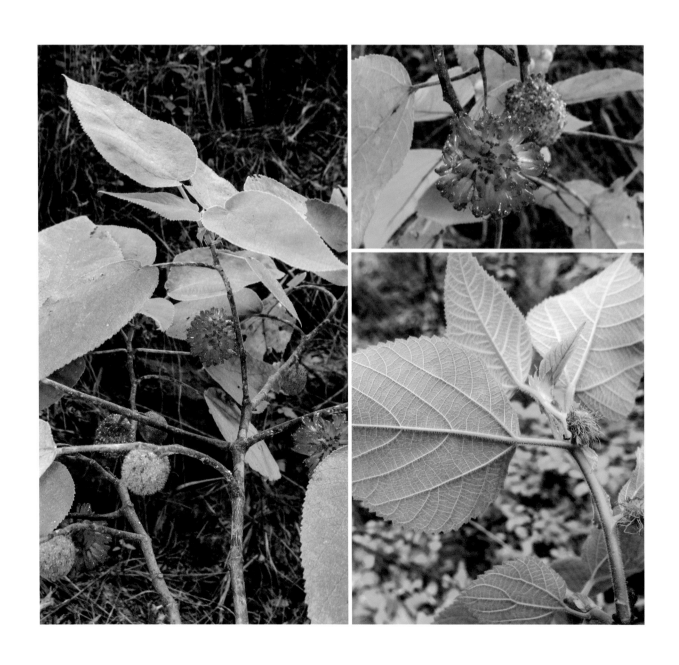

奶汁树

【基原】为桑科台湾榕*Ficus formosana* Maxim. 的根、叶。

【别名】水牛奶、下乳草、山沉香。

【形态特征】灌木，高1.5~3 m。叶片膜质，倒披针形，长4~11 cm，宽1.5~3.5 cm，中部以下渐窄，全缘或在中部以上有疏钝齿裂。榕果单生于叶腋，卵状球形，直径6~9 mm，熟时绿中带红色，表面光滑，顶部脐状突起，基部收缩为纤细短柄。花期4~7月。

【分布】生于山地疏林、路旁溪边湿润处。产于广西、广东、海南、贵州、湖南、福建、台湾、浙江等地。

【性能主治】根和叶味甘、微涩，性平。有活血补血、催乳、祛风利湿、清热解毒的作用。主治月经不调，产后或病后虚弱，乳汁不下，风湿痹痛，跌打损伤，毒蛇咬伤，尿路感染。

【采收加工】全年均可采收，鲜用或晒干。

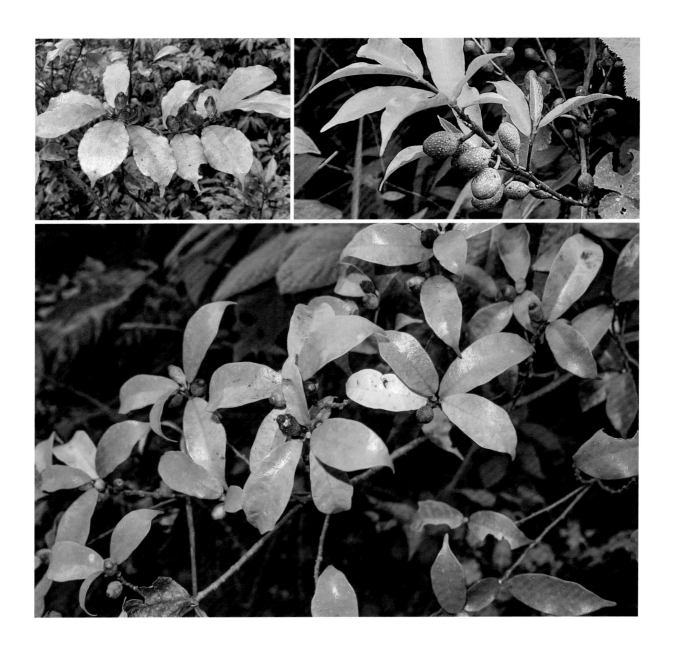

木馒头

【基原】为桑科薜荔*Ficus pumila* L. 的果实。

【别名】凉粉果、王不留行、爬山虎。

【形态特征】常绿攀缘灌木。叶二型；不结果枝上的叶小而薄，叶片卵状心形；结果枝上的叶较大，叶片卵状椭圆形。榕果单生于叶腋，瘿花果梨形；雌花果近球形，长4~8 cm，直径3~5 cm，顶部截平，略具短钝头或为脐状突起，内生众多细小的黄棕色圆球状瘦果。花期5~6月，果期9~10月。

【分布】生于石灰岩山坡上或寄生于其他树上。产于广西、广东、云南东南部、贵州、四川、湖南、福建、台湾、江西、安徽、江苏、浙江、陕西。

【性能主治】果实味甘，性平。有补肾固精、活血、催乳的作用。主治遗精，阳痿，乳汁不通，闭经。

【采收加工】秋季采收将熟的果实，剪去果梗，投入沸水中浸泡，鲜用或晒干。

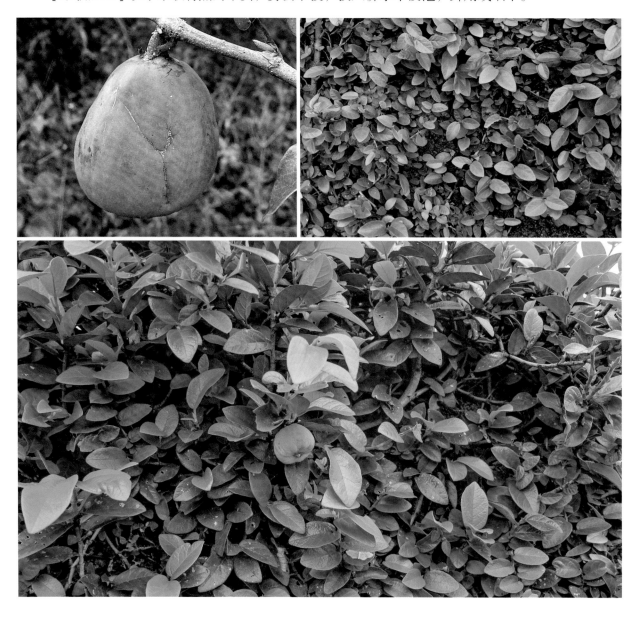

斜叶榕

【基原】为桑科斜叶榕*Ficus tinctoria* G. Forst. subsp. *gibbosa* (Blume) Corner 的树皮。

【形态特征】小乔木，幼时多附生。叶片长4~17 cm，宽3~6 cm，全缘或中部以上疏生粗齿，先端急尖或渐尖，基部偏斜，不等大椭圆形至卵状椭圆形。榕果球形或球状梨形，单生或成对腋生，疏生小瘤体。花果期冬季至翌年6月。

【分布】生于路旁、山坡、山谷疏林下或湿润岩石上。产于广西、海南、台湾、福建、贵州、云南、西藏等地。

【性能主治】树皮味苦，性寒。有清热利湿、解毒的作用。主治感冒，高热惊厥，泄泻，痢疾，目赤肿痛。

【采收加工】全年均可采收，鲜用或晒干。

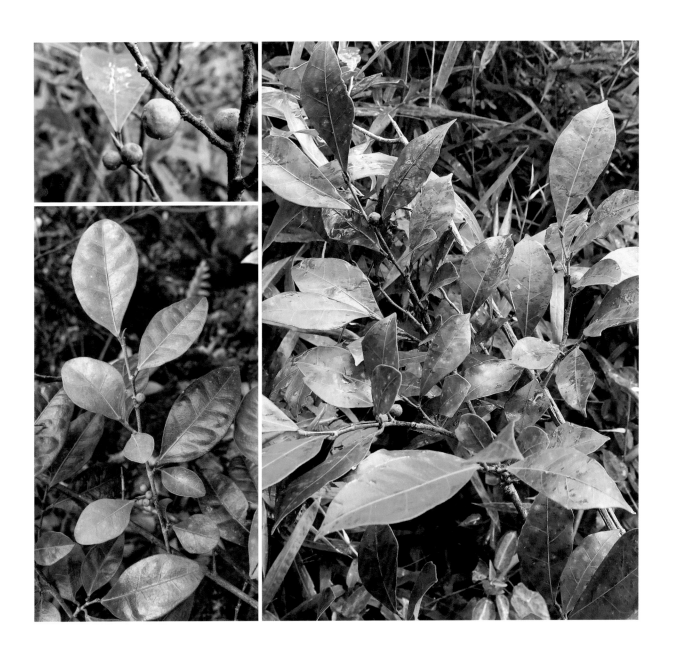

变叶榕

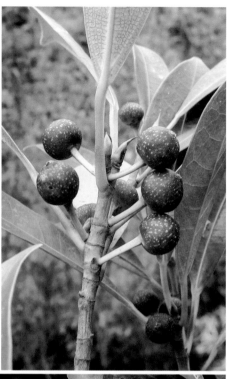

【基原】为桑科变叶榕*Ficus variolosa* Lindl. ex Benth. 的根。

【别名】山牛奶、假岑榕。

【形态特征】灌木或小乔木。叶片薄革质，长5~12 cm，宽1.5~4 cm，狭椭圆形至椭圆状披针形，先端钝或钝尖，基部楔形，全缘，侧脉2~15条，与中脉略成直角展出，两面无毛。榕果成对或单生于叶腋，球形，直径约10 cm，表面有瘤体，基部有苞片。瘦果表面有瘤体。花期12月至翌年6月。

【分布】生于山地、溪边林下潮湿处。产于广西、广东、贵州、云南、湖南、江西等地。

【性能主治】根味微苦、辛，性微温。有祛风除湿、活血止痛的作用。主治风湿痹痛，胃痛，疖肿，跌打损伤。

【采收加工】全年均可采挖，剥取根皮，鲜用或晒干。

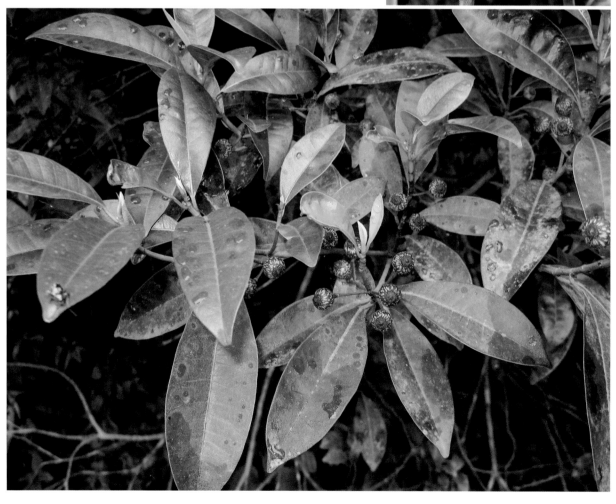

糯米藤

【基原】为荨麻科糯米团 *Gonostegia hirta* (Blume ex Hassk.) Miq. 的全草。

【别名】猪粥菜、拉粘草。

【形态特征】多年草本。茎蔓生、铺地或渐升，上部四棱形。叶对生；叶片狭卵形至披针形，全缘。雌雄异株，团伞花序腋生，直径2~9 mm；雄花花蕾呈陀螺状；雌花花被菱状狭卵形，果期呈卵形，有10条纵肋。瘦果卵球形，宿存花被无翅。花期5~9月，花期8~9月。

【分布】生于山坡灌木丛中、沟边草地。产于广西、广东、云南、河南、陕西等地。

【性能主治】全草味甘、苦，性凉。有清热解毒、止血、健脾的作用。主治疔疮，痈肿，瘰疬，痢疾，白带异常，小儿疳积，吐血，外伤出血。

【采收加工】全年均可采收，鲜用或晒干。

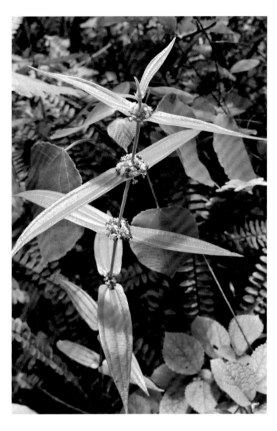

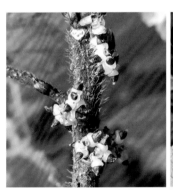
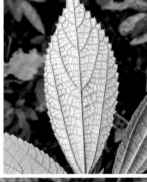
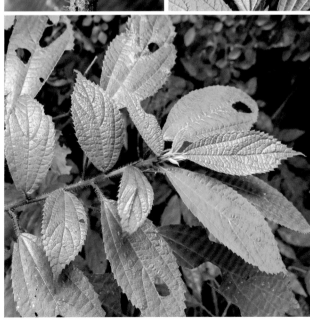

紫麻

【基原】为荨麻科紫麻 *Oreocnide frutescens* (Thunb.) Miq. 的全株。

【别名】小麻叶、火麻条。

【形态特征】灌木，高1~3 m。叶常生于枝上部；叶片卵形、狭卵形、稀倒卵形，长3~15 cm，宽1.5~6 cm。花序生于上年生枝和老枝上，几无梗，呈簇生状。瘦果卵球状，两侧稍扁；肉质花托浅盘状，围以果的基部，熟时则常增大呈壳斗状，包围着果的大部分。花期3~5月，果期6~10月。

【分布】生于山谷、溪边、林缘半阴湿处。产于华南、湖南、浙江、江西、福建、台湾、湖北、西南及陕西等地。

【性能主治】全草味甘，性凉。有行气、活血的作用。主治跌打损伤，牙痛，小儿麻疹发热。

【采收加工】夏、秋季采收，洗净，鲜用或晒干。

葎草

【基原】为大麻科葎草*Humulus scandens* (Lour.) Merr. 的全草。

【别名】拉拉秧、拉拉藤、五爪龙。

【形态特征】多年生蔓生草本。茎枝和叶柄具倒钩刺毛，茎喜缠绕其他植物生长。单叶对生，掌状3~7裂，表面粗糙，背面有柔毛和黄色腺体，边缘具粗齿。雌雄异株，雌花为球状的穗状花序，雄花成圆锥状柔荑花序；花黄绿色，细小。瘦果成熟时露出苞片外。花期5~10月。

【分布】生于沟边、荒地、废墟或林缘边。我国南北各省区均有分布。

【性能主治】全草味甘、苦，性寒，有清热解毒、利尿消肿的作用。主治肺热咳嗽，虚热烦渴，热淋，水肿，小便不利，热毒疮疡，皮肤瘙痒。

【采收加工】夏、秋季采收，除去杂质，晒干。

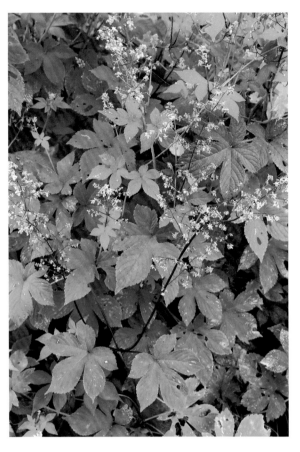

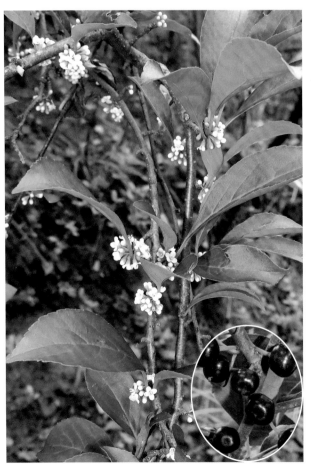

满树星

【基原】为冬青科满树星*Ilex aculeolata* Nakai 的根皮或叶。

【别名】小百解、鼠李冬青、青心木。

【形态特征】落叶灌木。具长枝和缩短枝，当年生枝和叶均被小刺。叶片膜质或薄纸质，倒卵形，基部楔形且渐尖，边缘具齿。花序单生于长枝的叶腋内或短枝顶部的鳞片腋内，花白色；雄花序少数簇生，假簇生；雌花序单生。果球形，具短梗，熟时黑色，果核4粒。花期4~5月，果期6~9月。

【分布】生于常绿阔叶林山坡上。产于广西、广东、贵州、湖南、浙江等地。

【性能主治】根皮或叶味微苦、甘，性凉。有清热解毒、止咳化痰的作用。主治感冒咳嗽，牙痛，烫伤。

【采收加工】冬季挖根，剥取根皮，晒干；夏、秋季采叶，晒干。

毛冬青

【基原】为冬青科毛冬青*Ilex pubescens* Hook. et Arn. 的根。

【别名】大百解、百解兜。

【形态特征】常绿灌木或小乔木。小枝近四棱形，幼枝、叶片、叶柄和花序密被长硬毛。叶片纸质或膜质，椭圆形或长卵形，边缘具疏而尖的细齿或近全缘。花序簇生于1~2年生枝的叶腋，花粉红色。果小，簇生，熟后红色；果核6~7粒。花期4~5月，果期8~11月。

【分布】生于山坡林中或林缘、灌木丛中和草丛中。产于广西、广东、贵州、湖南、浙江、安徽、福建、台湾、江西、海南。

【性能主治】根味苦、涩，性寒。有凉血、活血、通脉、消炎解毒的作用。主治血栓闭塞性脉管炎，冠状动脉硬化性心脏病，烧烫伤。

【采收加工】全年均可采收，切片，晒干。

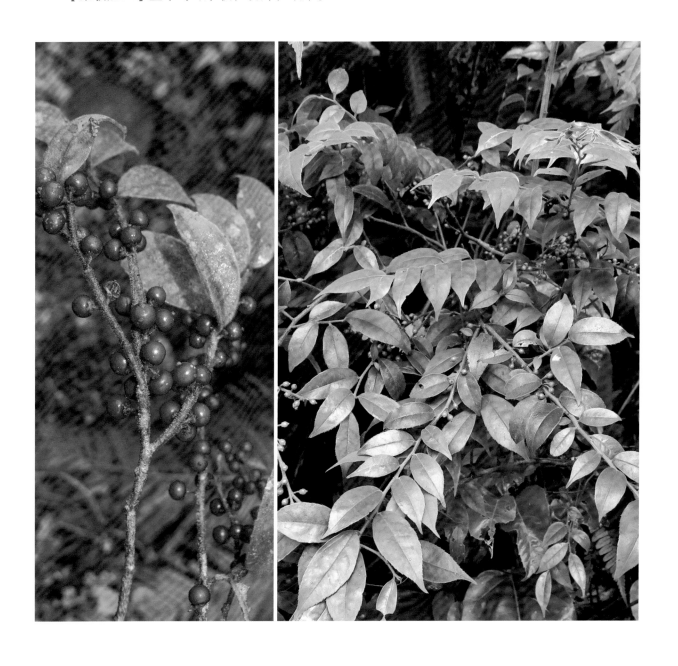

救必应

【基原】为冬青科铁冬青*Ilex rotunda* Thunb. 的树皮。

【别名】过山风、白银木、熊胆木。

【形态特征】常绿灌木或乔木，高5~15 m。树皮淡灰色，嫩枝红褐色。枝叶均无毛。小枝圆柱形，较老枝具纵裂缝；叶痕倒卵形或三角形，稍隆起。单叶互生；叶片薄革质，卵形至椭圆形。聚伞花序单生于当年枝上；花绿白色。核果球形，熟时红色。花期4月，果期8~12月。

【分布】生于山坡林中或林缘、溪边。产于广西、广东、云南、湖南、福建、台湾、安徽、江苏、浙江、江西。

【性能主治】树皮味苦，性寒。有清热解毒、利湿止痛的作用。主治感冒，扁桃体炎，咽喉肿痛，急性胃肠炎，风湿骨痛；外用治痈疖疮疡，跌打损伤。

【采收加工】全年均可采收，刮去外层粗皮，切碎，鲜用或晒干。

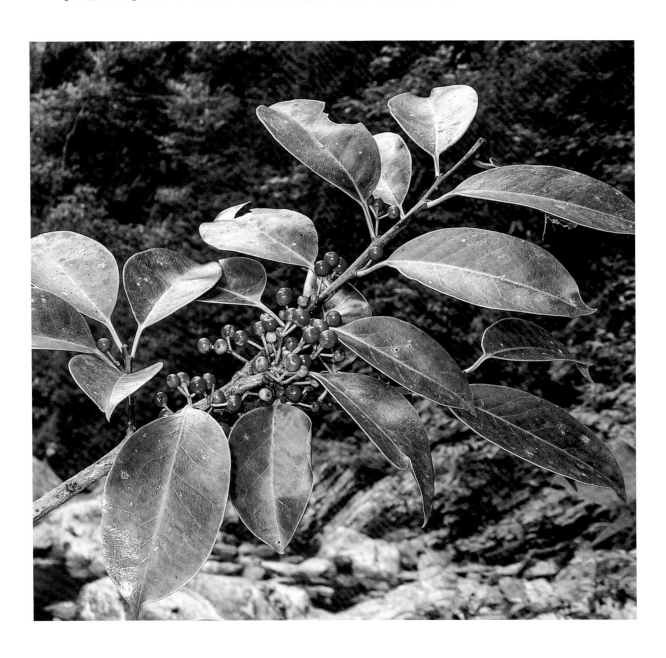

雷公藤

【基原】为卫矛科雷公藤*Tripterygium wilfordii* Hook. f. 的根、茎。

【别名】黄藤、黄腊藤、菜虫药。

【形态特征】藤本灌木。小枝棕红色。叶片椭圆形、倒卵椭圆形、长方椭圆形或卵形，先端急尖或短渐尖，基部阔楔形或圆形，边缘有细齿。圆锥聚伞花序较窄小，通常有3~5分枝；花序、分枝及小花梗均被锈色毛；花白色。翅果长圆状，中央果体较大。花期7~8月，果期9~10月。

【分布】生于山坡、山谷林内阴湿处。产于广西、广东、湖南、江西、安徽、福建等地。

【性能主治】根、茎味苦，性辛；有大毒。有祛风除湿、活血通络、杀虫解毒的作用。主治类风湿性关节炎，肾病综合征，红斑狼疮，白塞病，银屑病，麻风病，顽癣。

【采收加工】夏、秋季挖取根，洗净，晒干。

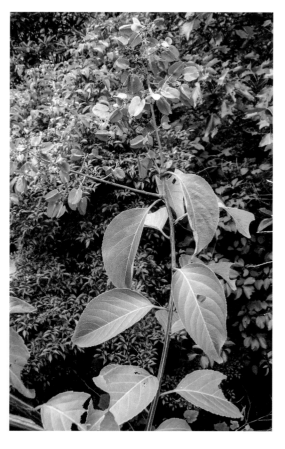

甜果藤

【基原】为茶茱萸科定心藤*Mappianthus iodoides* Hand.-Mazz. 的根、藤茎。

【别名】铜钻、黄九牛、黄马胎。

【形态特征】木质藤本。茎具灰白色皮孔，断面淡黄色，木质部导管非常明显；幼茎具棱，被黄褐色糙伏毛。叶片长椭圆形，稀披针形，网脉明显，呈蜂窝状。花雌雄异株，聚伞花序短而少花；花冠黄色。核果熟时橙黄色至橙红色，具宿存萼片。花期4~7月，果期7~11月。

【分布】生于疏林、灌木丛及沟谷中。产于广西、广东、云南、贵州、湖南、福建等地。

【性能主治】根、藤茎味微苦、涩，性平。有活血调经、祛风除湿的作用。主治月经不调，痛经，闭经，跌打损伤，外伤出血，风湿痹痛，腰膝酸痛。

【采收加工】冬季挖取根部或割下藤茎，切片，晒干。

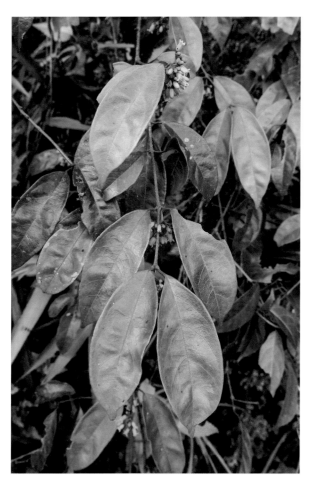

杉寄生

【基原】为桑寄生科鞘花 *Macrosolen cochinchinensis* (Lour.) Tiegh. 的茎枝、叶。

【别名】龙眼寄生、樟木寄生。

【形态特征】灌木，高0.5~1.3 m。寄生于杉树或其他植物上，全株无毛。小枝灰色，具皮孔。叶片革质，阔椭圆形至披针形，先端急尖或渐尖，羽状叶脉，中脉在背面隆起。总状花序，具花4~8朵；花冠橙色，冠管膨胀，具6棱。果近球形，熟时橙色，果皮平滑。花期2~6月，果期5~8月。

【分布】生于疏林、灌木丛及沟谷中。产于广西、广东、云南、贵州、四川、福建、西藏。

【性能主治】茎枝味苦，性平。有祛风湿、补肝肾、活血止痛、止咳的作用。主治风湿痹痛，腰膝酸痛，头晕目眩，脱发，痔疮肿痛，咳嗽，咳血，跌打损伤。叶有祛风解表、利水消肿的作用。主治感冒发热，水肿。

【采收加工】全年均可采收，鲜用或晒干。

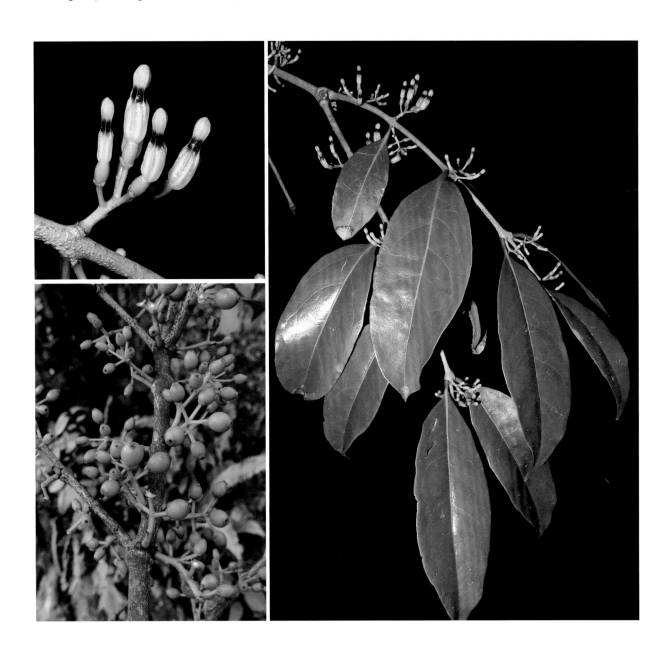

红花寄生

【基原】为桑寄生科红花寄生*Scurrula parasitica* L. 的枝叶。

【别名】小叶寄生、黄皮寄生、桃树寄生。

【形态特征】灌木，高0.5~1 m。成长枝和叶均无毛。叶对生或近对生；叶片厚纸质，卵形至长卵形，侧脉两面均明显。总状花序具密集的花3~5朵；花红色，花冠长2~2.5 cm，稍弯，裂片披针形。果梨形，平滑。花果期10月至翌年1月。

【分布】生于丘陵或山地常绿阔叶林中，常寄生于桃、沙田柚、黄皮、橘、桂花或大戟科、山茶科等多种植物上。产于广西、广东、云南、四川、贵州等地。

【性能主治】枝叶味辛、苦，性平。有祛风湿、强筋骨、活血解毒的作用。主治风湿痹痛，腰膝酸痛，跌打损伤，疮疡肿毒。

【采收加工】全年均可采收，切片，晒干。

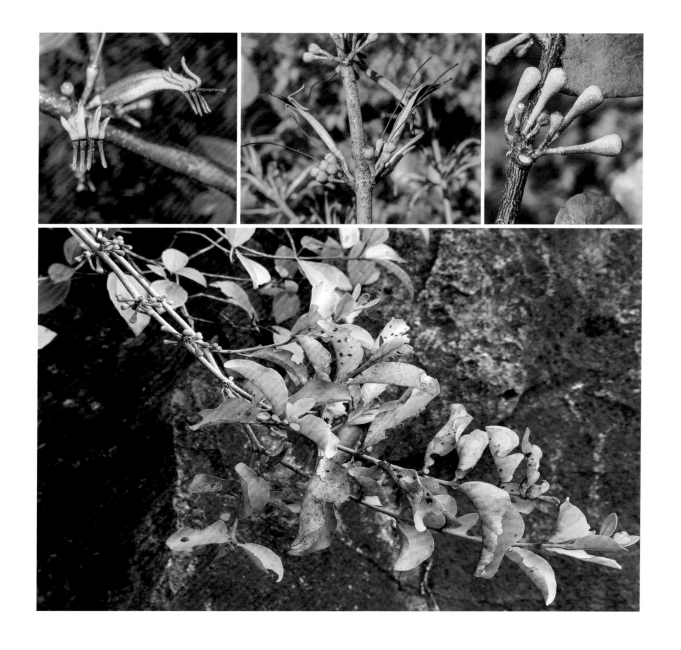

桑寄生

【基原】为桑寄生科广寄生*Taxillus chinensis* (DC) Danser 的带叶茎枝。

【别名】寄生茶、桃树寄生。

【形态特征】灌木，高0.5~1 m。嫩枝和花序均被锈色星状毛。叶对生或近对生；叶片厚纸质，两面无毛，卵形至长卵形。伞形花序通常1~2个腋生，具花1~4朵，通常2朵；花褐色，开花时花冠顶部4裂，裂片匙形。果椭圆状，密生小瘤体，熟时浅黄色。花果期4月至翌年1月。

【分布】生于丘陵或低山常绿阔叶林中，寄生于杨桃、榕树、油桐、油茶、荔枝、桃或马尾松等多种植物上。产于广西、广东、福建等地。

【性能主治】带叶茎枝味苦、甘，性平。有补肝肾、强筋骨、祛风湿、安胎的作用。主治风湿痹痛，腰膝酸软，筋骨无力，崩漏经多，妊娠漏血，胎动不安，高血压。

【采收加工】冬季至翌年春季采割，除去粗茎，切段，干燥或蒸后干燥。

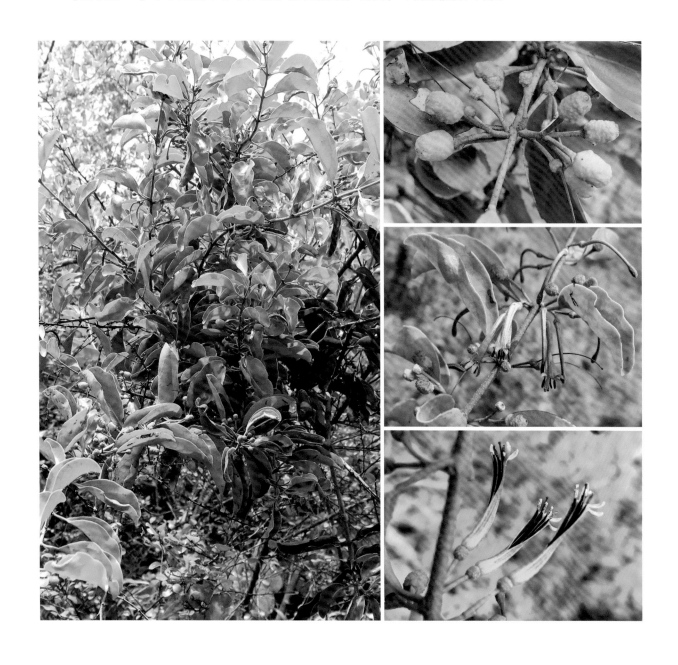

大苞寄生

【基原】为桑寄生科大苞寄生*Tolypanthus maclurei* (Merr.) Danser 的带叶茎枝。

【别名】油茶寄生、椭榆寄生、大萼桑寄生。

【形态特征】灌木，高0.5~1 m。枝条披散状，嫩枝被黄褐色星状毛。叶片长圆形或长卵形，互生或近对生，或3~4片簇生于短枝上。密簇聚伞花序腋生，具花3~5朵；苞片大，长卵形，离生，淡红色；花冠红色或橙色；冠管上半部膨胀，具5条纵棱，纵棱之间具横皱纹。果椭圆形。花期4~7月，果期8~10月。

【分布】生于山地林中，寄生于油茶、柿、紫薇或杜鹃属、杜英属、冬青属等植物上。产于广西、广东、贵州、湖南、江西、福建等地。

【性能主治】带叶茎枝味苦、甘，性微温。有补肝肾、强筋骨、祛风除湿的作用。主治头目眩晕，腰膝酸痛，风湿麻木。

【采收加工】夏、秋季采收，扎成束，晾干。

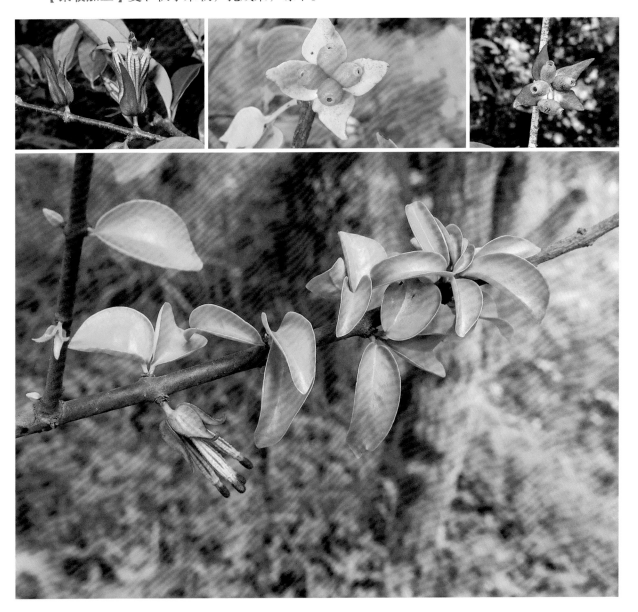

葛蕈

【基原】为蛇菰科红冬蛇菰*Balanophora harlandii* Hook. f. 的全草。

【别名】深山不出头、红冬菰、蛇菰。

【形态特征】草本。根状茎苍褐色，扁球形或近球形，表面粗糙，密被小斑点，呈脑状皱褶。花茎淡红色；鳞苞片5~10片，多少肉质，红色或淡红色，聚生于花茎基部，呈总苞状。花雌雄异株（序），花序近球形或卵圆状椭圆形；雄花序轴有凹陷的蜂巢状洼穴；雌花子房黄色，卵形。花期9~11月。

【分布】生于荫蔽林中较湿润的腐殖质土壤中。产于广西、广东、云南。

【性能主治】全草味苦、涩，性寒。有凉血止血、清热解毒的作用。主治咳嗽咯血，血崩，肠风下血，痔疮肿痛，梅毒，疔疮，小儿阴茎肿。

【采收加工】8月采收，洗净，晒干。

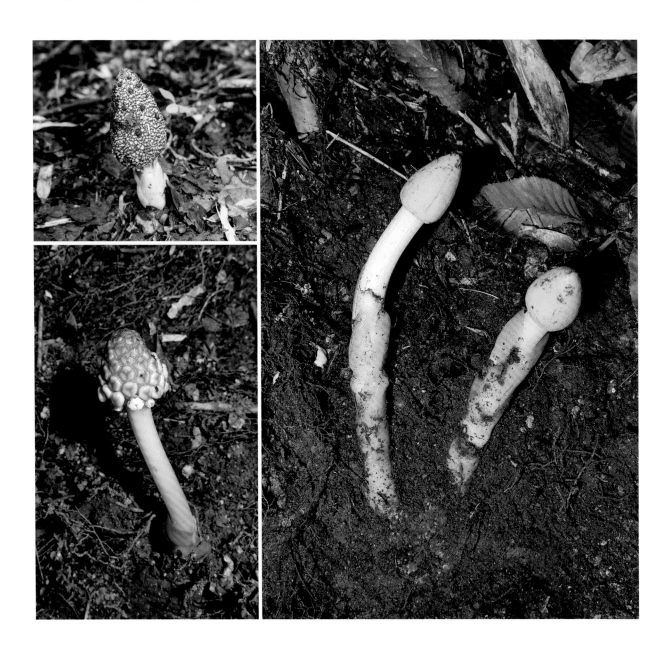

枳椇子

【基原】为鼠李科枳椇*Hovenia acerba* Lindl. 的带果序轴的果实。

【别名】万字果、拐枣。

【形态特征】高大乔木。小枝褐色或黑紫色，有明显白色的皮孔，嫩时明显被毛。叶片宽卵形至心形，先端长或短渐尖，基部截形或心形，常具细齿。圆锥花序顶生和腋生，花两性。浆果状核果近球形，熟时黄褐色或棕褐色；果序轴明显膨大。花期5~7月，果期8~10月。

【分布】生于山坡林缘或疏林中。产于广西、广东、湖南、云南、贵州、浙江、安徽、陕西、河南等地。

【性能主治】果实味甘，性平。有止渴除烦、解酒毒、利尿通便的作用。主治醉酒，烦热，烦渴，二便不利，呕吐。

【采收加工】秋季果实成熟时连肉质果序轴一并摘下，晒干。

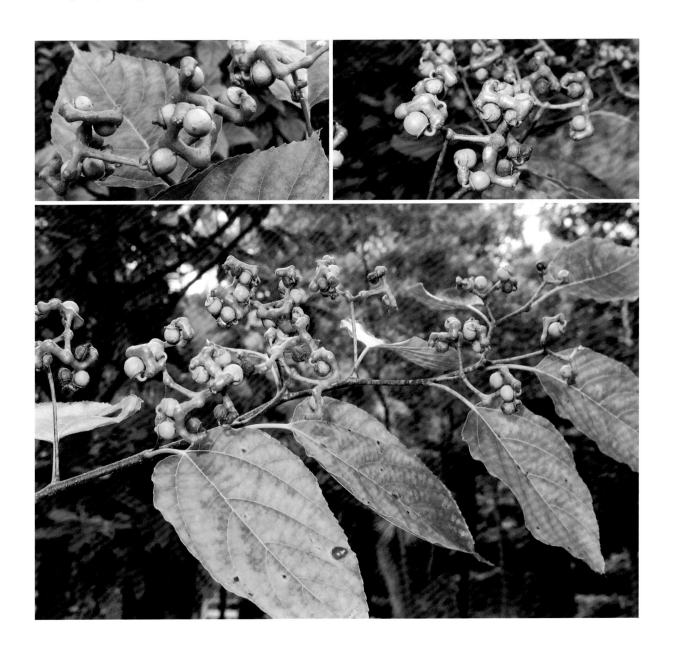

铁篱笆

【基原】为鼠李科马甲子*Paliurus ramosissimus* (Lour.) Poir. 的刺、花及叶。

【别名】铜钱树、仙姑簕。

【形态特征】灌木。叶片卵状椭圆形或近圆形，先端钝或圆形，基部稍偏斜，边缘具齿，基生三出脉；叶柄基部有2枚刺。腋生聚伞花序，被黄色茸毛；萼片宽卵形；花瓣匙形，短于萼片；雄蕊与花瓣等长或略长于花瓣。核果杯状，被黄褐色或棕褐色茸毛，周围具3浅裂窄翅。花期5~8月，果期9~10月。

【分布】生于山地，野生或栽培。产于广西、广东、云南、福建、江苏、江西、湖南等地。

【性能主治】刺、花及叶味苦，性平。有清热解毒的作用。主治疔疮痈肿，无名肿毒，下肢溃疡，眼目赤痛。

【采收加工】全年均可采收，鲜用或晒干。

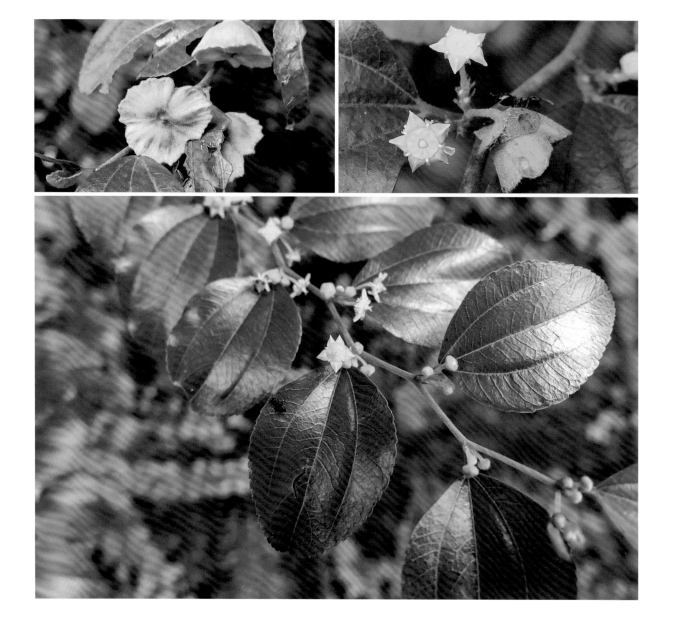

甜茶藤

【基原】为葡萄科广东蛇葡萄Ampelopsis cantoniensis (Hook. et Arn.) K. Koch或显齿蛇葡萄A. grossedentata (Hand.-Mazz.) W. T. Wang 的茎叶或根。

【别名】藤茶、端午茶、乌蔹、红五爪金龙。

【形态特征】木质藤本。小枝有明显纵棱纹，小枝、叶、叶柄和花序均无毛。羽状复叶为一回至二回羽状复叶，二回羽状复叶者基部一对为3小叶；小叶长圆状卵形或披针形，边缘有明显锯齿或小齿。伞房状多歧聚伞花序与叶对生。花两性。果近球形，直径0.6~1 cm。花期5~8月，果期8~12月。

【分布】生于沟谷林中或山坡灌木丛中。产于广西、广东、云南、贵州、湖南、湖北等地。

【性能主治】茎叶或根味甘、淡，性凉。有清热解毒、利湿消肿的作用。主治感冒发热，咽喉肿痛，黄疸型肝炎，目赤肿痛，痈肿疮疖。

【采收加工】夏、秋季采收，洗净，鲜用或晒干。

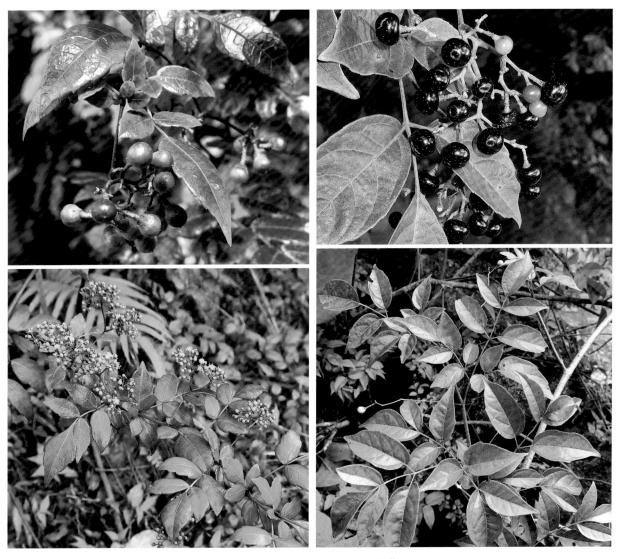

显齿蛇葡萄 A. grossedentata   广东蛇葡萄 A. cantoniensis

乌蔹莓

【基原】为葡萄科乌蔹莓*Cayratia japonica* (Thunb.) Gagnep. 的全草。

【别名】五爪龙、母猪藤。

【形态特征】草质藤本。小枝圆柱形，有纵棱纹。卷须2~3叉分枝，相隔2节间与叶对生。叶为鸟足状5小叶；中央小叶长椭圆形或椭圆披针形，侧生小叶椭圆形或长椭圆形。花序腋生，复二歧聚伞花序。果实近球形，直径约1 cm，有种子2~4粒。花期3~8月，果期8~11月。

【分布】生于沟谷林中或山坡灌木丛中。产于广西、广东、云南、贵州、湖南、湖北、福建、江西。

【性能主治】全草味苦、酸，性寒。有解毒消肿、清热利湿的作用。主治热毒痈肿，疔疮，丹毒，咽喉肿痛，蛇虫咬伤，水火烫伤，风湿痹痛，黄疸，泻痢，白浊，尿血。

【采收加工】夏、秋季采收，切段，鲜用或晒干。

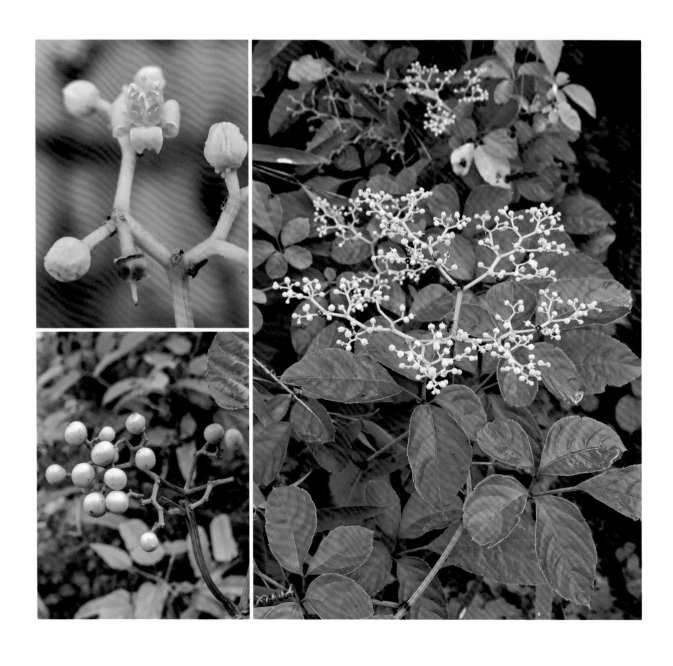

三叶青

【基原】为葡萄科三叶崖爬藤 *Tetrastigma hemsleyanum* Diels et Gilg 的全草。

【别名】石老鼠、石猴子、蛇附子。

【形态特征】草质藤本。茎有纵棱纹。块根粗壮，呈纺锤形或团块状，常数条相连。卷须不分枝，相隔2节间与叶对生。叶为掌状3小叶；小叶纸质，中央小叶菱状卵形或椭圆形，边缘有小齿。雌雄异株，花序腋生。果实近球形，直径约0.6 cm。花期4~6月，果期8~11月。

【分布】生于山谷疏林中或石壁上阴处。产于广西、广东、湖南、湖北、四川、贵州等地。

【性能主治】全草味苦、辛，性凉。有清热解毒、活血祛风、舒筋活络的作用。主治哮喘，风湿关节疼痛，咽痛，小儿高热惊厥，跌打损伤。

【采收加工】全年均可采收，鲜用或晒干。

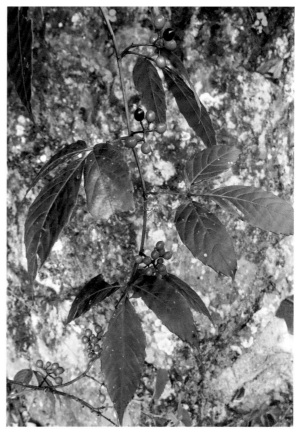

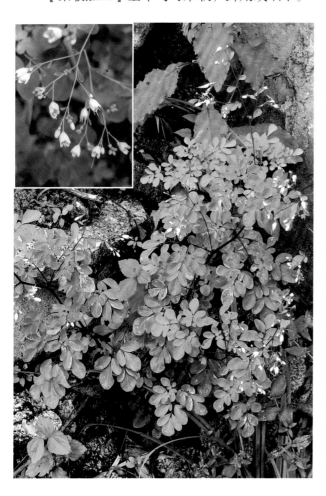

岩椒草

【基原】为芸香科臭节草 *Boenninghausenia albiflora* (Hook.) Rchb. ex Meisn. 的全草。

【别名】白虎草、石椒草、臭草。

【形态特征】多年生草本。嫩枝的髓部大而空心，分枝甚多，有浓烈气味。二回至三回羽状复叶，小裂片倒卵形、菱形或椭圆形，老叶常为褐红色。花序多花，花枝纤细，基部具小叶；花瓣白色，有时顶部桃红色，具透明油点。每分果瓣有3~5粒褐黑色种子。花果期7~11月。

【分布】生于山地草丛中或林下。产于广西、广东、江西、湖南、江苏、浙江等地。

【性能主治】全草味辛、苦，性凉。有解表、截疟、活血散瘀的作用。主治疟疾，感冒发热，支气管炎，跌打损伤。

【采收加工】夏季采收，除去泥沙，晒干。

橘红

【基原】为芸香科柚 *Citrus maxima* (Burm.) Merr. 的未成熟或近成熟的外层果皮。

【别名】柚子。

【形态特征】乔木。嫩枝、叶背、花梗、花萼及子房均被柔毛。叶片宽卵形或椭圆形，连翼叶长9~16 cm，先端钝或圆，基部圆。总状花序，稀单花腋生；花白色。果圆球形、扁圆形、梨形或阔圆锥状，熟时淡黄色或黄绿色，果皮海绵质，果心实但松软。花期4~5月，果期9~12月。

【分布】生于山坡、路旁，全为栽培。产于广西、广东、贵州、四川、云南。

【性能主治】果皮味辛、苦，性温。有理气宽中、燥湿化痰的作用。主治咳嗽痰多，食积伤酒，呕恶痞闷。

【采收加工】夏季果实未成熟时采集果皮，剖成5~7瓣，晒干或阴干。

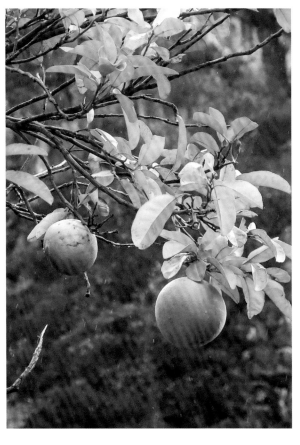

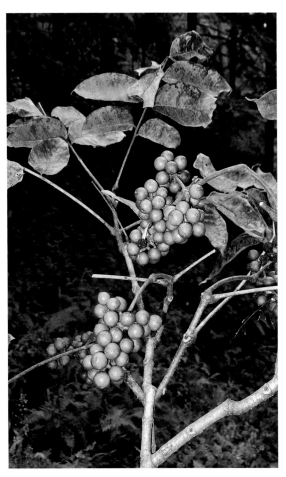

黄柏

【基原】为芸香科秃叶黄檗 *Phellodendron chinense* C. K. Schneid. var. *glabriusculum* C. K. Schneid 的树皮。

【别名】黄檗、元柏、檗木。

【形态特征】乔木，高约15 m。成年树有厚、纵裂的木栓层，内皮黄色，嚼烂时有黏胶质，可将唾液染成黄色。叶轴、叶柄和小叶柄均无毛或被疏毛。奇数羽状复叶，有小叶7~15片；小叶卵形至披针形，叶面仅中脉被短毛。花序顶生；花疏散，紫绿色。果近圆球形，蓝黑色。花期5~6月，果期9~11月。

【分布】生于杂木林中，常栽培于山地缓坡地上或屋旁。产于广西、广东、贵州、湖南等地。

【性能主治】树皮味苦，性寒。有清热燥湿、泻火解毒的作用。主治湿热泻痢，黄疸，带下，热淋，脚气，盗汗，遗精，疮疡肿毒，湿疹瘙痒。

【采收加工】全年均可采收，剥取树皮，除去粗皮，晒干。

茵芋

【基原】为芸香科茵芋 *Skimmia reevesiana* (Fortune) Fortune 的茎叶。

【别名】山桂花、黄山桂。

【形态特征】灌木，高1~2 m。小枝常中空。叶有柑橘叶的香气，集生于枝上部；叶片椭圆形、披针形、卵形或倒披针形。圆锥花序顶生；花密集，芳香，黄白色，花梗甚短。果圆形、椭圆形或倒卵形，长8~15 mm，熟时红色。花期3~5月，果期9~11月。

【分布】生于林下、湿润云雾多的地方。产于广西、广东、台湾、湖北、湖南等地。

【性能主治】茎叶味苦，性温；有毒。有祛风利湿的作用。主治风湿痹痛，两足痿软。

【采收加工】全年均可采收，鲜用或晒干。

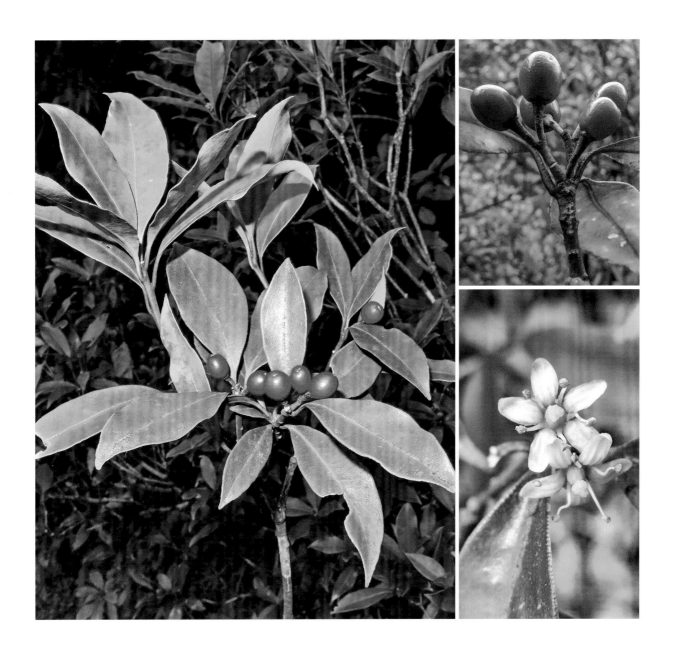

吴茱萸

【基原】为芸香科吴茱萸 *Tetradium ruticarpum* (A. Juss.) Hartley 的果实。

【别名】茶辣、吴萸、密果吴萸。

【形态特征】常绿灌木，高2~5 m。嫩枝暗紫红色，与嫩芽同被灰黄色或红锈色茸毛。茎皮、叶、嫩果均有强烈气味，苦而麻辣。奇数羽状复叶，有小叶5~11片；小叶椭圆形至阔卵形，具油点。雌雄异株，圆锥花序顶生。果扁球形，密集成团，熟时暗紫红色，开裂为5个果瓣。花期4~5月，果期8~11月。

【分布】生于山地疏林下或灌木丛中。产于广西、广东、贵州、四川、湖南、湖北、浙江等地。

【性能主治】果实味辛、苦，性热；有小毒。有散寒止痛、降逆止呕、助阳止泻的作用。主治厥阴头痛，寒湿脚气，经行腹痛，脘腹胀痛，呕吐吞酸，高血压；外用治口疮。

【采收加工】8~11月果实尚未开裂时剪下果枝，晒干或低温干燥，除去杂质。

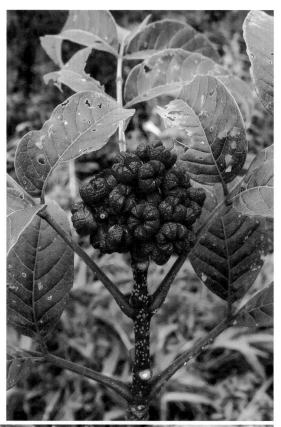

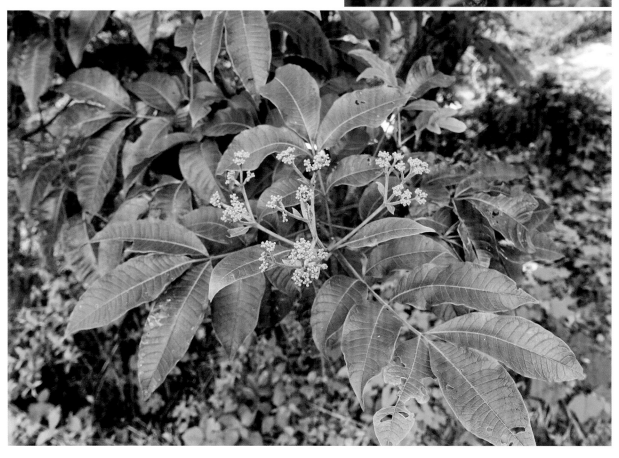

飞龙掌血

【基原】为芸香科飞龙掌血*Toddalia asiatica* (L.) Lam. 的根。

【别名】散血丹、见血飞、小金藤。

【形态特征】木质藤本。茎枝及叶轴有甚多向下弯钩的锐刺，嫩枝被锈色短柔毛。三出复叶互生；小叶无柄，卵形或倒卵形，密布透明油点，有柑橘叶的香气。花淡黄白色；雄花序为伞房状圆锥花序；雌花序呈聚伞圆锥花序。核果熟时橙红色或朱红色，果皮麻辣，果肉味甜。花期春夏季，果期秋冬季。

【分布】生于灌木丛中，攀缘于树上，石灰岩山地亦常见。产于广西、广东、湖南、四川等地。

【性能主治】根味辛、微苦，性温。有祛风止痛、散瘀止血的作用。主治风湿痹痛，胃痛，跌打损伤，吐血，刀伤出血，痛经，闭经，痢疾。

【采收加工】全年均可采收，切段，干燥。

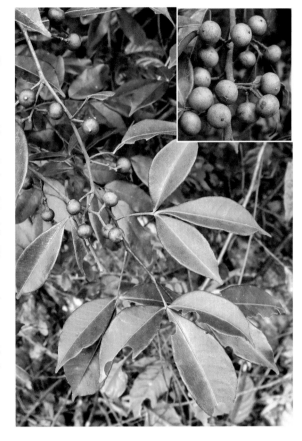

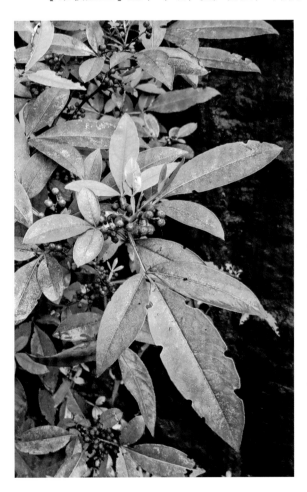

竹叶椒

【基原】为芸香科竹叶花椒*Zanthoxylum armatum* DC. 的成熟果实。

【别名】土花椒、花椒。

【形态特征】落叶灌木，高2~5 m。全株有花椒气味，茎枝多锐刺；刺基部宽而扁，红褐色。奇数羽状复叶互生，有小叶3~9片；小叶背面中脉上常有小刺，叶轴具翅，叶缘常有细齿。花序近腋生或同时生于侧枝顶。蓇葖果熟时鲜红色，有油点。花期4~5月，果期8~10月。

【分布】生于低丘陵林下，石灰岩山地。产于我国东南部和西南各地。

【性能主治】果实味辛，性温；有小毒。有散寒、止痛、驱蛔的作用。主治胃腹冷痛，蛔虫病腹痛，牙痛，湿疮。

【采收加工】秋季采收，除去杂质，鲜用或晒干。

浙桐皮

【基原】为芸香科椿叶花椒*Zanthoxylum ailanthoides* Sieb. et Zucc. 的树皮。

【别名】椿椒、鼓钉树、海桐皮。

【形态特征】乔木，高约10 m。树干有鼓钉状锐刺；小枝顶部常散生短直刺。羽状复叶；小叶11~17片，整齐对生，狭长披针形，叶缘有裂齿，油点多，背面常被灰白色粉霜。花序顶生，花序轴常具较多直刺；花淡黄白色。果淡褐红色，油点多而明显，顶端无芒尖，油点，干后凹陷。花期8~9月，果期10~12月。

【分布】生于山地杂木林中。产于长江以南各地区。

【性能主治】树皮味苦，性平。有祛风湿、通经络的作用。主治腰膝疼痛，顽痹，疥癣。

【采收加工】夏季剥取树皮，晒干。

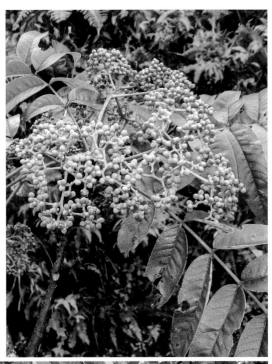

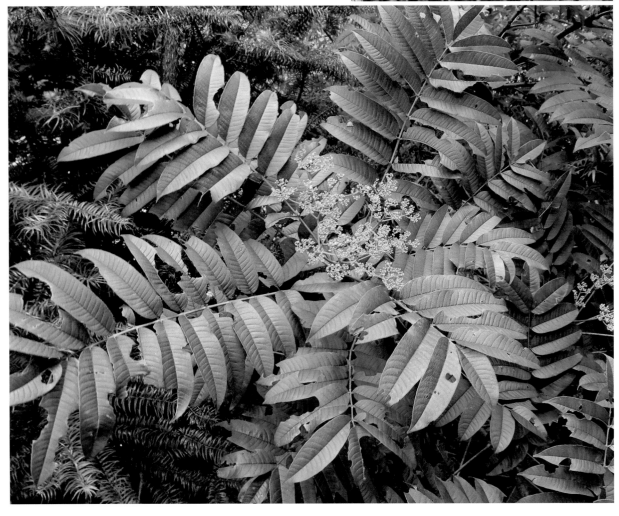

苦楝皮

【基原】为楝科楝*Melia azedarach* L. 的树皮和根皮。

【别名】苦楝。

【形态特征】落叶乔木，高达10 m。树皮灰褐色，纵裂。分枝广展，小枝有叶痕。叶为二回至三回奇数羽状复叶；小叶对生，卵形、椭圆形至披针形，顶生一片通常略大。圆锥花序约与叶等长，花淡紫色。核果球形至椭圆形，长1~2 cm，宽8~15 mm。花期4~5月，果期10~12月。

【分布】生于路旁、疏林中，栽于村边、屋旁。产于广西、云南、贵州、河南、陕西、山东、甘肃、四川、湖北等地。

【性能主治】树皮和根皮味苦，性寒；有毒。有驱虫、疗癣的作用。主治蛔虫病，蛲虫病，虫积腹痛；外用治疥癣瘙痒。

【采收加工】春、秋季剥取，晒干。

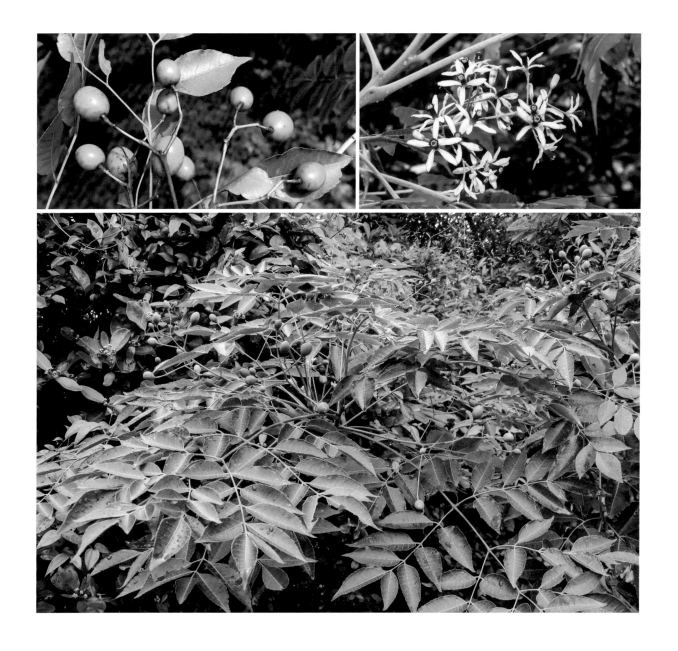

三角泡

【基原】为无患子科倒地铃*Cardiospermum halicacabum* L. 的全草。

【别名】包袱草、野苦瓜、三角藤。

【形态特征】草质攀缘藤本。茎、枝有5棱或6棱及直槽。二回三出复叶；顶生叶片斜披针形或近菱形，小叶边缘有疏齿或羽状分裂。圆锥花序腋生；花白色；卷须螺旋状。蒴果梨形、陀螺状倒三角形，膨胀，囊状；果皮膜质或纸质，有脉纹。种子近球形。花期夏秋季，果期秋季至初冬。

【分布】生长于田野、灌木丛中、路边和林缘；也有栽培。产于我国西南部、南部和东部，北部较少。

【性能主治】全草味苦、辛，性寒。有清热利湿、凉血解毒的作用。主治黄疸，淋证，湿疹，疔疮肿毒，毒蛇咬伤，跌打损伤。

【采收加工】夏、秋季采收，除去杂质，晒干。

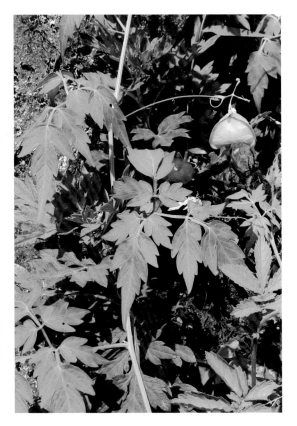

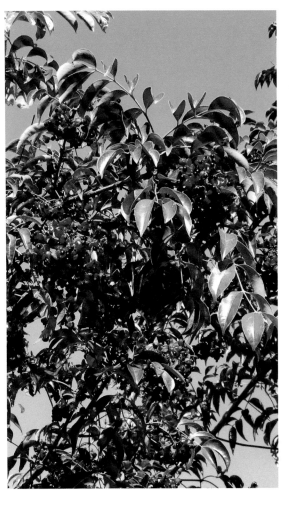

野鸦椿

【基原】为省沽油科野鸦椿*Euscaphis japonica* (Thunb.) Dippel 的根、果实、花。

【别名】酒药花、鸡肾果。

【形态特征】落叶小乔木或灌木。小枝和芽红紫色，枝叶揉碎后发出恶臭气味。叶对生，奇数羽状复叶，有小叶5~9片；小叶长卵形或椭圆形，边缘具疏短齿，齿尖有腺休。圆锥花序顶生；花多，较密集，黄白色。菁葵果长1~2 cm，每朵花发育为1~3个菁葵，果皮紫红色。花期5~6月，果期8~9月。

【分布】生于山坡、山谷林下或灌木丛中。产于广西、广东、四川、湖北、安徽等地。

【性能主治】根性平，味微苦。有清热解表、利湿的作用。主治感冒头痛，痢疾，肠炎。果实味辛，性温。有祛风散寒、行气止痛的作用。主治月经不调，疝痛，胃痛。花味甘，性平。有祛风止痛的作用。主治头痛，眩晕。

【采收加工】春、夏季采收花，秋季采收根、果实，分别晒干。

山香圆叶

【基原】为省沽油科锐尖山香圆*Turpinia arguta* Seem. 的叶。

【别名】五寸铁树、尖树、黄柿木。

【形态特征】落叶灌木，高1~3 m。单叶对生；叶片椭圆形或长椭圆形，长7~22 cm，宽2~6 cm，先端渐尖，具尖尾，边缘具疏齿，齿尖具硬腺体。顶生圆锥花序比叶短，花序梗中部具2片苞片，花白色。果近球形，幼时绿色，熟时红色，干后黑色。花期3~4月，果期9~10月。

【分布】生于山坡、谷地林中。产于广西、广东、海南、湖南、贵州、四川、江西等地。

【性能主治】叶味苦，性寒。有清热解毒、消肿止痛的作用。主治跌打扭伤，脾脏肿大，疮疖肿毒。

【采收加工】夏、秋季采收，晒干。

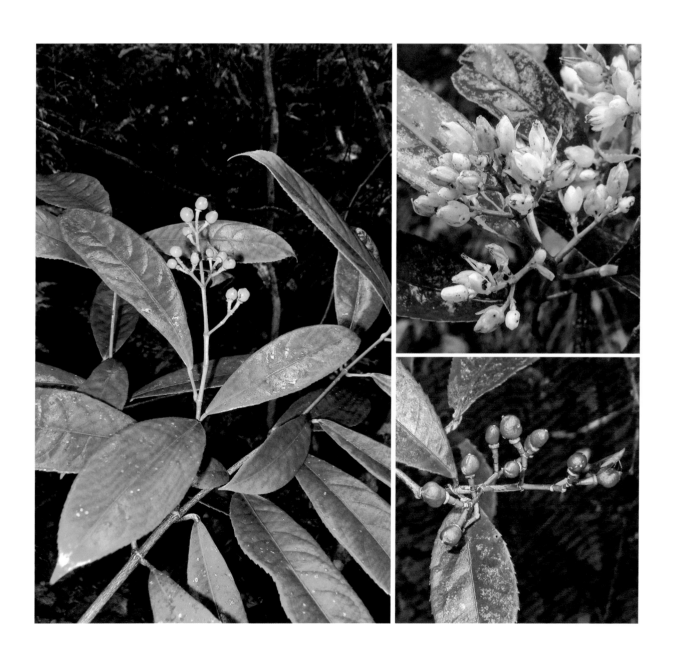

广枣

【基原】为漆树科南酸枣*Choerospondias axillaris* (Roxb.) B. L. Burtt et A. W. Hill 的果实。

【别名】山枣、酸枣。

【形态特征】高大落叶乔木。树皮灰褐色，片状剥落。奇数羽状复叶互生；小叶对生，卵形或卵状披针形或卵状长圆形，基部多少偏斜；叶柄纤细，基部略膨大。花单性或杂性异株，雄花和假两性花组成圆锥花序，雌花单生于上部叶腋。核果黄色，椭圆状球形。花期4月，果期8~10月。

【分布】生于山坡、沟谷林中。产于广西、广东、云南、贵州、湖南、湖北、江西、福建等地。

【性能主治】果实味甘、酸，性平。有行气活血、养心安神的作用。主治气滞血瘀，胸痹作痛，心悸气短，心神不安。

【采收加工】秋季果实成熟时采收，除去杂质，干燥。

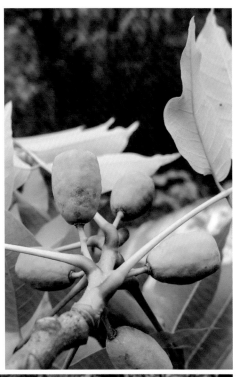

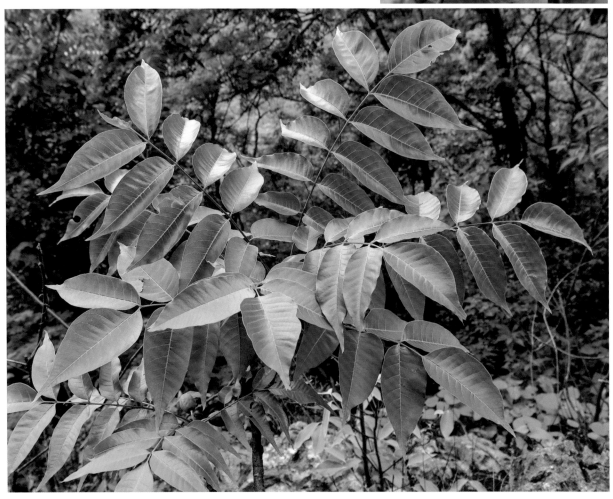

黄楝树

【基原】为漆树科黄连木*Pistacia chinensis* Bunge 的叶芽、叶或根、树皮。

【别名】木黄连、美隆林、倒鳞木。

【形态特征】落叶乔木，高达20 m。树干扭曲；树皮暗褐色，呈鳞片状剥落。奇数羽状复叶互生，有小叶5~6对；小叶对生或近对生，披针形或窄披针形。圆锥花序腋生；花单性异株，先花后叶，密集。核果倒卵状球形，略压扁，熟时紫红色。花期3~4月，果期9~11月。

【分布】生于石山林中。产于长江以南各省区及华北、西北地区。

【性能主治】叶芽、叶或根、树皮味苦，性寒；有小毒。有清热解毒、生津的作用。主治暑热口渴，痢疾，疮疡，皮肤瘙痒。

【采收加工】春季采收叶芽，鲜用。夏、秋季采叶，鲜用或晒干。根及树皮全年均可采收，切片，晒干。

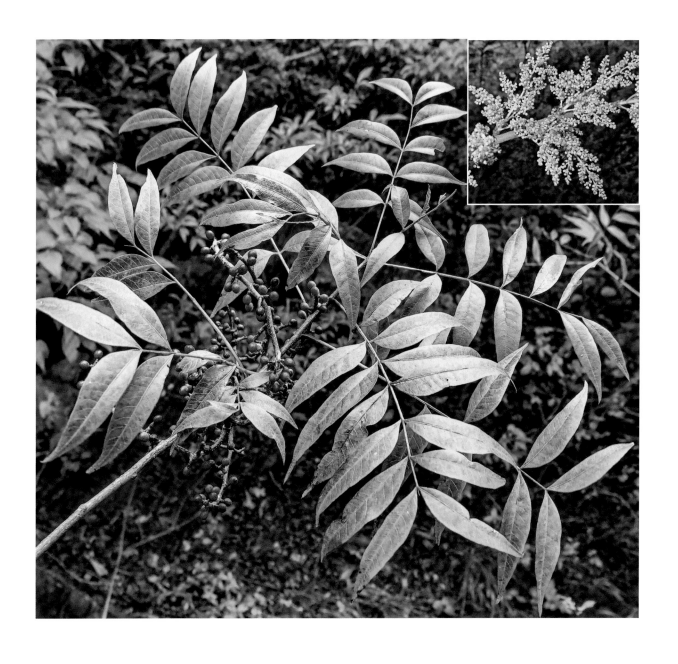

五倍子

【基原】为漆树科盐肤木*Rhus chinensis* Mill. 的叶上的虫瘿。

【别名】五倍子树、咸酸木。

【形态特征】落叶小乔木或灌木，高2~10 m。小枝、叶柄及花序均密被锈色柔毛。奇数羽状复叶；叶轴具宽的叶状翅；小叶无柄，自下而上逐渐增大，边缘具疏齿。圆锥花序顶生，多分枝；雄花序长30~40 cm，雌花序较短；花小，黄白色。核果扁圆形，红色。花期8~9月，果熟期10月。

【分布】常生于向阳山坡、沟谷的疏林或灌木丛中。除东北、内蒙古、新疆外，其余省份均有分布。

【性能主治】虫瘿味酸、涩，性寒。有敛肺降火、涩肠止泻、敛汗止血、收湿敛疮的作用。主治肺虚久咳，肺热咳嗽，久泻久痢，盗汗，消渴，外伤出血，痈肿疮毒。

【采收加工】秋季采摘，置沸水中略煮或蒸至表面呈灰色，杀死蚜虫，取出，干燥。

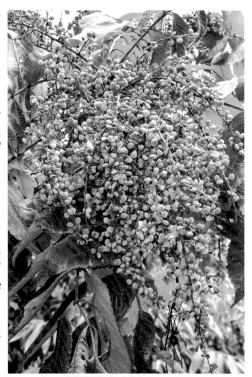

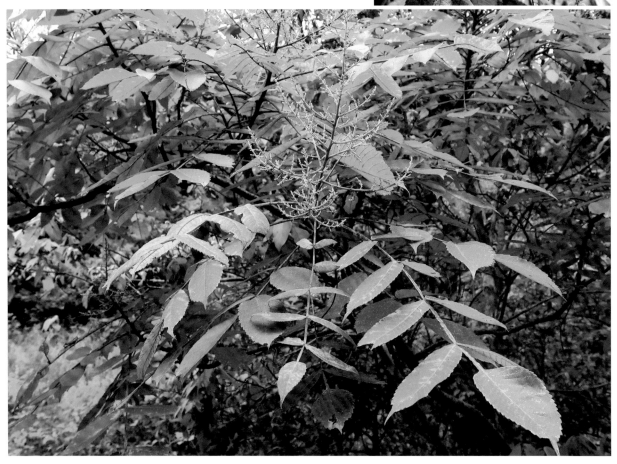

罗汉茶

【基原】为胡桃科黄杞*Engelhardia roxburghiana* Wall. 的叶。

【别名】土厚朴、黄古木。

【形态特征】常绿乔木，高10~15 m。全体无毛。偶数羽状复叶；小叶通常3~5对，革质，长椭圆状披针形，基部不对称，歪斜状楔形。通常雌雄同株，稀有异株；花序顶生，稀同时侧生。果序长15~25 cm；坚果球形，密生黄褐色腺体，有三裂叶状的膜质果翅。花期4~5月，果期8~9月。

【分布】生于杂木林中。产于广西、广东、云南、湖南、贵州、四川和台湾。

【性能主治】叶味微甘，性凉。有生津解渴、解暑利湿的作用。主治脾胃湿滞，胸腹胀闷，感冒发热，湿热泄泻，疝气腹痛。

【采收加工】夏、秋季采收，洗净，鲜用或晒干。

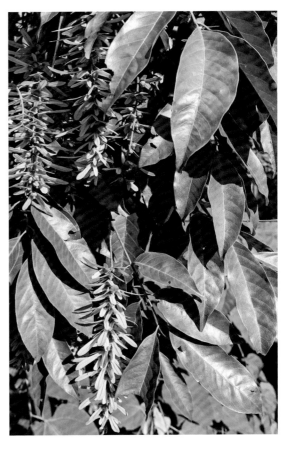

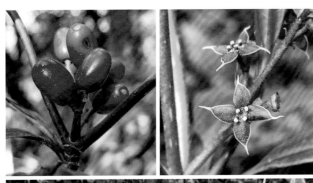

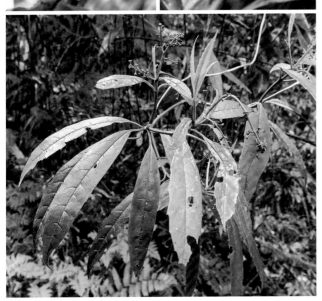

天脚板

【基原】为山茱萸科桃叶珊瑚*Aucuba chinensis* Benth. 的叶。

【形态特征】常绿小乔木或灌木。小枝二歧分枝，光滑，叶痕明显。叶片革质，椭圆形或阔椭圆形，边缘微反卷，常具5~8对齿或腺状齿。圆锥花序顶生，花序梗被柔毛；雌花序较雄花序短。果幼时绿色，熟时鲜红色，圆柱状或卵状，萼片、花柱及柱头均宿存。花期1~2月，果期达翌年2月，常与一年生、二年生果序同存于枝上。

【分布】生于常绿阔叶林下。产于广西、广东、海南、台湾、福建。

【性能主治】叶味苦，性凉。有清热解毒、消肿止痛的作用。主治痈疽肿毒，痔疮，水火烫伤，冻伤，跌打损伤。

【采收加工】全年均可采收，晒干或烘干，亦可鲜用。

八角枫

【基原】为八角枫科八角枫 *Alangium chinense* (Lour.) Harms 的根。

【别名】八角王、华瓜木。

【形态特征】落叶小乔木或灌木。小枝呈之字形。单叶互生；叶片卵圆形，全缘或微浅裂，基部两侧常不对称，入秋叶变为橙黄色。聚伞花序腋生；花初开时白色，后变为黄色，花瓣狭带形，具香气；雄蕊和花瓣同数而近等长；子房2室。核果卵圆形，熟时黑色。花期5~7月和9~10月，果期7~11月。

【分布】生于山野路旁、灌木丛中或林下。产于广西、广东、云南、四川、江西、福建、湖南、湖北、浙江、江苏、河南等地。

【性能主治】根味辛，性微温；有毒。有祛风除湿、舒筋活络、散瘀止痛的作用。主治风湿痹痛，四肢麻木，跌打损伤。

【采收加工】夏、秋季采挖，洗净，鲜用或晒干。

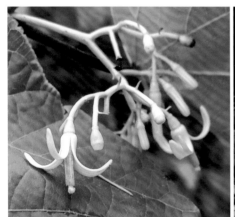 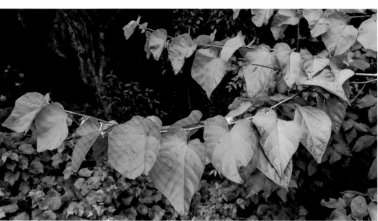

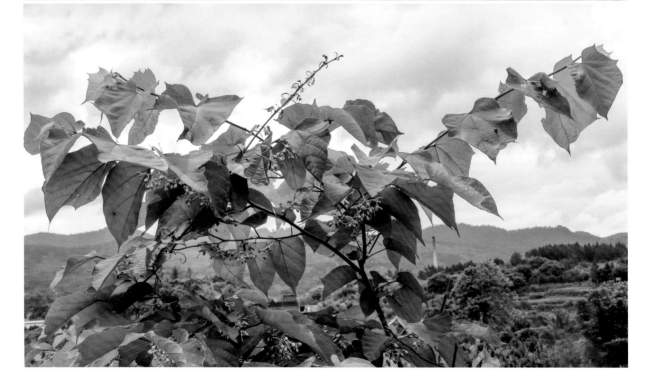

五代同堂

【基原】为八角枫科小花八角枫*Alangium faberi* Oliv. 的根。

【别名】三角枫、半枫荷。

【形态特征】落叶灌木。叶片薄纸质至膜质，二型，不裂或掌状三裂；不分裂者长圆形或披针形，幼时腹面有稀疏的小硬毛，背面有粗伏毛，老叶几无毛。聚伞花序短而纤细，有淡黄色粗伏毛，有花5~10（20）朵。核果近卵形，熟时淡紫色，顶端有宿存萼齿。花期6月，果期9月。

【分布】生于山谷疏林下。产于广西、广东、湖南、贵州、湖北等地。

【性能主治】根味辛、微苦，性温。有理气活血、祛风除湿的作用。主治小儿疳积，风湿骨痛。

【采收加工】全年均可采收，洗净，切片，晒干。

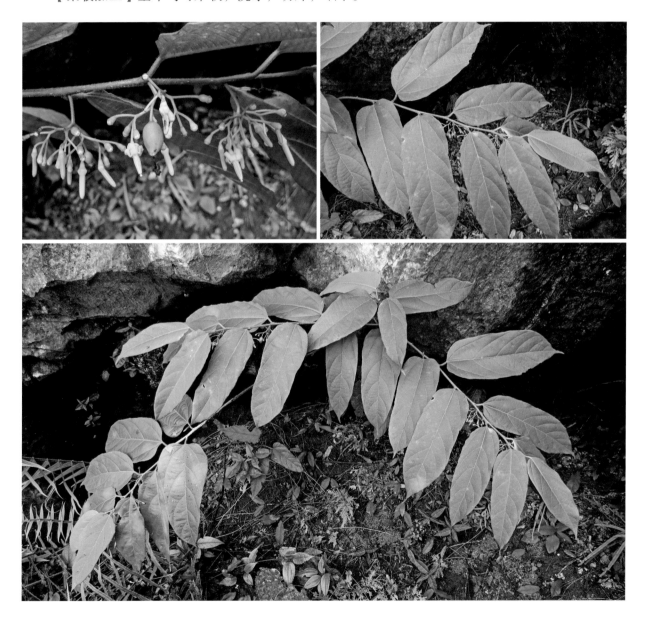

喜树

【基原】为珙桐科喜树*Camptotheca acuminata* Decne. 的果实。

【别名】旱莲木、千丈树。

【形态特征】落叶乔木。树皮灰色或浅灰色，纵裂成浅沟状。叶片矩圆状卵形或矩圆状椭圆形，先端短锐尖，基部近圆形或阔楔形。头状花序近球形，常由2~9个头状花序组成圆锥花序，顶生或腋生，上部为雌花序，下部为雄花序。翅果矩圆形，着生成近球形的头状果序。花期5~7月，果期9月。

【分布】生于林边、溪边。产于广西、广东、贵州、四川、湖南、江苏、浙江等地。

【性能主治】果实味苦、涩，性寒；有毒。有抗癌、散结、活血化瘀的作用。主治各种肿瘤，血吸虫病引起的肝脾肿大。

【采收加工】果实秋末至初冬采收，晒干。

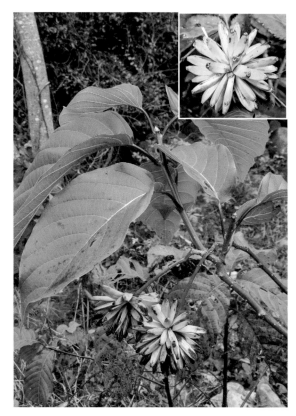

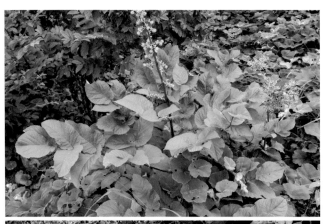

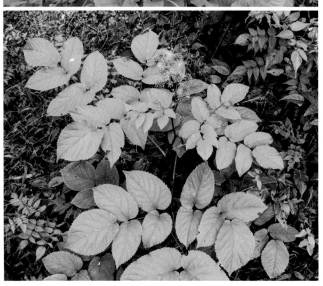

九眼独活

【基原】为五加科食用土当归*Aralia cordata* Thunb. 的根和根状茎。

【别名】土当归、水白芷、水独活。

【形态特征】多年生草本，高可达3 m。根圆柱状，肉质肥厚。二回至三回羽状复叶，羽片有3~5片小叶；小叶片纸质，阔卵形，基部心形。伞形圆锥花序长可达50 cm，分枝少，着生数个总状排列的伞形花序，被灰褐色柔毛；花白色。果实球形，熟时紫黑色，有5棱。花期7~9月，果期9~10月。

【分布】生于林下阴湿处或山坡草丛中。产于广西、福建、台湾、湖北等地。

【性能主治】根和根状茎味辛、苦，性温。有祛风除湿、舒筋活络、活血止痛的作用。主治风湿疼痛，腰膝酸痛，腰肌劳损，鹤膝风，骨折，头风，头痛，牙痛。

【采收加工】春、秋季采收，切片，晒干。

枫荷桂

【基原】为五加科树参*Dendropanax dentigerus* (Harms) Merr. 的茎枝。

【别名】枫荷梨、半枫荷。

【形态特征】常绿乔木或灌木。叶片厚纸质或革质，半透明腺点密集，叶形多变，往往在同一枝上全缘叶与分裂叶共存；全缘叶椭圆形或卵状披针形；分裂叶倒三角形，2~3裂，三出脉。伞形花序单生或2~3枝组成复伞形花序。果近球形，熟时红色，具5棱。花期8~10月，果期10~12月。

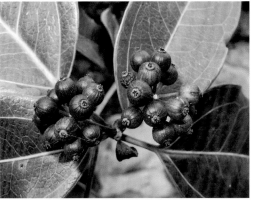

【分布】生于山谷溪边较阴湿的密林下或山坡路旁。产于广西、广东、四川、云南、贵州、江西等地。

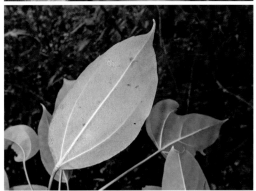

【性能主治】茎枝味甘、辛，性温。有祛风除湿、活血消肿的作用。主治风湿痹痛，偏瘫，头痛，月经不调，跌打损伤。

【采收加工】秋、冬季采收，切片，鲜用或晒干。

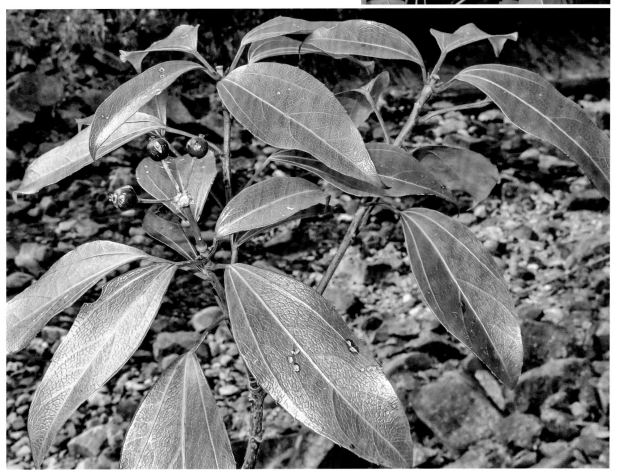

白勒

【基原】为五加科白簕*Eleutherococcus trifoliatus* (L.) S. Y. Hu 的根及茎。

【别名】五加皮、三叶五加。

【形态特征】有刺直立或蔓生灌木。全株具五加皮清香气味。指状复叶，有3片小叶，稀4~5片；小叶叶缘常有疏圆钝齿或细齿。伞形花序3枝至多枝组成复伞形花序或圆锥花序，稀单一；花序梗长2~7 cm；花黄绿色。果扁球形，熟时黑色。花期8~11月，果期10~12月。

【分布】生于石山或土山疏林中。产于我国南部和中部地区。

【性能主治】干燥根及茎味微辛、苦，性凉。有清热解毒、祛风利湿、舒筋活血的作用。主治感冒发热，白带过多，月经不调，百日咳，尿路结石，跌打损伤，疖肿疮疡。

【采收加工】全年均可采挖，除去泥沙等杂质，晒干。

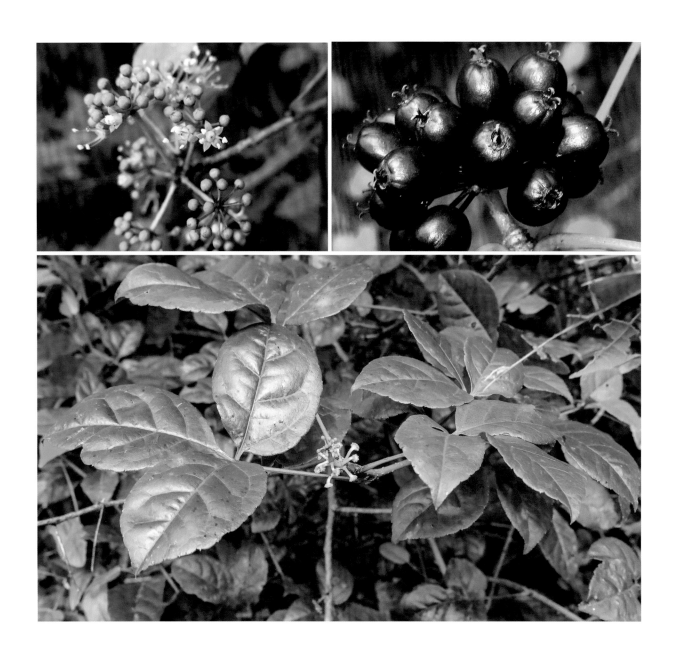

常春藤子

【基原】为五加科常春藤*Hedera sinensis* (Tobler) Hand.-Mazz. 的果实。

【别名】三角藤、天仲、三角枫。

【形态特征】常绿攀缘木质藤本，有气生根。一年生枝疏生锈色鳞片。幼嫩部分和花序上有锈色鳞片。叶互生；营养枝上的叶三角状卵形，通常3浅裂；花枝上的叶椭圆状卵形，常歪斜，全缘。伞形花序顶生，花小，黄白色或绿白色。果圆球形，熟时黄色或红色。花期9~11月，果期翌年3~5月。

【分布】攀缘于林缘树木、林下路旁、岩石和房屋墙壁上，庭园中也常栽培。产于广西、广东、江西、福建、江苏、浙江、西藏、甘肃、陕西、河南、山东等地。

【性能主治】果实味甘、苦，性温。有补肝肾、强腰膝、行气止痛的作用。主治体虚羸弱，腰膝酸软，血痹，脘腹冷痛。

【采收加工】秋季果实成熟时采收，晒干。

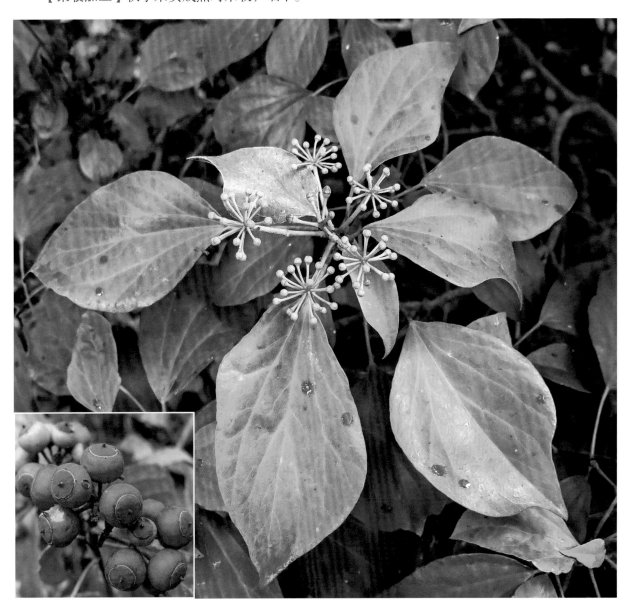

川桐皮

【基原】为五加科刺楸*Kalopanax septemlobus* (Thunb.) Koidz. 的树皮。

【别名】刺桐、辣枫树。

【形态特征】落叶乔木，高可达30 m。树干和枝条均具鼓钉状皮刺；刺在长枝上互生，在短枝上簇生。叶为单叶；叶片近圆形，5~7浅裂，裂片三角状圆卵形至长椭圆状卵形；叶柄细长。圆锥花序长达25 cm；花梗细长；花白色或淡绿黄色。果近圆球形，扁平，熟时蓝黑色。花期7~9月，果期10~12月。

【分布】生于丘陵地或深山沟谷疏林中。产于广西、广东、云南、四川等地。

【性能主治】树皮味辛、性平。有祛风利湿、活血止痛的作用。主治风湿腰膝酸痛，肾炎水肿，跌打损伤。

【采收加工】全年均可采收，以春季为好，晒干。

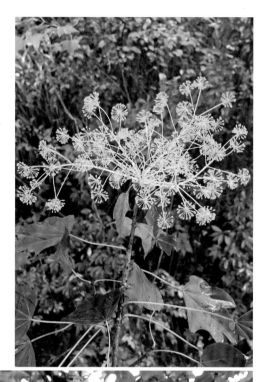

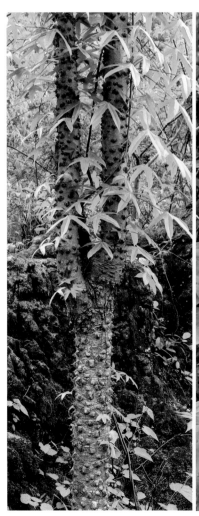

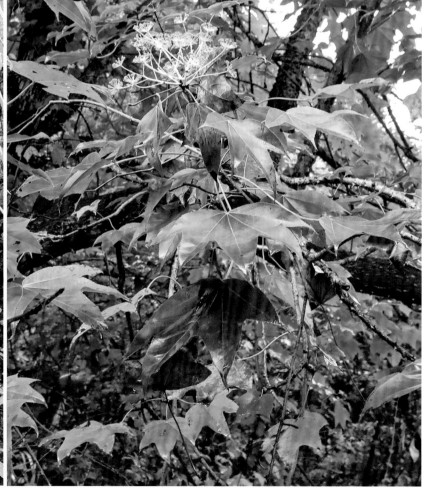

前胡

【基原】为伞形科紫花前胡*Angelica decursiva* (Miq.) Franch. et Sav. 的根。

【别名】土独活、土当归。

【形态特征】多年生草本。根圆锥状，外皮棕黄色至棕褐色，有强烈气味。茎高1~2 m，与膨大叶鞘一并带紫色，有纵沟纹。根生叶和茎生叶有长柄，抱茎；叶为一回三出式全裂或一至二回羽状分裂。复伞形花序，花深紫色，萼齿明显。果长圆形至卵状圆形，花期8~9月，果期9~11月。

【分布】生于山坡林缘或灌木丛中。产于广西、广东、四川、河南、浙江、江西、辽宁等地。

【性能主治】叶和根味辛、微苦，性微温。有降气化痰、散风清热的作用。主治痰热喘满，风热咳嗽，痰多。

【采收加工】冬季至翌年春季茎叶枯萎或未抽花茎时采挖，除去须根，洗净，晒干或低温干燥。

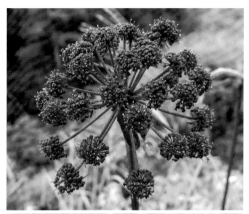

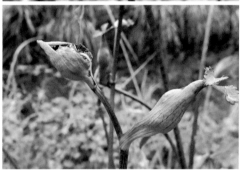

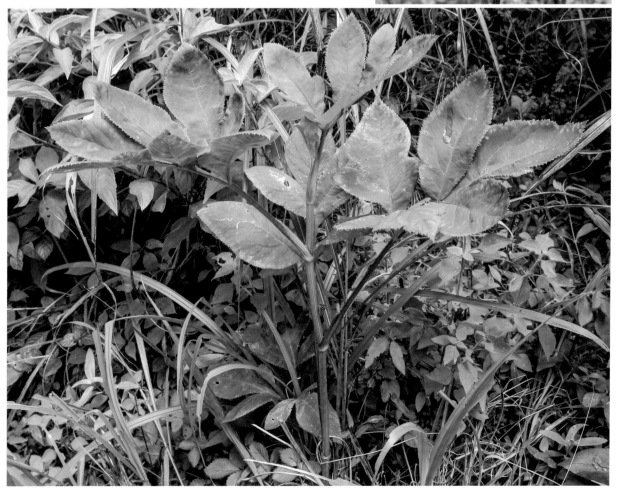

积雪草

【基原】为伞形科积雪草*Centella asiatica* (L.) Urb. 的全草。

【别名】崩大碗、雷公根、灯盏菜。

【形态特征】多年生匍匐草本。节上生根。叶片圆形、肾形或马蹄形，边缘有钝齿，基部阔心形；叶柄长1.5~2.7 cm，无毛或上部有柔毛，基部叶鞘透明。伞形花序聚生于叶腋，每个伞形花序有花3~4朵；花瓣紫红色或乳白色。果实两侧扁压，圆球形，表面有毛或平滑。花果期4~10月。

【分布】生于阴湿的路边、草地或水沟边。产于广西、广东、湖南、四川、江苏、福建等地。

【性能主治】全草味辛、苦，性寒。有清热利湿、解毒消肿的作用。主治湿热黄疸，砂淋血淋，中暑腹泻，跌打损伤。

【采收加工】夏、秋季采收，除去泥沙，晒干。

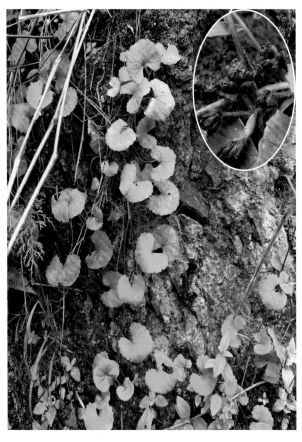

鸭儿芹

【基原】为伞形科鸭儿芹*Cryptotaenia japonica* Hassk. 的茎叶。

【别名】野芹菜、红鸭脚板、水芹菜。

【形态特征】多年生草本，高20~100 cm。茎直立，有分枝。基生叶或上部叶有柄；叶柄长5~20 cm；叶鞘边缘膜质；叶片三角形至广卵形，3小叶。花序圆锥状，花序梗不等长；花白色。果线状长圆形，合生面稍缢缩。花期4~5月，果期6~10月。

【分布】生于山地、山沟及林下较阴湿处。产于广西、广东、贵州、湖南、云南、四川、河北、江西、浙江。

【性能主治】茎叶味辛，性温。有祛风止咳、活血化瘀的作用。主治感冒咳嗽，跌打损伤；外用治皮肤瘙痒。

【采收加工】夏、秋季采收，洗净晒干。

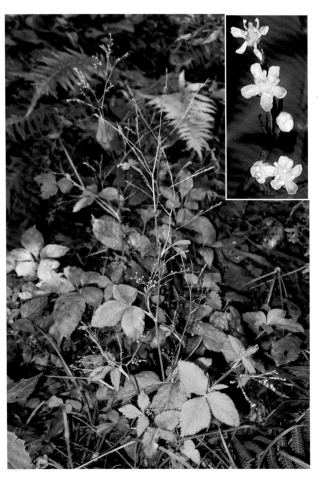

红马蹄草

【基原】为伞形科红马蹄草*Hydrocotyle nepalensis* Hook. 的全草。

【别名】水钱草、大雷公根。

【形态特征】多年生草本。茎匍匐，有斜上分枝；节上生根。叶片圆形或肾形，长2~5 cm，宽3.5~9 cm，5~7浅裂。伞形花序数个簇生于茎顶叶腋；小伞形花序有花20~60朵，密集成球形；花白色或乳白色，有时有紫红色斑点。果基部心形，两侧扁压，熟时褐色或紫黑色。花果期5~11月。

【分布】生于山野沟边、路旁阴湿地和溪边草丛中。产于广西、广东、云南、贵州等地。

【性能主治】全草味辛、微苦，性凉。有清肺止咳、止血活血的作用。主治感冒，咳嗽，吐血，跌打损伤；外用治痔疮，外伤出血。

【采收加工】全年均可采收，晒干。

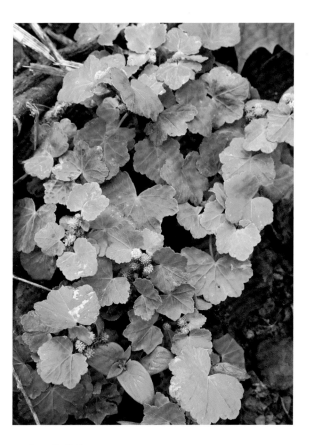

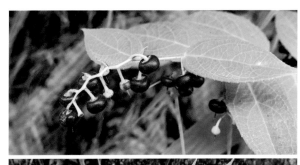

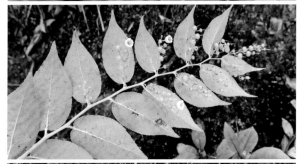

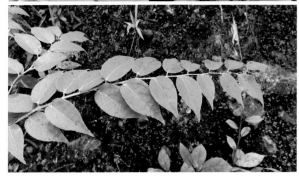

白珠树

【基原】为杜鹃花科滇白珠*Gaultheria leucocarpa* Blume var. *yunnanensis* (Franch.) T. Z. Hsu et R. C. Fang 的全株。

【别名】下山虎、满山香、鸡骨香。

【形态特征】常绿灌木，全体无毛。小枝常呈之字形弯曲。单叶互生；叶片革质，卵状长圆形或卵形，先端尾状渐尖，基部心形或圆钝，边缘具细齿，网脉在两面明显，叶揉烂后有浓郁的香气。总状花序生于叶腋和枝顶；花绿白色，钟状。蒴果浆果状，球形。花期5~6月，果期7~11月。

【分布】生于向阳山地或山谷灌木丛中。产于我国长江流域及其以南各省区。

【性能主治】全株味辛、微苦，性凉。有祛风除湿、散寒止痛、活血通络、化痰止咳的作用。主治风湿痹痛，跌打损伤，胃寒疼痛，咳嗽多痰。

【采收加工】全年均可采收，鲜用或晒干。

九管血

【基原】为紫金牛科九管血 *Ardisia brevicaulis* Diels 的全株。

【别名】短茎紫金牛、血党、散血丹。

【形态特征】矮小灌木，具匍匐生根的根状茎。直立茎高10~15 cm，除侧生特殊花枝外，无分枝。叶片坚纸质，狭卵形至近长圆形，全缘，具不明显的边缘腺点。伞形花序着生于侧生花枝顶端；花粉红色，具腺点。果球形，熟时鲜红色，具腺点。花期6~7月，果期10~12月。

【分布】生于山地林下。产于我国西南至台湾，湖北至广东。

【性能主治】全株味苦、辛，性平。有祛风湿、活血调经、消肿止痛的作用。主治风湿痹痛，痛经，闭经，跌打损伤，咽喉肿痛，无名肿痛。

【采收加工】全年均可采收，洗净，鲜用或晒干。

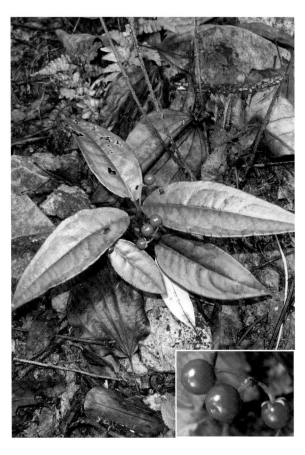

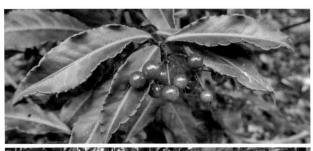

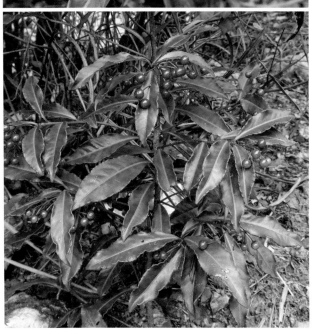

朱砂根

【基原】为紫金牛科朱砂根 *Ardisia crenata* Sims 的根。

【别名】大罗伞、郎伞树。

【形态特征】常绿灌木，高1~2 m。叶片革质，椭圆形至倒披针形，边缘皱波状具腺点。伞形花序着生于侧生花枝顶端，花枝近顶端常具2~3片叶；花白色，盛开时反卷；雌蕊与花瓣近等长或略长。果球形，鲜红色，具腺点。花期5~6月，果期10~12月。

【分布】生于山地林下或灌木丛中。产于广西、广东、四川、湖南、湖北、福建等地。

【性能主治】根味辛、苦，性平。有行血祛风、解毒消肿的作用。主治咽喉肿痛，扁桃体炎，跌打损伤，腰腿痛；外用治外伤肿痛，骨折，毒蛇咬伤。

【采收加工】秋季采挖，切碎，晒干。

百两金

【基原】为紫金牛科百两金*Ardisia crispa* (Thunb.) A. DC 的根及根状茎。

【别名】高脚凉伞、珍珠伞、八爪金龙。

【形态特征】灌木，高60~100 cm。根状茎匍匐生根，直立茎除侧生花枝外无分枝。幼嫩部分常被细微柔毛或疏细鳞片。叶片膜质或近坚纸质，椭圆状披针形或狭长披针形，全缘或略具波状。亚伞形花序，花枝长5~10 cm；花瓣白色或带粉红色，内面多少被细微柔毛，具腺点。花期5~6月，果期10~12月。

【分布】生于山谷、山坡常绿阔叶林密林下或竹林下。产于广西、广东、云南、贵州、四川、湖南、湖北、福建、江西、江苏、山西、山东、河南、河北、陕西、吉林、辽宁等地。

【性能主治】根及根状茎味苦、辛，性平。有清热利咽、舒筋活血的作用。主治咽喉肿痛，肺病咳嗽，咯痰不畅，湿热黄疸，肾炎水肿，痢疾，白浊，风湿骨痛，牙痛，睾丸肿痛。

【采收加工】全年均可采收，以秋、冬季采收为好，洗净，鲜用或晒干。

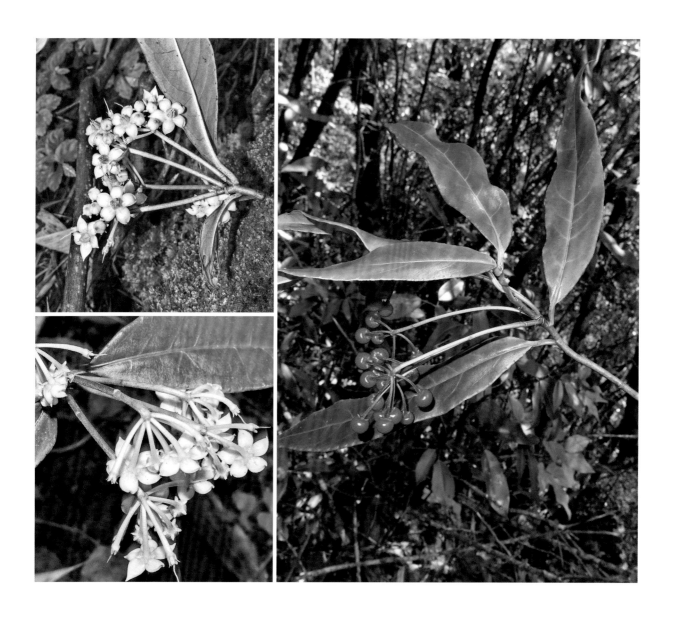

白鱼尾

【基原】为马钱科白背枫*Buddleja asiatica* Lour. 的全株。

【别名】驳骨丹、白背叶、水黄花。

【形态特征】小乔木或灌木状，高1~8 m。小枝、叶背面、叶柄及花序均密被灰色或淡黄色星状短茸毛。叶片披针形或长披针形，先端渐尖或长渐尖。多个聚伞花序组成总状花序，单生或3个至数个聚生于枝顶及上部叶腋组成圆锥状花序；花白色。蒴果椭圆状，长3~5 mm。花期1~10月，果期3~12月。

【分布】生于山坡灌木丛中或林缘向阳处。产于广西、广东、贵州、云南、湖南等地。

【性能主治】全株味辛、苦，性温；有小毒。有祛风利湿、行气活血的作用。主治胃寒作痛，妇女产后头痛，风湿关节痛，跌打损伤，骨折；外用治皮肤湿痒，无名肿毒。

【采收加工】全年均可采收，鲜用或晒干。

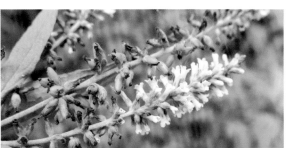

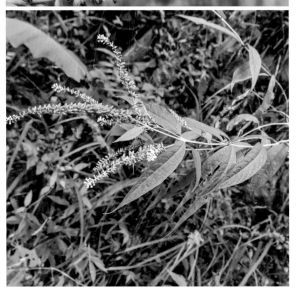

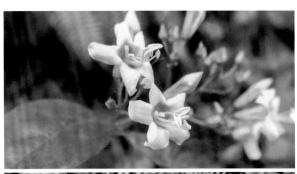

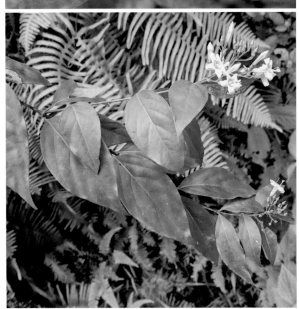

断肠草

【基原】为马钱科钩吻*Gelsemium elegans* (Gardn. et Champ.) Benth. 的根和茎。

【别名】大茶药、烂肠草、胡蔓藤。

【形态特征】常绿木质藤本，无毛。小枝圆柱形，幼时具纵棱。单叶对生，膜质，卵形至卵状披针形。聚伞花序，花密集；花冠黄色，漏斗状，内面有淡红色斑点。蒴果卵状椭圆形，未开裂时明显具2条纵槽，熟时黑色。种子扁压状椭圆形或肾形。花期5~11月，果期7月至翌年2月。

【分布】生于山坡疏林下或灌木丛中。产于广西、广东、海南、贵州、云南等地。

【性能主治】根和茎味苦、辛，性温；有大毒。有祛风、解毒、止痛的作用。主治疥癞，湿疹，瘰疬，痈肿，疔疮，跌打损伤，风湿痹痛，神经痛，陈旧性骨折。

【采收加工】全年均可采收，除去泥沙、杂质，干燥。

破骨风

【基原】为木犀科清香藤*Jasminum lanceolaria* Roxb. 的全株。

【别名】碎骨风、散骨藤。

【形态特征】攀缘灌木。小枝圆柱形，稀具棱，节处稍压扁，全株无毛或微被短柔毛。叶对生，三出复叶；小叶近等大，具小叶柄，革质，卵圆形、椭圆形至披针形。聚伞花序顶生，兼有腋生；花萼三角形或不明显；花冠白色。果球形或椭圆形，黑色。花期4~10月，果期6月至翌年3月。

【分布】生于疏林或灌木丛中。产于广西、湖南、台湾、甘肃等地。

【性能主治】全株味苦、辛，性平。有止血化瘀、理气止痛的作用。主治风湿痹痛，跌打骨折，外伤出血。

【采收加工】全年均可采收，除去杂质，晒干。

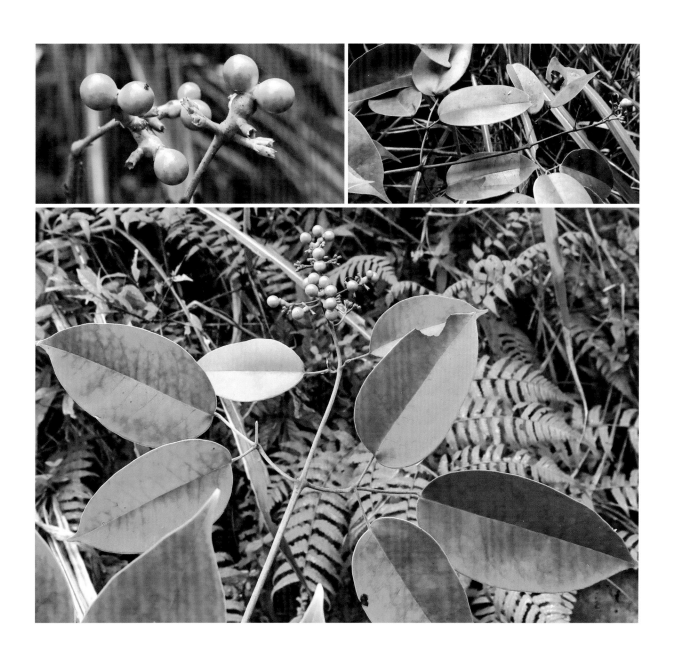

华清香藤

【基原】为木犀科华素馨*Jasminum sinense* Hemsl. 的全株。

【别名】九龙藤、吊三角、芭芒藤。

【形态特征】木质藤本。枝、叶、叶柄和花序密被锈色长柔毛。三出复叶，叶对生，顶生小叶远大于侧生小叶；小叶纸质，卵形或卵状披针形。聚伞花序顶生及腋生；花白色，芳香；花萼被柔毛，果时稍增大，锥尖形或长三角形。果长圆形或近球形，熟时黑色。花期7~10月，果期9月至翌年5月。

【分布】生于灌木丛或山林中。产于广西、广东、云南、贵州、湖南、浙江、江西、福建、湖北、四川。

【性能主治】全株味微苦、涩，性凉。有清热解毒的作用。主治疮疡肿毒。

【采收加工】全年均可采收，除去泥土等杂质，切片或切段，鲜用或晒干。

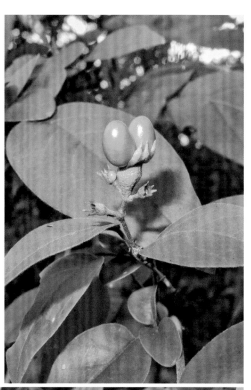

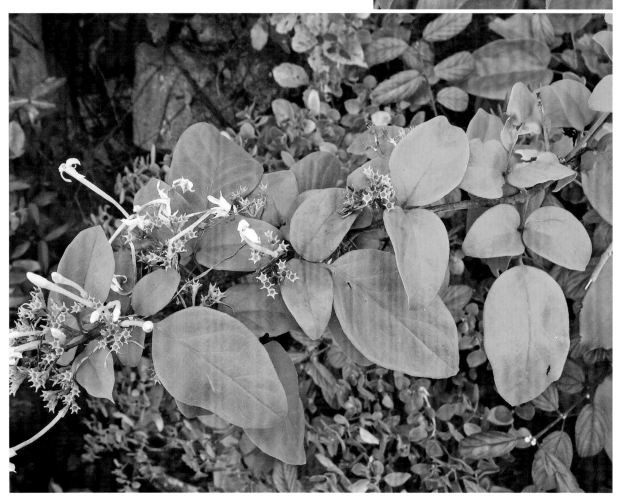

络石藤

【基原】为夹竹桃科络石*Trachelospermum jasminoides* (Lindl.) Lem. 的带叶藤茎。

【别名】软筋藤、羊角藤。

【形态特征】常绿木质藤本，具乳汁。叶片革质，椭圆形至卵状椭圆形。聚伞花序；花白色，繁密，芳香，花蕾先端钝；花萼裂片向外反折；花冠筒圆筒形，中部膨大；雄蕊着生于花冠筒中部，隐藏在花喉内。蓇葖双生，叉开。种子顶端具白色绢质种毛。花期3~7月，果期7~12月。

【分布】生于林缘或山坡灌木丛中，常攀缘附于树上、墙壁或岩石上，亦有栽于庭院观赏。产于广西、广东、江苏、安徽、湖北、山东、四川、浙江等地。

【性能主治】带叶藤茎味苦，性微寒。有凉血消肿、祛风通络的作用。主治风湿热痹，筋脉拘挛，腰膝酸痛，痈肿，跌打损伤。

【采收加工】冬季至翌年春季采割，晒干。

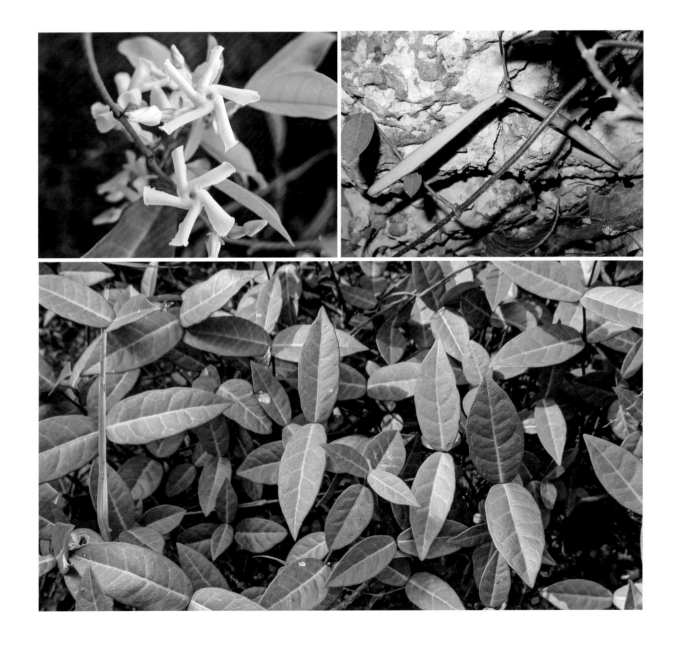

莲生桂子花

【基原】为萝藦科马利筋*Asclepias curassavica* L. 的全草。

【别名】山桃花、野鹤嘴、水羊角。

【形态特征】灌木状草本。全株有白色乳汁，茎淡灰色。叶片膜质，披针形或椭圆状披针形，基部楔形而下延至叶柄。聚伞花序顶生或腋生，着花10~20朵；花紫红色，裂片长圆形，向下反折；副花冠黄色。蓇葖果披针形。种子卵形，先端白色种毛长2.5 cm。花期几乎全年，果期8~12月。

【分布】广西、广东、云南、贵州、四川、湖南、江西、福建、台湾等地均有栽培，也有逸为野生。

【性能主治】全草味苦，性寒；有毒。有清热解毒、活血止血、消肿止痛的作用。主治咽喉肿痛，肺热咳嗽，热淋，月经不调，顽癣，崩漏，带下，痈疮肿毒，湿疹，创伤出血。

【采收加工】全年均可采收，鲜用或晒干。

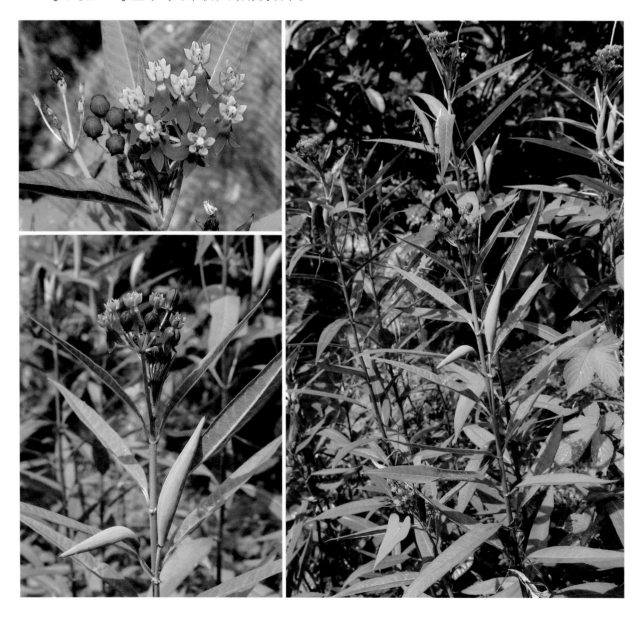

娃儿藤

【基原】为萝藦科娃儿藤Tylophora ovata (Lindl.) Hook. ex Steud. 的根。

【别名】三十六根、老君须、哮喘草。

【形态特征】藤本。须根丛生。茎、叶柄、叶、花梗及花萼外面均被锈黄色柔毛。叶片卵形，侧脉明显，每边约4条。聚伞花序伞房状，丛生于叶腋；花小，淡黄色或黄绿色，直径5 mm。蓇葖双生，圆柱状披针形，长4~7 cm，直径约1 cm，无毛。花期4~8月，果期8~12月。

【分布】生于山谷、山地灌木丛或向阳杂木林中。产于广西、广东、云南、湖南、台湾。

【性能主治】根味辛，性温；有毒。有祛风化痰、解毒散瘀的作用。主治小儿惊风，中暑腹痛，哮喘痰咳，咽喉肿痛，胃痛，风湿疼痛，跌打损伤。

【采收加工】全年均可采挖，洗净，切段，鲜用或晒干。

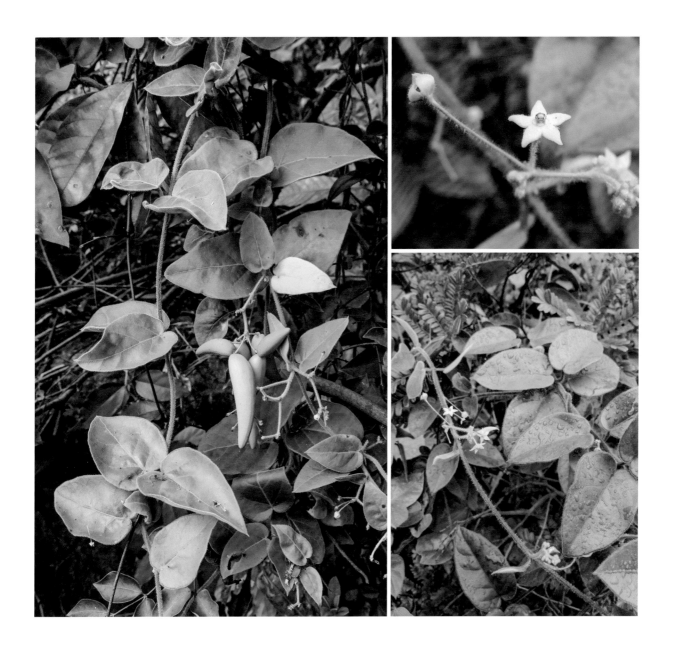

风箱树

【基原】为茜草科风箱树 *Cephalanthus tetrandrus* (Roxb.) Ridsdale et Bakh. f. 的根、叶、花序。

【别名】大叶水杨梅、水泡木、红扎树。

【形态特征】落叶灌木或小乔木，高1~5 m。嫩枝近四棱柱形，被短柔毛；老枝圆柱形，褐色，无毛。叶对生或轮生；叶片近革质，卵形至卵状披针形。头状花序顶生或腋生；花冠白色，花冠裂片长圆形，裂口处有1个黑色腺体。坚果，顶部有宿存萼檐。花期春末夏初。

【分布】生于略荫蔽的水沟旁或溪畔。产于广西、广东、海南、湖南、福建、江西等地。

【性能主治】根、叶、花序味苦，性凉。根有清热解毒、散瘀止痛、止血生肌、祛痰止咳的作用。主治流行性感冒，上呼吸道感染，咽喉肿痛，肺炎，咳嗽，睾丸炎，痄腮，乳腺炎；外用治跌打损伤，疖肿，骨折。花序有清热利湿的作用。主治肠炎，细菌性痢疾。叶有清热解毒的作用。外用治跌打损伤，骨折。

【采收加工】夏、秋季采收，洗净，鲜用或晒干。

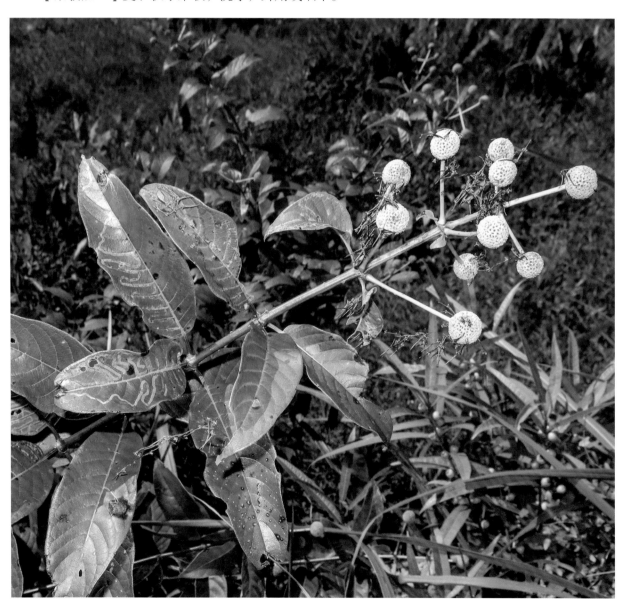

流苏子根

【基原】为茜草科流苏子 *Coptosapelta diffusa* (Champ. ex Benth.) Steenis 的根。

【别名】癞蛔藤、小青藤、包色龙。

【形态特征】木质藤本，长达5 m。叶片卵形、卵状长圆形至披针形，干后黄绿色。花单生于叶腋，常对生，白色或黄色。蒴果稍扁球形，直径5~8 mm，淡黄色，中间有1条浅沟；萼裂片宿存。种子多数，近圆形，直径1.5~2 mm，边缘流苏状。花期5~7月，果期5~12月。

【分布】生于山坡疏林或灌木丛中。产于广西、广东、湖南、湖北、贵州、四川等地。

【性能主治】根味辛、苦，性凉。有祛风除湿、止痒的作用。主治皮炎，荨麻疹，湿疹瘙痒，疮疥，风湿痹痛。

【采收加工】秋季采挖，除去杂质，洗净，晒干。

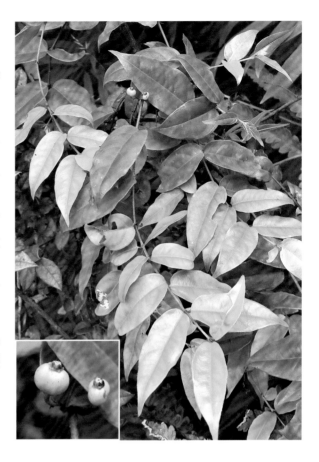

岩石羊

【基原】为茜草科短刺虎刺 *Damnacanthus giganteus* (Makino) Nakai 的根。

【别名】长叶数珠根、树莲藕、半球莲。

【形态特征】具短刺灌木，高0.5~2 m。根链珠状，肉质，淡黄色。幼枝常4棱，具短刺，常仅见于顶节托叶腋，其余节无刺。叶片革质，披针形或长圆状披针形，全缘，具反卷线。花成对腋生于短花序梗上，白色。核果熟时红色，近球形。花期3~5月，果期11月至翌年1月。

【分布】生于山地林下和灌木丛中。产于广西、广东、贵州、湖南、江西、浙江等地。

【性能主治】根味苦、甘，性平。有养血、止血、除湿、舒筋的作用。主治体弱血虚，小儿疳积，肝脾肿大，月经不调，肠风下血，黄疸，风湿痹痛，跌打损伤。

【采收加工】秋后采收，洗净，切片，晒干。

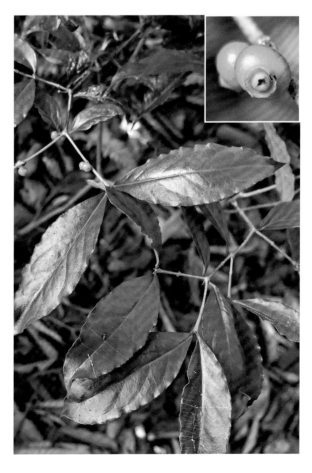

栀子

【基原】为茜草科栀子*Gardenia jasminoides* J. Ellis 的成熟果实。

【别名】黄栀子、山栀子、水横枝。

【形态特征】常绿灌木，高0.3~3 m。枝圆柱形，嫩枝常被短毛。叶对生；叶片形状多样，常无毛。花常单朵生于枝顶，白色或乳黄色，高脚碟状，芳香。果卵形、近球形、椭圆形或长圆形，熟时黄色或橙红色，有翅状纵棱5~9条，顶部具宿存萼片。花期3~7月，果期5月至翌年2月。

【分布】生于旷野、山谷、山坡的灌木丛或疏林中。产于广西、广东、云南、贵州等地。

【性能主治】成熟果实味苦，性寒。有泻火除烦、清热利湿、凉血解毒、消肿止痛的作用。主治热病心烦，湿热黄疸，淋证涩痛，血热吐衄，目赤肿痛，火毒疮疡；外用治扭挫伤痛。

【采收加工】果实成熟时采收，除去果梗及杂质，蒸至上汽或置沸水中略烫，取出干燥。

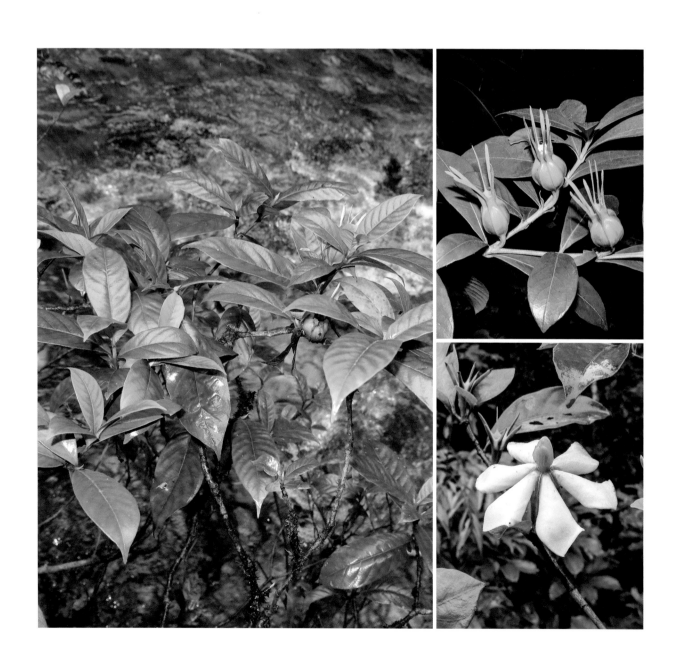

牛白藤

【基原】为茜草科牛白藤*Hedyotis hedyotidea* (DC.) Merr. 的全草。

【别名】糯饭藤、藤耳草、白藤草。

【形态特征】藤状灌木，触之有粗糙感。嫩枝方柱形，被粉末状柔毛，老时圆柱形。叶对生；叶片膜质，长卵形或卵形，腹面粗糙，背面被柔毛。花序腋生和顶生，由10~20朵花集聚成伞形花序；花冠白色，管形，先端4浅裂，裂片披针形。蒴果近球形，直径2~3 mm。花期4~7月。

【分布】生于山谷灌木丛中或丘陵坡地。产于广西、广东、云南、贵州、福建等地。

【性能主治】全草味甘、淡，性凉。有清热解暑、祛风活络、消肿解毒的作用。主治中暑发热，感冒咳嗽，风湿骨痛，跌打损伤，皮肤瘙痒。

【采收加工】夏、秋季采收，洗净，切片，鲜用或晒干。

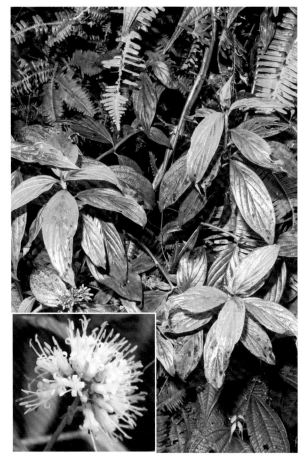

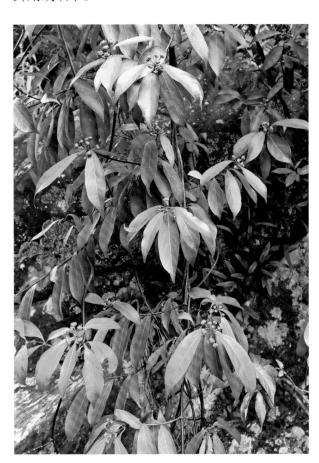

羊角藤

【基原】为茜草科羊角藤*Morinda umbellata* L. subsp. *obovata* Y. Z. Ruan 的全株。

【别名】龙骨风、马骨风、乌藤。

【形态特征】藤本，攀缘或缠绕，有时呈披散灌木状。老枝具细棱，蓝黑色，多少木质化。叶片倒卵形、倒卵状披针形或倒卵状长圆形。花序3~11个呈伞状排列于枝顶；头状花序具花6~12朵；花白色。聚花核果，熟时红色，近球形或扁球形；核果具分核2~4。花期6~7月，果期10~11月。

【分布】攀缘于林下、溪旁、路旁的灌木上。产于广西、广东、海南等地。

【性能主治】全株味甘，性凉。有止痛止血、祛风除湿的作用。主治胃痛，风湿关节痛；叶外用治创伤出血。

【采收加工】全年均可采收，鲜用或晒干。

玉叶金花

【基原】为茜草科玉叶金花 *Mussaenda pubescens* W. T. Aiton 的茎、根。

【别名】白纸、白叶子、凉口茶。

【形态特征】攀缘灌木。嫩枝被贴伏短柔毛。叶对生或轮生；叶片薄纸质，卵状长圆形或卵状披针形，腹面近无毛或疏被毛，背面密被短柔毛。聚伞花序顶生，密花；萼裂片5片，其中1片极发达呈白色花瓣状；花冠黄色，管状。浆果近球形，顶部有环状疤痕，干时黑色。花期6~7月。

【分布】生于灌木丛中、溪谷、山坡或村旁。产于广西、广东、海南、湖南、福建、浙江等地。

【性能主治】茎、根味甘、微苦，性凉。有清热利湿、解毒消肿的作用。主治中暑，感冒，支气管炎，咽喉炎，肾炎水肿，肠炎。

【采收加工】全年均可采收，鲜用或晒干。

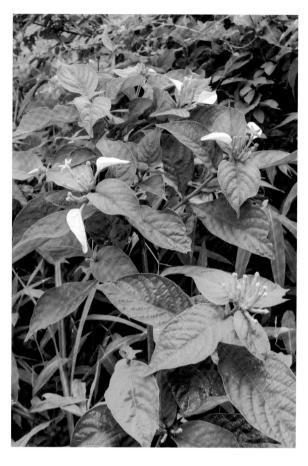

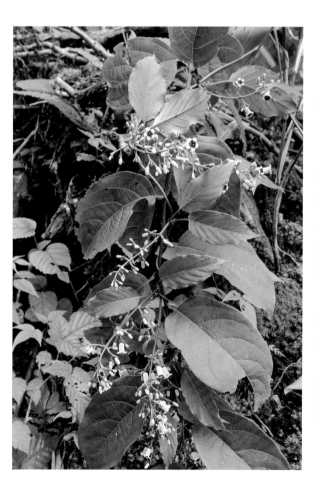

鸡矢藤

【基原】为茜草科鸡矢藤 *Paederia scandens* (Lour.) Merr. 的全草。

【别名】雀儿藤、狗屁藤、臭屁藤。

【形态特征】多年生缠绕藤本。枝叶揉碎有强烈的鸡屎臭味。叶对生；叶片纸质，卵形至披针形。圆锥花序式的聚伞花序腋生和顶生，扩展；花冠筒钟状，外面白色，内面紫红色，有茸毛。果球形，熟时近黄色，有光泽，藤枯后仍不落。花期6~10月，果期11~12月。

【分布】生于山坡、林缘灌木丛中或缠绕于树上。产于广西、广东、云南、贵州、湖南、湖北、福建、江西、四川、安徽等地。

【性能主治】全草味甘、涩，性平。有除湿、消食、止痛、解毒的作用。主治消化不良，胆绞痛，脘腹疼痛；外用治湿疹，疮疡肿痛。

【采收加工】夏、秋季采收，洗净，晒干。

钩藤

【基原】为茜草科钩藤Uncaria rhynchophylla (Miq.) Miq. ex Havil. 的带钩茎枝。

【别名】倒挂金钩、双钩藤、鹰爪风。

【形态特征】木质大藤本。嫩枝较纤细，方柱形或略有4棱角，无毛。叶腋有成对的钩刺。单叶对生；叶片纸质，椭圆形或椭圆状长圆形，全缘。头状花序单生，腋生或集成顶生；花小；花冠黄白色，管状漏斗形。小蒴果被短柔毛，宿存萼裂片近三角形。花期5~7月，果期10~11月。

【分布】生于山谷溪边林中或灌木丛中。产于广西、广东、云南、贵州、湖南、湖北等地。

【性能主治】带钩茎枝味甘，性凉。有清热平肝、息风定惊的作用。主治肝风内动，惊痫抽搐，高热惊厥，感冒，小儿惊啼，妊娠子痫，头痛眩晕。

【采收加工】秋、冬季采收，去叶，切断，晒干。

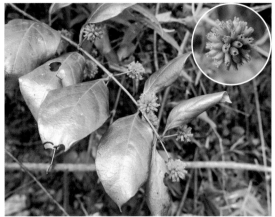

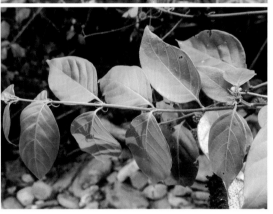

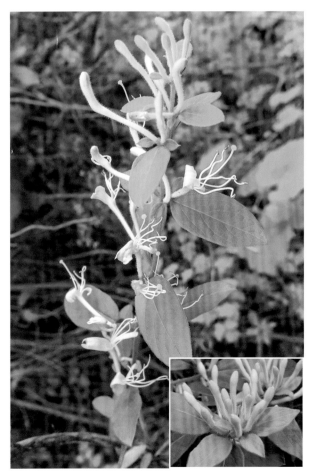

山银花

【基原】为忍冬科菰腺忍冬Lonicera hypoglauca Miq. 的花蕾或初开的花。

【别名】大银花。

【形态特征】缠绕藤本。小枝、叶柄、叶及花序梗均密被淡黄褐色短柔毛。叶片卵形至卵状长圆形，背面具橘红色蘑菇状腺点。双花单生至多朵集生于侧生短枝上，或于小枝顶集成总状；苞片线状披针形；花白色，后变黄色。果近球形，熟时黑色，具白粉。花期4~5月，果期10~11月。

【分布】生于灌木丛或疏林中。产于广西、广东、四川、贵州、云南、安徽、江西等地。

【性能主治】花蕾或初开的花味甘，性寒。有清热解毒、疏散风热的作用。主治风热感冒，温病发热，喉痹，丹毒，热毒血痢，痈肿疔疮。

【采收加工】夏初花开放前采收，干燥。

走马风

【基原】为忍冬科接骨草 *Sambucus chinensis* Lindl. 的全株。

【别名】陆英。

【形态特征】高大草本或半灌木。枝具条棱，髓部白色。奇数羽状复叶对生；小叶2~3对。聚伞花序复伞状，顶生，大而疏散；花序梗基部托以叶状总苞片，分枝3~5出，纤细；花小，白色，杂有黄色杯状的不孕花。果近圆形，熟时红色。花期4~7月，果期9~11月。

【分布】生于山坡、林下、沟边和草丛中。产于广西、广东、贵州、云南、四川、湖南等地。

【性能主治】全株味甘、酸，性温。有活血消肿、祛风除湿的作用。主治跌打损伤，骨折疼痛，风湿关节炎，肾炎水肿，脚气，瘰疬，风湿瘙痒，疮痈肿毒。

【采收加工】全年均可采收，切段，鲜用或晒干。

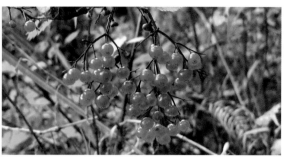

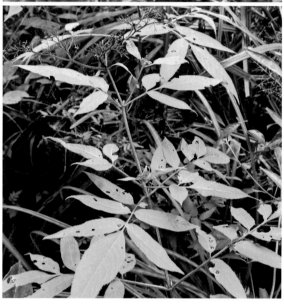

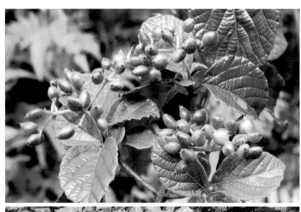

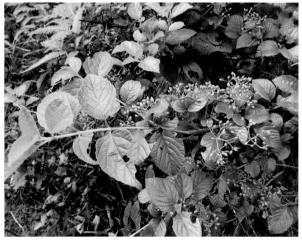

南方荚蒾

【基原】为忍冬科南方荚蒾 *Viburnum fordiae* Hance 的根。

【别名】火柴树、心伴木、满山红。

【形态特征】落叶灌木或小乔木，高可达5 m。全株几乎均被暗黄色或黄褐色茸毛。叶片厚纸质，宽卵形或菱状卵形，边缘常有小尖齿；叶脉在腹面略凹陷，在背面突起。复伞形式聚伞花序；花冠白色，辐状，裂片卵形。果卵圆形，熟时红色。花期4~5月，果熟期10~11月。

【分布】生于山谷旁疏林、山坡灌木丛中。产于广西、广东、云南、湖南、安徽、福建等地。

【性能主治】根味苦、涩，性凉。有祛风清热、散瘀活血的作用。主治感冒，发热，月经不调，风湿痹痛，跌打骨折，湿疹。

【采收加工】全年均可采收，洗净，晒干。

续断

【基原】为川续断科川续断*Dipsacus asper* Wall. 的根。

【别名】峨眉续断、山萝卜、和尚头。

【形态特征】多年生草本，高达2 m。主根1条至数条，圆柱形，黄褐色，稍肉质。茎中空，具6~8条棱，棱上疏生硬刺。基生叶稀疏丛生，叶片琴状羽裂，顶端裂片大，卵形；茎生叶对生，中央裂片特长。头状花序圆形；总苞片窄条形；花冠淡黄色或白色。花期7~9月，果期9~11月。

【分布】生于沟边、草丛中、林缘和田野路旁。产于广西、云南、贵州、四川、西藏、江西、湖南、湖北等地。

【性能主治】根味苦、辛，性微温。有补肝肾、强筋骨、续骨折、止崩漏的作用。主治腰膝酸软，跌打损伤，风湿痹痛，崩漏。

【采收加工】秋季采挖，洗净泥沙，除去根头、尾梢及细根，阴干或烘干。

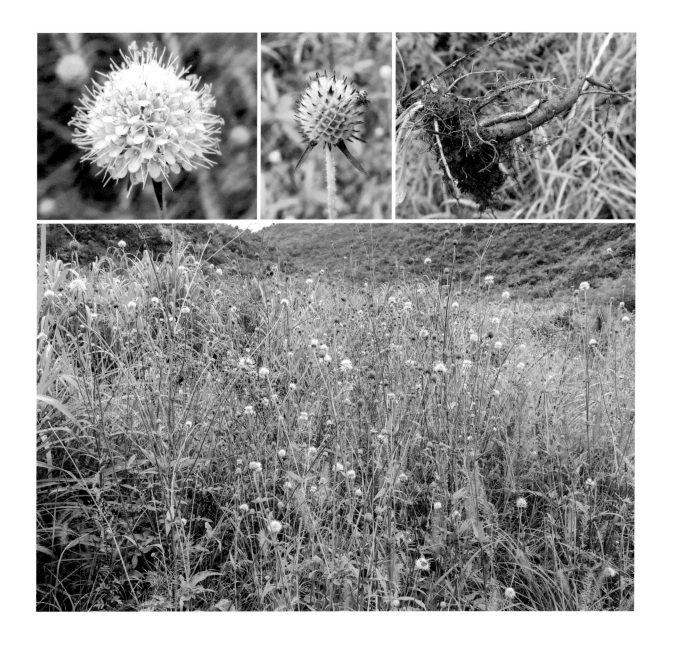

下田菊

【基原】为菊科下田菊 *Adenostemma lavenia* (L.) Kuntze 的全草。

【别名】水大靛、九层菊、风气草。

【形态特征】一年生草本，高30~100 cm。茎直立，单生，全株有稀疏的叶。基部叶花期生存或凋萎；中部茎叶较大，长椭圆状披针形，叶柄有狭翼；上部叶和下部叶渐小，有短叶柄。头状花序小，花序分枝粗壮。瘦果倒披针形，长约4 mm。花果期8~10月。

【分布】生于水边、林下及山坡灌木丛中。产于广西、广东、云南、贵州、湖南、四川、江西、安徽、江苏、浙江、福建、台湾等地。

【性能主治】全草味苦，性寒。有清热解毒、利湿、消肿的作用。主治感冒高热，支气管炎，扁桃体炎，咽喉炎，黄疸型肝炎；外用治痈疖疮疡，蛇咬伤。

【采收加工】夏、秋季采收，洗净，晒干。

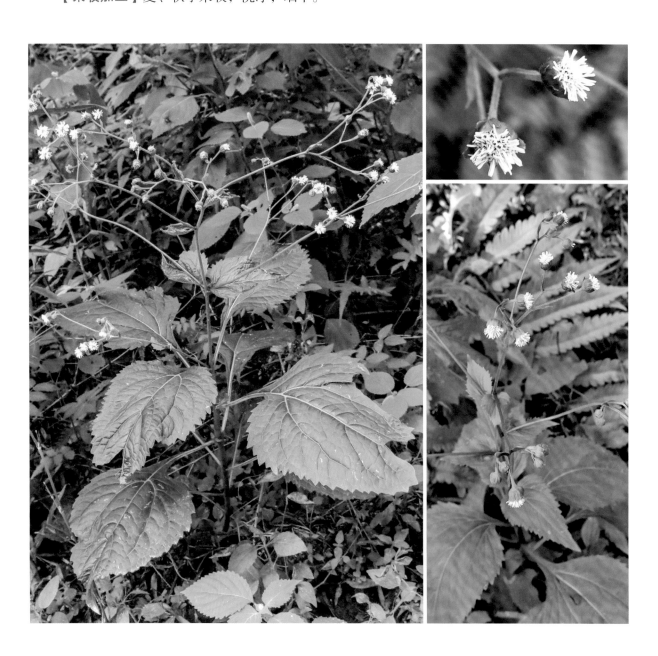

胜红蓟

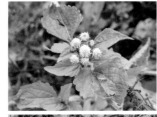
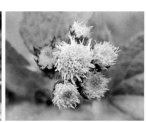

【基原】为菊科藿香蓟Ageratum conyzoides L. 的全草。

【别名】臭草、白花草、毛射香。

【形态特征】一年生草本。茎枝被柔毛，淡红色或上部绿色。叶对生，有时上部的叶互生，常有腋生的不育叶芽；叶片卵形至长圆形，基出三脉或不明显五出脉，两面被白色稀疏的短柔毛。头状花序4~18个在茎顶端排成紧密的伞房状花序；花淡紫色。瘦果熟时黑褐色。花果期全年。

【分布】生于山坡林下、草地、田边或荒地上。产于广西、广东、云南、贵州等地。

【性能主治】全草味辛、苦，性平。有清热解毒、利咽消肿的作用。主治上呼吸道感染，咽喉炎，痈疮肿毒，肿瘤。

【采收加工】夏、秋季采收，洗净，鲜用或晒干。

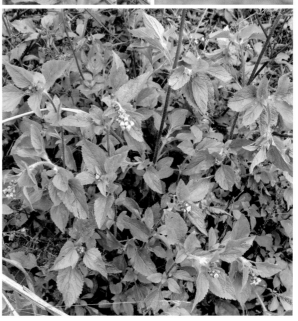

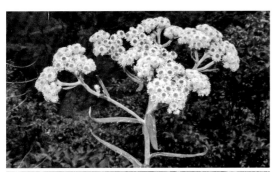

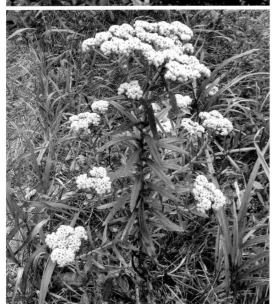

山萩

【基原】为菊科珠光香青Anaphalis margaritacea (L.) Benth. et Hook. f. 的全草或根。

【别名】避风草、火草、大叶白头翁。

【形态特征】多年生草本。根状茎横走或斜升，木质，有具褐色鳞片的短匍枝。下部叶在花期常枯萎；中部叶线形或线状披针形，基部稍狭，半抱茎，腹面被蛛丝状毛，后常脱毛，背面被灰白色或浅褐色厚棉毛。头状花序多数，在茎和枝端排列成复伞房状；总苞宽钟状或半球状。瘦果长椭圆形。花果期8~11月。

【分布】生于低山草地、山沟及路旁。产于广西、云南、四川、湖南、湖北等地。

【性能主治】全草或根味微苦、甘，性平。有清热解毒、祛风通络、驱虫的作用。主治感冒，牙痛，风湿关节痛，蛔虫病；外用治刀伤，跌打损伤。

【采收加工】春、夏季植株生长旺盛花苞初放时采收，除去杂质，洗净，晒干。

狼杷草

【基原】为菊科狼杷草 *Bidens tripartita* L. 的全草。

【别名】小鬼叉、豆渣草、针包草。

【形态特征】一年生草本。茎圆柱状或具钝棱而稍呈四方形。叶对生；下部叶不分裂，常于花期枯萎；中部叶长椭圆状披针形；上部叶披针形。头状花序单生于茎端及枝端，具较长的花序梗，无舌状花，全为筒状两性花。瘦果扁，边缘有倒刺毛，顶端芒刺通常2枚。花期7~10月。

【分布】生于旷野、路边及水边湿地。产于西南、华东、华中、华北等地地。

【性能主治】全草味甘、微苦，性凉。有清热解毒、利湿通经的作用。主治肺热咳嗽，咯血，咽喉肿痛，月经不调，闭经，小儿疳积，毒蛇咬伤。

【采收加工】8~9月采收，鲜用或晒干。

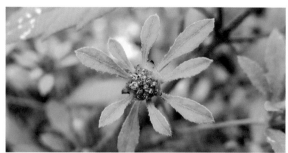

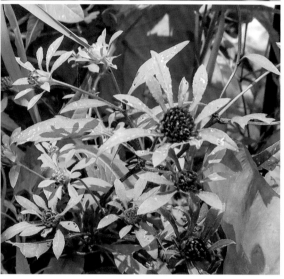

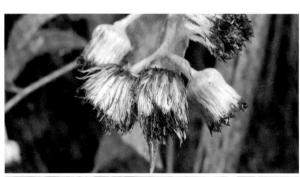

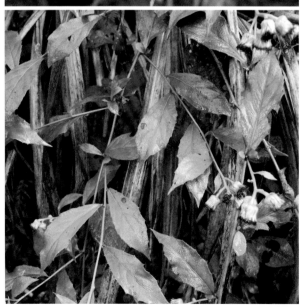

东风草

【基原】为菊科东风草 *Blumea megacephala* (Randeria) C. C. Chang et Y. Q. Tseng 的全草。

【别名】黄花地胆草、九里明。

【形态特征】攀缘状草质藤本或基部木质。茎圆柱形，多分枝，有明显的沟纹。叶片卵形、卵状长圆形或长椭圆形。头状花序通常1~7个在腋生枝顶排成总状或近伞房状，再组成具叶圆锥花序；花黄色；雌花多数，细管状。瘦果圆柱形，有10条棱；冠毛白色。花期8~12月。

【分布】生于林缘、灌木丛中、山坡阳处。产于广西、广东、云南、贵州等地。

【性能主治】全草味微辛、苦，性凉。有清热明目、祛风止痒、解毒消肿的作用。主治目赤肿痛，翳膜遮睛，风疹，疥疮，皮肤瘙痒，痈肿疮疖，跌打红肿。

【采收加工】夏、秋季采收，鲜用或晒干。

鹅不食草

【基原】为菊科石胡荽*Centipeda minima* (L.) A. Br. et Aschers. 的全草。

【别名】球子草、地胡椒。

【形态特征】一年生草本。茎匍匐或披散，基部多分枝，微被蛛丝状毛或无毛。叶互生；叶片楔状倒披针形，先端钝，基部楔形，边缘有少数齿，无毛或背面微被蛛丝状毛。头状花序单生于叶腋内，扁球形；边缘花雌性，多层；盘花两性，淡紫红色。瘦果椭圆形。花果期4~11月。

【分布】生于路旁、荒野、田埂及阴湿草地上。产于华南、西南、华中、东北、华北地区。

【性能主治】全草味辛，性温。有发散风寒、通鼻窍、止咳的作用。主治风寒头痛，咳嗽痰多，鼻塞不通，鼻渊流涕。

【采收加工】夏、秋季花开时采收，洗去泥沙，晒干。

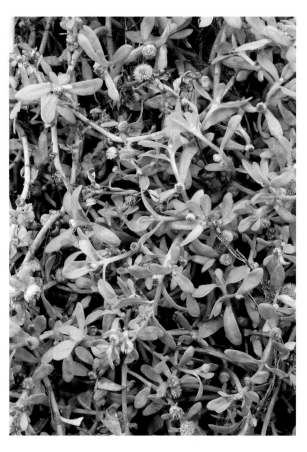

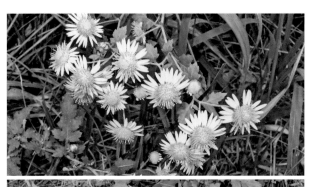

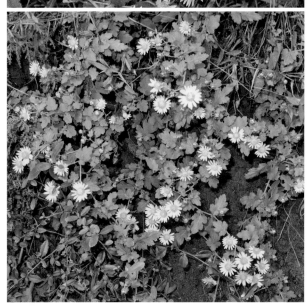

野菊

【基原】为菊科野菊*Chrysanthemum indicum* L. 的头状花序。

【别名】野黄菊、苦薏。

【形态特征】多年生草本。地下有长或短的匍匐茎。茎直立或铺散，分枝或仅在茎顶有伞房状花序分枝。基生叶和下部叶花期脱落；中部茎叶卵形、长卵形或椭圆状卵形。头状花序常在枝顶排成伞房状圆锥花序；苞片边缘白色或褐色宽膜质；舌状花黄色。瘦果。花期6~11月。

【分布】生于田边、路旁、灌木丛中及山坡草地。产于东北、华北、华中、华南及西南地区。

【性能主治】头状花序味辛、苦，性微寒。有清热解毒、泻火平肝的作用。主治目赤肿痛，头痛眩晕，疔疮痈肿。

【采收加工】秋、冬季花初开放时采摘，晒干或蒸后晒干。

大蓟

【基原】为菊科大蓟 *Cirsium japonicum* (Thunb.) Fisch. ex DC. 的地上部分。

【别名】山萝卜、刺蓟。

【形态特征】多年生草本。块根纺锤状或萝卜状。全部茎枝有条棱，被稠密或稀疏的多细胞长节毛。叶互生；根生叶羽状深裂，边缘齿端具针刺；茎生叶向上渐变小。头状花序单生；苞片外面有微糙毛并沿中肋有黏腺；小花红色或紫色。瘦果长椭圆形，冠毛暗灰色。花果期4~11月。

【分布】生于山坡林中、林缘、灌木丛中、草地、荒地、田间、路旁或溪旁。产于广西、广东、云南、贵州、四川、江西等地。

【性能主治】地上部分味甘、苦，性凉。有凉血止血、祛瘀消肿的作用。主治吐血，尿血，便血，鼻出血，崩漏下血，外伤出血。

【采收加工】夏、秋季花开时采收，除去杂质，晒干。

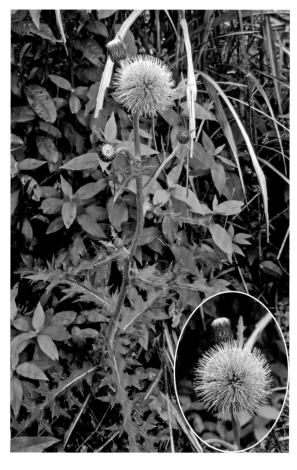

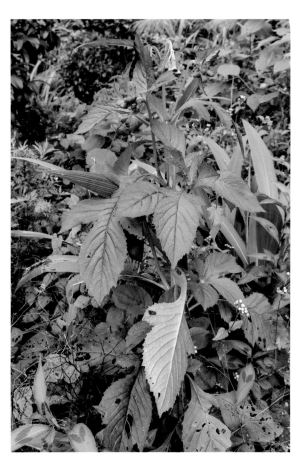

假茼蒿

【基原】为菊科野茼蒿 *Crassocephalum crepidioides* (Benth.) S. Moore 的全草。

【别名】满天飞、安南草、金黄花草。

【形态特征】直立草本。茎有纵条棱。叶片椭圆形或长圆状椭圆形，边缘有不规则齿或重齿，或有时基部羽状裂。头状花序数个在茎端排成伞房状；总苞钟状，有数枚不等长的线形小苞片；小花管状，花冠红褐色或橙红色。瘦果狭圆柱形，熟时赤红色；冠毛白色，易脱落。花期7~12月。

【分布】生于山坡、路旁杂草丛、灌木丛中。产于广西、广东、贵州、云南、湖南、四川、西藏、湖北、江西。

【性能主治】全草味辛，性平。有清热解毒、健脾利湿的作用。主治感冒，咽痛，腹痛，腹泻，痢疾。

【采收加工】夏、秋季采收，鲜用或晒干。

蚯疽草

【基原】为菊科鱼眼草*Dichrocephala auriculata* (Thunb.) Druce 的全草。

【别名】夜明草、白头菜。

【形态特征】一年生草本。茎通常粗壮，被白色长或短的茸毛。叶片卵形、椭圆形或披针形。头状花序小，球形，多数头状花序在枝端或茎顶排列成伞房状花序或伞房状圆锥花序；外围雌花多层，紫色；中央两性花黄绿色。瘦果压扁状。花果期全年。

【分布】生于山坡、山谷、荒地或水沟边。产于广西、广东、贵州、湖南等地。

【性能主治】全草味辛、苦，性平。有活血调经、消肿解毒的作用。主治月经不调，扭伤肿痛，毒蛇咬伤。

【采收加工】夏、秋季采收，鲜用或晒干。

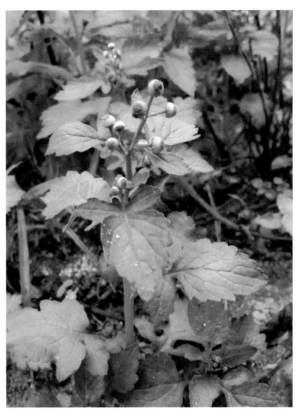

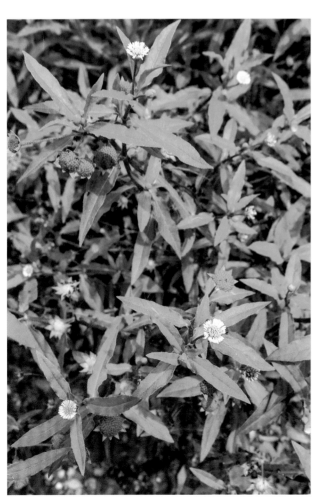

墨旱莲

【基原】为菊科鳢肠*Eclipta prostrata* (L.) L. 的地上部分。

【别名】墨菜、水旱莲。

【形态特征】一年生草本。茎直立，斜升或平卧，通常自基部分枝，被贴生糙毛。叶片长圆状披针形或披针形，无柄或有极短的柄。头状花序具细长梗；花白色，中央为管状花，外层2列为舌状花；花序形如莲蓬。瘦果暗褐色，雌花的瘦果三棱形，两性花的瘦果扁四棱形。花期6~9月。

【分布】生于河边、田边及路旁。产于全国各地。

【性能主治】地上部分味甘、酸，性寒。有滋补肝肾、凉血止血的作用。主治眩晕耳鸣，腰膝酸软，阴虚血热，崩漏下血，外伤出血。

【采收加工】花开时采收，晒干。

地胆草

【基原】为菊科地胆草*Elephantopus scaber* L. 的全草。

【别名】地胆头、草鞋跟。

【形态特征】直立草本。根状茎平卧或斜升，具多数纤维状根。茎直立，密被白色贴生长硬毛。基部叶莲座状，匙形或倒披针状匙形；茎叶少数而小。头状花序束生于枝顶，基部被3片叶状苞片包围；花淡紫色或粉红色。瘦果长圆状线形；冠毛污白色，基部宽扁。花期7~11月。

【分布】生于开阔山坡、路旁或山谷林缘。产于广西、广东、云南、贵州、江西、福建、台湾、湖南、浙江等地。

【性能主治】全草味苦，性寒。有清热泻火、凉血解毒的作用。主治感冒发热，咽喉肿痛，肺热咳嗽，目赤，痢疾，痈疮肿毒。

【采收加工】夏、秋季花期前采挖，鲜用或晒干。

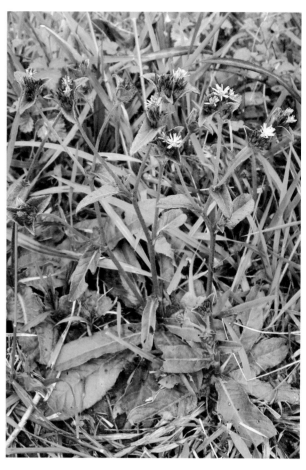

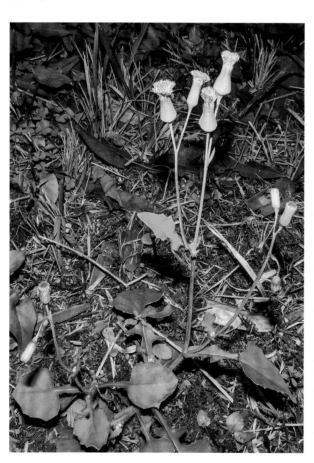

一点红

【基原】为菊科一点红*Emilia sonchifolia* DC. 的全草。

【别名】野芥兰、红背叶、羊蹄草。

【形态特征】一年生草本。茎直立或斜升。叶质较厚；下部叶密集，大头羽状分裂；中部茎叶疏生，较小；上部叶少数，线形。头状花序顶生，在枝端排列成疏伞房状；小花粉红色或紫色。瘦果圆柱形，肋间被微毛；冠毛丰富，白色，细软。花果期7~10月。

【分布】生于荒地、田埂和路旁。产于广西、广东、福建、贵州、江西等地。

【性能主治】全草味微苦，性凉。有清热解毒、利尿的作用。主治上呼吸道感染，口腔溃疡，泌尿系统感染，疖肿疮疡，痢疾。

【采收加工】夏、秋季采收，除去杂质，晒干。

佩兰

【基原】为菊科佩兰*Eupatorium fortunei* Turcz. 的地上部分。

【别名】兰草、泽兰、省头草。

【形态特征】多年生草本。根茎横走，淡红褐色。中部茎叶较大，三全裂或三深裂，两面光滑，无毛无腺点，边缘有粗齿或不规则的细齿；中部以下茎叶渐小；基部叶花期枯萎。头状花序排列呈聚伞花序状；花白色或带微红色。瘦果熟时黑褐色，冠毛白色。花果期7~11月。

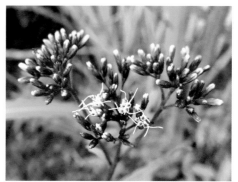

【分布】生于溪边、路旁、灌木丛中，常见栽培。产于广西、广东、湖南、云南、贵州、四川、江苏、浙江、江西、湖北等地。

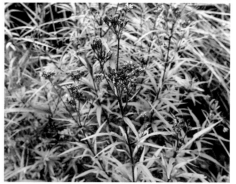

【性能主治】地上部分味辛，性平。有芳香化湿、醒脾开胃、发表解暑的作用。主治湿浊中阻，脘痞呕恶，口中甜腻，多涎，暑湿表证，湿温初起，发热倦怠，胸闷不舒。

【采收加工】夏、秋季分2次采割，除去杂质，晒干。

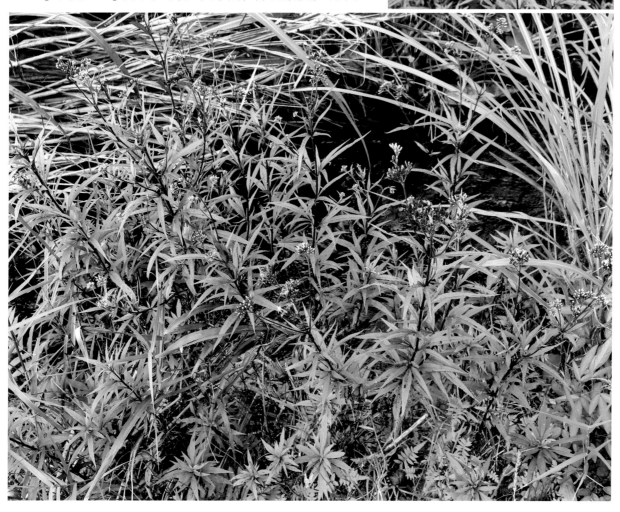

鼠曲草

【基原】为菊科鼠麴草*Gnaphalium affine* D. Don 的全草。

【别名】鼠耳、无心草、佛耳草。

【形态特征】一年生草本。茎直立或基部发出的枝下部斜升，上部不分枝，被白色厚绵毛。叶片匙状倒披针形或倒卵状匙形，无柄。头状花序在枝顶密集成伞房花序；花黄色至淡黄色。瘦果倒卵形或倒卵状圆柱形，有乳头状突起；冠毛粗糙，污白色，易脱落。花期1~4月，果期8~11月。

【分布】生于稻田、湿润草地。产于华中、华东、华南、华北、西北及西南地区。

【性能主治】全草味甘、微酸，性平。有化痰止咳、祛风除湿、解毒的作用。主治咳喘痰多，风湿痹痛，泄泻，水肿，蚕豆病，赤白带下，痈肿疔疮，阴囊湿痒，荨麻疹，高血压。

【采收加工】春季开花时采收，去除杂质，晒干。鲜品随采随用。

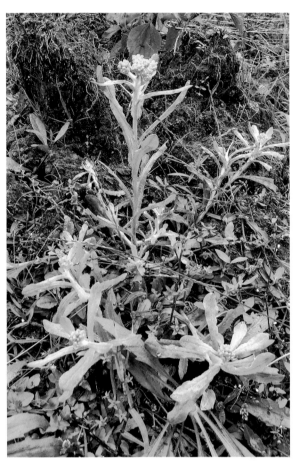

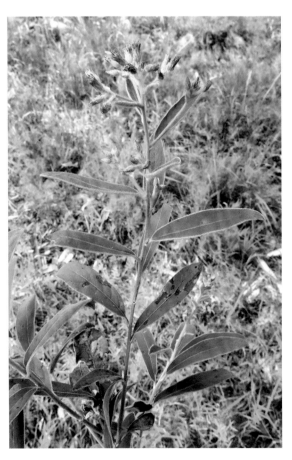

羊耳菊

【基原】为菊科羊耳菊*Inula cappa* (Buch.- Ham. ex D. Don) DC. 的地上部分。

【别名】山白芷、土白芷、小茅香。

【形态特征】半灌木。全部被污白色或浅褐色密茸毛。叶片长圆形或长圆状披针形，上部叶渐小近无柄，边缘有小尖头状细齿或浅齿。头状花序倒卵圆形，多数密集于茎和枝端成聚伞圆锥花序，被绢状密茸毛，花黄色。花期6~10月，果期8~12月。

【分布】生于湿润或干燥丘陵地、灌木丛中、荒地或草地，产于广西、广东、四川、云南等地。

【性能主治】地上部分味辛、微苦，性温。有祛风、利湿、行气化滞的作用。主治风湿关节痛，胸膈痞闷，疟疾，痢疾，泄泻，产后感冒，肝炎，痔疮，疥癣。

【采收加工】夏、秋季采割，除去杂质，干燥。

路边菊

【基原】为菊科马兰*Kalimeris indica* (L.) Sch. Bip. 的全草。

【别名】星星蒿、花叶鱼鳅串、鸡儿肠。

【形态特征】多年生直立草本。基部叶在花期枯萎；茎部叶倒披针形或倒卵状矩圆形。头状花序单生于枝端并排成疏伞房状。总苞半球形；舌状花1层，浅紫色。花期5~9月，果期8~10月。

【分布】生于草丛、溪岸、路旁、林缘。产于我国南部各省区。

【性能主治】全草味苦、辛，性寒。有清热解毒、散瘀止血、消积的作用。主治小儿疳积，腹泻，痢疾，感冒发热，咳嗽，咽喉肿痛，月经不调，外伤出血。

【采收加工】夏、秋季采收，鲜用或阴干。

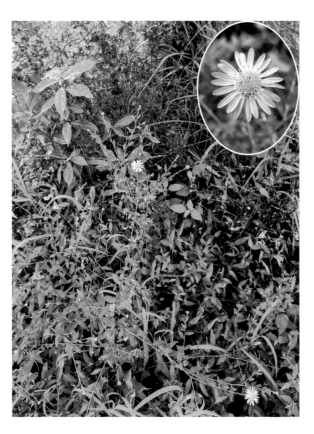

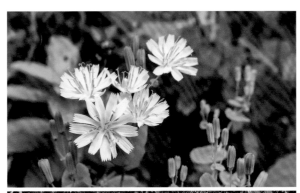

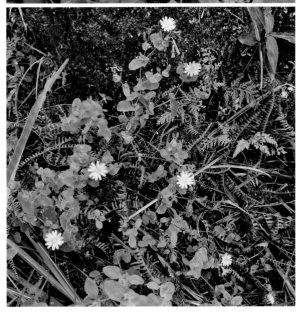

野苦荬菜

【基原】为菊科黄瓜菜*Paraixeris denticulata* (Houtt.) Nakai 的全草或根。

【别名】牛舌菜、稀须菜、盘儿草。

【形态特征】一年生或二年生直立草本。基生叶及下部茎叶花期枯萎脱落；中下部茎叶卵形、琴状卵形、椭圆形、长椭圆形或披针形，基部耳状抱茎；上部茎叶与中下部茎叶同形，渐小。头状花序，在茎枝顶端排成圆锥状花序；舌状花黄色。瘦果长椭圆形。花、果期5~11月。

【分布】生于山坡林缘、林下、田边、岩石上或岩石缝隙中。产于广西、广东、贵州、四川、甘肃、江苏、安徽、浙江等地。

【性能主治】全草或根味苦、微酸、涩，性凉。有清热解毒、散瘀止痛、止血、止带的作用。主治宫颈糜烂，白带过多，子宫出血，下腿淋巴管炎，跌打损伤，乳痈疖肿，烧烫伤。

【采收加工】春、夏季开花前采收，洗净，鲜用或晒干。

千里光

【基原】为菊科千里光*Senecio scandens* Buch.-Ham. ex D. Don 的全草。

【别名】千里及、千里急、黄花演。

【形态特征】多年生藤状草本。茎多分枝。叶片卵状披针形至长三角形，通常具浅或深的齿，有时具细裂或羽状浅裂。头状花序有舌状花，多数，在茎枝端排列成顶生复聚伞圆锥花序；花冠黄色。瘦果圆柱形，被柔毛。花期10月至翌年3月。

【分布】生于森林、灌木丛中，攀缘于灌木、岩石上或溪边。产于广西、广东、云南、贵州、四川、湖南等地。

【性能主治】全草味苦，性寒。有清热解毒、明目、利湿的作用。主治流感，上呼吸道感染，肺炎，目赤肿痛，痈肿疔毒，泄泻痢疾，湿疹。

【采收加工】全年均可采收，除去杂质，鲜用或晒干。

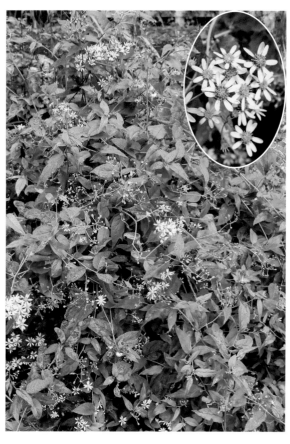

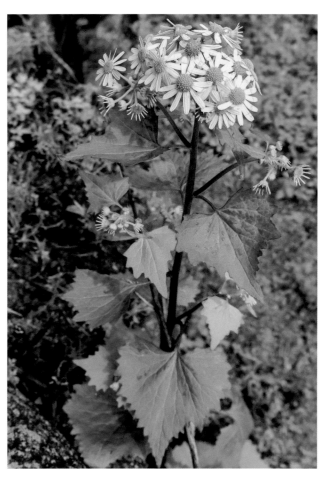

肥猪苗

【基原】为菊科蒲儿根*Sinosenecio oldhamianus* (Maxim.) B. Nord. 的全草。

【别名】黄菊莲、猫耳朵、野麻叶。

【形态特征】二年生或多年生草本。茎直立、单生。基部叶在花期凋落；下部茎叶卵状圆形或近圆形；最上部叶卵形或卵状披针形。头状花序多数排列成顶生复伞房状花序；花黄色。瘦果圆柱形。花期1~12月。

【分布】生于林缘、溪边、潮湿岩石边及草坡、田边。产于广西、广东、云南、贵州、四川、江西、福建等地。

【性能主治】全草味辛、苦，性凉；有小毒。有清热解毒、利湿、活血的作用。主治痈疮肿毒，泌尿系统感染，湿疹，跌打损伤。

【采收加工】夏季采收，洗净，鲜用或晒干。

一枝黄花

【基原】为菊科一枝黄花*Solidago decurrens* Lour. 的全草。

【别名】野黄菊、洒金花、黄花仔。

【形态特征】多年生草本。茎细弱，单生或少数簇生。叶片椭圆形、卵形或宽披针形，有具翅的柄，仅中部以上边缘有细齿或全缘。头状花序较小，多数在茎上部排成长6~25 cm的总状花序或伞房圆锥花序；花黄色。花果期4~11月。

【分布】生于灌木丛中、林缘、林下或山坡草地上。产于广西、广东、云南、贵州、四川、湖南、湖北等地。

【性能主治】全草味辛、苦，性凉。有清热解毒、疏散风热的作用。主治咽喉肿痛，喉痹，乳蛾，痈肿疮疖，风热感冒。

【采收加工】秋季花果期采收，洗净，鲜用或晒干。

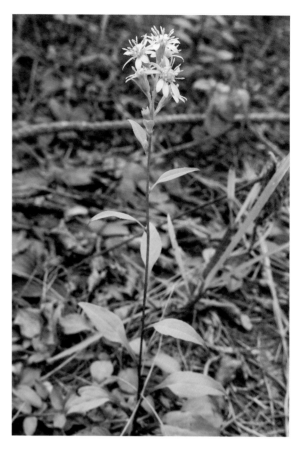

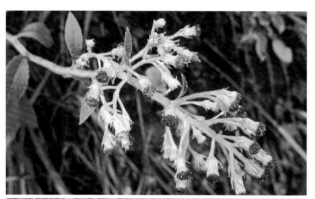

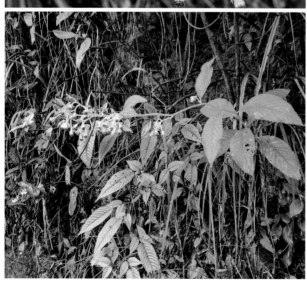

白叶火草

【基原】为菊科锯叶合耳菊*Synotis nagensium* (C. B. Clarke) C. Jeffrey et Y. L. Chen 的全草。

【别名】白背艾、火门艾、大叶艾。

【形态特征】多年生灌木状草本或半灌木。茎密被白色茸毛或黄褐色茸毛，下部在花期无叶。叶片倒卵状椭圆形、倒披针状椭圆形或椭圆形，腹面被蛛丝状茸毛及短柔毛，背面被茸毛及沿脉被短硬毛。头状花序排列成圆锥聚伞花序；花黄色；总苞倒锥状钟形。瘦果圆柱形。花期8月至翌年3月。

【分布】生于灌木丛中、草地上。产于广西、广东、云南、贵州、四川、湖南等地。

【性能主治】全草味淡，性平。有散风热、定喘咳、利水祛湿的作用。主治感冒发热，咳喘，小便淋涩，肾炎水肿。

【采收加工】夏、秋季采收，晒干。

夜香牛

【基原】为菊科夜香牛*Vernonia cinerea* (L.) Less. 的全草。

【别名】夜牵牛、星拭草、寄色草。

【形态特征】一年生或多年生草本。下部叶和中部叶具柄，菱状长圆形或卵形，基部楔状狭成具翅的柄，边缘有具小尖的疏齿，或波状，背面被灰白色或淡黄色短柔毛，两面均有腺点；上部叶渐尖。头状花序多数在茎枝端排成伞房状圆锥花序；花淡红紫色，花冠管状。花期全年。

【分布】生于山坡旷野、荒地、田边、路旁。产于广西、广东、云南、四川、湖南等地。

【性能主治】全草味苦、微甘，性凉。有疏风清热、凉血解毒、安神的作用。主治感冒发热，咳嗽，黄疸，痢疾，失眠，疔疮肿毒，小儿遗尿，毒蛇咬伤，赤白带下。

【采收加工】夏、秋季采收，洗净，鲜用或晒干。

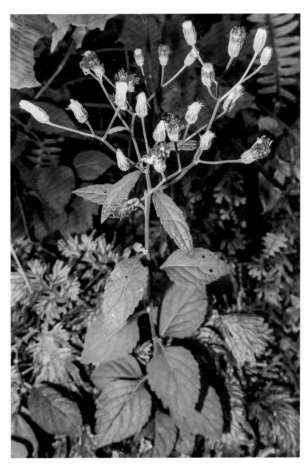

北美苍耳

【基原】为菊科北美苍耳*Xanthium chinense* Mill. 的成熟带总苞的果实。

【别名】老苍子、苍子、毛苍子。

【形态特征】一年生草本。叶片三角状卵形或心形，近全缘或有3~5不明显浅裂，两面被贴生糙毛。雄头状花序球形，花冠钟形，雌头状花序椭圆形。成熟瘦果的总苞变坚硬；苞刺长约2 mm；顶端两喙近相等。花期7~9月，果期8~11月。

【分布】生于丘陵及山地草丛中。产于西南、华南、华东、华北、西北及东北各省区。

【性能主治】果实味辛、苦，性温；有毒。有散风寒、通鼻窍、祛风湿的作用。主治风寒头痛，鼻塞流涕，鼻衄，风痰瘙痒，湿痹拘挛。

【采收加工】秋季果实成熟时采收，干燥，除去梗、叶等杂质。

【备注】北美苍耳原产于墨西哥，药用功效与苍耳*X. sibiricum*相似。

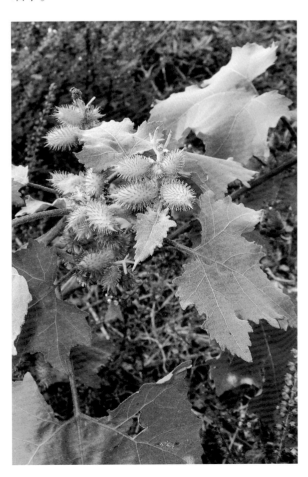

匙叶草

【基原】为龙胆科匙叶草*Latouchea fokienensis* Franch. 的全草。

【别名】红客妈叶、红虾蟆叶。

【形态特征】多年生草本。全株无毛。茎直立，不分枝。叶大多基生，倒卵状匙形，先端圆形，基部渐狭成柄；茎生叶2~3对，小于基生叶，无柄，半抱茎。轮生聚伞花序，每轮有花5~8朵，每朵花下有2片小苞片；花冠淡绿色，钟形。蒴果卵状圆锥形。种子深褐色。花果期3~11月。

【分布】生于山坡路边、林下。产于广西、广东、福建、云南、四川等地。

【性能主治】全草味苦、辛，性寒。有活血化瘀、清热止咳的作用。主治腹内血瘀痞块，劳伤咳嗽。

【采收加工】夏、秋季采收，洗净，晒干。

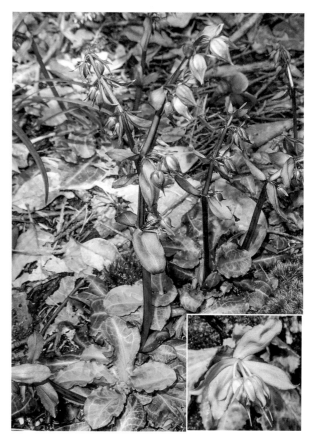

獐牙菜

【基原】为龙胆科獐牙菜*Swertia bimaculata* (Sieb. et Zucc.) Hook. f. et Thoms. ex C. B. Clarke 的全草。

【别名】黑节苦草、走胆草、紫花青叶胆。

【形态特征】一年生草本。根细，棕黄色。茎直立，中部以上分枝。基生叶花期枯萎；茎生叶椭圆形至卵状披针形；最上部叶苞叶片状。大型圆锥状复聚伞花序疏松，开展，多花；花冠黄色，上部具多数紫色小斑点。蒴果狭卵形。种子褐色，圆形，表面具瘤状突起。花果期6~11月。

【分布】生于山坡草地、林下、灌木丛中。产于广西、广东、湖南、贵州等地。

【性能主治】全草味苦、辛，性寒。有清热解毒、利湿、疏肝利胆的作用。主治急、慢性肝炎，胆囊炎，感冒发热，咽喉肿痛，牙龈肿痛，尿路感染，肠胃炎，小儿口疮。

【采收加工】夏、秋季采收，切碎，晾干。

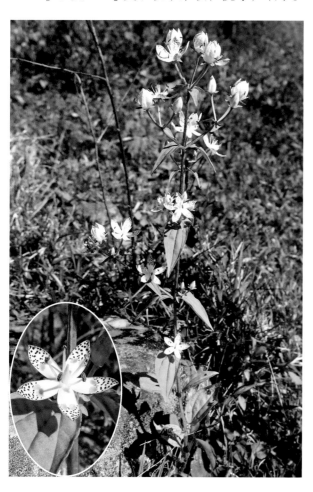

大田基黄

【基原】为报春花科星宿菜*Lysimachia fortunei* Maxim. 的全草或根。

【别名】红头绳、假辣蓼。

【形态特征】多年生草本。全株无毛。根状茎横走，紫红色。茎直立，有黑色腺点，基部紫红色；嫩梢和花序轴具褐色腺体。叶互生，近于无柄，两面均有黑色腺点，干后呈粒状突起。总状花序顶生，细瘦；花冠白色，有黑色腺点。蒴果球形。花期6~8月，果期8~11月。

【分布】生于沟边、田边等湿润处。产于中南、华南、华东各省区。

【性能主治】全草味苦、辛，性凉。有清热利湿、凉血活血、解毒消肿的作用。主治黄疸，泻痢，目赤，吐血，血淋，白带异常，崩漏，痛经，闭经，咽喉肿痛，痈肿疮毒，跌打，蛇虫咬伤。

【采收加工】4~8月采收，鲜用或晒干。

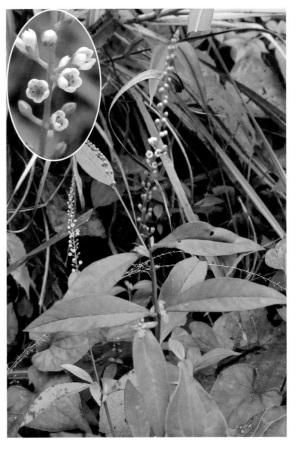

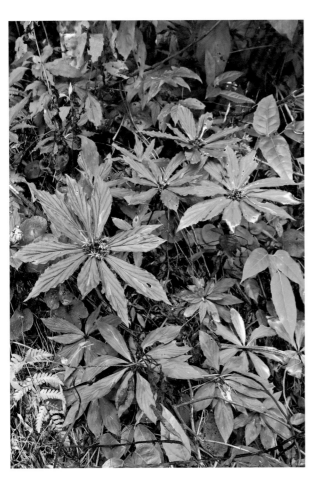

追风伞

【基原】为报春花科狭叶落地梅*Lysimachia paridiformis* Franch. var. *stenophylla* Franch. 的全草或根。

【别名】破凉伞、惊风伞、一把伞。

【形态特征】多年生草本。根状茎粗短或成块状。根簇生，密被黄褐色茸毛。茎通常2条至数条簇生，直立。叶6~18片轮生于茎端；叶片披针形至线状披针形，无柄，两面散生黑色腺条。花集生于茎端成伞形花序，有时亦有少数花生于近茎端的1对鳞片状叶腋；花冠黄色。蒴果近球形。花期5~6月，果期7~9月。

【分布】生于林下和阴湿沟边。产于广西、四川、贵州、湖北、湖南等地。

【性能主治】全草味辛，性温。有祛风通络、活血止痛的作用。主治风湿痹痛，小儿惊风，半身不遂，跌打损伤，骨折。

【采收加工】全年均可采收，鲜用或晒干。

车前

【基原】为车前科车前*Plantago asiatica* L. 的全草、成熟种子。

【别名】咳麻草。

【形态特征】多年生草本，须根多数。根茎短，稍粗。叶基生呈莲座状，平卧、斜展或直立；叶片卵形至椭圆形，先端钝圆至急尖，边缘波状。花序3~10个，直立或弓曲上升；穗状花序细圆柱状；花冠白色。蒴果纺锤状，具角，背腹面微隆起；子叶背腹向排列。花期4~8月，果期6~9月。

【分布】生于草地、沟边、河岸湿地、田边、路旁或村边空旷处。产于广西、广东、云南、贵州、四川、西藏、海南、江西、福建等地。

【性能主治】全草味甘，性寒。有清热利尿通淋、祛痰、凉血、解毒的作用。主治热淋涩痛，水肿尿少，暑湿泻痢，痰热咳嗽，痈肿疮毒，吐血，鼻出血。种子味甘，性寒。有清热利尿、渗湿通淋、明目、祛痰的作用。主治水肿胀满，热淋涩痛，暑湿泄泻，目赤肿痛，痰热咳嗽。

【采收加工】全草夏季采收，除去泥沙，晒干。夏、秋季种子成熟时采收果穗，晒干，搓出种子，除去杂质。

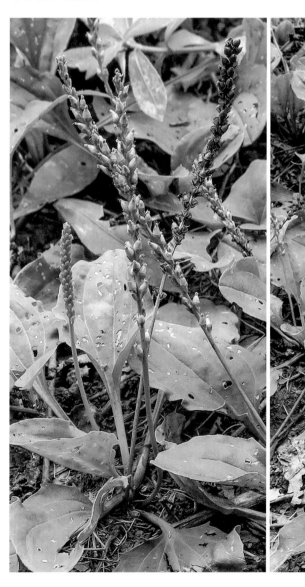
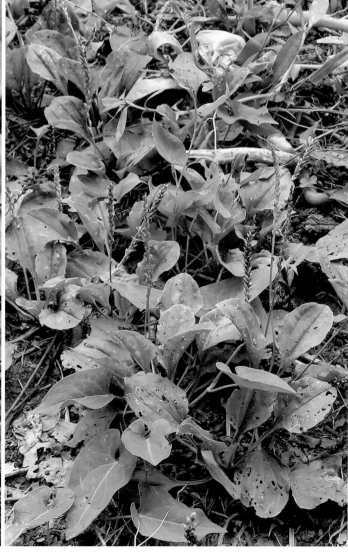

土党参

【基原】为桔梗科金钱豹*Campanumoea javanica* Blume 的根。

【别名】桂党参、奶参、土羊乳。

【形态特征】缠绕草质藤本植物，具乳汁，根胡萝卜状。茎无毛，多分枝。叶对生；叶片心形，边缘具浅钝齿。花单生于叶腋；花冠上位，白色或黄绿色，内面紫色，钟状，裂至中部。浆果黑紫色、紫红色，球状。种子不规则形，常为短柱状，表面有网状纹。花期5~11月。

【分布】生于山坡或丛林中。产于广西、广东、贵州、云南。

【性能主治】根味甘，性平。有健脾益气、补肺止咳、下乳的作用。主治虚劳内伤，气虚乏力，心悸，多汗，脾虚泄泻，白带异常，乳稀少，小儿疳积，遗尿，肺虚咳嗽。

【采收加工】秋季采挖，洗净，晒干。

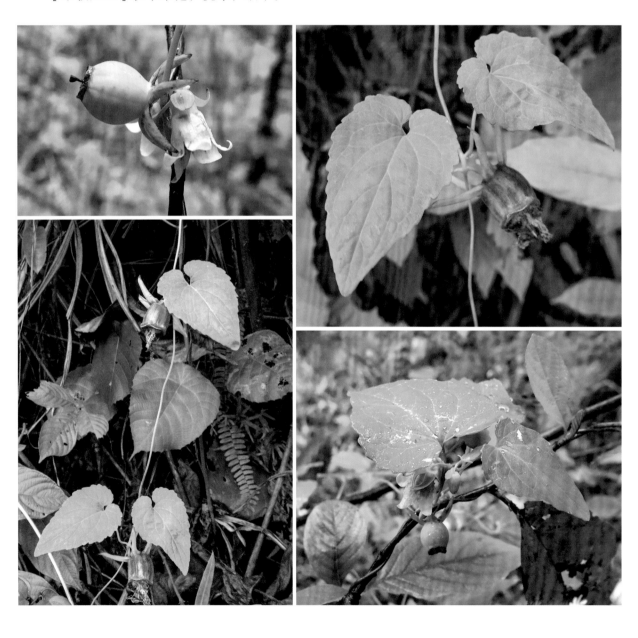

奶参

【基原】为桔梗科羊乳*Codonopsis lanceolata* Trautv. 的根。

【别名】奶树、四叶参。

【形态特征】缠绕草本。根通常肥大呈纺锤形，近上部有稀疏环纹，而下部则疏生横长皮孔。在小枝顶端的叶2~4片近对生或轮生；叶片菱状卵形、狭卵形至椭圆形。花单生或对生于小枝顶端；花冠阔钟状，黄绿色或乳白色内有紫色斑。蒴果下部半球形，上部有喙。花果期7~8月。

【分布】生于山地林下、沟边阴湿处。产于东北、华北、华东和中南各省区。

【性能主治】根味甘，性温。有补血通乳、清热解毒、消肿排脓的作用。主治病后体虚，乳痈，疮疖肿毒，产后乳少。

【采收加工】秋季采挖，洗净，鲜用或切片晒干。

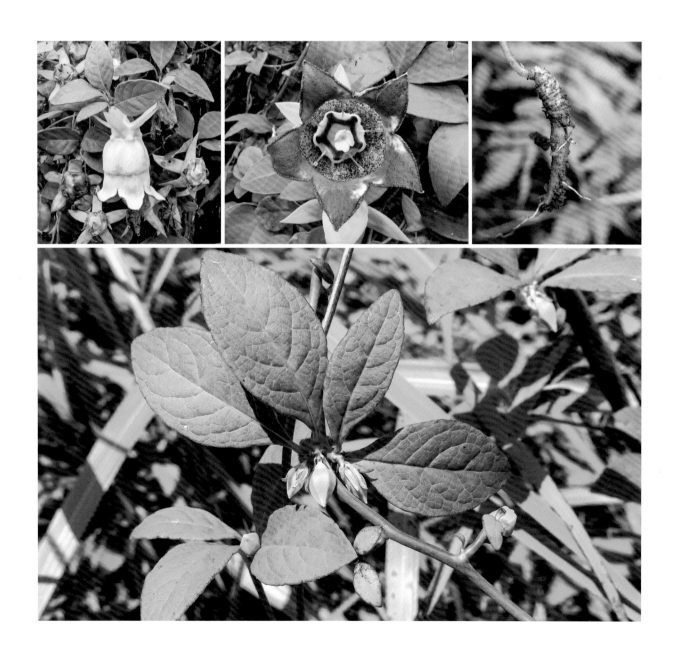

红果参

【基原】为桔梗科长叶轮钟草*Cyclocodon lancifolius* (Roxb.) Kurz 的根。

【别名】蜘蛛果、山荸荠荠。

【形态特征】直立或蔓性草本，高可达3 m。茎中空，分枝多而长。叶对生，偶有3片轮生；叶片卵形，卵状披针形至披针形。花通常单朵顶生兼腋生，有时3朵组成聚伞花序；花白色或淡红色，管状钟形，5~6裂至中部。浆果球状，熟时紫黑色。种子极多数，呈多角体。花期7~10月。

【分布】生于灌木丛中、草地上。产于广西、广东、贵州、四川、湖北、福建等地。

【性能主治】根味甘、微苦，性平。有益气、祛瘀、止痛的作用。主治气虚乏力，跌打损伤。

【采收加工】夏、秋季采挖，洗净，鲜用或晒干。

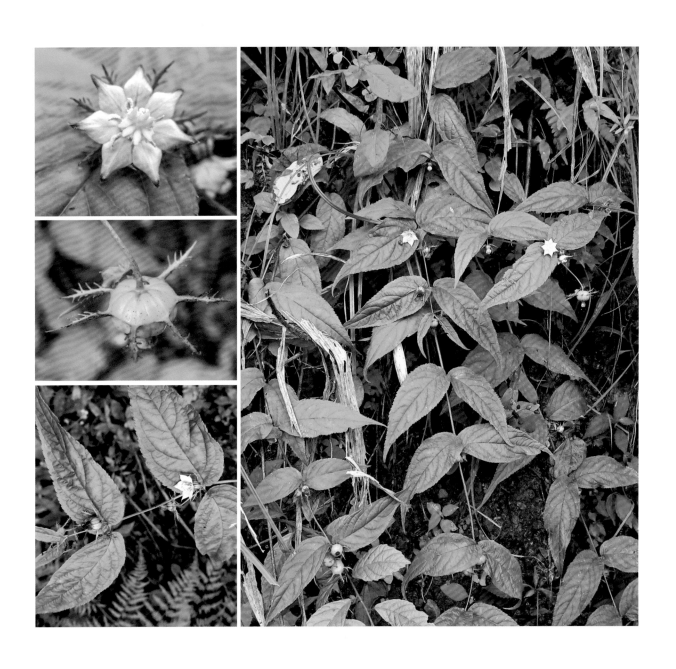

桔梗

【基原】为桔梗科桔梗*Platycodon grandiflorus* (Jacq.) A. DC. 的根。

【别名】包袱花、铃当花、道拉基。

【形态特征】多年生直立草本。有乳汁。根胡萝卜状。叶片卵形、狭椭圆形至披针形，先端急尖，基部楔形至阔楔形，边缘具尖齿，背面常无毛而有白粉。花单朵顶生，或数朵集成假总状花序，或有花序分枝而集成圆锥花序；花冠阔钟形，蓝色或紫色。蒴果球状。花期7~9月。

【分布】生于山坡阳处、草丛中及石山上。产于广西、广东、贵州、云南、四川、东北、华北、华东、华中各地。

【性能主治】根味苦、辛，性平。有宣肺、利咽、祛痰、排脓的作用。主治咳嗽痰多，胸闷不畅，咽痛，音哑，肺痈吐脓。

【采收加工】春、秋季采挖，洗净，除去须根，趁鲜剥去外皮或不去外皮，干燥。

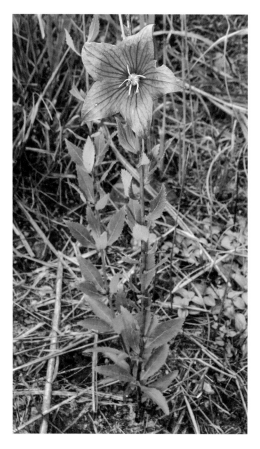

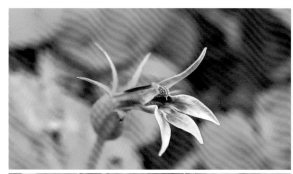

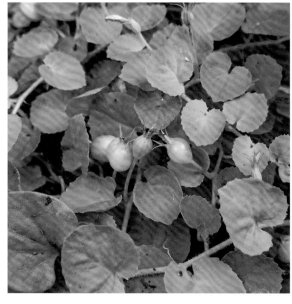

铜锤玉带草

【基原】为半边莲科铜锤玉带草*Lobelia angulata* Forst. 的全草。

【别名】小铜锤、扣子草、铜锤草。

【形态特征】多年生匍匐草本。有白色乳汁。茎平卧，被开展的柔毛，节上生根。叶互生；叶片卵形或心形，边缘具细齿，叶脉掌状至掌状羽脉。花单生于叶腋；花冠紫红色、淡紫色、绿色或黄白色。浆果紫红色，椭圆状球形。种子多数，近圆球状，稍压扁状，表面有小疣突。花果期全年。

【分布】生于田边、路旁或疏林中潮湿处。产于广西、广东、湖南、湖北、四川等地。

【性能主治】全草味辛、苦，性平。有祛风除湿、活血散瘀的作用。主治风湿疼痛，月经不调，白带异常，子宫脱垂，遗精，跌打损伤，创伤出血。

【采收加工】全年均可采收，洗净，晒干或鲜用。

半边莲

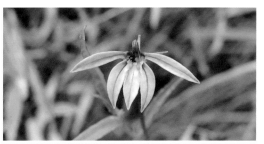

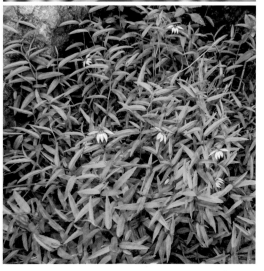

【基原】为半边莲科半边莲*Lobelia chinensis* Lour. 的全草。

【别名】急救索、蛇利草。

【形态特征】多年生草本。茎细弱，匍匐，节上生根。叶互生；叶片线形至披针形，全缘或顶部有明显的锯齿，无毛。花单生于分枝的上部叶腋；花冠粉红色或白色，喉部以下被白色柔毛；裂片全部平展于下方，呈一个平面。蒴果倒锥形。种子椭圆状，稍压扁状，近肉色。花果期5~10月。

【分布】生于水田边、沟边及草地上。产于长江中下游及长江以南各省区。

【性能主治】全草味辛，性平。有利尿消肿、清热解毒的作用。主治痈肿疔疮，蛇虫咬伤，臌胀水肿，湿热黄疸，湿疹湿疮。

【采收加工】夏季采收，除去泥沙，洗净，晒干。

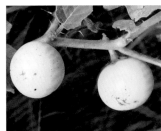

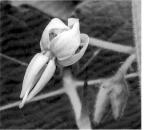

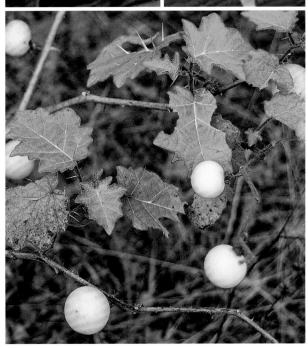

野颠茄

【基原】为茄科喀西茄*Solanum aculeatissimum* Jacquem. 的全株。

【别名】颠茄、山马铃、小颠茄。

【形态特征】直立草本至半灌木。茎、枝、叶及花柄多混生黄白色毛及淡黄色基部宽扁的直刺。叶片阔卵形，裂片边缘具齿裂及浅裂。花序腋外生，具单花或2~4朵花丛生，花冠淡黄色；萼钟状。浆果球状，初时绿白色，具绿色花纹，熟时淡黄色。花期春夏季，果期冬季。

【分布】生于路边灌木丛中、荒地、草坡或疏林中。产于广西、广东、湖南、江西、四川。

【性能主治】全株味苦、辛，性微寒；有毒。有镇咳平喘、散瘀止痛的作用。主治慢性支气管炎，哮喘，胃痛，风湿痛，腰腿痛，痈肿疮毒，跌打损伤。

【采收加工】全年均可采收，鲜用或晒干。

白毛藤

【基原】为茄科白英*Solanum lyratum* Thunb. 的全草。

【别名】千年不烂心、鬼目草、白草。

【形态特征】多年生草质藤本植物。茎、叶密生有节长柔毛。叶互生；叶片多数为琴形，基部常3~5深裂，裂片全缘，两面均被白色发亮的长柔毛。聚伞花序顶生或腋外生；花冠蓝色或白色，花冠筒隐于萼内。浆果球形，熟时红黑色。种子近盘状，扁平。花期夏秋，果熟期秋末。

【分布】生于路旁、田边或山谷、草地。产于广西、广东、湖南、湖北、云南、四川、福建、江西、甘肃、陕西等地。

【性能主治】全草味甘、苦，性寒；有小毒。有清热利湿、解毒消肿的作用。主治疟疾，黄疸，水肿，淋病，风湿关节痛，胆囊炎，癌症，子宫糜烂，白带异常，丹毒，疔疮。

【采收加工】夏、秋季采收全草，鲜用或晒干。

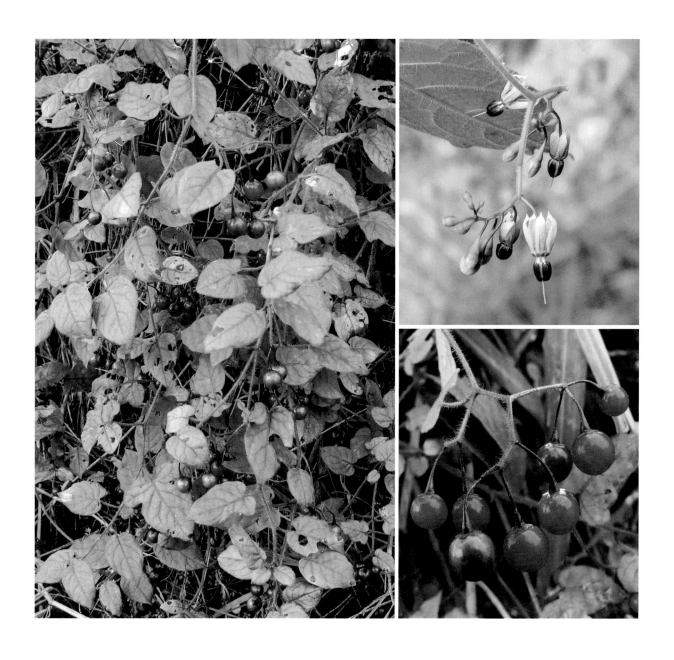

小金钱草

【基原】为旋花科马蹄金*Dichondra micrantha* Urb. 的全草。

【别名】荷包草、黄疸草、金挖耳。

【形态特征】多年生匍匐小草本。茎细长，被灰色短柔毛，节上生根。叶片圆形，先端宽圆形或微缺，基部阔心形，腹面微被毛，背面被贴生短柔毛，全缘；具长柄。花单生于叶腋；花冠钟状，较短至稍长于萼，黄色，深5裂；裂片长圆状披针形，无毛。蒴果近球形，膜质。小花果期7~11月。

【分布】生于山坡草地、路旁或沟边。产于长江以南各省及台湾。

【性能主治】全草味甘、苦，性寒。有清热解毒、利湿通淋、散瘀消肿的作用。主治湿热黄疸，痢疾，砂石淋痛，白浊，水肿，疮疡肿毒，跌打损伤。

【采收加工】春、夏季采收，鲜用或晒干。

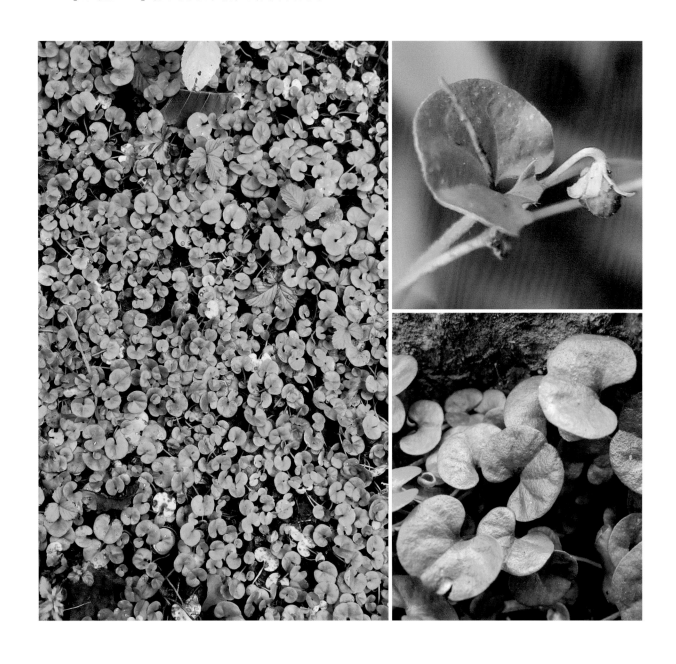

四方麻

【基原】为玄参科四方麻*Veronicastrum caulopterum* (Hance) T. Yamaz. 的全草。

【别名】山练草、四角草、青鱼胆。

【形态特征】直立草本。全体无毛。茎多分枝，有宽达1 mm的翅。叶互生，从几乎无柄至有长达4 mm的柄；叶片矩圆形、卵形至披针形。花萼裂片钻状披针形；花冠血红色、紫红色或暗紫色，筒部约占一半长；后方裂片卵圆形至前方裂片披针形。蒴果卵状或卵圆状。花期8~11月。

【分布】生于山谷草地、沟边及疏林下。产于广西、广东、云南、贵州、湖南等地。

【性能主治】全草味苦，性寒。有清热解毒、消肿止痛的作用。主治流行性痄腮，咽喉肿痛，肠炎，痢疾，淋巴结核，痈疽疔疮，湿疹，烧烫伤，跌打损伤。

【采收加工】全年均可采收，鲜用或晒干。

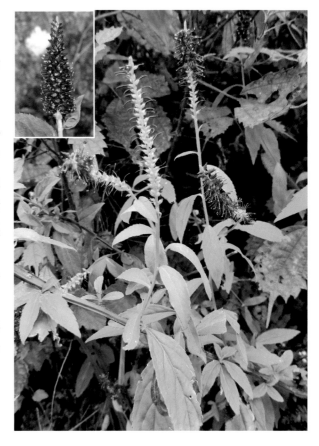

野菰

【基原】为列当科野菰*Aeginetia indica* L. 的全草。

【别名】马口含珠、鸭肢板、烟斗花。

【形态特征】一年生寄生草本。茎黄褐色或紫红色。叶肉红色，无毛。花常单生茎端，稍俯垂。花梗粗壮，常直立，具紫红色的条纹。花冠带黏液，凋谢后变绿黑色，不明显的二唇形，上唇裂片和下唇的侧裂片较短，下唇中间裂片稍大。蒴果圆锥状或长卵球形。花期4~8月，果期8~10月。

【分布】喜生于土层深厚、湿润及枯叶多的地方，常寄生于芒属*Miscanthus* Anderss.和蔗属*Saccharum* L.等禾草类植物根上。产于广西、广东、湖南、贵州、云南、四川、江西、浙江、江苏。

【性能主治】全草味苦，性凉；有小毒。有清热解毒的作用。主治咽喉肿痛，咳嗽，小儿高热，尿路感染，骨髓炎，毒蛇咬伤，疔疮。

【采收加工】春、夏季采收，鲜用或晒干。

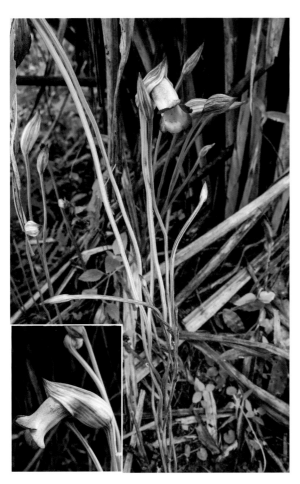

牛耳岩白菜

【基原】为苦苣苔科牛耳朵Primulina eburnea (Hance) Yin Z. Wang 的根茎及全草。

【别名】呆白菜、矮白菜、石三七。

【形态特征】多年生草本。叶均基生，肉质；叶片卵形或狭卵形，边缘全缘，两面均被贴伏的短柔毛。聚伞花序，被短柔毛；苞片2片，对生，卵形、宽卵形或圆卵形；花冠紫色或淡紫色，有时白色，喉部黄色，两面疏被短柔毛。蒴果被短柔毛。花期4~7月。

【分布】生于石灰山林中石上或沟边林下。产于广西、广东、贵州、湖南、四川、湖北。

【性能主治】根茎及全草味甘、微苦，性凉。有清肺止咳、凉血止血、解毒消痈的作用。主治阴虚肺热，咳嗽咯血，崩漏带下，痈肿疮毒，外伤出血。

【采收加工】全年均可采收，鲜用或晒干。

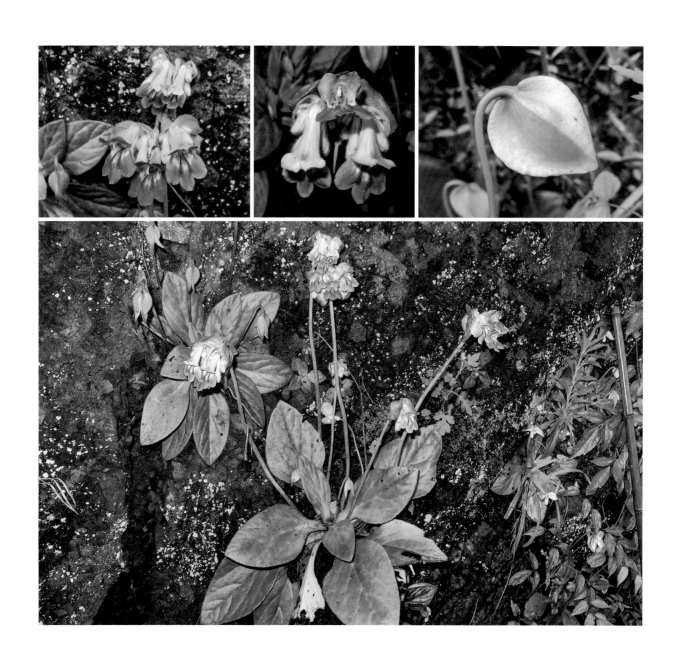

降龙草

【基原】为苦苣苔科半蒴苣苔*Hemiboea subcapitata* C. B. Clarke 的全草。

【别名】马拐、牛耳朵、水泡菜。

【形态特征】多年生草本。茎肉质，散生紫斑。叶对生；叶片稍肉质，干时草质，椭圆形或倒卵状椭圆形，全缘或有波状浅钝齿；叶柄具合生成船形的翅。聚伞花序近顶生或腋生；花冠白色，具紫色斑点；总苞球形，开放后呈船形。蒴果线状披针形。花期9~10月，果期10~12月。

【分布】生于山谷林下石上或沟边阴湿处。产于广西、广东、云南东南部、贵州、四川、湖南、湖北、江西、浙江南部、陕西南部、甘肃南部。

【性能主治】全草味甘，性寒。有清暑利湿解毒的作用。主治外感暑湿，痈肿疮疖，毒蛇咬伤。

【采收加工】秋季采收，鲜用或晒干。

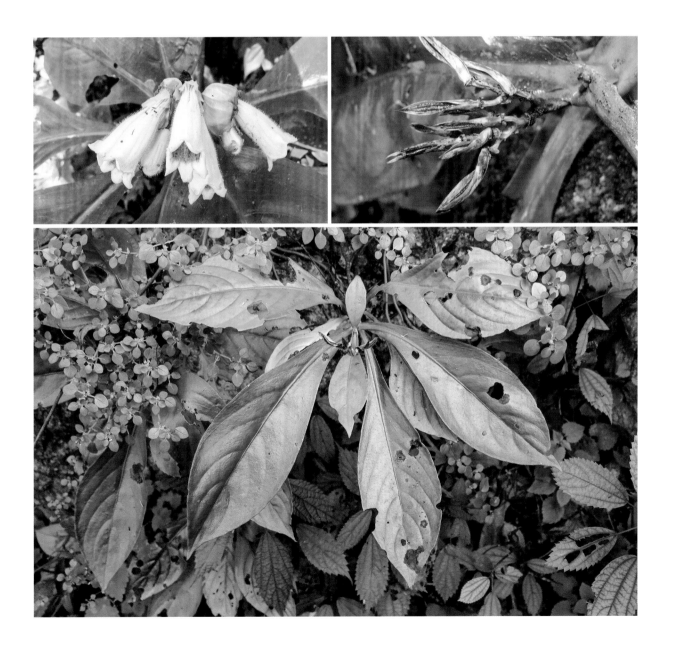

石吊兰

【基原】为苦苣苔科吊石苣苔*Lysionotus pauciflorus* Maxim. 的全草。

【别名】黑乌骨、石豇豆、石泽兰。

【形态特征】小灌木。茎分枝或不分枝，无毛或上部疏被短毛。叶3片轮生，有时对生或数片轮生；叶片革质，形状变化大，线形、线状倒披针形、狭长圆形或倒卵状长圆形。花序有1~2朵花；花冠筒漏斗状，白色带紫色。蒴果线形，无毛。种子纺锤形。花期7~10月，果期9~11月。

【分布】生于丘陵、山地林中、阴处石崖上或树上。产于广西、广东、云南、贵州、四川、江西、福建、台湾、湖南、湖北、安徽、浙江、江苏、陕西。

【性能主治】全草味苦，性温。有化痰止咳、软坚散结的作用。主治咳嗽痰多，瘰疬痰核。

【采收加工】夏、秋季叶茂盛时采割，除去杂质，鲜用或晒干。

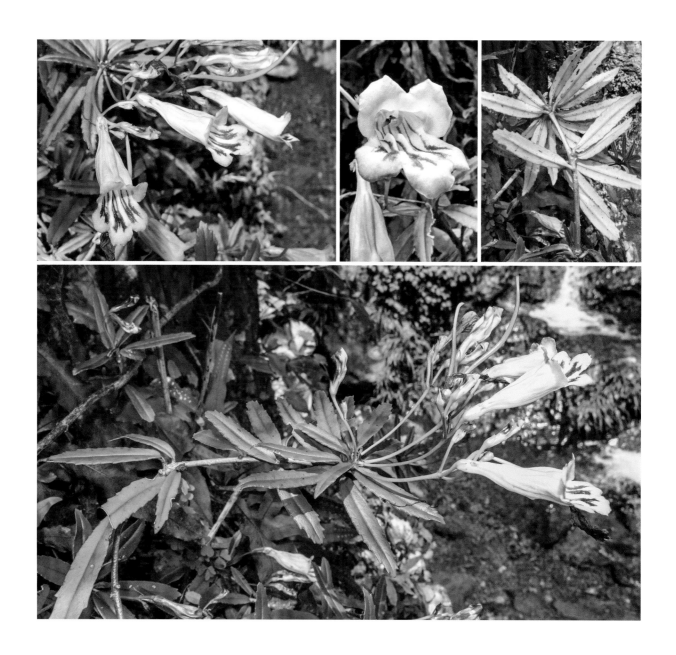

凌霄花

【基原】为紫葳科凌霄*Campsis grandiflora* (Thunb.) K. Schum. 的花。

【别名】紫葳、五爪龙、红花倒水莲。

【形态特征】攀缘藤本。茎木质，枯褐色，表皮脱落，以气生根攀附于他物之上。叶对生，奇数羽状复叶；小叶7~9片，卵形至卵状披针形，两面无毛，边缘有粗齿。顶生疏散的短圆锥花序，花序轴长15~20 cm；花萼钟状，分裂至中部；花冠内面鲜红色，外面橙黄色。蒴果顶端钝。花期5~8月。

【分布】生于山谷、溪边、疏林下。产于广西、广东、福建、山东、河南、陕西。

【性能主治】花味甘、酸，性寒。有活血通经、凉血祛风的作用。主治月经不调，闭经，产后乳肿，风疹发红，皮肤瘙痒，痤疮。

【采收加工】夏、秋季花盛开时采收，干燥。

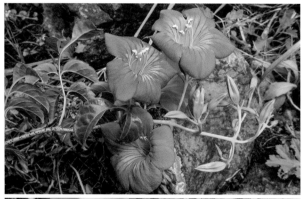

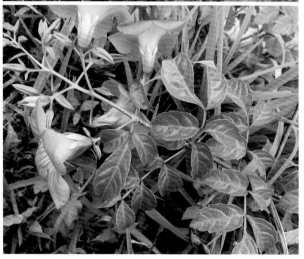

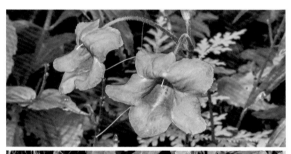

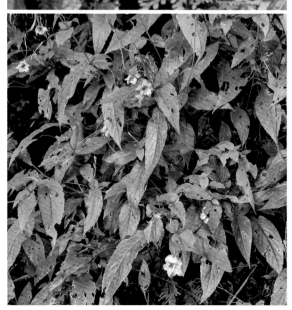

白接骨

【基原】为爵床科白接骨*Asystasiella neesiana* (Wall.) Lindau 的全草。

【别名】玉龙盘、玉接骨、蛙木虫。

【形态特征】草本。叶片纸质，先端尖至渐尖，边缘微波状至具浅齿，基部下延成柄，两面突起，疏被微毛。总状花序或基部有分枝，顶生，花单生或对生；花冠淡紫红色，漏斗状，外面疏生腺毛，花冠筒细长。蒴果，上部具4粒种子，下部实心细长似柄。花期7~8月，果期10~11月。

【分布】生于林下或溪边。产于广西、广东、云南、贵州、四川、重庆等地。

【性能主治】全草味苦、淡，性凉。有化瘀止血、续筋接骨、利尿消肿、清热解毒的作用。主治吐血，便血，外伤出血，跌打瘀肿，扭伤骨折，风湿肢肿，腹水，疮疡溃烂，咽喉肿痛。

【采收加工】夏、秋季采收，鲜用或晒干。

爵床

【基原】为爵床科爵床*Justicia procumbens* L. 的全草。

【别名】爵卿、香苏、赤眼。

【形态特征】一年生草本。茎基部匍匐，高 20~50 cm。叶片椭圆形至椭圆状长圆形，长1.5~ 3.5 cm，宽1.3~2 cm。穗状花序顶生或生于上部叶 腋；花冠粉红色。蒴果长约5 mm。种子表面有瘤状 皱纹。花期8~11月，果期10~11月。

【分布】生于山坡、林间、草丛中和路旁阴湿 处。产于广西、广东、云南、江苏、江西等地。

【性能主治】全草味苦、咸、辛，性寒。有 清热解毒、利湿消积、活血止痛的作用。主治感冒 发热，咳嗽，咽喉肿痛，目赤肿痛，疳积，湿热泻 痢，疟疾，黄疸，浮肿，小便淋浊，筋肌疼痛，跌 打损伤，痈疽疔疮，湿疹。

【采收加工】8~9月盛花期采收，晒干。

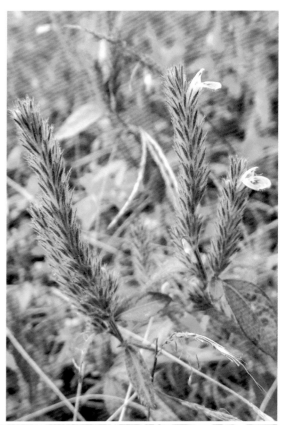

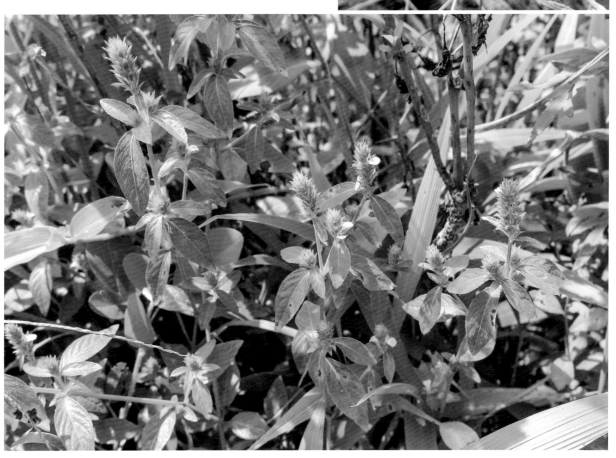

南板蓝根

【基原】为爵床科板蓝*Strobilanthes cusia* (Nees) Kuntze 的根及根状茎。

【别名】马蓝、蓝靛。

【形态特征】草本。多年生一次性结实。茎直立或基部外倾；稍木质化，通常成对分枝，幼嫩部分和花序均被锈色、鳞片状毛。叶片纸质，椭圆形或卵形，先端短渐尖，基部楔形，边缘有稍粗的齿，两面无毛，干时黑色。穗状花序直立；苞片对生。蒴果。种子卵形。花期11月。

【分布】生于潮湿地方。产于广西、广东、海南、香港、云南、贵州、四川、福建、台湾、浙江。

【性能主治】根及根状茎味苦，性寒。有清热解毒、凉血消斑的作用。主治瘟疫时毒，发热咽痛，温毒发斑，丹毒。叶含蓝靛，可作染料。

【采收加工】夏、秋季采挖，除去地上茎，洗净，晒干。

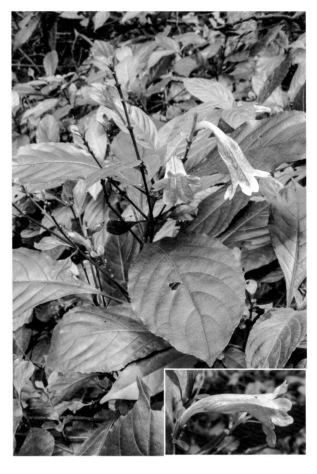

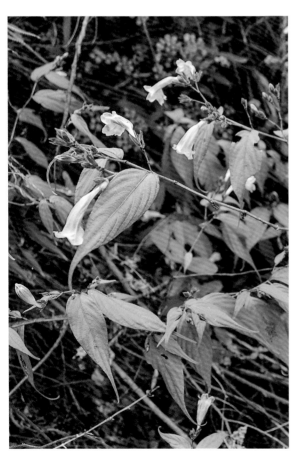

温大青

【基原】为爵床科球花马蓝*Strobilanthes dimorphotricha* Hance 的全草。

【别名】马蓝、野蓝靛、大青草。

【形态特征】草本。叶片椭圆形或椭圆状披针形，先端长渐尖，基部楔形渐狭，边缘有齿或柔软胼胝狭齿，上部各对一大一小，两面有不明显的钟乳体，无毛。花序头状，近球形，为苞片所包覆；花冠紫红色。蒴果长圆状棒形，有腺毛。种子4粒，有毛。花期9~10月。

【分布】生于山坡、沟谷林下阴湿处。产于长江以南各省区，西达西藏，东达浙江。

【性能主治】全草味苦、辛，性微寒。有清热解毒、凉血消斑的作用。主治温病烦渴，发斑，吐血，咽喉肿痛，口疮，丹毒，疔腮，痈肿，湿热泻痢，热痹，肝炎，毒蛇咬伤。

【采收加工】夏、秋季采收，鲜用或晒干。

老鸦嘴

【基原】为爵床科山牵牛*Thunbergia grandiflora* Roxb. 的全株。

【别名】土玄参、土牛七、强过头。

【形态特征】攀缘藤本。叶对生；叶片卵形至心形，两面干时棕褐色，背面较浅，腹面被柔毛，毛基部常膨大而使叶面呈粗糙状，背面密被柔毛。花在叶腋单生或成顶生总状花序；苞片小，卵形，被短柔毛，自花冠筒以上膨大；冠檐蓝紫色，裂片圆形或宽卵形。蒴果被短柔毛。花期5~11月。

【分布】生于山地灌木丛中。产于广西、广东、海南、福建。

【性能主治】全草味甘、微辛，性平。有舒筋活络、散瘀消肿的作用。主治跌打损伤，风湿，腰肌劳损，痛经，疮疡肿毒。

【采收加工】全年均可采收，根切片，茎、叶切段，晒干。

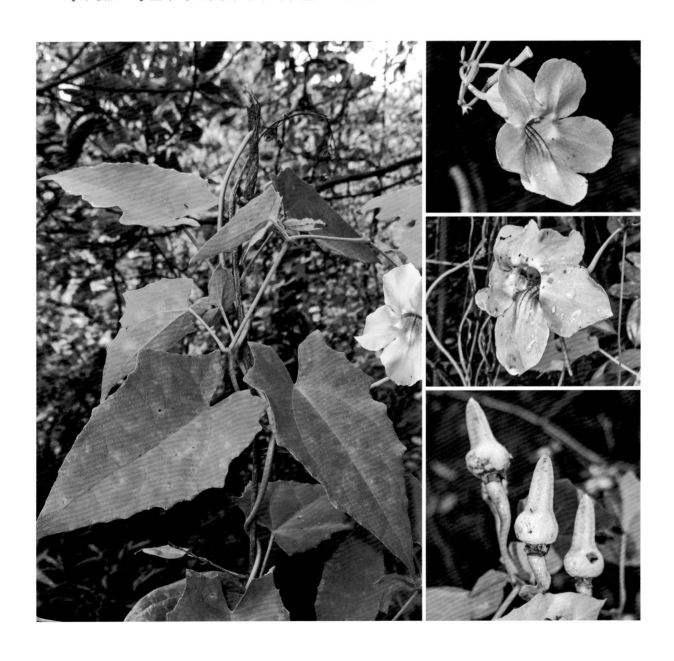

广东紫珠

【基原】为马鞭草科广东紫珠*Callicarpa kwangtungensis* Chun 的茎、叶。

【别名】珍珠风、老鸦饭、金刀柴。

【形态特征】灌木，高约2 m。幼枝常带紫色，老枝黄灰色。叶片狭椭圆状披针形、披针形或线状披针形，长15~26 cm，宽3~5 cm，两面通常无毛，背面密生明显的细小黄色腺点。聚伞花序宽2~3 cm，3~4次分歧，具稀疏的星状毛；花白色或带紫红色。果实球形，直径约3 mm。花期6~7月，果期8~10月。

【分布】生于山坡林下或灌木丛中。产于广西、广东、云南、湖南、湖北、江西等地。

【性能主治】茎、叶味苦、涩，性凉。有收敛止血、散瘀、清热解毒的作用。主治吐血，鼻出血，便血，肺热咳嗽，咽喉肿痛，烧烫伤，外伤出血。

【采收加工】夏、秋季采收，切段，鲜用或晒干。

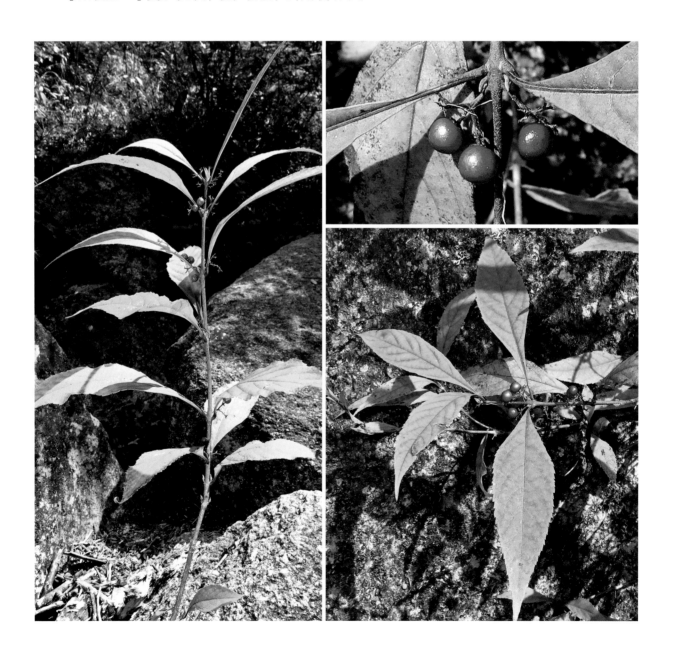

红紫珠

【基原】为马鞭草科红紫珠*Callicarpa rubella* Lindl. 的叶及嫩枝。

【别名】山霸王、野蓝靛、空壳树。

【形态特征】灌木，高约2 m。小枝被黄褐色星状毛并杂有腺毛。叶片倒卵形或倒卵状椭圆形，先端尾尖或渐尖，基部心形，有时偏斜。聚伞花序宽2~4 cm；花紫红色、黄绿色或白色；花萼被星状毛或腺毛，具黄色腺点。果实紫红色。花期5~7月，果期7~11月。

【分布】生于山坡、溪边林中或灌木丛中。产于广西、广东、湖南、云南等地。

【性能主治】叶及嫩枝味微苦，性平。有解毒消肿、凉血止血的作用。主治吐血，咯血，痔疮，痈肿疮毒，跌打损伤，外伤出血。

【采收加工】夏、秋季采收，鲜用或晒干。

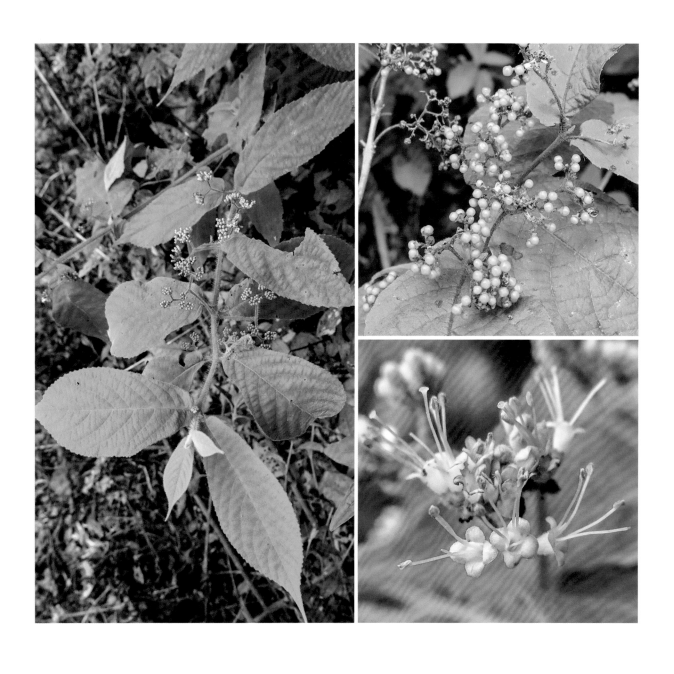

路边青

【基原】为马鞭草科大青*Clerodendrum cyrtophyllum* Turcz. 的全株。

【别名】猪屎青、鬼点灯。

【形态特征】灌木或小乔木。叶片椭圆形至长圆状披针形，全缘，两面无毛或沿脉疏生短柔毛，背面常有腺点，侧脉6~10对。伞房状聚伞花序；花小，白色，有橘香味，萼杯状且果后增大，雄蕊与花柱同伸出花冠外。果实近球形，熟时蓝紫色，为红色的宿萼所托。花果期6月至翌年2月。

【分布】生于丘陵、山地林下或溪谷旁。产于我国西南、中南、华东各省区。

【性能主治】全株味苦，性寒。有清热解毒、凉血、利湿的作用。主治感冒高热，头痛，热痢，疟腮，喉痹，丹毒，黄疸。

【采收加工】夏、秋季采收，洗净，鲜用或切段晒干。

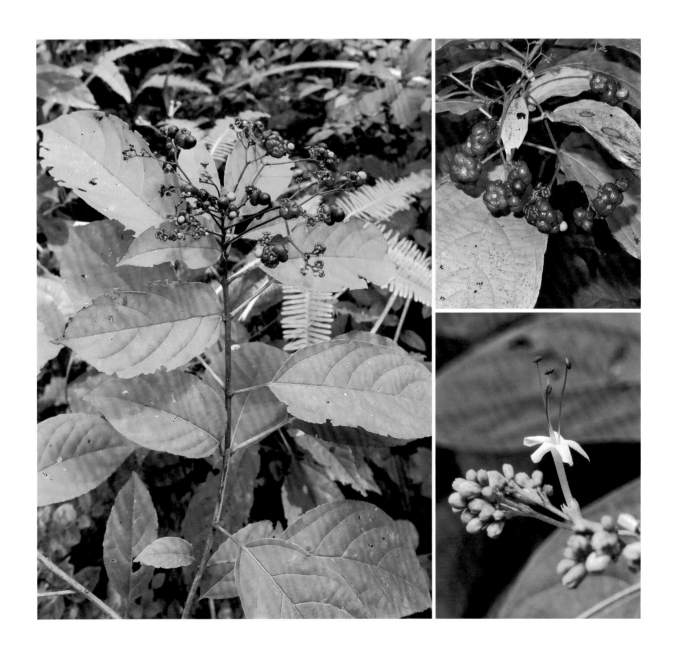

豆腐柴

【基原】为马鞭草科豆腐柴 *Premna microphylla* Turcz. 的根、茎及叶。

【别名】小青根、臭辣树、凉粉叶。

【形态特征】直立灌木。叶揉碎有臭味，卵状披针形、椭圆形或倒卵形，基部渐狭窄下延至叶柄两侧，全缘至有不规则的粗齿，无毛至有短柔毛。聚伞花序组成顶生塔形的圆锥花序；花萼杯状；花冠淡黄色，外面有柔毛和腺点，内面有柔毛，以喉部较密。核果紫色，球形至倒卵形。花果期5~10月。

【分布】生于山坡林下或林缘。分布于我国西南、中南、华东等地区。

【性能主治】根味苦，性寒。有清热解毒的作用。主治疟疾，小儿夏季热，风湿痹痛，风火牙痛，跌打损伤，水火烫伤。茎及叶味苦、微辛，性寒。有清热解毒的作用。主治疟疾，泄泻，痢疾，醉酒头痛，痈肿，疔疮，丹毒，蛇虫咬伤，创伤出血。

【采收加工】根全年均可采收，鲜用或晒干。茎及叶春季至秋季采收，鲜用或晒干。

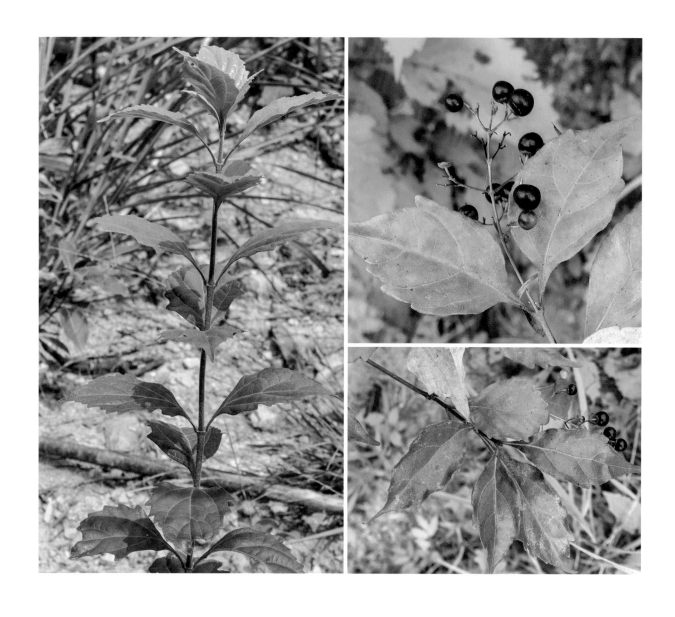

马鞭草

【基原】为马鞭草科马鞭草*Verbena officinalis* L. 的地上部分。

【别名】鹤膝风、顺刺草、小麻。

【形态特征】多年生草本。茎四棱柱形，节和棱上有硬毛。叶片卵圆形至长圆状披针形，基生叶边缘常有粗齿和缺刻，茎生叶多数3深裂，裂片边缘有不整齐的齿，两面被硬毛。穗状花序顶生和腋生；花淡紫色至蓝色。果长圆形，熟时4瓣裂。花期6~8月，果期7~10月。

【分布】生于路边、山坡、溪边或林缘。产于广西、广东、贵州、云南、湖南、山西等地。

【性能主治】地上部分味苦，性凉。有活血散瘀、解毒、利水、退黄、截疟的作用。主治症瘕积聚，痛经，闭经，喉痹，痈肿，水肿，黄疸，疟疾。

【采收加工】6~8月花开时采收，除去杂质，晒干。

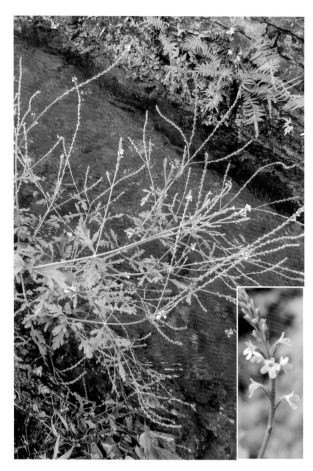

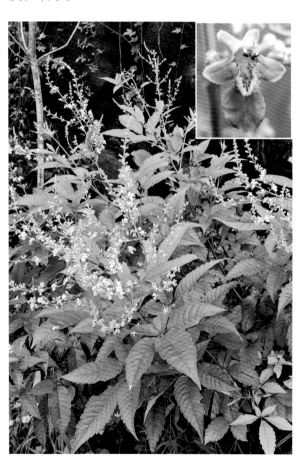

牡荆叶

【基原】为马鞭草科牡荆*Vitex negundo* L. var. *cannabifolia* (Sieb. et Zucc.) Hand.-Mazz. 的叶。

【别名】五指柑、黄荆柴。

【形态特征】落叶灌木或小乔木。小枝四棱形。叶对生，掌状复叶，小叶5片，少有3片；小叶片披针形或椭圆状披针形，先端渐尖，基部楔形，边缘有粗齿，腹面绿色，背面淡绿色，通常被柔毛。圆锥花序顶生，长10~20 cm；花冠淡紫色。果实近球形，黑色。花期6~7月，果期8~11月。

【分布】生于山坡路边灌木丛中。产于广西、广东、河北、湖南、湖北、四川、贵州、云南及华东地区。

【性能主治】叶味辛、微苦，性平。有祛痰、止咳、平喘的作用。主治咳嗽痰多。

【采收加工】夏、秋季叶茂盛时采收，除去茎枝。

白毛夏枯草

【基原】为唇形科金疮小草*Ajuga decumbens* Thunb. 的全草。

【别名】青鱼胆、苦地胆、散血草。

【形态特征】一年生或二年生匍匐草本。茎被白色长柔毛。基生叶较多，较茎生叶长而大；叶片匙形或倒卵状披针形，边缘具波状圆齿或近全缘，叶脉在腹面微隆起。轮伞花序多花，排成间断长7~12 cm的穗状花序，位于下部的轮伞花序疏离，上部者密集；花冠淡蓝色或淡红紫色。花期3~7月，果期5~11月。

【分布】生于溪边、路旁及湿润的草坡上。产于广西、广东、江西、湖南、湖北、福建等地。

【性能主治】全草味苦，性寒。有清热解毒、凉血消肿的作用。主治咽喉肿痛，肺热咳嗽，跌打损伤。

【采收加工】春季开花时采收，鲜用或晒干。

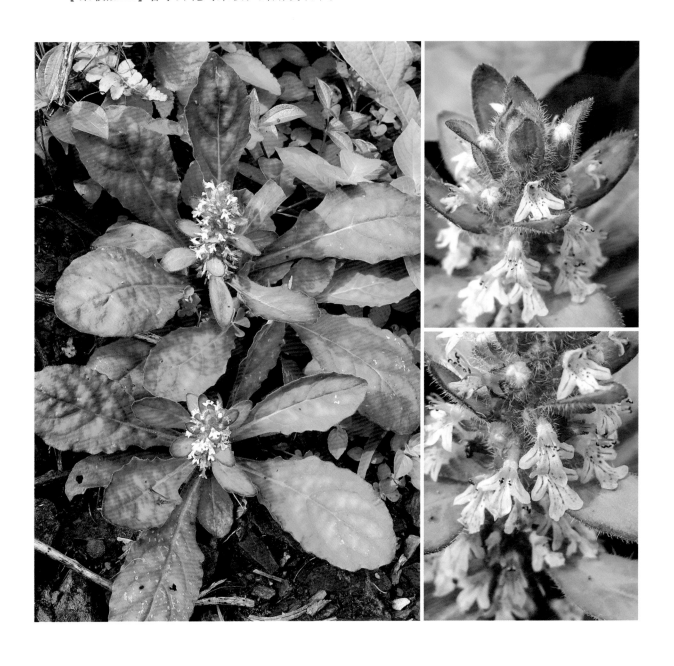

落马衣

【基原】为唇形科广防风*Anisomeles indica* (L.) Kuntze的全草。

【别名】假豨莶、防风草、土防风。

【形态特征】直立草本。茎四棱形，具浅槽，密被白色贴生短柔毛。叶片阔卵圆形，长4~9 cm，宽2.5~6.5 cm，基部截状阔楔形，边缘有不规则的齿。轮伞花序在主茎及侧枝的顶部排列成长穗伏花序；花淡紫色，冠檐二唇形，上唇全缘，下唇3裂。小坚果黑色，近圆球形。花期8~9月，果期9~11月。

【分布】生于林缘或路旁荒地。产于广西、广东、云南、四川、贵州、湖南、浙江等地。

【性能主治】全草味辛、苦，性平。有祛风湿、消疮毒的作用。主治感冒发热，风湿痹痛，壮筋骨；肾虚可取其花序浸酒饮。

【采收加工】夏、秋季采挖全草，洗净，鲜用或晒干。

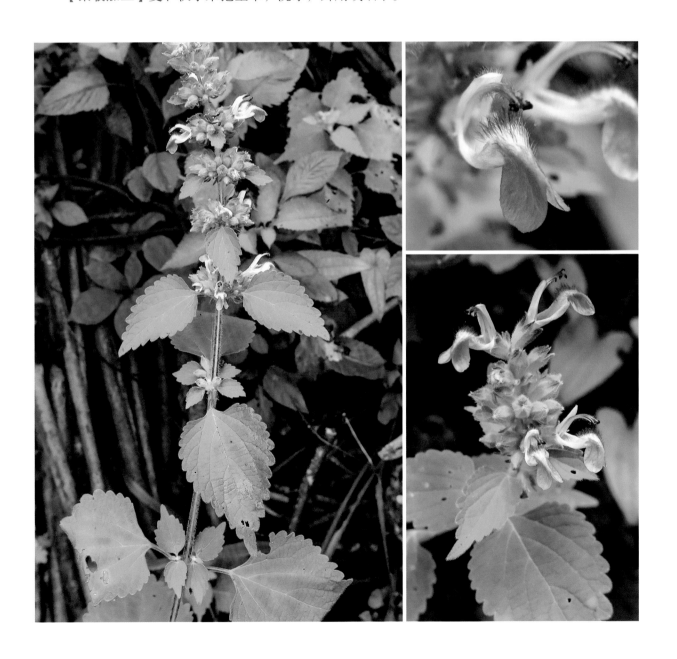

断血流

【基原】为唇形科风轮菜*Clinopodium chinense* (Benth.) Kuntze 的全草。

【别名】野凉粉藤、苦刀草、九层塔。

【形态特征】多年生草本。茎基部匍匐生根，多分枝，四棱形，具细条纹，密被短柔毛及腺微柔毛。叶片卵形，基部圆形或宽楔形，边缘具圆齿，腹面密被平伏短硬毛，背面灰白色，被疏柔毛，侧脉5~7对。轮伞花序具多花，半球形；花紫红色。小坚果倒卵球形，黄褐色。花期5~8月，果期8~10月。

【分布】生于山坡、路边、灌木丛中或林下。产于广西、广东、云南、湖南、湖北等地。

【性能主治】地上部分味微苦、涩，性凉。有收敛止血的作用。主治崩漏，尿血，鼻出血，牙龈出血，创伤出血。

【采收加工】夏季开花前采收，除去泥沙，晒干。

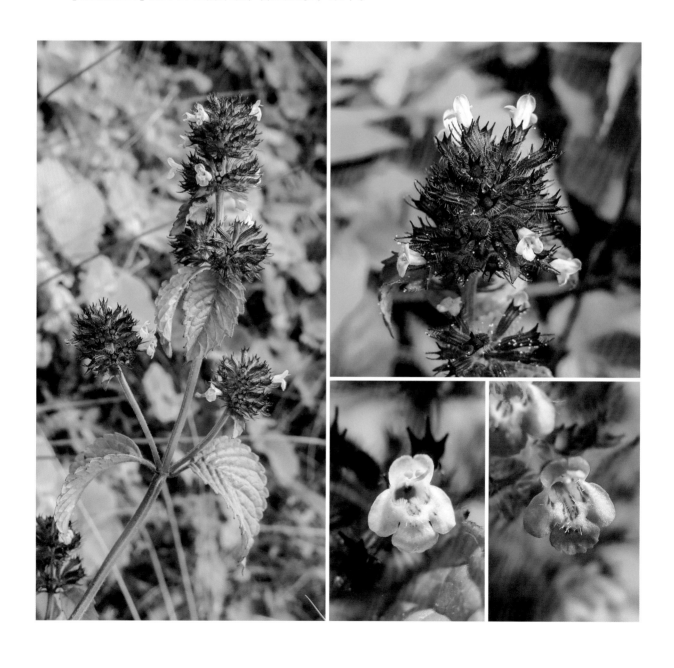

小洋紫苏

【基原】为唇形科肉叶鞘蕊花 *Coleus carnosifolius* (Hemsl.) Dunn 的全草。

【别名】假回菜、双飞蝴蝶、桂花疮。

【形态特征】多年生草本。茎直立，多分枝。叶肉质，宽卵圆形或近圆形，先端钝或圆形，基部截形或近圆形，稀有急尖，边缘具圆齿，两面紫色或绿色带紫色。轮伞花序多花，排成总状圆锥花序，花浅紫色或深紫色。小坚果卵状圆形，熟时黑棕色或黑色。花期9~10月，果期10~11月。

【分布】生于石山林中或岩石上。产于广西、广东、湖南。

【性能主治】全草味苦，性凉。有清热解毒、消疳杀虫的作用。主治咽喉肿痛，痈肿疮毒，小儿疳积，疥疮。

【采收加工】夏、秋季采收，鲜用或晒干。

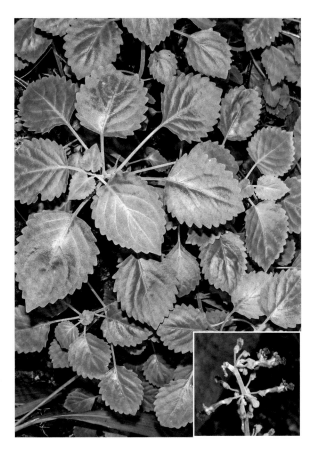

连钱草

【基原】为唇形科活血丹 *Glechoma longituba* (Nakai) Kuprian 的地上部分。

【别名】风灯盏、透骨消、驳骨消。

【形态特征】多年生草本。具匍匐茎，上升，逐节生根。叶片草质，心形或近肾形，边缘具圆齿或粗齿状圆齿，腹面被疏粗伏毛或微柔毛，叶脉不明显，背面常带紫色。轮伞花序具花2朵，稀具4~6朵；花冠淡蓝色、蓝色至紫色，下唇具深色斑点。花期4~5月，果期6~7月。

【分布】生于林缘、疏林下、草地中、溪边等阴湿处。除甘肃、青海、新疆及西藏外，全国各地均有分布。

【性能主治】地上部分味辛、微苦，性微寒。有利湿通淋、清热解毒、散瘀消肿的作用。主治热淋，湿热黄疸，疮痈肿痛，跌打损伤。

【采收加工】春季至秋季采收，除去杂质，晒干。

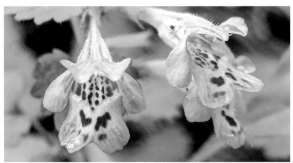

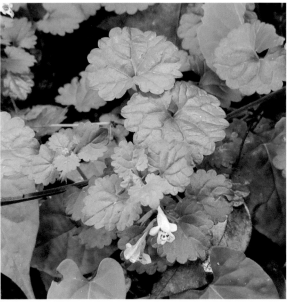

老虎耳

【基原】为唇形科中华锥花*Gomphostemma chinense* Oliv. 的全草。

【别名】山继谷、棒丝花、白蜡锁。

【形态特征】草本。茎直立，密被星状茸毛。叶片椭圆形或卵状椭圆形，边缘具粗齿或几全缘，腹面被星状柔毛及短硬毛，背面被星状茸毛。花序为由聚伞花序组成的圆锥花序或单生的聚伞花序，对生，花序生于茎基部；花浅黄色至白色。小坚果4个，倒卵状三棱形。花期7~8月，果期10~12月。

【分布】生于山谷林下阴湿处。产于广西、广东、福建、江西等地。

【性能主治】全草味苦，性凉。有祛风湿、益气血、通经络、消肿毒的作用。主治气亏血虚，风湿痹痛，拘挛麻木，刀伤出血，口疮。

【采收加工】7月采收全草，鲜用或晒干。

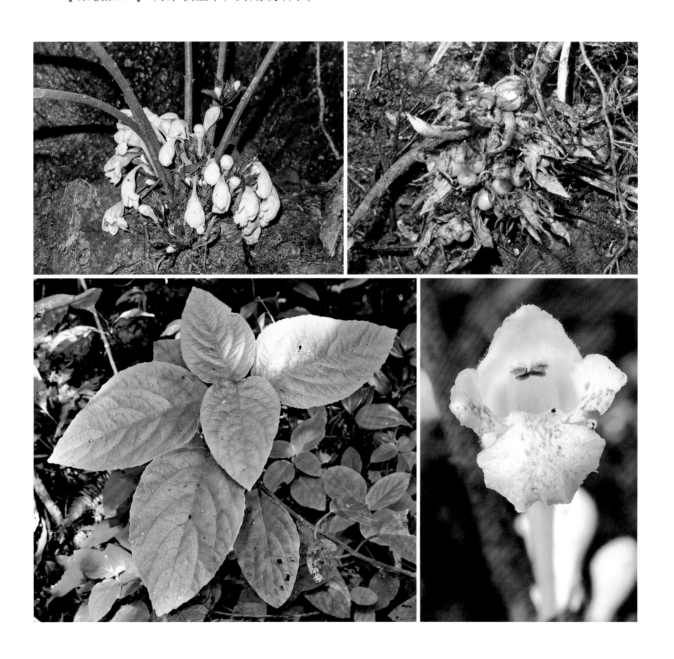

益母草

【基原】为唇形科益母草*Leonurus japonicus* Houtt. 的地上部分。

【别名】益母艾、红花艾、燕艾。

【形态特征】一年生或二年生草本。茎四棱形，有倒向糙伏毛。叶对生；茎下部叶片掌状3裂，小裂片再不规则分裂；茎上部叶片亦为3裂，小裂片呈条形。轮伞花序腋生，花冠粉红色至淡紫红色。小坚果长圆状三棱形，长约2.5 mm，顶端截平而略宽大，基部楔形，光滑。花期6~9月，果期9~10月。

【分布】生于荒地、草地、路边或村边。产于全国大部分地区。

【性能主治】地上部分味辛、苦，性微寒。有活血调经、利尿消肿、清热解毒的作用。主治月经不调，痛经，恶露不尽，水肿尿少，疮疡肿毒。

【采收加工】春季幼苗期至初夏开花前期采割鲜品；夏季茎叶茂盛、花未开或初开时采割，晒干。

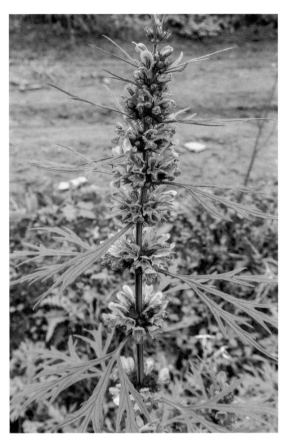

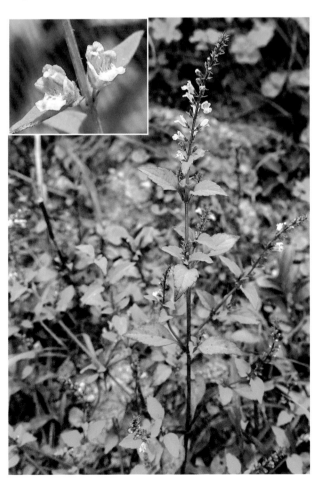

石荠苎

【基原】为唇形科石荠苎*Mosla scabra* (Thunb.) C. Y. Wu et H. W. Li 的全草。

【别名】土荆芥、野荆芥、野芥菜。

【形态特征】一年生草本。茎四棱形，多纤细分枝。叶片卵形或卵状披针形，先端急尖或钝，基部圆形或宽楔形，边缘近基部全缘，自基部以上为齿状，腹面被灰色微柔毛，背面灰白，密布凹陷腺点，近无毛或被极疏短柔毛。总状花序生于主茎及侧枝上；花粉红色。小坚果球形。花期5~11月，果期9~11月。

【分布】生于山坡、路旁或灌木丛中。产于广西、广东、福建、台湾、江苏等地。

【性能主治】全草味辛、苦，性凉。有疏风解表、清暑除湿、解毒止痒的作用。主治感冒头痛，咳嗽，中暑，风疹，热痱，湿疹，肢癣，蛇虫咬伤。

【采收加工】7~8月采收，鲜用或晒干。

紫苏叶

【基原】为唇形科紫苏*Perilla frutescens* (L.) Britton 的叶。

【别名】红苏、臭苏。

【形态特征】一年生直立草本。茎钝四棱形，具四槽，密被长柔毛。叶片阔卵形或圆形，长7~13 cm，宽4.5~10 cm。轮伞花序具2朵花，组成长1.5~15 cm、偏向一侧的顶生及腋生总状花序；花白色至紫红色，冠檐近二唇形，上唇微缺，下唇3裂。小坚果近球形，灰褐色，直径约1.5 mm。花期8~11月，果期8~12月。

【分布】生于山地、路旁、村边。全国各地均有栽培。

【性能主治】叶味辛，性温。有解表散寒、行气和胃的作用。主治风寒感冒，咳嗽呕恶，妊娠呕吐，鱼蟹中毒。

【采收加工】夏季枝叶茂盛时采收叶，除去杂质，晒干。

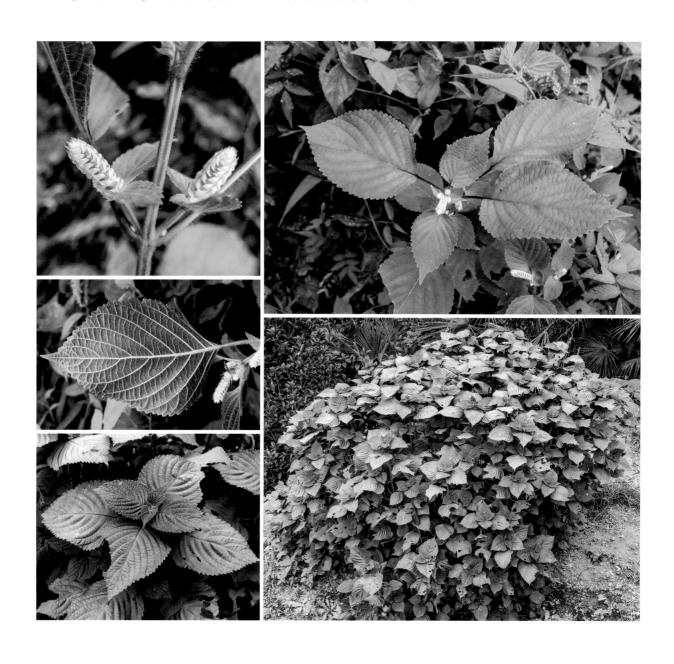

夏枯草

【基原】为唇形科夏枯草*Prunella vulgaris* L. 的果穗。

【别名】铁色草、紫花草、毛虫药。

【形态特征】草本。具匍匐根茎，多为紫红色，茎被糙毛。茎生叶长圆形，大小不相等，基部下延至叶柄成狭翅。轮伞花序密集组成顶生长2~4 cm的穗状花序，每一轮伞花序下承托有浅紫红色、宽心形的叶状苞片；花冠紫色、蓝紫色或红紫色，外面无毛。小坚果黄褐色，长圆状卵珠形。花期4~6月，果期7~10月。

【分布】生于草地、沟边及路旁湿润处。产于广西、广东、贵州、湖南等地。

【性能主治】果穗味辛、苦，性寒。有清肝泻火、明目、散结消肿的作用。主治目赤肿痛，目珠夜痛，头痛眩晕，瘰疬，瘿瘤，乳痈，乳癖，乳房胀痛。

【采收加工】夏季果穗呈棕红色时采收，除去杂质，晒干。

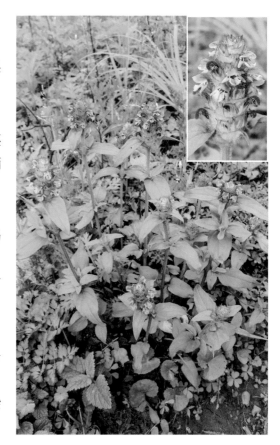

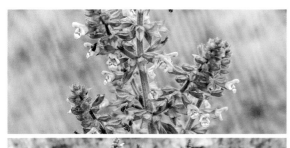

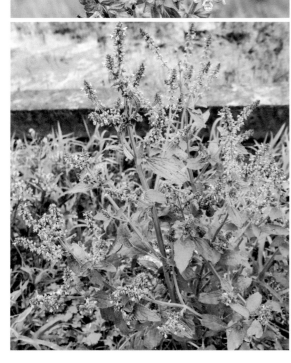

荔枝草

【基原】为唇形科荔枝草*Salvia plebeia* R. Br. 的全草。

【别名】野芥菜、癞子草、大塔花。

【形态特征】一年生或二年生草本。叶片椭圆状卵圆形或椭圆状披针形，边缘具齿，背面被稀疏的微硬毛，腹面被短疏柔毛。轮伞花序具6朵花，在茎、枝顶端密集成总状花序或总状圆锥花序；花冠淡红色、淡紫色、紫色、蓝紫色至蓝色，稀白色。小坚果倒卵圆形。花期4~5月，果期6~7月。

【分布】生于山坡、沟边、田野潮湿处。除新疆、甘肃、青海及西藏外，全国大部分地区均有分布。

【性能主治】全草味苦、辛，性凉。有清热解毒、利水消肿的作用。主治感冒发热，肺热咳嗽，咳血，肾炎水肿，痢疾，痈肿疮毒，湿疹瘙痒。

【采收加工】6~7月割取地上部分，除去泥土，扎成小把，鲜用或晒干。

半枝莲

【基原】为唇形科半枝莲Scutellaria barbata D. Don 的全草。

【别名】耳挖草、小韩信草。

【形态特征】直立草本。茎四棱形。叶对生；叶片三角状卵形或卵状披针形，边缘具圆齿。花对生，偏向一侧，排成4~10列的顶生或腋生的总状花序；花冠二唇形，棕黄色或浅蓝紫色，长约1.2 cm，外面被短柔毛，内面在喉部被疏柔毛。小坚果褐色，扁球形，具小疣状突起。花期4~10月，果期10~11月。

【分布】生于水田边、溪边或湿润草地上。产于广西、广东、云南、贵州、四川、湖南、湖北、江西、福建、台湾、江苏、浙江、河南、河北、山东、陕西南部等地。

【性能主治】全草味辛、苦，性寒。有清热解毒、散瘀利尿的作用。主治疔疮痈肿，咽喉疼痛，跌打损伤，黄疸，水肿，蛇虫咬伤。

【采收加工】夏、秋季茎叶茂盛时采收，洗净，晒干。

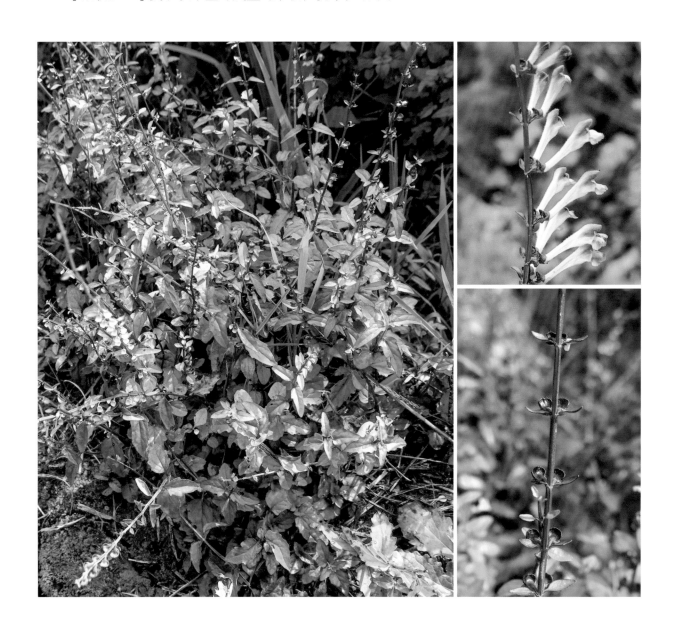

韩信草

【基原】为唇形科韩信草 *Scutellaria indica* L. 的全草。

【别名】耳挖草、大力草、钩头线。

【形态特征】多年生草本。茎四棱柱形，暗紫色，被微柔毛。叶对生；叶片卵圆形至椭圆形，边缘密生整齐圆齿，两面被微柔毛或糙伏毛；叶柄长0.4~2.8 cm，密被微柔毛。花对生于枝端组成总状花序；花冠蓝紫色，二唇形，下唇具深紫色斑点。小坚果熟时暗褐色，卵形，具瘤。花期4~8月，果期6~9月。

【分布】生于山坡、路边、田边及草地上。产于广西、广东、湖南、贵州、河南、陕西、江苏、浙江、福建、四川等地。

【性能主治】全草味辛、苦，性平。有祛风活血、解毒止痛的作用。主治吐血，咳血，痈肿，疗毒，喉风，牙痛，跌打损伤。

【采收加工】春、夏季采收，洗净，鲜用或晒干。

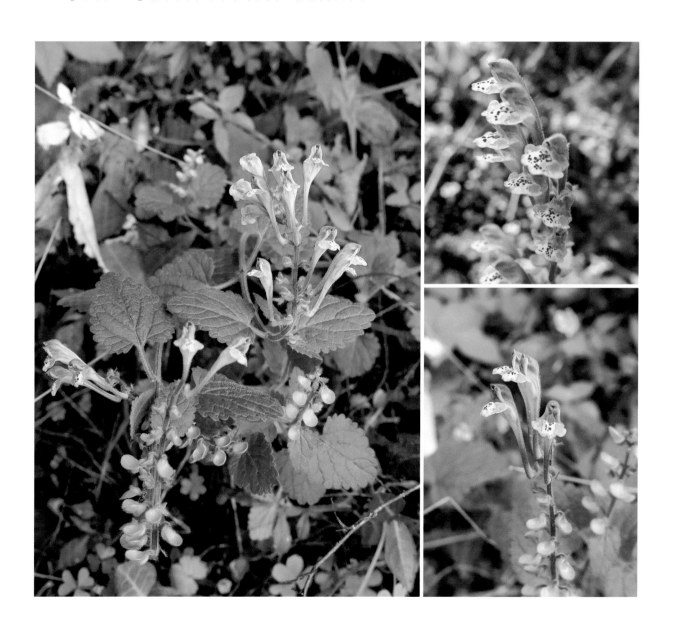

地蚕

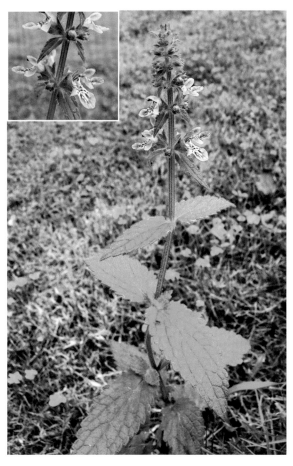

【基原】为唇形科地蚕*Stachys geobombycis* C. Y. Wu 的根状茎、全草。

【别名】冬虫草、土虫草、白冬虫草。

【形态特征】多年生草本，高40~50 cm。根状茎横走，肉质，肥大，在节上生出纤维状须根。茎生叶长圆状卵圆形，基部浅心形或圆形，边缘有整齐的粗大圆齿。轮伞花序腋生，花4~6朵，组成长5~18 cm的穗状花序；花冠淡紫色至紫蓝色，亦有淡红色，花盘杯状；子房黑褐色，无毛。花期4~5月。

【分布】生于荒地、田地及草丛湿地。产于广西、广东、江西、福建、浙江、湖南。

【性能主治】根状茎、全草味甘，性平。有益肾润肺、补血消疳的作用。主治肺痨咳嗽，吐血，盗汗，肺虚气喘，血虚体弱，小儿疳积。

【采收加工】秋季采收，洗净，鲜用或蒸熟晒干。

山藿香

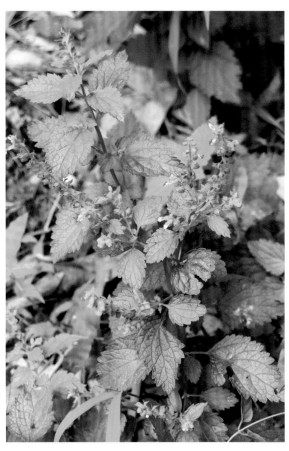

【基原】为唇形科血见愁*Teucrium viscidum* Bl. 的全草。

【别名】消炎草、四方草、假紫苏。

【形态特征】多年生草本，具匍匐茎。茎直立，高30~70 cm。叶片卵圆形至卵圆状长圆形；叶柄长1~3 cm。假穗状花序生于茎及短枝上部；苞片披针形，全缘，较开放的花稍短或等长；花冠白色、淡红色或淡紫色，唇片与冠筒成大角度的钝角。小坚果扁球形，熟时黄棕色。花期6~11月。

【分布】生于山地林下润湿处。产于广西、广东、湖南、云南、浙江、江西、福建、江苏等地。

【性能主治】全草味辛，性凉。有消肿解毒、凉血止血的作用。主治咳血，吐血，鼻出血，肺痈，跌打损伤，痈疽肿毒，痔疮肿痛，漆疮，脚癣，狂犬及毒蛇咬伤。

【采收加工】7~8月采收，鲜用或晒干。

聚花草

【基原】为鸭跖草科聚花草*Floscopa scandens* Lour. 的全草。

【别名】塘壳菜、过江竹。

【形态特征】多年生草本。根状茎节上密生须根。茎高20~70 cm，不分枝。叶片椭圆形至披针形，腹面有鳞片状突起，无柄或有带翅短柄。圆锥花序多个，顶生并兼有腋生，组成长达8 cm、宽达4 cm的扫帚状复圆锥花序；花蓝色或紫色，少白色。蒴果卵圆状，长、宽约2 mm，侧扁。花果期7~11月。

【分布】生于水边、沟边草地及林中。产于广西、广东、海南、浙江、台湾、湖南等地。

【性能主治】全草味苦，性凉。有清热解毒、利水的作用。主治肺热咳嗽，目赤肿痛，疮疖肿毒，水肿，淋证。

【采收加工】夏、秋季采收，洗净，鲜用或晒干。

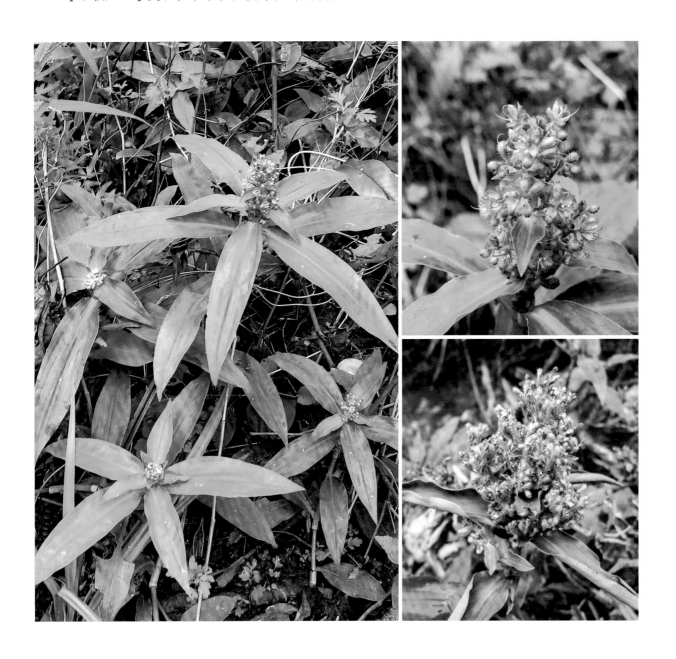

竹叶莲

【基原】为鸭跖草科杜若 *Pollia japonica* Thunb. 的根状茎或全草。

【别名】水芭蕉、竹叶菜、山竹壳菜、包谷七。

【形态特征】多年生草本。茎不分枝，高30~80 cm，被短柔毛。叶鞘无毛；叶片长椭圆形，近无毛。蝎尾状聚伞花序长2~4 cm，常多个成轮排列，也有不成轮的，集成圆锥花序，花序远伸出叶子，各级花序轴和花梗被相当密的钩状毛，花序梗长15~30 cm；花瓣白色。果球状。花期7~9月，果期9~10月。

【分布】生于山谷疏林、密林下或林缘。产于广西、广东、台湾、福建、浙江、安徽等地。

【性能主治】全草味微苦，性凉。有清热利尿、解毒消肿的作用。主治小便黄赤，热淋，疔痈疖肿，蛇虫咬伤。

【采收加工】夏、秋季采收，洗净，鲜用或晒干。

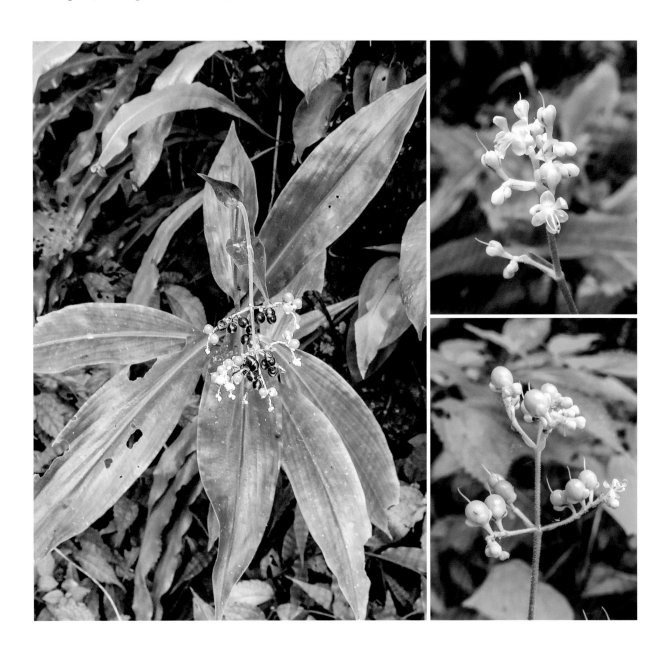

山芭蕉子

【基原】为芭蕉科野蕉*Musa balbisiana* Colla 的种子。

【别名】山芭蕉、伦阿蕉。

【形态特征】大型粗壮草本，高可达6 m。叶片卵状长圆形，长达3 m，叶背被白霜。花序下垂，雌花苞片脱落，雄花及中性花宿存；苞片卵形至披针形，外面暗紫红色，被白粉，内面紫红色，开放后反卷；花被有裂齿。果圆柱形，熟时有棱，具多数种子。种子扁球形，褐色，具疣。花期夏、秋季。

【分布】生于山谷林中。产于广西、广东、云南西部。

【性能主治】种子味苦、辛，性凉；有小毒。有破瘀血、通大便的作用。主治跌打骨折，大便秘结。

【采收加工】果实成熟时采收种子，晒干。

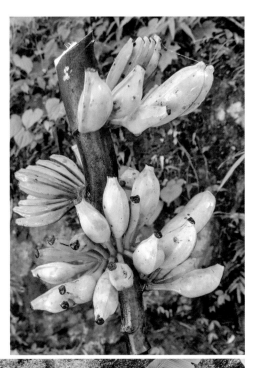

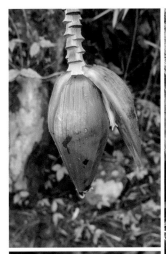

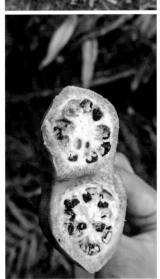

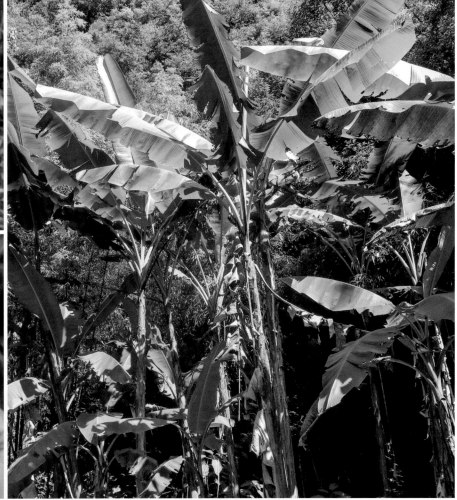

云南小草蔻

【基原】为姜科舞花姜*Globba racemosa* Sm. 的果实。

【别名】竹叶草、小黄姜。

【形态特征】多年生草本。茎基膨大。叶片长圆形或卵状披针形，先端尾尖，基部急尖。圆锥花序顶生，长15~20 cm；花黄色，各部均具橙色腺点；花萼管漏斗形，长4~5 mm，顶端具3齿；花冠筒长约1 cm，裂片反折；唇瓣倒楔形，顶端2裂，反折，生于花丝基部稍上处。蒴果椭圆形。花期6~9月。

【分布】生于林下阴湿处。产于我国南部至西南部各地。

【性能主治】果实味辛，性温。有健胃消食的作用。主治胃脘胀痛，食欲不振，消化不良。

【采收加工】秋、冬季果实成熟时采收，晒干。

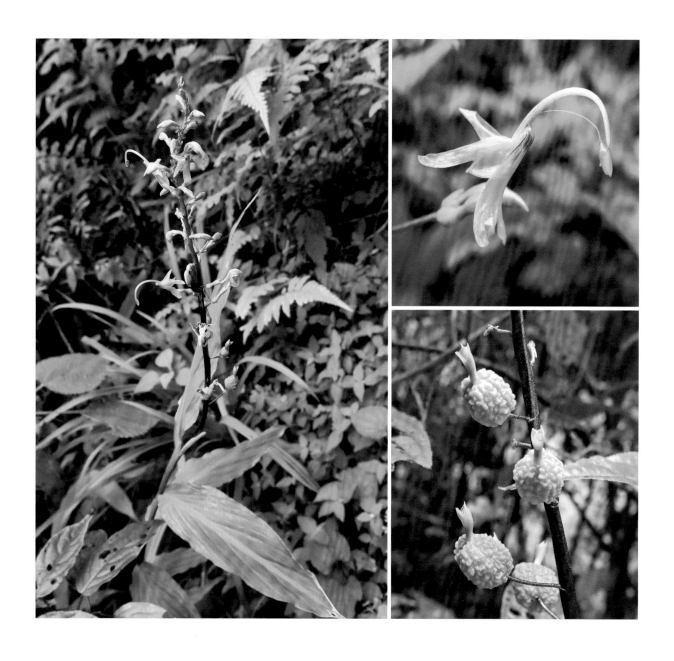

天冬

【基原】为百合科天门冬*Asparagus cochinchinensis* (Lour.) Merr. 的块根。

【别名】三百棒、天冬草、丝冬。

【形态特征】多年生攀缘状草本。块根肉质，簇生，长椭圆形或纺锤形，长4~10 cm，灰黄色。叶状枝2~3枝簇生，线形扁平或由于中脉龙骨状而略呈锐三棱形。叶退化为鳞片，主茎上的鳞状叶常变为下弯的短刺。花1~3朵簇生于叶状枝腋，黄白色或白色。浆果球形，熟时红色。花期5~6月，果期8~10月。

【分布】生于山野、疏林或灌木丛中，亦有栽培。产于我国中部、西北部、南部及长江流域各地。

【性能主治】块根味甘、苦，性寒。有清肺生津、养阴润燥的作用。主治肺燥干咳，顿咳痰黏，腰膝酸痛，骨蒸潮热，内热消渴，热病津伤，咽干口渴，肠燥便秘。

【采收加工】秋、冬季采挖，洗净，除去茎基和须根，置沸水中煮或蒸至透心，趁热除去外皮，洗净，干燥。

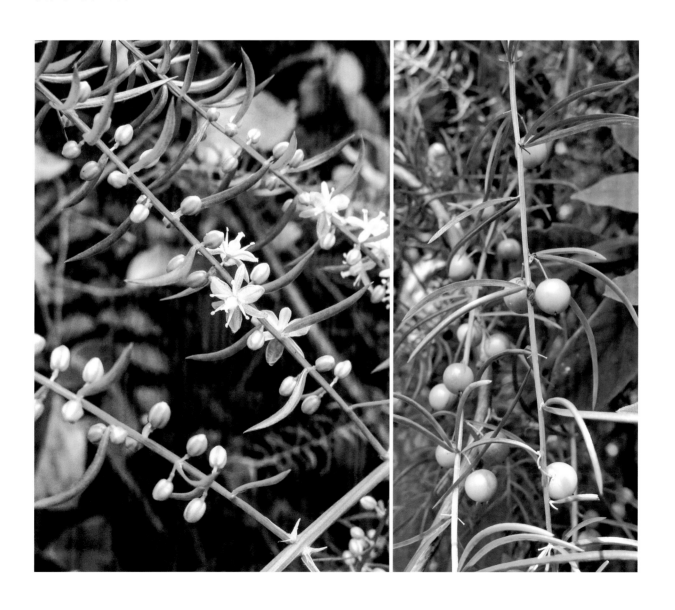

开口箭

【基原】为百合科开口箭*Campylandra chinensis* (Baker) M. N. Tamura, S. Y. Liang et Turland 的根状茎。

【别名】万年青、开喉剑、竹根参。

【形态特征】多年生草本。根状茎长圆柱形，多节，绿色至黄色。叶4~8片基生；叶片倒披针形至条形；鞘叶2片，披针形或矩圆形，长2.5~10 cm。穗状花序直立，密生多花，长2.5~9 cm；花被短钟状，黄色或黄绿色，肉质。浆果球形，熟时紫红色，具1~3粒种子。花期4~6月，果期9~11月。

【分布】生于路旁、石山林中。产于广西、广东、台湾、福建、安徽、浙江、江西、四川、云南、陕西等地。

【性能主治】根状茎味苦、辛，性寒；有毒。有清热解毒、祛风除湿、散瘀止痛的作用。主治白喉，咽喉肿痛，风湿痹痛，跌打损伤，胃痛，痈肿疮毒，毒蛇咬伤，狂犬咬伤。

【采收加工】全年均可采收，除去叶及须根，洗净，鲜用或切片晒干。

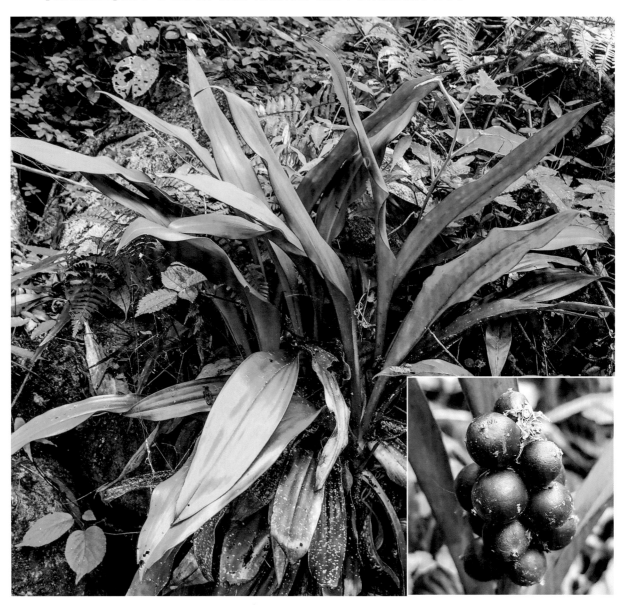

山猫儿

【基原】为百合科山菅*Dianella ensifolia* (L.) DC. 的根状茎或全草。

【别名】山交剪、天蒜、较剪草、较剪兰。

【形态特征】多年生常绿草本。根状茎圆柱形，横走。叶片狭条状披针形，长30~80 cm，宽1~2.5 cm，基部稍收狭成鞘状，套叠或抱茎，边缘和背面中脉具齿。顶生圆锥花序长10~40 cm；花常多朵生于侧枝上端；花梗长7~20 mm，常稍弯曲；花绿白色、淡黄色至青紫色。浆果近球形，熟时蓝紫色。花期3~8月。

【分布】生于林下、草坡。产于广西、广东、云南、贵州、四川、江西等地。

【性能主治】根状茎或全草味辛，性温；有毒。有拔毒消肿、散瘀止痛的作用。主治瘰疬，痈疽疮癣，跌打损伤。

【采收加工】全年均可采收，洗净，鲜用或去皮晒干。

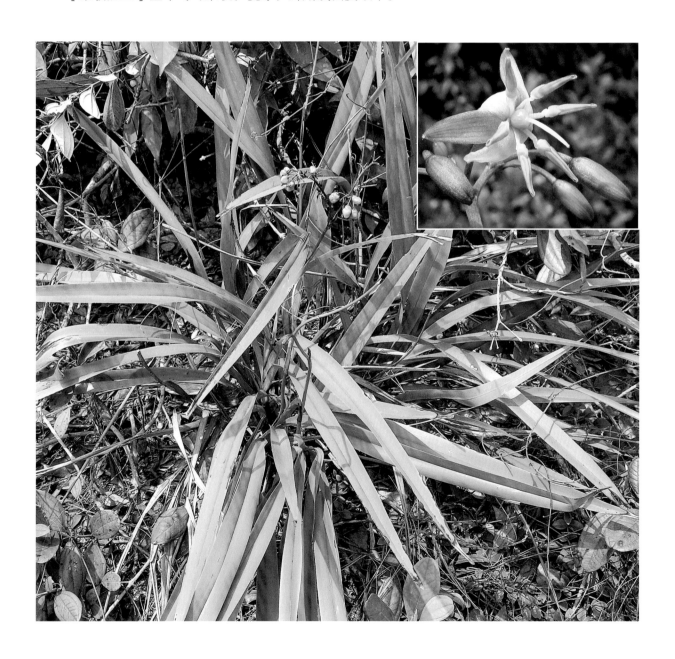

竹叶参

【基原】为百合科万寿竹*Disporum cantoniense* (Lour.) Merr. 的根状茎。

【别名】竹叶七、竹节参、竹根七。

【形态特征】多年生草本。茎高0.5~1.5 m，上部有较多叉状分枝。根状茎横出，质地硬，呈结节状。叶片纸质，披针形至狭椭圆状披针形，有明显的3~7脉，背面脉上和边缘具乳头状突起。伞形花序有花3~10朵，着生在与上部叶对生的短枝顶端；花紫色。浆果直径约1 cm。花期5~7月，果期8~10月。

【分布】生于灌木丛中或林下。产于广西、广东、贵州、台湾、福建、湖南、湖北、安徽等地。

【性能主治】根状茎味苦、辛，性凉。有祛风湿、舒筋活血、清热、祛痰止咳的作用。主治风湿痹病，关节腰腿疼痛，跌打损伤，骨折，虚劳，骨蒸潮热，肺痨咯血，肺热咳嗽，烧烫伤。

【采收加工】夏、秋季采挖，洗净，鲜用或晒干。

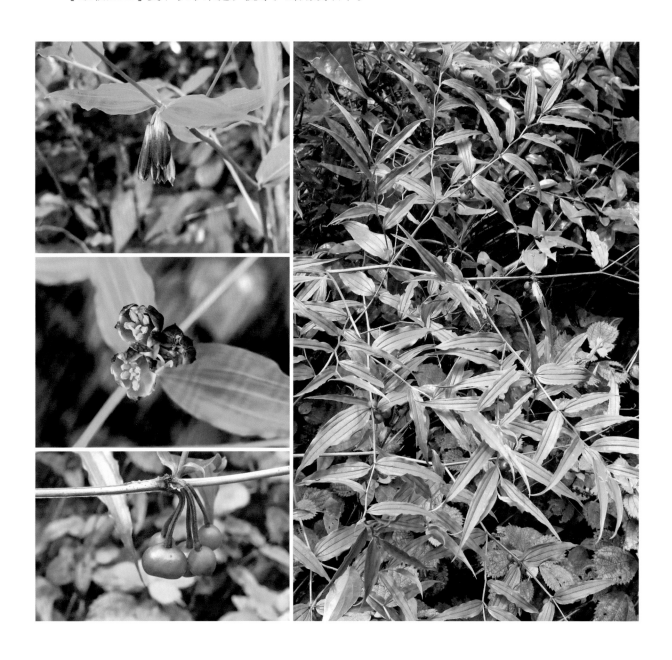

竹林霄

【基原】为百合科宝铎草*Disporum sessile* D. Don 的根及根状茎。

【别名】遍地姜、石竹根、竹叶三七。

【形态特征】多年生草本。茎上部具叉状分枝。根状茎肉质，横出。叶片矩圆形、卵形至披针形，具横脉，有短柄或近无柄。花1~5朵，着生于分枝顶端；花黄色、绿黄色或白色；花被片倒卵状披针形。浆果椭圆形或球形。花期3~6月，果期6~11月。

【分布】生于林下或灌木丛中。产于广西、广东、云南、贵州、四川、湖南等地。

【性能主治】根及根状茎味甘、淡，性平。有清热解毒、润肺止咳、健脾消食、舒筋活络的作用。主治肺热咳嗽，肺痨咯血，食积胀满，腰腿痛，风湿痹痛，骨折，烧烫伤。

【采收加工】夏、秋季采挖，鲜用或晒干。

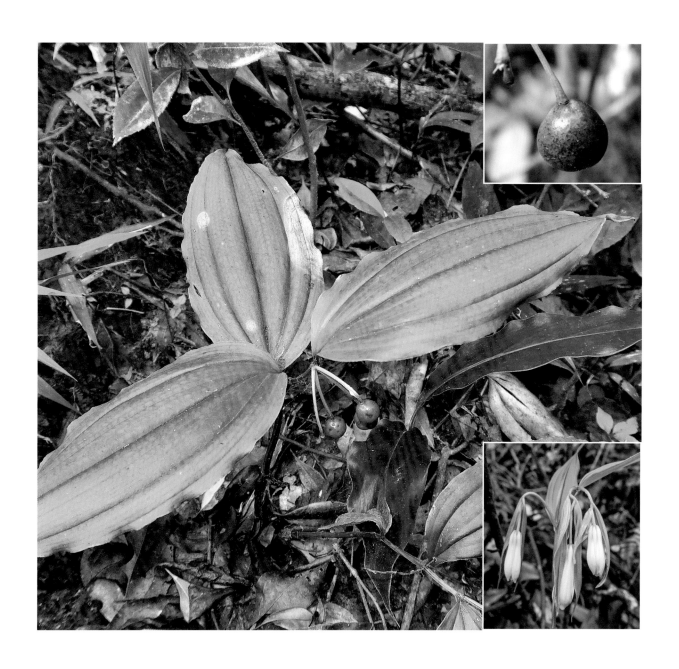

紫玉簪

【基原】为百合科紫萼*Hosta ventricosa* (Salisb.) Stearn 的全草或根。

【别名】紫鹤、鸡骨丹、红玉簪、石玉簪。

【形态特征】多年生草本。叶片卵状心形至卵圆形，先端通常近短尾状或骤尖，基部心形或近截形，侧脉7~11对；叶柄长6~30 cm。花葶高0.6~1 m，具10~30朵花；花单生，盛开时近漏斗状扩大，紫红色。蒴果圆柱状，有3棱。花期6~7月，果期7~9月。

【分布】生于林下、草坡或路旁。产于广西、广东、贵州、云南、四川、湖北、湖南等地。

【性能主治】全草或根味微甘，性凉。有散瘀止痛、解毒的作用。主治胃痛，跌打损伤，外用治虫蛇咬伤，痈肿疔疮。

【采收加工】全草全年均可采收，一般鲜用。根秋后采挖，洗净，鲜用或晒干。

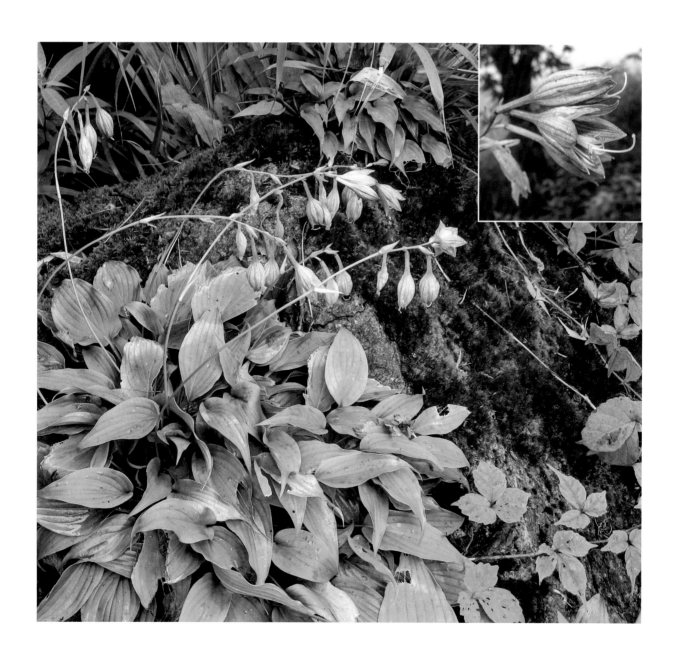

黄精

【基原】为百合科多花黄精*Polygonatum cyrtonema* Hua 的根状茎。

【别名】野仙姜、鸡头参、玉竹黄精。

【形态特征】多年生草本。根状茎连珠状或块状，每个结节上茎痕明显，圆盘状。茎高50~100 cm。叶互生，通常具10~15片叶；叶片卵状披针形或长圆状披针形，长10~18 cm，宽2~7 cm。伞形花序常有花3~14朵；花序梗长1~4 cm；花被筒状，黄绿色。浆果熟时紫黑色，直径约1 cm。花期5~6月，果期7~9月。

【分布】生于林下、沟谷或山坡阴处。产于广西、广东、湖南、贵州、湖北、江西等地。

【性能主治】根状茎味甘，性平。有补气养阴、健脾润肺、益肾的作用。主治口干食少，肺虚燥咳，脾胃虚弱，体倦乏力，精血不足，须发早白，内热消渴。

【采收加工】春、秋季采挖，除去须根，洗净，置沸水中略烫或蒸至透心，干燥。

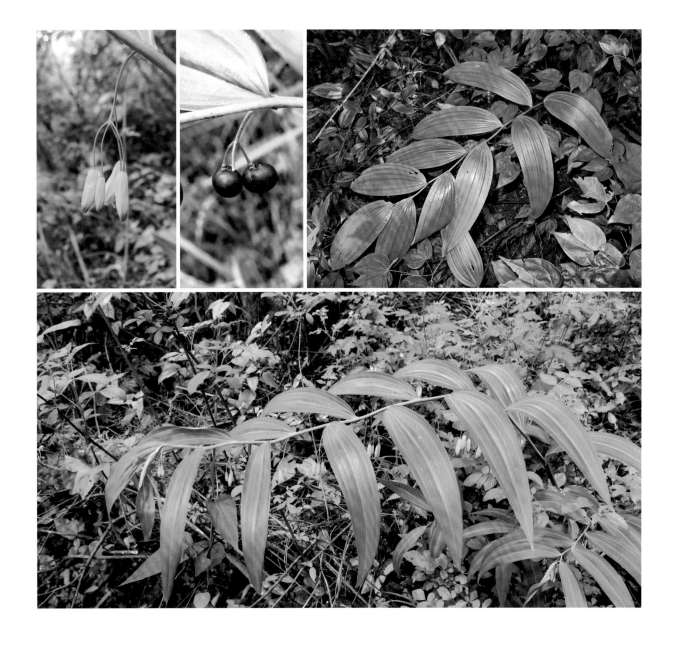

土茯苓

【基原】为菝葜科土茯苓*Smilax glabra* Roxb. 的根状茎。

【别名】光叶菝葜、地胡苓、久老薯。

【形态特征】攀缘灌木。根状茎粗厚，常由匍匐茎相连接，直径2~5 cm。茎光滑，无刺。叶片狭椭圆状披针形至狭卵状披针形，背面通常绿色，有时带苍白色；叶柄有卷须。伞形花序通常具10多朵花；花绿白色，六棱状球形。浆果熟时紫黑色，被粉霜。花期7~11月，果期11月至翌年4月。

【分布】生于丘陵及山地灌木丛中、疏林或山谷中。产于广西、广东、湖南、湖北等地。

【性能主治】根状茎味甘、淡，性平。有除湿、解毒、通利关节的作用。主治梅毒、汞中毒所致的肢体拘挛，筋骨疼痛，湿热淋浊，带下，痈肿，瘰疬，疥癣。

【采收加工】夏、秋季采挖，除去须根，洗净，整根晒干或趁鲜切成薄片，晒干。

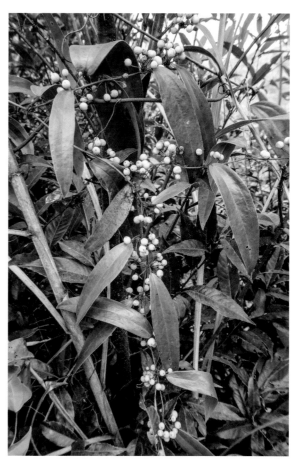

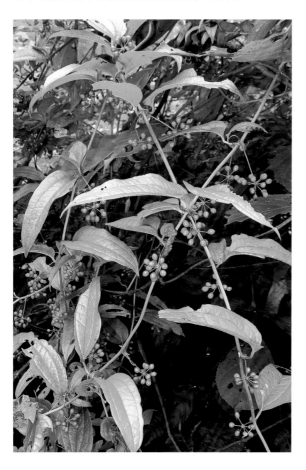

牛尾菜

【基原】为菝葜科牛尾菜*Smilax riparia* A. DC. 的根及根状茎。

【别名】白须公、软叶菝葜、牛尾草。

【形态特征】多年生草质藤本。具密结节状根状茎，根细长弯曲，密生于节上，长15~40 cm，坚韧不易折断。叶片长圆状卵形或披针形，长7~15 cm，宽2.5~11 cm，无毛，主脉5条；叶柄具卷须。伞形花序有花多朵，花序梗纤细。浆果直径7~9 mm，熟时黑色。花期6~7月，果期8~10月。

【分布】生于山坡林下、灌木丛或草丛中。产于广西、广东、贵州、陕西、浙江、江苏等地。

【性能主治】根及根状茎味甘、苦，性平。有祛痰止咳、祛风活络、补气活血的作用。主治风湿性关节炎，筋骨疼痛，腰肌劳损，跌打损伤，咳血，气虚浮肿。

【采收加工】夏、秋季采挖，洗净，晾干。

石菖蒲

【基原】为天南星科石菖蒲*Acorus tatarinowii* Schott 的根状茎。

【别名】水蜈蚣、石蜈蚣、水菖蒲。

【形态特征】多年生草本，禾草状。硬质根状茎横走，多弯曲，常有分枝，具香气。叶无柄，线形，较狭而短，长20~40 cm，宽7~13 mm，不具中肋。肉穗花序圆柱状，花序柄腋生，长4~15 cm，三棱形；叶状佛焰苞长13~25 cm，为肉穗花序长的2~5倍或更长；花小而密生，白色。成熟果序长7~8 cm。花果期2~6月。

【分布】生于溪边石上或林下湿地。产于黄河以南各省区。

【性能主治】根状茎味辛、苦，性温。有醒神益智、化湿开胃、开窍豁痰的作用。主治神昏癫痫，健忘失眠，耳鸣耳聋，脘痞不饥，噤口下痢。

【采收加工】秋、冬季采挖，除去须根，晒干。

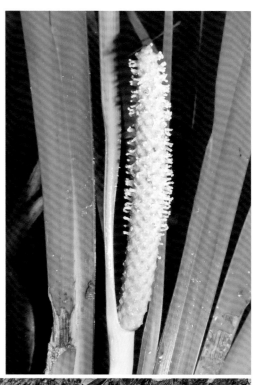

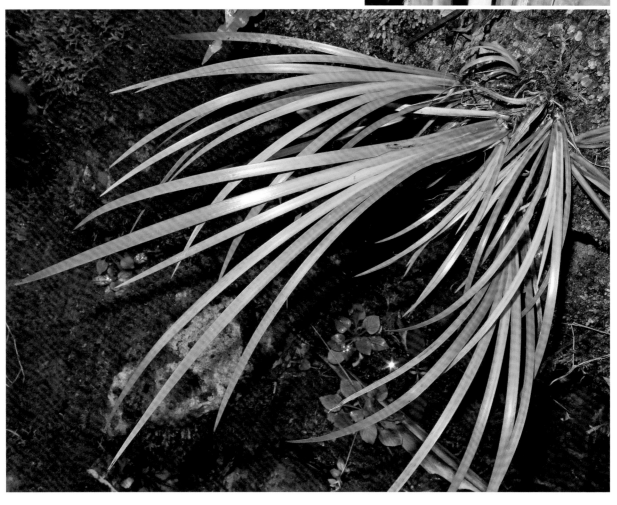

半夏

【基原】为天南星科半夏*Pinellia ternata* (Thunb.) Breitenb. 的块茎。

【别名】珠半夏、地慈菇、地雷公。

【形态特征】多年生草本。块茎圆球形，直径1~2 cm。一年生珠芽或块茎仅生1片卵状心形至戟形的全缘叶，多年生块茎生2~5片叶；叶片3全裂，裂片长圆状椭圆形或披针形。雌雄同株；花序梗长25~35 cm，长于叶柄；佛焰苞绿色或绿白色。浆果卵圆形，熟时黄绿色，先端渐狭为明显的花柱。花期5~7月，果期8月。

【分布】生于山坡、田边或疏林下。产于除青海、西藏、内蒙古和新疆以外的大部分省区。

【性能主治】块茎味辛，性温；有毒。有燥湿化痰、降逆止呕、消肿消结的作用。主治咳喘痰多，呕吐反胃，胸脘痞满，头痛眩晕，痈肿痰核。

【采收加工】夏、秋季采挖，洗净，除去外皮及须根，晒干或烘干。

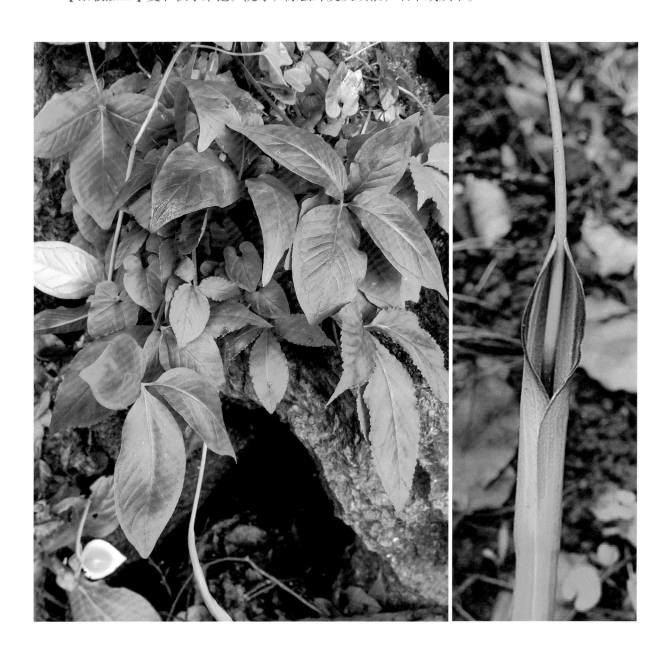

石柑子

【基原】为天南星科石柑子*Pothos chinensis* (Raf.) Merr. 的全草。

【别名】石葫芦、上树葫芦、爬石蜈蚣。

【形态特征】附生藤本。茎亚木质，节上常簇生气生根。叶片纸质，椭圆形、披针状卵形至披针状长圆形，先端渐尖至长渐尖，常有芒状尖头；叶柄倒卵状长圆形或楔形。花序腋生，佛焰苞卵状，肉穗花序短。浆果黄绿色至红色，卵形或长圆形，长约1 cm。花果期全年。

【分布】生于阴湿密林中，常匍匐于石上或附生于树干上。产于广西、广东、台湾、四川、贵州、湖北等地。

【性能主治】全草味辛、苦，性平；有小毒。有散瘀消肿、舒筋活络的作用。主治风湿痹痛，跌打损伤，骨折，小儿疳积。

【采收加工】全年均可采收，洗净，鲜用或切段晒干。

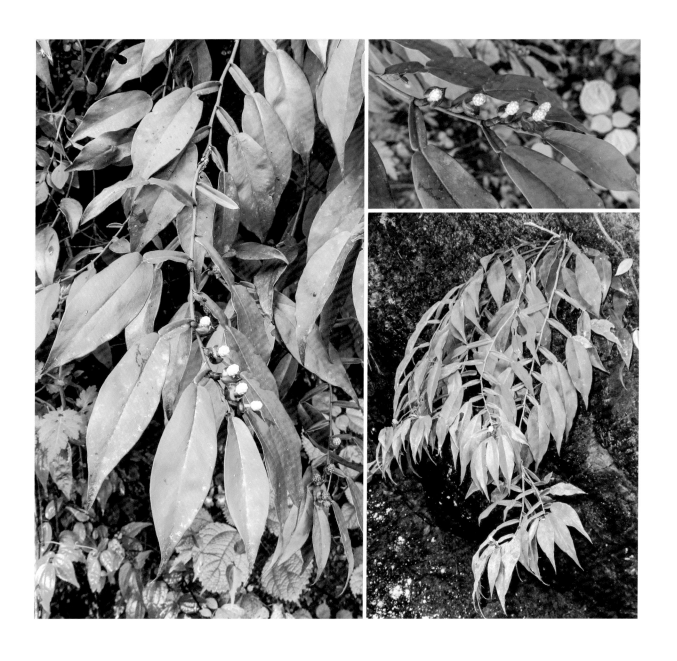

铁色箭

【基原】为石蒜科忽地笑*Lycoris aurea* (L'Hér.) Herb. 的鳞茎。

【别名】黄花石蒜、岩大蒜、独脚蒜头。

【形态特征】多年生草本。鳞茎肥大，卵球形，直径5~6 cm，外皮棕褐色。秋季出叶；叶片剑形，质厚，宽17~25 cm。花葶先叶抽出；伞形花序有花3~8朵，花鲜黄色至橙黄色；花被裂片6片，背面具淡绿色中肋，倒披针形，强烈反卷和皱缩；花被筒长12~15 cm。蒴果具3棱。花期8~10月。

【分布】生于山坡阴湿处。产于广西、广东、云南、湖北、湖南、四川、台湾等地。

【性能主治】鳞茎味辛、甘，微寒；有毒。有润肺止咳、解毒消肿的作用。主治肺热咳嗽，阴虚痨热，小便不利，痈肿疮毒，疔疮结核，烧烫伤。

【采收加工】秋季采挖，选大者洗净，鲜用或晒干。

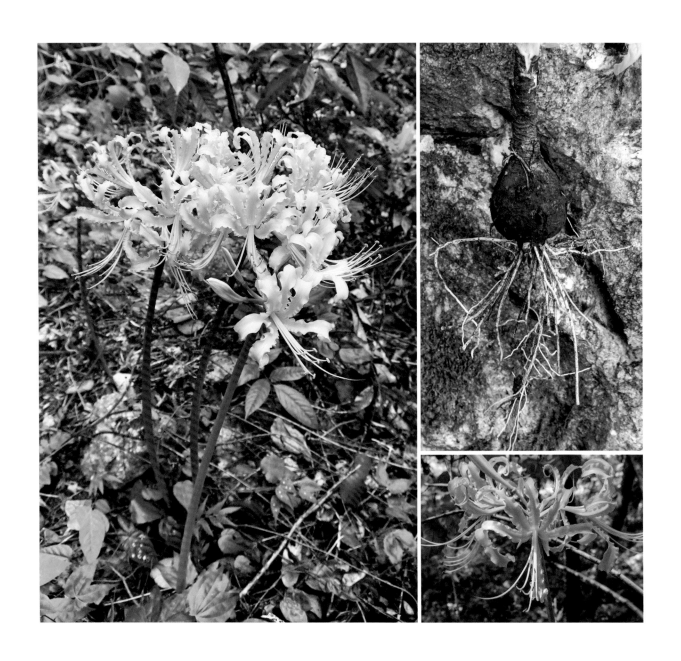

石蒜

【基原】为石蒜科石蒜*Lycoris radiata* (L'Hér.) Herb. 的鳞茎。

【别名】老鸦蒜、乌蒜、银锁匙。

【形态特征】多年生草本。鳞茎近球形，外皮紫褐色。秋季出叶，叶片狭带状，先端钝，深绿色。花葶先叶抽出，花茎高约30 cm；伞形花序具花4~7朵，花瓣广展而强烈反卷，鲜红色；花被裂片狭倒披针形；雄蕊显著伸出于花被外，比花被长1倍左右。花期8~9月，果期10月。

【分布】生于山地阴湿处、路边或石灰岩缝隙中。产于广西、广东、湖南、四川等地。

【性能主治】鳞茎味辛、甘，性温；有毒。有祛痰催吐、解毒散结的作用。主治咽喉肿痛，痰涎壅塞，食物中毒，胸腹积水，恶疮肿毒，跌打损伤，风湿关节痛，烧烫伤，毒蛇咬伤。

【采收加工】秋季挖出鳞茎，洗净，晒干。

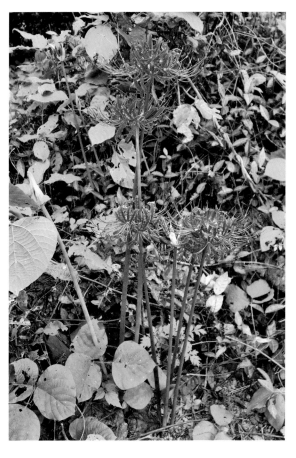

射干

【基原】为鸢尾科射干*Belamcanda chinensis* (L.) DC. 的根状茎。

【别名】萹蓄、较剪兰、扇把草。

【形态特征】多年生草本。根状茎呈不规则形的块状，表面和断面均黄色。叶互生，嵌迭状排列；叶片剑形，基部鞘状抱茎，无中脉。二歧聚伞花序顶生，每分支的顶端聚生有数朵花；花橙红色，散生暗红色斑点。蒴果倒卵形。花期5~7月，果期6~9月。

【分布】生于低海拔的山谷、山脚路边及林下阴湿草地，或栽培于庭园。产于广西、广东、台湾、福建、河南、江苏等地。

【性能主治】根状茎味苦，性寒。有清热解毒、消痰利咽的作用。主治咽喉肿痛，咳嗽气喘，热毒痰火郁结，痰涎壅盛。

【采收加工】春季刚发芽或秋季茎叶枯萎时采挖，除去须根，干燥。

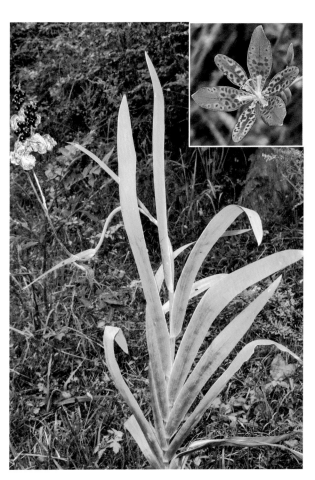

水田七

【基原】为蒟蒻薯科裂果薯 *Schizocapsa plantaginea* Hance 的根状茎。

【别名】水鸡仔、屈头鸡、长须果。

【形态特征】多年生草本。块根粗短，常弯曲。叶基生；叶片狭椭圆形，长10~25 cm，宽4~8 cm，基部下延，沿叶柄两侧有狭翅。花葶长6~13 cm；总苞片4片，卵形或三角状卵形；伞形花序有花10多朵；花被裂片6片，外面淡绿色，内面淡紫色。蒴果近倒卵形，3瓣开裂。花果期4~11月。

【分布】生于海拔200~600 m的沟边、山谷、林下、路边潮湿处。产于广西、广东、湖南、江西、贵州、云南。

【性能主治】根状茎味微甘、苦，性凉；有小毒。有清热解毒、止咳祛痰、理气止痛、散瘀止血的作用。主治感冒发热，痰热咳嗽，百日咳，脘腹胀痛，泻痢腹痛，消化不良，小儿疳积，肝炎，咽喉肿痛，牙痛，疟腮，瘰疬，疮肿，烧烫伤，带状疱疹，跌打损伤，外伤出血。

【采收加工】秋季采挖，洗净，鲜用或切片晒干。

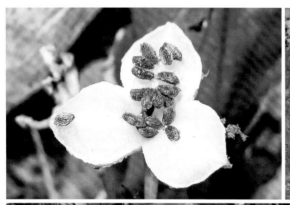
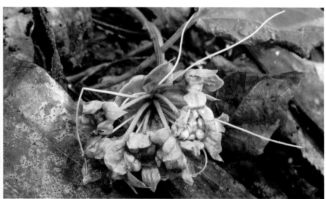
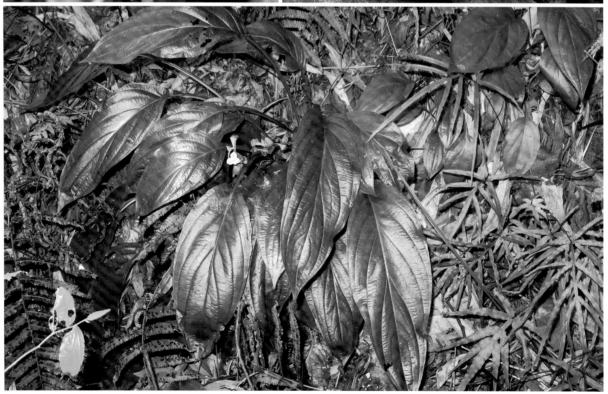

白及

【基原】为兰科白及 *Bletilla striata* (Thunb. ex A. Murray) Rchb. f. 的块茎。

【别名】白鸡果、白根、羊角七。

【形态特征】地生兰，高25~55 cm。块茎白色，三角状扁球形或不规则菱形，肉质，肥厚，富黏性，常数个相连。叶4~6片；叶片披针形或宽披针形。总状花序顶生，具花3~10朵；花大，紫色或淡红色；唇瓣白色带紫红色，具紫色脉。蒴果圆柱形。花期4~5月，果期7~9月。

【分布】生于山野、山谷较潮湿处，或有栽培。产于广西、江西、福建、湖北、安徽、浙江等地。

【性能主治】块茎味苦、甘、涩，性微寒。有收敛止血、消肿生肌的作用。主治咳血，吐血，外伤出血，痈疮肿毒，皮肤皲裂。

【采收加工】夏、秋季采挖，除去残茎、须根，洗净，蒸至内面无白心，除去粗皮，晒干或烘干。

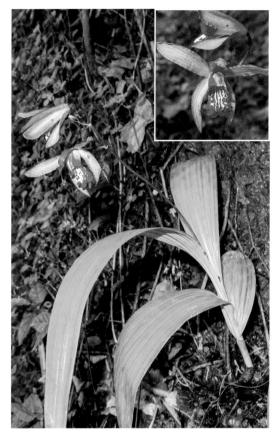

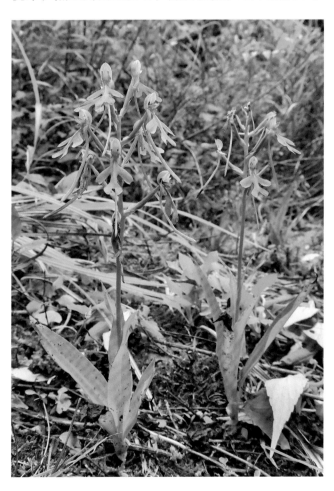

橙黄玉凤花

【基原】为兰科橙黄玉凤花 *Habenaria rhodocheila* Hance 的块茎。

【别名】龙虎草、飞花羊、鸡母虫草。

【形态特征】地生兰，高8~35 cm，具肉质的块茎。茎直立粗壮，下部具4~6片叶。叶片线状披针形至近长圆形，长10~15 cm，宽1.5~2 cm，基部抱茎。总状花序具2朵至10多朵花；花橙黄色，唇瓣4裂，形似飞机而易于识别。蒴果纺锤形，长约1.5 cm，先端具喙。花期7~8月，果期10~11月。

【分布】生于山坡或沟谷林下阴处，或岩石上覆土中。产于广西、广东、海南等地。

【性能主治】块茎味甘，性平。有清热解毒、活血止痛的作用。主治肺热咳嗽，疮疡肿毒，跌打损伤。

【采收加工】全年均可采收，洗净，鲜用或晒干。

见血清

【基原】为兰科见血青*Liparis nervosa* (Thunb. ex A. Murray) Lindl. 的全草。

【别名】羊耳蒜、立地好、毛慈姑、岩芋。

【形态特征】地生兰。具圆柱形、多节的肉质茎。叶（2）3~5片；叶片草质或膜质，卵形至卵状椭圆形，全缘，基部收狭并下延成鞘状柄。花葶发自茎顶端，长10~25 cm；总状花序具数朵至10多朵花；花紫色，花瓣丝状，唇瓣长圆状倒卵形，长约6 mm。花期2~7月，果期10月。

【分布】生于林中湿地、阴处或山谷水旁。产于广西、广东、云南、湖南南部、贵州等地。

【性能主治】全草味苦、涩，性凉。有凉血止血、清热解毒的作用。主治胃热吐血，肺热咯血，肠风下血，崩漏，手术出血，创伤出血，疮疡肿毒，毒蛇咬伤，跌打损伤。

【采收加工】夏、秋季采收，鲜用或晒干。

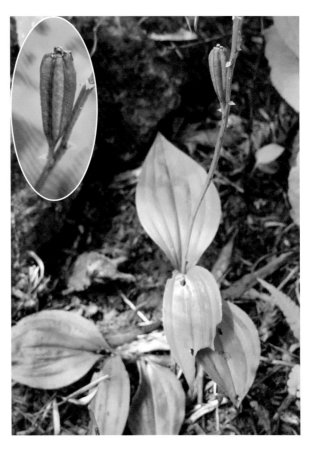

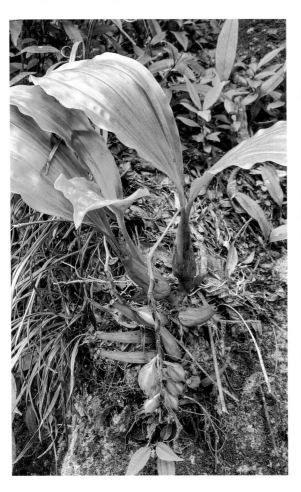

石仙桃

【基原】为兰科石仙桃*Pholidota chinensis* Lindl. 的全草。

【别名】石穿盘、石上莲、石橄榄。

【形态特征】附生兰。假鳞茎狭卵状长圆形，大小变化甚大。叶2片，生于假鳞茎顶端；叶片长圆形或椭圆形；叶柄长1~5 cm。花葶生于幼嫩假鳞茎顶端；总状花序下弯，具数朵至20余朵花；花白色或带浅黄色。蒴果倒卵状椭圆形，有6棱，3条棱上具翅。花期4~5月，果期9月至翌年1月。

【分布】附生于阔叶林树上、崖壁上或沟边石上。产于广西、广东、海南、浙江、福建等地。

【性能主治】全草味甘、微苦，性凉。有养阴润肺、清热解毒、利湿、消瘀的作用。主治肺热咳嗽，咳血，眩晕，头痛，梦遗，咽喉肿痛，风湿疼痛，湿热浮肿，痢疾，疳积，瘰疬，跌打损伤。

【采收加工】秋季采收，鲜用，或以开水烫过后晒干。

盘龙参

【基原】为兰科绶草 *Spiranthes sinensis* (Pers.) Ames 的全草。

【别名】龙抱柱、扭兰、胜杖草。

【形态特征】多年生草本。根数条，肉质，簇生于茎基部。茎较短，近基部生2~5片叶。叶片宽线形或宽线状披针形。花茎直立，长10~25 cm；总状花序具多数密生的花；花小，紫红色、粉红色或白色，在花序轴上呈螺旋状排生。花期7~8月。

【分布】生于山坡林下、灌木丛中、草地或沟边草丛。产于全国各地。

【性能主治】全草味甘、苦，性平。有滋阴益气、清热解毒、润肺止咳的作用。主治病后虚弱，阴虚内热，咳嗽吐血，腰膝酸软，糖尿病，遗精，淋浊带下，毒蛇咬伤，烫烧伤，疮疡痈肿。

【采收加工】夏、秋季采收，洗净晒干。

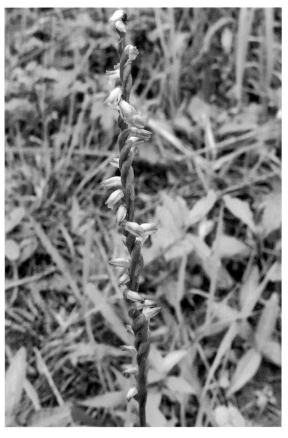

白茅根

【基原】为禾本科大白茅 *Imperata cylindrica* (L.) Raeuschel var. *major* (Nees) C. E. Hubb. 的根茎。

【别名】茅针、黄茅、茅根。

【形态特征】多年生草本。具横走多节被鳞片的长根状茎。秆高25~90 cm，节具长白柔毛。叶片线形或线状披针形。圆锥花序长5~20 cm；小穗圆柱状，基部生长白色丝状毛，成对着生；颖长圆状披针形，第一颖有脉3~4条，第二颖有脉4~6条；柱头紫黑色。花果期5~8月。

【分布】生于低山带平原河岸草地、山坡、疏林下。产于广西、海南、安徽、浙江、四川、西藏、河北、河南等地。

【性能主治】根茎味甘，性寒。有凉血止血、清热利尿的作用。主治血热吐血，鼻出血，尿血，热病烦渴，湿热黄疸，水肿尿少，热淋涩痛。

【采收加工】春、秋季采挖，洗净，晒干。

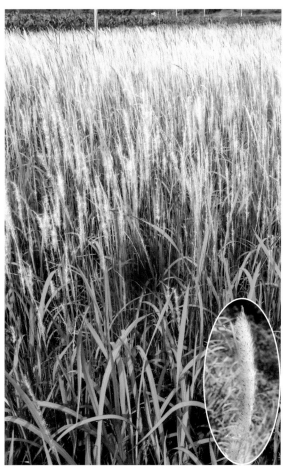

淡竹叶

【基原】为禾本科淡竹叶*Lophatherum gracile* Brongn. 的茎叶。

【别名】山鸡米、山冬、金竹叶。

【形态特征】多年生草本。具木质缩短的根状茎，须根中部可膨大为纺锤形小块根。秆高0.4~1 m，具5~6节。叶片披针形，有明显小横脉，有时被柔毛或疣基小刺毛，基部狭缩呈柄状；叶鞘平滑或外侧边缘具纤毛。圆锥花序长12~25 cm；小穗线状披针形，具极短的柄。颖果长椭圆形。花果期5~11月。

【分布】生于山坡、林地或林缘、道旁荫蔽处。产于广西、广东、云南、四川、江西、福建、台湾、湖南、江苏等地。

【性能主治】茎叶味甘、淡，性寒。有清热泻火、除烦止渴、利尿通淋的作用。主治热病烦渴，小便短赤涩痛，口舌生疮。

【采收加工】夏季未抽花穗前采割，晒干。

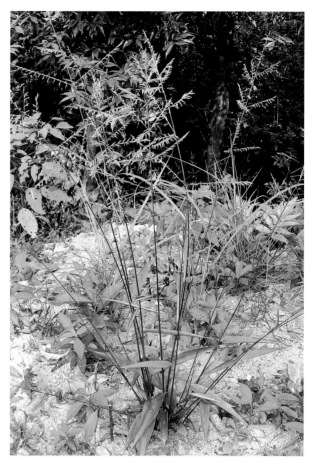

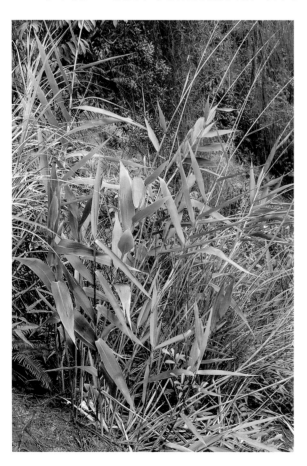

棕叶芦

【基原】为禾本科棕叶芦*Thysanolaena latifolia* (Roxb. ex Hornem.) Honda 的根或笋。

【别名】莽草、棕叶草、扫地草。

【形态特征】多年生丛生草本。秆高2~3 m，直立粗壮，不分枝。叶鞘无毛；叶舌长1~2 cm，质硬，截平；叶片披针形，长20~50 cm，宽3~8 cm，具横脉，基部心形。圆锥花序大型，长达50 cm，分枝多；小穗具关节，长1.5~1.8 mm。颖果长圆形，长约0.5 mm。一年有2次花果期，为春、夏季和秋季。

【分布】生于山坡、山谷或灌木丛中。产于广西、广东、贵州、台湾。

【性能主治】根或笋味甘，性凉。有清热截疟、止咳平喘的作用。主治疟疾，烦渴，腹泻，咳喘。

【采收加工】夏、秋季采收，洗净，晒干。

总名录

灌阳县药用植物名录

真菌门 Eumycota

霜霉科 Peronosporaceae
禾生指梗菌 *Sclerospora graminicola* (Sacc.) Schroet.
功效来源：《广西中药资源名录》

肉座菌科 Hypocreaceae
藤仓赤霉 *Gibberella fujikuroi* (Saw.) Wollenw.
功效来源：《广西中药资源名录》

麦角菌科 Clavicipitaceae
稻绿核菌 *Ustilaginoidea virens* (Cooke) Tak.
功效来源：《广西中药资源名录》

木耳科 Auriculariaceae
毛木耳 *Auricularia polytricha* (Mont.) Sacc.
功效来源：《广西中药资源名录》

裂褶菌科 Schizophyllaceae
裂摺菌 *Schizophyllum commune* Fr.
功效来源：《广西中药资源名录》

多孔菌科 Polyporaceae
云芝 *Polystictus versicolor* (L.) Fr.
功效来源：《广西中药资源名录》

血朱栓菌 *Trametes cinnabarina* (Jaxq.) Fr. var. *sanguinea* (L. ex Fr.) Pilat
功效来源：《广西中药资源名录》

苔藓植物门 Bryophyta

葫芦藓科 Funariaceae
葫芦藓 *Funaria hygrometrica* Hedw.
功效来源：《广西中药资源名录》

真藓科 Bryaceae
真藓 *Bryum argenteum* Hedw.
功效来源：《广西中药资源名录》

提灯藓科 Mniaceae
尖叶提灯藓 *Mnium cuspidatum* Hedw.
功效来源：《广西中药资源名录》

灰藓科 Hypnaceae
大灰藓 *Hypnum plumaeforme* Wils.
功效来源：《广西中药资源名录》

金发藓科 Polytrichaceae
东亚小金发藓 *Pogonatum inflexum* (Lindb.) Lec.
功效来源：《广西中药资源名录》

蛇苔科 Conocephalaceae
蛇苔 *Conocephalum conicum* (Linn.) Dum.
功效来源：《广西中药资源名录》

地钱科 Marchantiaceae
地钱 *Marchantia polymorpha* Linn.
功效来源：《广西中药资源名录》

蕨类植物门 Pteridophyta

F.2. 石杉科 Huperziaceae
石杉属 *Huperzia* Bernh.
蛇足石杉 千层塔
Huperzia serrata (Thunb.) Trevis.
凭证标本：灌阳县普查队 450327150922022LY（IBK）
功效：全草，清热解毒、燥湿敛疮、止血定痛、散瘀、消肿。
功效来源：《中华本草》

马尾杉属 *Phlegmariurus* (Herter) Holub
华南马尾杉
Phlegmariurus austrosinicus (Ching) L. B. Zhang
凭证标本：灌阳县普查队 450327150615035LY（IBK）
功效：全草，消肿止痛、祛风止血、清热解毒、止咳、生肌。
功效来源：《药用植物辞典》

闽浙马尾杉 青丝龙
Phlegmariurus mingcheensis (Ching)
凭证标本：灌阳县普查队 450327170406001LY（IBK）
功效：全草，清热破血、消肿止痛、解毒。
功效来源：《中华本草》

F.3. 石松科 Lycopodiaceae
扁枝石松属 *Diphasiastrum* Holub
扁枝石松 过江龙
Diphasiastrum complanatum (L.) Holub
凭证标本：灌阳县普查队 450327151021006LY（IBK）
功效：全草、孢子，祛风除湿、舒筋活络、散瘀止痛、利尿。
功效来源：《中华本草》

藤石松属 *Lycopodiastrum* Holub ex Dixit
藤石松 舒筋草

Lycopodiastrum casuarinoides (Spring) Holub

凭证标本：灌阳县普查队 450327150613025LY（IBK、CMMI）

功效：地上部分，舒筋活血、祛风湿。

功效来源：《广西壮族自治区瑶药材质量标准　第一卷》（2014年版）

石松属 *Lycopodium* L.

石松 伸筋草

Lycopodium japonicum Thunb.

凭证标本：灌阳县普查队 450327150613015LY（IBK、CMMI）

功效：全草，祛风除湿、舒筋活络。

功效来源：《中国药典》（2020年版）

垂穗石松属 *Palhinhaea* Franco et Vasc. ex Vasc. et Franco

垂穗石松 伸筋草

Palhinhaea cernua (L.) Franco et Vasc.

凭证标本：灌阳县普查队 450327150805019LY（IBK、CMMI）

功效：全草，祛风散寒、除湿消肿、舒筋活血、止咳、解毒。

功效来源：《中华本草》

F.4. 卷柏科 Selaginellaceae

卷柏属 *Selaginella* P. Beauv.

薄叶卷柏

Selaginella delicatula (Desv.) Alston

凭证标本：灌阳县普查队 450327150807019LY（IBK）

功效：全草，活血调血、清热解毒。

功效来源：《全国中草药汇编》

深绿卷柏 石上柏

Selaginella doederleinii Hieron.

凭证标本：灌阳县普查队 450327150924020LY（IBK）

功效：全草，清热解毒、抗癌、止血。

功效来源：《广西壮族自治区壮药质量标准　第二卷》（2011年版）

疏松卷柏

Selaginella effusa Alston

凭证标本：灌阳县普查队 450327150805012LY（IBK、CMMI）

功效：全草，清热利湿、蟹解毒。

功效来源：《中华本草》

异穗卷柏

Selaginella heterostachys Baker

凭证标本：灌阳县普查队 450327160721005LY（IBK、CMMI）

功效：全草，清热解毒、凉血止血。

功效来源：《中华本草》

细叶卷柏

Selaginella labordei Hieron. ex Christ

凭证标本：灌阳县普查队 450327160718063LY（IBK）

功效：全草，清热利湿、消炎退热、止血、止喘。

功效来源：《全国中草药汇编》

江南卷柏

Selaginella moellendorffii Hieron.

凭证标本：灌阳县普查队 450327150615042LY（IBK）

功效：全草，清热利尿、活血消肿。

功效来源：《中药大辞典》

伏地卷柏 小地柏

Selaginella nipponica Franch.

凭证标本：灌阳县普查队 450327151123021LY（IBK）

功效：全草，清热润肺。

功效来源：《全国中草药汇编》

翠云草

Selaginella uncinata (Desv.) Spring

凭证标本：灌阳县普查队 450327150616016LY（IBK）

功效：全草，清热利湿、解毒、止血。

功效来源：《广西壮族自治区壮药质量标准　第一卷》（2008年版）

F.6. 木贼科 Equisetaceae

木贼属 *Equisetum* L.

节节草 笔筒草

Equisetum ramosissimum (Desf.) subsp. *ramosissimum*

凭证标本：灌阳县普查队 450327160728001LY（IBK）

功效：全草，祛风清热、除湿利尿。

功效来源：《中药大辞典》

笔管草 笔筒草

Equisetum ramosissimum (Desf.) subsp. *debile* (Roxb. ex Vauch.) Hauke

凭证标本：灌阳县普查队 450327150924023LY（IBK）

功效：地上部分，疏风散热、明目退翳、止血。

功效来源：《广西壮族自治区壮药质量标准　第二卷》（2011年版）

F.8. 阴地蕨科 Botrychiaceae

阴地蕨属 *Botrychium* Sw.

阴地蕨

Botrychium ternatum (Thunb.) Sw.

凭证标本：灌阳县普查队 450327150924031LY（IBK）

功效：全草，平肝、清热、镇咳。

功效来源：《中药大辞典》

F.9. 瓶尔小草科 Ophioglossaceae
瓶尔小草属 *Ophioglossum* L.

狭叶瓶尔小草

Ophioglossum thermale Kom.

凭证标本：灌阳调查队 6–4044（GXMI）

功效：全草，清热解毒、消肿止痛。

功效来源：《药用植物辞典》

瓶尔小草

Ophioglossum vulgatum L.

功效：全草，清热解毒、消肿止痛。

功效来源：《全国中草药汇编》

注：本种在县域内零星分布。

F.11. 观音座莲科 Angiopteridaceae
观音座莲属 *Angiopteris* Hoffm.

福建观音座莲 马蹄蕨

Angiopteris fokiensis Hieron.

凭证标本：灌阳县普查队 450327150924015LY（IBK）

功效：根状茎，清热凉血、祛瘀止血、镇痛安神。

功效来源：《广西壮族自治区壮药质量标准 第三卷》（2018年版）

F.13. 紫萁科 Osmundaceae
紫萁属 *Osmunda* L.

紫萁 紫萁贯众

Osmunda japonica Thunb.

凭证标本：灌阳县普查队 450327160408009LY（IBK、CMMI）

功效：根状茎和叶柄残基，清热解毒、止血、杀虫。

功效来源：《中国药典》（2020年版）

华南紫萁

Osmunda vachellii Hook.

凭证标本：灌阳县普查队 450327160415031LY（IBK、CMMI）

功效：根状茎，凉血止血、清热解毒、驱虫。

功效来源：《广西中药材标准 第一册》

F.14. 瘤足蕨科 Plagiogyriaceae
瘤足蕨属 *Plagiogyria* Mett.

瘤足蕨 镰叶瘤足蕨

Plagiogyria adnata (Blume) Bedd.

凭证标本：灌阳县普查队 450327150613030LY（IBK、CMMI）

功效：全草、根茎，发表清热、祛风止痒、透疹。

功效来源：《中华本草》

华中瘤足蕨

Plagiogyria euphlebia (Kunze) Mett.

凭证标本：灌阳县普查队 450327150804019LY（IBK）

功效：全株，消肿止痛。

功效来源：《药用植物辞典》

F.15. 里白科 Gleicheniaceae
芒萁属 *Dicranopteris* Bernh.

芒萁

Dicranopteris pedata (Houtt.) Nakaike

凭证标本：灌阳县普查队 450327150615007LY（IBK）

功效：幼叶、叶柄、根茎，化瘀止血、清热利尿、解毒消肿。

功效来源：《中华本草》

里白属 *Diplopterygium* (Diels) Nakai

光里白

Diplopterygium laevissimum (Christ) Nakai

凭证标本：灌阳县普查队 450327150613027LY（IBK、CMMI）

功效：根茎，行气、止血、接骨。

功效来源：《中华本草》

F.17. 海金沙科 Lygodiaceae
海金沙属 *Lygodium* Sw.

海金沙

Lygodium japonicum (Thunb.) Sw.

凭证标本：灌阳县普查队 450327150614007LY（IBK、GXMG、CMMI）

功效：成熟孢子、地上部分，清热利湿、通淋止痛。

功效来源：《中国药典》（2020年版）

小叶海金沙 金沙藤

Lygodium scandens (L.) Sw.

功效：地上部分，清热解毒、利水通淋。

功效来源：《广西壮族自治区壮药质量标准 第三卷》（2018年版）

注：《广西植物名录》有记载。

F.18. 膜蕨科 Hymenophyllaceae
瓶蕨属 *Vandenboschia* Copel.

瓶蕨

Vandenboschia auriculata (Blume) Copel.

凭证标本：灌阳县普查队 450327151128023LY（IBK）

功效：全草，止血生肌。

功效来源：《中华本草》

F.19. 蚌壳蕨科 Dicksoniaceae
金毛狗属 *Cibotium* Kaulf.

金毛狗 狗脊

Cibotium barometz (L.) J. Sm.

凭证标本：灌阳县普查队 450327160727001LY（IBK）

功效：根状茎，祛风湿、补肝肾、强腰膝。

功效来源：《中国药典》（2020年版）

F.22. 碗蕨科 Dennstaedtiaceae

鳞盖蕨属 *Microlepia* Presl

边缘鳞盖蕨

Microlepia marginata (Panz.) C. Chr.

凭证标本：灌阳县普查队 450327151128037LY（IBK）

功效：全草，清热解毒、祛风除湿。嫩枝，解毒、消肿。

功效来源：《药用植物辞典》

粗毛鳞盖蕨

Microlepia strigosa (Thunb.) C. Presl

凭证标本：灌阳县普查队 450327150806005LY（IBK）

功效：全草，清热利湿。

功效来源：《中华本草》

F.23. 鳞始蕨科 Lindsaeaceae

鳞始蕨属 *Lindsaea* Dry.

鳞始蕨

Lindsaea odorata Roxb.

凭证标本：灌阳县普查队 450327150613050LY（IBK、CMMI）

功效：全草，止血、利尿。

功效来源：《中华本草》

团叶鳞始蕨

Lindsaea orbiculata (Lam.) Mett.

凭证标本：灌阳县普查队 450327150803015LY（IBK）

功效：全草，清热解毒、止血。

功效来源：《中华本草》

乌蕨属 *Sphenomeris* Maxon

乌蕨 金花草

Sphenomeris chinensis (L.) Maxon

凭证标本：灌阳县普查队 450327150615014LY（IBK）

功效：全草，清热解毒、利湿。

功效来源：《全国中草药汇编》

F.26. 蕨科 Pteridiaceae

蕨属 *Pteridium* Scopoli

蕨

Pteridium aquilinum (L.) Kuhn var. *latiusculum* (Desv.) Underw. ex Heller

凭证标本：陈照宙 52291（IBK）

功效：全草、根状茎，清热利湿、消肿、安神。

功效来源：《全国中草药汇编》

F.27. 凤尾蕨科 Pteridaceae

凤尾蕨属 *Pteris* L.

凤尾蕨 井口边草

Pteris cretica L. var. *intermedia* (Christ) C. Chr.

凭证标本：灌阳县普查队 450327150806025LY（IBK）

功效：全草，清热利湿、止血生肌、解毒消肿。

功效来源：《中华本草》

岩凤尾蕨

Pteris deltodon Baker

凭证标本：灌阳县普查队 450327150616023LY（IBK）

功效：全草，清热利湿、敛肺止咳、定惊、解毒。

功效来源：《中华本草》

井栏凤尾蕨 凤尾草

Pteris multifida Poir.

凭证标本：灌阳县普查队 450327150614009LY（IBK、GXMG、CMMI）

功效：全草，清热利湿、凉血止血、解毒止痢。

功效来源：《全国中草药汇编》

半边旗

Pteris semipinnata L.

凭证标本：灌阳县普查队 450327150615047LY（IBK）

功效：全草，清热解毒、凉血止血、解毒消肿。

功效来源：《广西壮族自治区壮药质量标准 第二卷》（2011年版）

蜈蚣草

Pteris vittata L.

凭证标本：灌阳县普查队 450327170413001LY（IBK、CMMI）

功效：全草或根状茎，祛风活血、解毒杀虫。

功效来源：《全国中草药汇编》

西南凤尾蕨 三叉凤尾蕨

Pteris wallichiana Agardh

凭证标本：灌阳县普查队 450327151021060LY（IBK）

功效：全草，清热止痢、定惊、止血。

功效来源：《中华本草》

F.30. 中国蕨科 Sinopteridaceae

粉背蕨属 *Aleuritopteris* Fée

粉背蕨

Aleuritopteris anceps (Blanford) panigrahi

凭证标本：灌阳县普查队 450327150805002LY（IBK、CMMI）

功效：全草，止咳化痰、健脾补虚、舒筋活络、活血祛瘀、利湿止痛。

功效来源：《药用植物辞典》

银粉背蕨　通经草

Aleuritopteris argentea (Gmel.) Fée

凭证标本：灌阳县普查队 450327151123024LY（IBK）

功效：全草，解毒消肿、活血通经、利湿、祛痰止咳。

功效来源：《中华本草》

.

碎米蕨属 *Cheilosoria* Trev.

毛轴碎米蕨　川层草

Cheilosoria chusana (Hook.) Ching et K. H. Shing

凭证标本：灌阳县普查队 450327150614012LY（IBK、GXMG、CMMI）

功效：全草，清热利湿、解毒。

功效来源：《中华本草》

金粉蕨属 *Onychium* Kaulf.

野雉尾金粉蕨　小叶金花草

Onychium japonicum (Thunb.) Kunze

凭证标本：灌阳县普查队 450327150615059LY（IBK、GXMG、CMMI）

功效：全草，清热解毒，利湿，止血。

功效来源：《广西壮族自治区壮药质量标准　第三卷》（2018年版）

F.31. 铁线蕨科 Adiantaceae

铁线蕨属 *Adiantum* L.

铁线蕨　猪鬃草

Adiantum capillus-veneris L. f.

凭证标本：灌阳县普查队 450327150810010LY（IBK）

功效：全草，清热解毒、利尿消肿。

功效来源：《全国中草药汇编》

鞭叶铁线蕨

Adiantum caudatum L.

功效：全草，清热解毒、利水消肿。

功效来源：《中华本草》

注：《广西植物名录》有记载。

白垩铁线蕨

Adiantum gravesii Hance

凭证标本：灌阳县普查队 450327150806062LY（IBK）

功效：全草，利水通淋、清热解毒。

功效来源：《中华本草》

假鞭叶铁线蕨　岩风子

Adiantum malesianum Ghatak

凭证标本：灌阳县普查队 450327150614010LY（IBK、GXMG、CMMI）

功效：全草，利水通淋、清热解毒。

功效来源：《中华本草》

F.33. 裸子蕨科 Hemionitidaceae

凤丫蕨属 *Coniogramme* Fée

凤丫蕨　凤丫草

Coniogramme japonica (Thunb.) Diels

凭证标本：灌阳县普查队 450327151124015LY（IBK、CMMI）

功效：全草、根状茎，祛风除湿、活血止痛、清热解毒。

功效来源：《全国中草药汇编》

F.35. 书带蕨科 Vittariaceae

书带蕨属 *Haplopteris* Presl

书带蕨

Haplopteris flexuosa (Fée) E. H. Crane

凭证标本：灌阳县普查队 450327150805047LY（IBK）

功效：全草，疏风清热、舒筋止痛、健脾消疳、止血。

功效来源：《中华本草》

F.36. 蹄盖蕨科 Athyriaceae

双盖蕨属 *Diplazium* Sw.

厚叶双盖蕨

Diplazium crassiusculum Ching

凭证标本：灌阳县普查队 450327151125005LY（IBK）

功效：全株，清热凉血、利尿、通淋。

功效来源：《药用植物辞典》

单叶双盖蕨

Diplazium subsinuatum (Wall. ex Hook. et Grev.) Tagawa

凭证标本：灌阳县普查队 450327151128033LY（IBK）

功效：全草，凉血止血、利尿通淋。

功效来源：《广西中药材标准　第一册》

介蕨属 *Dryoathyrium* Ching

介蕨

Dryoathyrium boryanum (Willd.) Ching

凭证标本：灌阳县普查队 450327160727027LY（IBK）

功效：根状茎，清热凉血、解毒杀虫。

功效来源：《药用植物辞典》

F.37. 肿足蕨科 Hypodematiaceae

肿足蕨属 *Hypodematium* Kunze

肿足蕨

Hypodematium crenatum (Forsk.) Kuhn

凭证标本：灌阳县普查队 450327150925018LY（IBK、CMMI）

功效：全草，祛风利湿、止血、解毒。

功效来源：《全国中草药汇编》

福氏肿足蕨 广东肿足蕨
Hypodematium fordii (Baker) Ching.
凭证标本：灌阳县普查队 450327150808021LY（IBK）
功效：根状茎，外治牙痛。
功效来源：《广西中药资源名录》

F.38. 金星蕨科 Thelypteridaceae

毛蕨属 *Cyclosorus* Link
渐尖毛蕨
Cyclosorus acuminatus (Houtt.) Nakai
凭证标本：灌阳县普查队 450327150616011LY（IBK）
功效：根状茎，清热解毒、祛风除湿、健脾。
功效来源：《中华本草》

圣蕨属 *Dictyocline* Moore
戟叶圣蕨
Dictyocline sagittifolia Ching
凭证标本：灌阳县普查队 450327151128013LY（IBK）
功效：根状茎，用于小儿惊风、蛇咬伤。
功效来源：《广西中药资源名录》

凸轴蕨属 *Metathelypteris* (H. Ito) Ching
疏羽凸轴蕨
Metathelypteris laxa (Franch. et Sav.) Ching
凭证标本：灌阳县普查队 450327151127008LY（IBK、GXMG、CMMI）
功效：根茎，清热解毒、止血消肿、杀虫。
功效来源：《药用植物辞典》

卵果蕨属 *Phegopteris* Fée
延羽卵果蕨
Phegopteris decursive-pinnata (van Hall) Fée
凭证标本：灌阳县普查队 450327150805016LY（IBK、CMMI）
功效：根状茎，利湿消肿、收敛解毒。
功效来源：《全国中草药汇编》

假毛蕨属 *Pseudocyclosorus* Ching
西南假毛蕨
Pseudocyclosorus esquirolii (Christ) Ching
凭证标本：灌阳县普查队 450327151127014LY（IBK、GXMG、CMMI）
功效：全株，清热解毒。
功效来源：《药用植物辞典》

F.39. 铁角蕨科 Aspleniaceae

铁角蕨属 *Asplenium* L.
华南铁角蕨
Asplenium austrochinense Ching
凭证标本：灌阳县普查队 450327151020033LY（IBK）

功效：全草，利湿化浊、止血。
功效来源：《中华本草》

剑叶铁角蕨
Asplenium ensiforme Wall. ex Hook. et Grev.
凭证标本：灌阳县普查队 450327151022015LY（IBK）
功效：全草，活血祛瘀、舒筋止痛。
功效来源：《中华本草》

倒挂铁角蕨 倒挂草
Asplenium normale D. Don
凭证标本：灌阳县普查队 450327150807022LY（IBK）
功效：全草，清热解毒、止血。
功效来源：《中华本草》

北京铁角蕨 铁杆地柏枝
Asplenium pekinense Hance
凭证标本：灌阳县普查队 450327150614006LY（IBK、GXMG、CMMI）
功效：全草，化痰止咳、清热解毒、止血。
功效来源：《中华本草》

长叶铁角蕨 倒生根
Asplenium prolongatum Hook.
功效：全草，活血化瘀、祛风湿、通关节。
功效来源：《广西壮族自治区瑶药材质量标准 第一卷》（2014年版）
注：《广西植物名录》有记载。

石生铁角蕨 石上铁角蕨
Asplenium saxicola Rosenst.
功效：全草，清热润肺、解毒消肿。
功效来源：《中华本草》
注：本种在县域内普遍分布。

铁角蕨
Asplenium trichomanes L.
凭证标本：灌阳调查队 6–4167（GXMI）
功效：全草，清热解毒、收敛止血、补肾调经、散瘀利湿。
功效来源：《药用植物辞典》

狭翅铁角蕨
Asplenium wrightii A. A. Eaton ex Hook.
凭证标本：灌阳县普查队 450327150805008LY（IBK、CMMI）
功效：根状茎，外治伤口不收。
功效来源：《广西中药资源名录》

F.41. 球子蕨科 Onocleaceae

东方荚果蕨属 *Pentarhizidium* Hayata

东方荚果蕨
Pentarhizidium orientalis (Hook.) Hayata
凭证标本：灌阳县普查队 450327160414010LY（IBK、CMMI）
功效：全草、根状茎，祛风除湿、凉血止血。
功效来源：《药用植物辞典》

F.42. 乌毛蕨科 Blechnaceae
乌毛蕨属 *Blechnum* L.
乌毛蕨 贯众
Blechnum orientale L.
凭证标本：灌阳县普查队 450327150615018LY（IBK）
功效：根状茎，清热解毒、凉血止血、杀虫。
功效来源：《广西中药材标准 第一册》

狗脊蕨属 *Woodwardia* Smith
狗脊蕨
Woodwardia japonica (L. f.) Sm.
凭证标本：灌阳县普查队 450327150809034LY（IBK、GXMG、CMMI）
功效：根状茎，用于虫积腹痛、流行性感冒、风湿痹痛、蛇咬伤。
功效来源：《广西中药资源名录》

F.44. 柄盖蕨科 Peranemaceae
鱼鳞蕨属 *Acrophorus* Presl
鱼鳞蕨
Acrophorus paleolatus Pic. Serm.
凭证标本：灌阳县普查队 450327160725011LY（IBK）
功效：根茎，清热解毒。
功效来源：《药用植物辞典》

F.45. 鳞毛蕨科 Dryopteridaceae
复叶耳蕨属 *Arachniodes* Blume
刺头复叶耳蕨 复叶耳蕨
Arachniodes exilis (Hance) Ching
凭证标本：灌阳县普查队 450327150616028LY（IBK）
功效：根茎，清热解毒、敛疮。
功效来源：《中华本草》

贯众属 *Cyrtomium* Presl
镰羽贯众
Cyrtomium balansae (Christ) C. Chr.
凭证标本：灌阳县普查队 450327151124022LY（IBK、CMMI）
功效：根茎，清热解毒、驱虫。
功效来源：《中华本草》

贯众 小贯众
Cyrtomium fortunei J. Sm.
凭证标本：灌阳县普查队 450327160410023LY（IBK、CMMI）
功效：根状茎、叶柄残基，清热平肝、解毒杀虫、止血。
功效来源：《全国中草药汇编》

大叶贯众 化药
Cyrtomium macrophyllum (Makino) Tagawa
凭证标本：灌阳县普查队 450327170416010LY（IBK）
功效：根茎，清热解毒、活血止血、驱虫。
功效来源：《中华本草》

阔羽贯众 冷蕨子草
Cyrtomium yamamotoi Tagawa
凭证标本：灌阳县普查队 450327160413010LY（IBK）
功效：根茎，清热解毒、凉血、杀虫。
功效来源：《中华本草》

鳞毛蕨属 *Dryopteris* Adans.
阔鳞鳞毛蕨 润鳞鳞毛蕨
Dryopteris championii (Benth.) C. Chr.
凭证标本：灌阳县普查队 450327150804042LY（IBK）
功效：根状茎，敛疮、解毒。
功效来源：《全国中草药汇编》

黑足鳞毛蕨 黑色鳞毛蕨
Dryopteris fuscipes C. Chr.
凭证标本：灌阳县普查队 450327160721025LY（IBK、CMMI）
功效：根茎，清热解毒、生肌敛疮。
功效来源：《中华本草》

无盖鳞毛蕨
Dryopteris scottii (Bedd.) Ching ex C. Chr.
凭证标本：灌阳县普查队 450327160727028LY（IBK）
功效：根茎，消炎。
功效来源：《药用植物辞典》

耳蕨属 *Polystichum* Roth
对生耳蕨
Polystichum deltodon (Baker) Diels
凭证标本：灌阳县普查队 450327150806038LY（IBK）
功效：全草，活血止痛、消肿、利尿。
功效来源：《全国中草药汇编》

戟叶耳蕨
Polystichum tripteron (Kunze) C. Presl
凭证标本：灌阳县普查队 450327160718001LY（IBK）
功效：根茎，清热解毒、利尿通淋、活血调经、止痛、补肾。
功效来源：《药用植物辞典》

对马耳蕨
Polystichum tsussimense (Hook.) J. Sm.
凭证标本：灌阳县普查队 450327151129016LY（IBK）
功效：全草、根茎，清热解毒。
功效来源：《药用植物辞典》

F.46. 叉蕨科 Tectariaceae
肋毛蕨属 *Ctenitis* (C. Chr.) C. Chr.
泡鳞肋毛蕨
Ctenitis mariformis (Rosenst.) Holttum et P. J. Edwards
凭证标本：灌阳县普查队 450327160718040LY（IBK）
功效：全草，清热解毒。
功效来源：《药用植物辞典》

F.50. 肾蕨科 Nephrolepidaceae
肾蕨属 *Nephrolepis* Schott
肾蕨
Nephrolepis cordifolia (L.) C. Presl
功效：根茎，清热利湿、通淋止咳、消肿解毒。
功效来源：《广西壮族自治区壮药质量标准　第二卷》（2011年版）
注：本种在县域内普遍分布。

F.52. 骨碎补科 Davalliaceae
阴石蕨属 *Humata* Cav.
圆盖阴石蕨 白毛蛇
Humata tyermannii T. Moore
凭证标本：灌阳县普查队 450327151124014LY（IBK、CMMI）
功效：根状茎，祛风除湿、止血、利尿。
功效来源：《全国中草药汇编》

F.56. 水龙骨科 Polypodiaceae
线蕨属 *Colysis* C. Presl
宽羽线蕨
Colysis elliptica (Thunb.) Ching var. *pothifolia* Ching
凭证标本：灌阳县普查队 450327160727023LY（IBK）
功效：全草、根茎，祛风通络、散瘀止痛。
功效来源：《中华本草》

断线蕨
Colysis hemionitidea (C. Presl) C. Presl
凭证标本：灌阳县普查队 450327151129021LY（IBK）
功效：叶，解毒、清热利尿。
功效来源：《中华本草》

伏石蕨属 *Lemmaphyllum* C. Presl
伏石蕨
Lemmaphyllum microphyllum C. Presl
凭证标本：灌阳县普查队 450327150616031LY（IBK）
功效：全草，清热解毒、凉血止血、润肺止咳。
功效来源：《药用植物辞典》

骨牌蕨属 *Lepidogrammitis* Ching
披针骨牌蕨
Lepidogrammitis diversa (Rosenst.) Ching
凭证标本：灌阳县普查队 450327151020028LY（IBK）
功效：全草，清热利湿、止痛止血。
功效来源：《药用植物辞典》

抱石莲 鱼鳖金星
Lepidogrammitis drymoglossoides (Baker) Ching
凭证标本：灌阳县普查队 450327151129019LY（IBK）
功效：全草，清热解毒、祛风化痰、凉血祛瘀。
功效来源：《全国中草药汇编》

瓦韦属 *Lepisorus* (J. Sm.) Ching
黄瓦韦
Lepisorus asterolepis (Baker) Ching
凭证标本：灌阳县普查队 450327151020034LY（IBK）
功效：全草，清热解毒、消炎、利尿、止血。
功效来源：《药用植物辞典》

瓦韦
Lepisorus thunbergianus (Kaulf.) Ching
凭证标本：灌阳县普查队 450327151128041LY（IBK）
功效：全草，清热解毒、利尿消肿、止血、止咳。
功效来源：《全国中草药汇编》

星蕨属 *Microsorum* Link
江南星蕨 大叶骨牌草
Microsorum fortunei (T. Moore) Ching
凭证标本：灌阳县普查队 450327151125064LY（IBK、CMMI）
功效：全草，清热利湿、凉血解毒。
功效来源：《中华本草》

盾蕨属 *Neolepisorus* Ching
盾蕨 大金刀
Neolepisorus ovatus (Bedd.) Ching
凭证标本：灌阳县普查队 450327160408055LY（IBK、CMMI）
功效：全草、叶，清热利湿、凉血止血。
功效来源：《全国中草药汇编》

假瘤蕨属 *Phymatopteris* Pic. Serm.
喙叶假瘤蕨
Phymatopteris rhynchophylla (Hook.) Pic. Serm.
凭证标本：灌阳县普查队 450327151020027LY（IBK）
功效：全草，清热利尿。
功效来源：《药用植物辞典》

水龙骨属 *Polypodiodes* Ching
友水龙骨
Polypodiodes amoena (Wall. ex Mett.) Ching
凭证标本：灌阳县普查队 450327150805070LY（IBK）
功效：根状茎，清热解毒、祛风除湿。
功效来源：《全国中草药汇编》

日本水龙骨 水龙骨
Polypodiodes niponica (Mett.) Ching
功效：全草，祛湿清热、祛风通络、平肝明目。
功效来源：《云南中药资源名录》
注：《广西植物名录》有记载。

石韦属 *Pyrrosia* Mirbel
相近石韦
Pyrrosia assimilis (Baker) Ching
凭证标本：灌阳县普查队 450327160413008LY（IBK）
功效：全草、根、地上部分，镇静、镇痛、利尿、止血、止咳、调经。
功效来源：《药用植物辞典》

光石韦
Pyrrosia calvata (Baker) Ching
凭证标本：灌阳县普查队 450327150806024LY（IBK）
功效：全草，清热、利尿、止咳、止血。
功效来源：《中华本草》

石韦
Pyrrosia lingua (Thunb.) Farwell
凭证标本：灌阳县普查队 450327150616010LY（IBK）
功效：叶，利尿通淋、清肺止咳、凉血止血。
功效来源：《中国药典》（2020年版）

有柄石韦 石韦
Pyrrosia petiolosa (Christ) Ching
凭证标本：灌阳县普查队 450327170418004LY（IBK、CMMI）
功效：叶，利尿通淋、清肺止咳、凉血止血。
功效来源：《中国药典》（2020年版）

庐山石韦 石韦
Pyrrosia sheareri (Baker) Ching
凭证标本：灌阳县普查队 450327160414021LY（IBK、CMMI）
功效：叶，利尿通淋、清肺止咳、凉血止血。
功效来源：《中国药典》（2020年版）

F.57. 槲蕨科 Drynariaceae
槲蕨属 *Drynaria* (Bory) J. Sm.
槲蕨 骨碎补
Drynaria roosii Nakaike

凭证标本：灌阳县普查队 450327150616029LY（IBK）
功效：根茎，疗伤止痛、补肾强骨、消风祛斑。
功效来源：《中国药典》（2020年版）

F.61. 蘋科 Marsileaceae
蘋属 *Marsilea* L.
蘋
Marsilea quadrifolia L.
凭证标本：灌阳县普查队 450327170415033LY（IBK）
功效：全草，清热解毒、消肿利湿、止血、安神。
功效来源：《新华本草纲要》

F.62. 槐叶蘋科 Salviniaceae
槐叶蘋属 *Salvinia* Adans.
槐叶蘋
Salvinia natans (L.) All.
凭证标本：灌阳县普查队 450327150808032LY（IBK）
功效：全草，用于虚劳发热，外用治湿疹、丹毒、疔疮。
功效来源：《广西中药资源名录》

F.63. 满江红科 Azollaceae
满江红属 *Azolla* Lam.
满江红 满江红根
Azolla pinnata R. Brown subsp. *asiatica* R. M. K. Saunders et K. Fowler
凭证标本：灌阳县普查队 450327151127040LY（IBK、GXMG）
功效：根，润肺止咳。
功效来源：《中华本草》

种子植物门 Spermatophyta
G.1. 苏铁科 Cycadaceae
苏铁属 *Cycas* L.
苏铁
Cycas revoluta Thunb.
凭证标本：灌阳县普查队 450327170413008LY（IBK、CMMI）
功效：叶、根、大孢子叶及种子，收敛止血、解毒止痛。
功效来源：《全国中草药汇编》

G.2. 银杏科 Ginkgoaceae
银杏属 *Ginkgo* L.
银杏
Ginkgo biloba L.
凭证标本：灌阳县普查队 450327150806007LY（IBK）
功效：叶、成熟种子，活血化瘀、通络止痛、敛肺平喘、化浊降脂。

功效来源：《中国药典》（2020年版）

G.4. 松科 Pinaceae
松属 *Pinus* L.
马尾松 油松节

Pinus massoniana Lamb.

凭证标本：灌阳县普查队 450327151123010LY（IBK）

功效：分支节、瘤状节，祛风除湿、通络止痛。花粉，收敛止血、燥湿敛疮。

功效来源：《中国药典》（2020年版）

铁杉属 *Tsuga* (Endl.) Carrière
铁杉

Tsuga chinensis (Franch.) Pritz.

凭证标本：灌阳县普查队 450327151021013LY（IBK）

功效：根、叶，祛风除湿。

功效来源：《药用植物辞典》

长苞铁杉

Tsuga longibracteata W. C. Cheng

功效：树皮，用于接骨。

功效来源：《药用植物辞典》

注：《广西植物名录》有记载。

G.5. 杉科 Taxodiaceae
柳杉属 *Cryptomeria* DC.
日本柳杉 柳杉

Cryptomeria japonica (Thunb. ex L. f.) D. Don

凭证标本：灌阳县普查队 450327160415027LY（IBK、CMMI）

功效：根皮、树皮，解毒杀虫、止痒。叶，清热解毒。

功效来源：《中华本草》

杉木属 *Cunninghamia* R. Br.
杉木 杉木叶

Cunninghamia lanceolata (Lamb.) Hook.

凭证标本：灌阳县普查队 450327151125018LY（IBK）

功效：叶或带叶嫩枝，祛风止痛、散瘀止血。

功效来源：《广西中药材标准 第一册》

水杉属 *Metasequoia* Hu et W. C. Cheng
水杉

Metasequoia glyptostroboides Hu et W. C. Cheng

功效：叶、果实，清热解毒、消炎止痛。

功效来源：《药用植物辞典》

注：民间常见栽培品种。

G.6. 柏科 Cupressaceae
柏木属 *Cupressus* L.
柏木 柏树

Cupressus funebris Endl.

功效：种子，祛风清热、安神、止血。叶，止血生肌。树脂，解热、燥湿、镇痛。

功效来源：《全国中草药汇编》

注：民间常见栽培品种。

福建柏属 *Fokienia* A. Henry et H. H. Thomas
福建柏

Fokienia hodginsii (Dunn) A. Henry et H. H. Thomas

凭证标本：灌阳县普查队 450327150613024LY（IBK、CMMI）

功效：心材，行气止痛、降逆止呕。

功效来源：《中华本草》

刺柏属 *Juniperus* L.
圆柏

Juniperus chinensis L.

功效：枝、叶、树皮，祛风散寒、活血消肿、解毒利尿。

功效来源：《全国中草药汇编》

注：民间常见栽培品种。

侧柏属 *Platycladus* Spach
侧柏

Platycladus orientalis (L.) Franco f. *orientalis*

凭证标本：灌阳县普查队 450327170413002LY（IBK、CMMI）

功效：枝梢、叶、成熟种仁，凉血止血、化痰止咳、生发乌发。

功效来源：《中国药典》（2020年版）

垂枝侧柏 柏子仁

Platycladus orientalis (L.) Franco f. *pendula* Q. Q. Liu et H. Y. Ye

功效：种仁，养心安神、敛汗、润肠通便。叶，凉血止血、止咳祛痰、祛风湿、散肿毒。

功效来源：《中华本草》

注：民间常见栽培品种。

G.7. 罗汉松科 Podocarpaceae
鸡毛松属 *Dacrycarpus* (Endl.) de Laub.
鸡毛松

Dacrycarpus imbricatus (Blume) de Laub. var. *patulus* de Laub.

凭证标本：灌阳县普查队 450327151127037LY（IBK、GXMG）

功效：全株，清热消肿、消炎、杀虫、止痒。

功效来源：《药用植物辞典》

竹柏属 *Nageia* Gaertn.
竹柏
Nageia nagi (Thunb.) Kuntze
凭证标本：灌阳县普查队 450327160721019LY（IBK、CMMI）
功效：叶，止血、接骨、消肿。树皮、根，祛风除湿。
功效来源：《药用植物辞典》

G.8. 三尖杉科 Cephalotaxaceae
三尖杉属 *Cephalotaxus* Sieb. et Zucc.
三尖杉
Cephalotaxus fortunei Hook.
凭证标本：陈照宙 52518（IBK）
功效：种子及枝叶，驱虫、消积。
功效来源：《全国中草药汇编》

宽叶粗榧
Cephalotaxus latifolia L. K. Fu et R. R. Mill.
凭证标本：灌阳县普查队 450327160414012LY（IBK、CMMI）
功效：根皮、枝叶，祛风湿、抗癌。种子，润肺止咳、驱虫、消积。
功效来源：《药用植物辞典》

粗榧
Cephalotaxus sinensis (Rehder et E. H. Wilson) H. L. Li
凭证标本：灌阳县普查队 450327151021012LY（IBK）
功效：枝叶，抗癌。根、树皮，祛风除湿。
功效来源：《中华本草》

G.9. 红豆杉科 Taxaceae
穗花杉属 *Amentotaxus* Pilg.
穗花杉 穗花杉根
Amentotaxus argotaenia (Hance) Pilg.
凭证标本：灌阳县普查队 450327170414010LY（IBK）
功效：根、树皮，活血、止痛、生肌。种子，驱虫、消积。叶，清热解毒、祛湿止痒。
功效来源：《中华本草》

红豆杉属 *Taxus* L.
南方红豆杉
Taxus wallichiana Zucc. var. *mairei* (Leméé et H. Lév.) L. K. Fu et Nan Li
凭证标本：丁涛等 119–南方红豆杉–01（IBK）
功效：叶，用于扁桃体炎。种子，用于食滞虫积。
功效来源：《广西中药资源名录》

G.10. 买麻藤科 Gnetaceae
买麻藤属 *Gnetum* L.
小叶买麻藤 买麻藤
Gnetum parvifolium (Warb.) Chun
功效：藤茎，祛风活血、消肿止痛、化痰止咳。
功效来源：《广西中药材标准 第一册》
注：本种在县域内普遍分布。

被子植物亚门 Angiospermae
1. 木兰科 Magnoliaceae
厚朴属 *Houpoëa* N. H. Xia et C. Y. Wu
厚朴
Houpoëa officinalis (Rehder et E. H. Wilson) N. H. Xia et C. Y. Wu
凭证标本：灌阳县普查队 450327160412007LY（IBK）
功效：干皮、根皮、枝皮及花蕾，燥湿消痰、下气除满。
功效来源：《中国药典》（2020年版）

鹅掌楸属 *Liriodendron* L.
鹅掌楸 凹朴皮
Liriodendron chinense (Hemsl.) Sarg.
凭证标本：灌阳县普查队 450327160408049LY（IBK、CMMI）
功效：树皮，祛风湿、散寒止咳。
功效来源：《中华本草》

木莲属 *Manglietia* Blume
木莲 木莲果
Manglietia fordiana Oliver
功效：果，通便、止咳。
功效来源：《中华本草》
注：《广西中药资源名录》有记载。

含笑属 *Michelia* L.
白兰 白兰花
Michelia alba DC.
凭证标本：灌阳县普查队 450327170418016LY（IBK、CMMI）
功效：根、叶、花，芳香化湿、利尿、止咳化痰。
功效来源：《全国中草药汇编》

阔瓣含笑
Michelia cavaleriei Finet et Gagnep. var. *platypetala* (Hand.-Mazz.) N. H. Xia
凭证标本：陈照宙 52158（IBK）
功效：花，芳香化湿、利尿、止咳。树干，降气止痛。
功效来源：《药用植物辞典》

乐昌含笑
Michelia chapensis Dandy
凭证标本：灌阳县普查队 450327151128012LY（IBK）

功效：树皮、叶，清热解毒。

功效来源：《药用植物辞典》

含笑花

Michelia figo (Lour.) Spreng.

凭证标本：灌阳县普查队 450327170413015LY（IBK、CMMI）

功效：花，用于月经不调。叶，用于跌打损伤。

功效来源：《药用植物辞典》

金叶含笑

Michelia foveolata Merr. ex Dandy

凭证标本：蒋庆坤 285（IBK）

功效：树皮，解毒、散热。

功效来源：《药用植物辞典》

深山含笑

Michelia maudiae Dunn

凭证标本：灌阳县普查队 450327160409024LY（IBK）

功效：花，散风寒、通鼻窍、行气止痛。根，清热解毒、行气化浊、止咳、凉血、消炎。

功效来源：《药用植物辞典》

天女花属 *Oyama* (Nakai) N. H. Xia et C. Y. Wu

天女花

Oyama sieboldii (K. Koch) N. H. Xia et C. Y. Wu

凭证标本：灌阳县普查队 450327151021067LY（IBK）

功效：花蕾，利尿消肿、润肺止咳。

功效来源：《新华本草纲要》

玉兰属 *Yulania* Spach

玉兰

Yulania denudata (Desr.) D. L. Fu

凭证标本：灌阳县普查队 450327150810003LY（IBK）

功效：花蕾，通窍宣肺、祛风散寒。

功效来源：《药用植物辞典》

2a. 八角科 Illiciaceae

八角属 *Illicium* L.

假地枫皮

Illicium jiadifengpi B. N. Chang

凭证标本：灌阳县普查队 450327151020001LY（IBK）

功效：树皮，祛风除湿、行气止痛。

功效来源：《中华本草》

大八角

Illicium majus Hook. f. et Thomson

功效：根、树皮，消肿止痛。

功效来源：《药用植物辞典》

注：《广西中药资源名录》有记载。

八角 八角茴香

Illicium verum Hook. f.

功效：果实，温阳散寒、理气止痛。

功效来源：《中国药典》（2020年版）

注：民间常见栽培品种。

3. 五味子科 Schisandraceae

南五味子属 *Kadsura* Juss.

黑老虎 大钻

Kadsura coccinea (Lem.) A. C. Sm.

凭证标本：灌阳县普查队 450327150615005LY（IBK）

功效：根，行气活血、祛风止痛。

功效来源：《广西壮族自治区壮药质量标准　第二卷》（2011年版）

异形南五味子 海风藤

Kadsura heteroclita (Roxb.) Craib

凭证标本：灌阳县普查队 450327160726012LY（IBK、CMMI）

功效：藤茎，祛风散寒、行气止痛、舒筋活络。

功效来源：《广西壮族自治区壮药质量标准　第一卷》（2008年版）

日本南五味子

Kadsura japonica (L.) Dunal

凭证标本：灌阳县普查队 450327160716021LY（IBK、CMMI）

功效：果实，行气止痛、活血化瘀、祛风通络。

功效来源：《药用植物辞典》

南五味子

Kadsura longipedunculata Finet et Gagnep.

凭证标本：灌阳县普查队 450327150807003LY（IBK）

功效：根、根皮及茎，活血理气、祛风活络、消肿止痛。

功效来源：《全国中草药汇编》

冷饭藤 水灯盏

Kadsura oblongifolia Merr.

凭证标本：灌阳县普查队 450327151127009LY（IBK、GXMG、CMMI）

功效：根和茎，祛风除湿、壮骨强筋、补肾健脾、散寒、行气止痛。

功效来源：《广西壮族自治区瑶药材质量标准　第一卷》（2014年版）

五味子属 *Schisandra* Michx.

绿叶五味子

Schisandra arisanensis Hayata subsp. *viridis* (A. C. Sm.) R. M. K. Saunders

凭证标本：灌阳县普查队 450327150615021LY（IBK）

功效：藤茎或根，祛风活血、行气止痛。
功效来源：《中华本草》

华中五味子 南五味子
Schisandra sphenanthera Rehder et E. H. Wilson
凭证标本：灌阳县普查队 450327160408003LY（IBK、CMMI）
功效：果实，收敛固涩、益气生津、补肾宁心。
功效来源：《中国药典》（2020年版）

8. 番荔枝科 Annonaceae
瓜馥木属 *Fissistigma* Griff.
瓜馥木 钻山风
Fissistigma oldhamii (Hemsl.) Merr.
凭证标本：灌阳县普查队 450327150805085LY（IBK）
功效：根、藤茎，祛风镇痛、活血化瘀。
功效来源：《广西壮族自治区瑶药材质量标准　第一卷》（2014年版）

凹叶瓜馥木
Fissistigma retusum (H. Lév.) Rehder
凭证标本：灌阳县普查队 450327150924010LY（IBK）
功效：根、茎，用于风湿骨痛、跌打损伤、小儿麻痹后遗症。
功效来源：《广西中药资源名录》

香港瓜馥木
Fissistigma uonicum (Dunn) Merr.
凭证标本：灌阳县普查队 450327160416015LY（IBK）
功效：茎，祛风活络、消肿止痛。
功效来源：《药用植物辞典》

野独活属 *Miliusa* Lesch. ex A. DC.
野独活
Miliusa chunii W. T. Wang
凭证标本：灌阳县普查队 450327160413018LY（IBK）
功效：根、茎，用于心胃气痛、疝痛、肾虚腰痛、风湿痹痛、痛经。
功效来源：《广西中药资源名录》

11. 樟科 Lauraceae
黄肉楠属 *Actinodaphne* Nees
红果黄肉楠 红果楠
Actinodaphne cupularis (Hemsl.) Gamble
凭证标本：灌阳县普查队 450327151125004LY（IBK）
功效：根、叶，解毒、消炎。
功效来源：《全国中草药汇编》

樟属 *Cinnamomum* Schaeff.
毛桂 山桂皮
Cinnamomum appelianum Schewe
凭证标本：灌阳县普查队 450327150807014LY（IBK）
功效：树皮，温中理气、发汗解肌。
功效来源：《中华本草》

阴香
Cinnamomum burmannii (Nees et T. Nees) Blume
凭证标本：灌阳县普查队 450327170413027LY（IBK、CMMI）
功效：树皮、根，温中止痛、祛风散寒、解毒消肿、止血。
功效来源：《广西壮族自治区壮药质量标准　第二卷》（2011年版）

樟 香樟
Cinnamomum camphora (L.) Presl
凭证标本：灌阳县普查队 450327150803053LY（IBK、CMMI）
功效：根，祛风散寒、行气止痛。
功效来源：《广西壮族自治区壮药质量标准　第一卷》（2008年版）

肉桂
Cinnamomum cassia (L.) D. Don
凭证标本：灌阳调查队 6-4271（GXMI）
功效：树皮、嫩枝，补火助阳、引火归元、散寒止痛、温通经脉。
功效来源：《中国药典》（2020年版）

野黄桂 山玉桂
Cinnamomum jensenianum Hand.-Mazz.
凭证标本：周子静 50（GXMI）
功效：树皮、叶，行气活血、散寒止痛。
功效来源：《中药大辞典》

沉水樟
Cinnamomum micranthum (Hayata) Hayata
凭证标本：蒋庆坤 313（IBK）
功效：挥发油，含松油醇、葵醛、十五烷醛。
功效来源：《药用植物辞典》

山胡椒属 *Lindera* Thunb.
红果山胡椒 詹糖香
Lindera erythrocarpa Makino
凭证标本：灌阳县普查队 450327150613013LY（IBK、CMMI）
功效：树皮、叶，祛风除湿、解毒杀虫。
功效来源：《中华本草》

山胡椒
Lindera glauca (Sieb. et Zucc.) Blume
凭证标本：灌阳县普查队 450327150809030LY（IBK、GXMG、CMMI）

功效：果实、根，温中散寒、行气止痛、平喘。
功效来源：《中华本草》

黑壳楠
Lindera megaphylla Hemsl.
功效：根、枝、树皮，祛风除湿、消肿止痛。
功效来源：《全国中草药汇编》
注：《广西植物名录》有记载。

香粉叶
Lindera pulcherrima (Nees) Hook. f. var. *attenuata* C. K. Allen
凭证标本：灌阳县普查队 450327150804033LY（IBK）
功效：树皮，清凉消食。
功效来源：《药用植物辞典》

山橿
Lindera reflexa Hemsl.
凭证标本：灌阳县普查队 450327160416040LY（IBK、CMMI）
功效：根，祛风理气、止血、杀虫。
功效来源：《全国中草药汇编》

木姜子属 *Litsea* Lam.
毛豹皮樟 豹皮樟
Litsea coreana H. Lév. var. *lanuginosa* (Migo) Yen C. Yang et P. H. Huang
凭证标本：灌阳县普查队 450327160722001LY（IBK、CMMI）
功效：根、茎皮，温中止痛、理气行水。
功效来源：《中华本草》

山鸡椒 荜澄茄
Litsea cubeba (Lour.) Per.
凭证标本：灌阳县普查队 450327150613019LY（IBK、CMMI）
功效：果实，温中散寒、行气止痛。
功效来源：《中国药典》（2020年版）

毛叶木姜子
Litsea mollis Hemsl.
凭证标本：灌阳县普查队 450327150804022LY（IBK）
功效：根，祛风消肿。
功效来源：《广西药用植物名录》

润楠属 *Machilus* Nees
建润楠
Machilus oreophila Hance
凭证标本：陈照宙 50517（IBK）
功效：树皮，有的地区混作厚朴药用。
功效来源：《药用植物辞典》

新木姜子属 *Neolitsea* (Benth.) Merr.
新木姜子
Neolitsea aurata (Hay.) Koidz.
凭证标本：陈照宙 52359（IBSC）
功效：根、树皮，行气止痛、利水消肿。
功效来源：《中华本草》

楠属 *Phoebe* Nees
紫楠 紫楠叶
Phoebe sheareri (Hemsl.) Gamble
凭证标本：灌阳县普查队 450327160408001LY（IBK、CMMI）
功效：叶，顺气、暖胃、祛湿、散瘀。
功效来源：《中华本草》

檫木属 *Sassafras* J. Presl
檫木 檫树
Sassafras tzumu (Hemsl.) Hemsl.
凭证标本：灌阳县普查队 450327160415010LY（IBK、CMMI）
功效：根、树皮、叶，祛风逐湿、活血散瘀。
功效来源：《全国中草药汇编》

15. 毛茛科 Ranunculaceae
银莲花属 *Anemone* L.
打破碗花花
Anemone hupehensis (Lemoine) Lemoine
凭证标本：灌阳调查队 6–4273（GXMI）
功效：全草，祛湿、杀虫。
功效来源：《广西壮族自治区壮药质量标准 第二卷》（2011年版）

铁线莲属 *Clematis* L.
女萎 棉花藤
Clematis apiifolia DC. var. *apiifolia*
凭证标本：灌阳县普查队 450327151021047LY（IBK）
功效：藤茎，清热利尿、通经下乳。
功效来源：《广西中药材标准 第一册》（1990年）

钝齿铁线莲 川木通
Clematis apiifolia DC. var. *argentilucida* (H. Lév. et Vaniot) W. T. Wang
凭证标本：灌阳县普查队 450327150615030LY（IBK）
功效：藤茎，消食止痢、利尿消肿、通经下乳。
功效来源：《广西中药材标准 第一册》

小木通 川木通
Clematis armandii Franch.
凭证标本：灌阳县普查队 450327170415024LY（IBK）
功效：藤茎，清热利尿、通淋、清心除烦、通经下乳。

功效来源：《中国药典》（2020年版）

威灵仙
Clematis chinensis Osbeck
凭证标本：灌阳县普查队 450327150803017LY（IBK）
功效：根、根状茎，祛风除湿、通经络。
功效来源：《中国药典》（2020年版）

两广铁线莲
Clematis chingii W. T. Wang
凭证标本：灌阳县普查队 450327150810014LY（IBK、CMMI）
功效：根、茎，用于风湿痹痛。
功效来源：《广西中药资源名录》

厚叶铁线莲
Clematis crassifolia Benth.
凭证标本：灌阳县普查队 450327160416020LY（IBK）
功效：根，用于小儿惊风、咽喉肿痛、风湿痹痛。
功效来源：《广西中药资源名录》

小蓑衣藤
Clematis gouriana Roxb. ex DC.
凭证标本：灌阳县普查队 450327151123004LY（IBK）
功效：藤茎、根，行气活血、利水通淋、祛风湿、通经止痛。
功效来源：《药用植物辞典》

单叶铁线莲
Clematis henryi Oliv.
凭证标本：灌阳县普查队 450327151128014LY（IBK）
功效：膨大的根，行气止痛、活血消肿。
功效来源：《全国中草药汇编》

毛柱铁线莲 威灵仙
Clematis meyeniana Walp.
凭证标本：灌阳县普查队 450327160721006LY（IBK、CMMI）
功效：根、根状茎，祛风湿、通经络。
功效来源：《中国药典》（2020年版）

裂叶铁线莲
Clematis parviloba Gardner et champ.
凭证标本：灌阳县普查队 450327150805021LY（IBK、CMMI）
功效：藤、根，利尿消肿、通经下乳。茎、叶，行气活血。
功效来源：《药用植物辞典》

莓叶铁线莲
Clematis rubifolia C. H. Wright
凭证标本：灌阳县普查队 450327150810012LY（IBK、CMMI）

功效：根或全草，除湿利尿、清热解毒、活血通乳。
功效来源：《药用植物辞典》

柱果铁线莲
Clematis uncinata Champ. ex Benth.
凭证标本：灌阳县普查队 450327150803004LY（IBK）
功效：根、叶，祛风除湿、舒筋活络、镇痛。
功效来源：《全国中草药汇编》

黄连属 Coptis Salisb.
短萼黄连 黄连
Coptis chinensis Franch. var. *brevisepala* W. T. Wang et P. G. Xiao
凭证标本：灌阳县普查队 450327170418022LY（IBK、CMMI）
功效：根茎，清热解毒、燥湿、泻火。
功效来源：《中国药典》（2020年版）

翠雀属 *Delphinium* L.
还亮草
Delphinium anthriscifolium Hance
凭证标本：灌阳县普查队 450327160411006LY（IBK、GXMG）
功效：全草，祛风除湿、通络止痛、化食、解毒。
功效来源：《中华本草》

人字果属 *Dichocarpum* W. T. Wang et P. G. Xiao
蕨叶人字果 岩节连
Dichocarpum dalzielii (J. R. Drumm. et Hutch.) W. T. Wang et P. G. Xiao
凭证标本：灌阳县普查队 450327160408002LY（IBK、CMMI）
功效：根茎、根，清热解毒、消肿止痛。
功效来源：《中华本草》

小花人字果
Dichocarpum franchetii (Finet et Gagnep.) W. T. Wang et P. G. Xiao
凭证标本：灌阳县普查队 450327170414004LY（IBK）
功效：根，清热解毒。
功效来源：《药用植物辞典》

毛茛属 *Ranunculus* L.
禺毛茛 自扣草
Ranunculus cantoniensis DC.
凭证标本：灌阳县普查队 450327150616015LY（IBK）
功效：全草，清肝明目、除湿解毒、截疟。
功效来源：《中华本草》

茴茴蒜

Ranunculus chinensis Bunge

凭证标本：灌阳县普查队 450327160408059LY（IBK、CMMI）

功效：全草，消炎退肿、截疟、杀虫。

功效来源：《中华本草》

毛茛

Ranunculus japonicus Thunb.

凭证标本：灌阳县普查队 450327160415003LY（IBK、CMMI）

功效：全草，利湿、消肿、止痛、退翳、截疟、杀虫。

功效来源：《全国中草药汇编》

石龙芮

Ranunculus sceleratus L.

凭证标本：灌阳县普查队 450327160415048LY（IBK、CMMI）

功效：全草、果实，清热解毒、消肿散结、止痛、截疟。

功效来源：《中华本草》

扬子毛茛 鸭脚板草

Ranunculus sieboldii Miq.

凭证标本：灌阳县普查队 450327160728030LY（IBK）

功效：全草，除痰截疟、解毒消肿。

功效来源：《中华本草》

天葵属 *Semiaquilegia* Makino

天葵 天葵子

Semiaquilegia adoxoides (DC.) Makino

凭证标本：灌阳县普查队 450327151123023LY（IBK）

功效：块根，清热解毒、消肿散结。

功效来源：《中国药典》（2020年版）

唐松草属 *Thalictrum* L.

盾叶唐松草

Thalictrum ichangense Lecoy. ex Oliv.

凭证标本：灌阳县普查队 450327150615062LY（IBK）

功效：全草、根，清热解毒、除湿、通经、活血。

功效来源：《全国中草药汇编》

18. 睡莲科 Nymphaeaceae

莲属 *Nelumbo* Adans.

莲 藕节

Nelumbo nucifera Gaertn.

功效：根状茎，收敛止血、化瘀。

功效来源：《中国药典》（2020年版）

注：民间常见栽培品种。

萍蓬草属 *Nuphar* Smith.

萍蓬草

Nuphar pumila (Timm) DC.

凭证标本：灌阳县普查队 450327170417007LY（IBK）

功效：种子、根状茎，健脾胃、活血调经。

功效来源：《中华本草》

睡莲属 *Nymphaea* L.

睡莲

Nymphaea tetragona Georgi

功效：花，消暑、解酒、定惊。

功效来源：《中华本草》

注：民间常见栽培品种。

19. 小檗科 Berberidaceae

小檗属 *Berberis* L.

南岭小檗

Berberis impedita C. K. Schneid.

凭证标本：陈照宙 52401（IBK）

功效：根、茎，用于上呼吸道感染、支气管肺炎、黄疸、消化不良、痢疾、肠胃炎、副伤寒、肝硬化腹水、泌尿系统感染、急性肾炎。

功效来源：《广西中药资源名录》

豪猪刺 小檗

Berberis julianae C. K. Schneid.

凭证标本：灌阳县普查队 450327151021017LY（IBK）

功效：根、根皮、茎，清热燥湿、泻火解毒。

功效来源：《全国中草药汇编》

鬼臼属 *Dysosma* Woodson

六角莲 八角莲叶

Dysosma pleiantha (Hance) Woodson

凭证标本：灌阳县普查队 450327170414017LY（IBK）

功效：叶，清热解毒、止咳平喘。

功效来源：《中华本草》

八角莲 八角莲叶

Dysosma versipellis (Hance) M. Cheng

凭证标本：县普查队 6–4007（GXMI）

功效：叶，清热解毒、止咳平喘。

功效来源：《中华本草》

淫羊藿属 *Epimedium* L.

湖南淫羊藿

Epimedium hunanense (Hand.-Mazz.) Hand.-Mazz.

凭证标本：陈照宙 52235（IBK）

功效：全草，补肾壮阳、强筋健骨。

功效来源：《药用植物辞典》

三枝九叶草 淫羊藿
Epimedium sagittatum (Sieb. et Zucc.) Maxim.
凭证标本：灌阳县普查队 450327170417016LY（IBK）
功效：叶，补肾阳、强筋骨、祛风湿。
功效来源：《中国药典》（2020年版）

十大功劳属 *Mahonia* Nutt.
阔叶十大功劳 十大功劳
Mahonia bealei (Fortune) Carrière
凭证标本：灌阳县普查队 450327151021056LY（IBK）
功效：茎，清热解毒、泻火解毒。
功效来源：《中国药典》（2020年版）

短序十大功劳
Mahonia breviracema Y. S. Wang et P. G. Xiao
凭证标本：灌阳县普查队 450327151126007LY（IBK、GXMG）
功效：根、茎，用于肺结核潮热、骨蒸、腰膝酸痛、头晕耳鸣、痢疾、湿热腹泻、黄疸、妇科炎症、久咳、目赤肿痛。
功效来源：《广西中药资源名录》

沈氏十大功劳 木黄连
Mahonia shenii Chun
功效：根及茎，清热、燥湿、解毒。
功效来源：《中华本草》
注：《广西中药资源名录》有记载。

南天竹属 *Nandina* Thunb.
南天竹
Nandina domestica Thunb.
凭证标本：灌阳县普查队 450327150810005LY（IBK）
功效：根、茎，清热除湿、通经活络。果，止咳平喘。
功效来源：《全国中草药汇编》

21. 木通科 Lardizabalaceae
木通属 *Akebia* Decne.
三叶木通 木通
Akebia trifoliata (Thunb.) Koidz. subsp. *trifoliata*
凭证标本：灌阳县普查队 450327160408005LY（IBK、CMMI）
功效：藤茎，利尿通淋、清心除烦、痛经下乳。
功效来源：《中国药典》（2020年版）

白木通 木通
Akebia trifoliata (Thunb.) Koidz. subsp. *australis* (Diels) T. Shimizu
凭证标本：灌阳县普查队 450327150925029LY（IBK、CMMI）
功效：藤茎，利尿通淋、清心除烦、痛经下乳。
功效来源：《中国药典》（2020年版）

22. 大血藤科 Sargentodoxaceae
大血藤属 *Sargentodoxa* Rehd. et Wils.
大血藤
Sargentodoxa cuneata (Oliv.) Rehder et E. H. Wilson
凭证标本：灌阳县普查队 450327150804054LY（IBK）
功效：藤茎，清热解毒、活血、祛风止痛。
功效来源：《中国药典》（2020年版）

23. 防己科 Menispermaceae
木防己属 *Cocculus* DC.
樟叶木防己 衡州乌药
Cocculus laurifolius DC.
功效：根，顺气宽胸、祛风止痛。
功效来源：《中华本草》
注：《广西植物名录》有记载。

木防己 小青藤
Cocculus orbiculatus (L.) DC.
凭证标本：灌阳县普查队 450327160721036LY（IBK、CMMI）
功效：茎，祛风除湿、调气止痛、利水消肿。
功效来源：《中华本草》

轮环藤属 *Cyclea* Arn. ex Wight
粉叶轮环藤 百解藤
Cyclea hypoglauca (Schauer) Diels
凭证标本：灌阳县普查队 450327150804009LY（IBK）
功效：根、藤茎，清热解毒、祛风止痛、利水通淋。
功效来源：《广西壮族自治区壮药质量标准 第一卷》（2008年版）

轮环藤 良藤
Cyclea racemosa Oliv.
凭证标本：灌阳县普查队 450327160727020LY（IBK）
功效：根，清热、理气、止痛。
功效来源：《全国中草药汇编》

四川轮环藤 良藤
Cyclea sutchuenensis Gagnep.
凭证标本：灌阳县普查队 450327160727016LY（IBK）
功效：根，清热解毒、散瘀止痛、利尿通淋。
功效来源：《中华本草》

细圆藤属 *Pericampylus* Miers
细圆藤 黑风散
Pericampylus glaucus (Lam..) Merr.
凭证标本：灌阳县普查队 450327150615006LY（IBK）
功效：藤茎、叶，清热解毒、息风止痉、扶除风湿。
功效来源：《中华本草》

千金藤属 *Stephania* Lour.
金线吊乌龟 白药子
Stephania cephalantha Hayata
功效：块根，清热解毒、祛风止痛、凉血止血。
功效来源：《中华本草》
注：《广西植物名录》有记载。

血散薯
Stephania dielsiana Y. C. Wu
凭证标本：灌阳县普查队 450327160727032LY（IBK）
功效：块根，清热解毒、散瘀止痛。
功效来源：《中华本草》

粪箕笃
Stephania longa Lour.
功效：茎、叶，清热解毒、利湿消肿、祛风活络。
功效来源：《广西壮族自治区壮药质量标准 第二卷》（2011年版）
注：《广西植物名录》有记载。

青牛胆属 *Tinospora* Miers
青牛胆 金果榄
Tinospora sagittata (Oliv.) Gagnep.
凭证标本：灌阳县普查队 450327170416011LY（IBK）
功效：块根，清热解毒、利咽、止痛。
功效来源：《中国药典》（2020年版）

24. 马兜铃科 Aristolochiaceae
细辛属 *Asarum* L.
尾花细辛
Asarum caudigerum Hance
凭证标本：灌阳县普查队 450327160413023LY（IBK）
功效：全草，温经散寒、消肿止痛、化痰止咳。
功效来源：《中华本草》

慈姑叶细辛 土金耳环
Asarum sagittarioides C. F. Liang
凭证标本：灌阳调查队 6–4004（GXMI）
功效：全草，祛风散寒、解毒止痛。
功效来源：《中华本草》

28. 胡椒科 Piperaceae
胡椒属 *Piper* L.
蒌叶
Piper betle L.
功效：全株、茎、叶，祛风散寒、行气化痰、消肿止痒。
功效来源：《中华本草》
注：《广西植物名录》有记载。

山蒟
Piper hancei Maxim.
凭证标本：灌阳县普查队 450327151124011LY（IBK、CMMI）
功效：藤茎，祛风湿、强腰膝、止喘咳。
功效来源：《广西中药材标准 第一册》

荜茇 荜菝
Piper longum L.
功效：近成熟或成熟果穗，温中散寒、下气止痛。
功效来源：《中国药典》（2020年版）
注：《广西植物名录》有记载。

胡椒
Piper nigrum L.
凭证标本：灌阳县普查队 450327160728021LY（IBK）
功效：果实，温中散寒、下气、消痰。
功效来源：《中国药典》（2020年版）

假蒟
Piper sarmentosum Roxb.
功效：地上部分，温中散寒、祛风利湿、消肿止痛。
功效来源：《广西壮族自治区壮药质量标准 第二卷》（2011年版）
注：《广西植物名录》有记载。

小叶爬崖香
Piper sintenense Hatus.
凭证标本：灌阳县普查队 450327150807027LY（IBK）
功效：全株，祛风除湿、散寒止痛、活血舒筋。
功效来源：《中华本草》

石南藤
Piper wallichii (Miq.) Hand.-Mazz.
凭证标本：灌阳县普查队 450327160415029LY（IBK、CMMI）
功效：带叶茎枝，祛风湿、强腰膝、止咳、止痛。
功效来源：《广西中药材标准 第一册》

29. 三白草科 Saururaceae
蕺菜属 *Houttuynia* Thunb.
蕺菜 鱼腥草
Houttuynia cordata Thunb.
凭证标本：灌阳县普查队 450327150615004LY（IBK）
功效：全草或地上部分，清热解毒、消痈排脓、利尿通淋。
功效来源：《中国药典》（2020年版）

三白草属 *Saururus* L.
三白草
Saururus chinensis (Lour.) Baill.

凭证标本：灌阳县普查队 450327170417037LY（IBK）
功效：地上部分，利尿消肿、清热解毒。
功效来源：《中国药典》（2020年版）

30. 金粟兰科 Chloranthaceae
金粟兰属 *Chloranthus* Sw.
宽叶金粟兰 四大天王
Chloranthus henryi Hemsl.
凭证标本：灌阳县普查队 450327160408054LY（IBK、CMMI）
功效：全草、根，祛风除湿、活血散瘀、解毒。
功效来源：《中华本草》

多穗金粟兰 四叶细辛
Chloranthus multistachys S. J. Pei
凭证标本：灌阳县普查队 450327160716010LY（IBK）
功效：全草、根、根茎，活血散瘀、解毒消肿。
功效来源：《中华本草》

及己
Chloranthus serratus (Thunb.) Roem et Schult
凭证标本：灌阳县普查队 450327160411037LY（IBK、GXMG）
功效：根，活血散瘀、祛风止痛、解毒杀虫。
功效来源：《中华本草》

草珊瑚属 *Sarcandra* Gardn.
草珊瑚 肿节风
Sarcandra glabra (Thunb.) Nakai
凭证标本：灌阳县普查队 450327150615049LY（IBK）
功效：全株，清热凉血、活血消斑、祛风通络。
功效来源：《中国药典》（2020年版）

32. 罂粟科 Papaveraceae
血水草属 *Eomecon* Hance
血水草 血水草根
Eomecon chionantha Hance
凭证标本：灌阳县普查队 450327160409004LY（IBK）
功效：根、根茎，清热解毒、散瘀止痛。
功效来源：《中华本草》

博落回属 *Macleaya* R. Br.
博落回
Macleaya cordata (Willd.) R. Br.
凭证标本：灌阳县普查队 450327170414014LY（IBK）
功效：全草，活血散瘀、清热解毒、杀虫止痒。
功效来源：《广西壮族自治区瑶药材质量标准　第一卷》（2014年版）

33. 紫堇科 Fumariaceae
紫堇属 *Corydalis* DC.
北越紫堇
Corydalis balansae Prain
凭证标本：灌阳县普查队 450327160411007LY（IBK、GXMG）
功效：全草，清热解毒、消肿拔毒。
功效来源：《药用植物辞典》

刻叶紫堇 刻裂紫堇
Corydalis incisa (Thunb.) Pers.
凭证标本：灌阳县普查队 450327160408056LY（IBK、CMMI）
功效：根、叶、花，解毒杀虫。
功效来源：《全国中草药汇编》

护心胆
Corydalis sheareri Hand.-Mazz.
凭证标本：灌阳县普查队 450327160408033LY（IBK、CMMI）
功效：全草、块茎，活血止痛、清热解毒。
功效来源：《中华本草》

39. 十字花科 Brassicaceae
芸苔属 *Brassica* L.
芥菜 芥子
Brassica juncea (L.) Czern.
凭证标本：灌阳县普查队 450327160415041LY（IBK、CMMI）
功效：成熟种子，温肺豁痰利气、散结通络止痛。
功效来源：《中国药典》（2020年版）

白花甘蓝
Brassica oleracea L. var. *albiflora* Kuntze
功效：叶，清热、止痛。
功效来源：《全国中草药汇编》
注：民间常见栽培品种。

甘蓝
Brassica oleracea L. var. *capitata* L.
凭证标本：灌阳县普查队 450327160415034LY（IBK、CMMI）
功效：叶，清热、止痛。
功效来源：《全国中草药汇编》

白菜
Brassica rapa L. var. *glabra* Regel
凭证标本：灌阳县普查队 450327160408076LY（IBK、CMMI）
功效：叶，消食下气、利肠胃、利尿。
功效来源：《药用植物辞典》

荠属 *Capsella* Medik.

荠

Capsella bursapastoris (L.) Medik.

凭证标本：灌阳县普查队 450327160408043LY（IBK、CMMI）

功效：全草、花序、种子，凉肝止血、平肝明目、清热利湿。

功效来源：《中华本草》

碎米荠属 *Cardamine* L.

碎米荠 白带草

Cardamine hirsuta L.

凭证标本：灌阳县普查队 450327150924033LY（IBK）

功效：全草，清热利湿、安神、止血。

功效来源：《中华本草》

弹裂碎米荠

Cardamine impatiens L.

凭证标本：灌阳县普查队 450327160408038LY（IBK、CMMI）

功效：全草，活血调经、清热解毒、利尿通淋。

功效来源：《中华本草》

独行菜属 *Lepidium* L.

北美独行菜 葶苈子

Lepidium virginicum L.

凭证标本：灌阳县普查队 450327150614028LY（IBK、GXMG、CMMI）

功效：种子，泻肺降气、祛痰平喘、利水消肿、泄逐邪。全草，清热解毒、利尿通淋。

功效来源：《中华本草》

豆瓣菜属 *Nasturtium* W. T. Aiton

豆瓣菜 西洋菜干

Nasturtium officinale R. Br.

凭证标本：灌阳县普查队 450327160412009LY（IBK）

功效：全草，清肺、凉血、利尿、解毒。

功效来源：《中华本草》

堇叶芥属 *Neomartinella* Pilg.

堇叶芥

Neomartinella violifolia (H. Lév.) Pilg.

凭证标本：灌阳县普查队 450327150810009LY（IBK）

功效：全草，清热解毒。

功效来源：《药用植物辞典》

萝卜属 *Raphanus* L.

萝卜 莱菔子

Raphanus sativus L.

凭证标本：灌阳县普查队 450327160409008LY（IBK）

功效：种子，消食除胀、降气化痰。全草，消食止渴、祛热解毒。根，行气消积、化痰、解渴、利水消肿、消食、下气、止血、利尿。

功效来源：《中国药典》（2020年版）

蔊菜属 *Rorippa* Scop.

广州蔊菜

Rorippa cantoniensis (Lour.) Ohwi

凭证标本：灌阳县普查队 450327170417003LY（IBK）

功效：全草，清热解毒、镇咳。

功效来源：《药用植物辞典》

蔊菜

Rorippa indica (L.) Hiern

凭证标本：灌阳县普查队 450327150806009LY（IBK）

功效：全草，祛痰止咳、解表散寒、活血解毒、利湿退黄。

功效来源：《中华本草》

40. 堇菜科 Violaceae

堇菜属 *Viola* L.

如意草

Viola arcuata Blume

凭证标本：灌阳县普查队 450327160416012LY（IBK）

功效：全草，清热解毒、散瘀止血。

功效来源：《中华本草》

七星莲 地白草

Viola diffusa Ging.

凭证标本：灌阳县普查队 450327150613051LY（IBK、CMMI）

功效：全草，清热解毒、散瘀消肿。

功效来源：《中华本草》

柔毛堇菜

Viola fargesii H. Boissieu

凭证标本：灌阳县普查队 450327151020046LY（IBK）

功效：全草，清热解毒、散结、祛瘀生新。

功效来源：《药用植物辞典》

长萼堇菜

Viola inconspicua Blume

凭证标本：灌阳县调查队 6–4108（GXMI）

功效：全草、地上部分，清热解毒、散瘀消肿。

功效来源：《药用植物辞典》

紫花地丁

Viola philippica Sasaki

凭证标本：灌阳县普查队 450327151123025LY（IBK）

功效：全草，清热解毒、凉血消肿。

功效来源：《中国药典》（2020年版）

匍匐堇菜 冷毒草
Viola pilosa Blume
凭证标本：灌阳县普查队 450327160409011LY（IBK）
功效：全草，清热解毒、消肿止痛。
功效来源：《中华本草》

三角叶堇菜
Viola triangulifolia W. Becker
凭证标本：灌阳县普查队 450327170402001LY（IBK、GXMG）
功效：全草，清热解毒、利湿。
功效来源：《药用植物辞典》

三色堇
Viola tricolor L.
功效：全草，清热解毒、止咳。
功效来源：《中华本草》
注：民间常见栽培品种。

云南堇菜 昆明堇菜
Viola yunnanensis W. Beck. et H. de Boiss.
凭证标本：灌阳县普查队 450327170414012LY（IBK）
功效：全草，清热解毒、消疳化积。
功效来源：《中华本草》

42. 远志科 Polygalaceae
远志属 *Polygala* L.
华南远志 大金不换
Polygala chinensis L.
凭证标本：灌阳县普查队 450327151127041LY（IBK、GXMG）
功效：全草，祛痰、消积、散瘀、解毒。
功效来源：《广西壮族自治区壮药质量标准 第二卷》（2011年版）

黄花倒水莲
Polygala fallax Hemsl.
凭证标本：灌阳县普查队 450327150615051LY（IBK）
功效：根，补益、强壮、祛湿、散瘀。
功效来源：《广西壮族自治区瑶药材质量标准 第一卷》（2014年版）

香港远志
Polygala hongkongensis Hemsl. var. *hongkongensis*
凭证标本：灌阳县普查队 450327160721017LY（IBK、CMMI）
功效：全草，活血化痰、解毒。根、根皮，化痰、安神。
功效来源：《药用植物辞典》

狭叶远志
Polygala hongkongensis Hemsl. var. *stenophylla* (Hayata) Migo
凭证标本：灌阳县普查队 450327150615026LY（IBK）
功效：全草，用于小儿疳积、咳嗽、肝炎。
功效来源：《广西中药资源名录》

瓜子金
Polygala japonica Houtt.
凭证标本：灌阳县普查队 450327150925030LY（IBK、CMMI）
功效：全草，镇咳、化痰、活血、止血、安神、解毒。
功效来源：《广西壮族自治区瑶药材质量标准 第一卷》（2014年版）

曲江远志 一包花
Polygala koi Merr.
凭证标本：灌阳县普查队 450327151020048LY（IBK）
功效：全草，化痰止咳、活血调经。
功效来源：《中华本草》

小扁豆
Polygala tatarinowii Regel
凭证标本：陈照宙 52285（IBK）
功效：全草、根，益智安神、散郁、化痰止咳、清热解毒、截疟、补虚弱。
功效来源：《药用植物辞典》

齿果草属 *Salomonia* Lour.
齿果草 吹云草
Salomonia cantoniensis Lour.
凭证标本：灌阳调查队 6-4230（GXMI）
功效：全草，解毒消肿、散瘀止痛。
功效来源：《中华本草》

45. 景天科 Crassulaceae
落地生根属 *Bryophyllum* Salisb.
落地生根
Bryophyllum pinnatum (L. f.) Oken
功效：全草、根，解毒消肿、活血止痛、拔毒。
功效来源：《中华本草》
注：民间常见栽培品种。

伽蓝菜属 *Kalanchoe* Adans.
伽蓝菜
Kalanchoe ceratophylla Haw.
凭证标本：灌阳县普查队 450327170418021LY（IBK、CMMI）
功效：全草，清热解毒消肿、散瘀止痛。
功效来源：《药用植物辞典》

景天属 *Sedum* L.

东南景天 石上瓜子菜

Sedum alfredii Hance

凭证标本：灌阳县普查队 450327150613066LY（IBK）

功效：全草，清热凉血、消肿解毒。

功效来源：《中华本草》

珠芽景天 珠芽半枝

Sedum bulbiferum Makino

凭证标本：灌阳县普查队 450327160408013LY（IBK、CMMI）

功效：全草，散寒、理气、止痛、截疟。

功效来源：《全国中草药汇编》

大叶火焰草 龙鳞草

Sedum drymarioides Hance

凭证标本：灌阳县普查队 450327160408083LY（IBK、CMMI）

功效：全草，清热解毒、消肿止痛。

功效来源：《全国中草药汇编》

凹叶景天 马牙半支

Sedum emarginatum Migo

凭证标本：灌阳县普查队 450327151125074LY（IBK、CMMI）

功效：全草，清热解毒、凉血止血、利湿。

功效来源：《中华本草》

佛甲草

Sedum lineare Thunb.

凭证标本：灌阳县普查队 450327150613049LY（IBK、CMMI）

功效：茎、叶，清热解毒、利湿、止血。

功效来源：《中华本草》

47. 虎耳草科 Saxifragaceae

落新妇属 *Astilbe* Buch.–Ham. ex D. Don

落新妇

Astilbe chinensis (Maxim.) Franch. et Sav.

凭证标本：灌阳县普查队 450327150804045LY（IBK）

功效：全草，祛风、清热、止咳。

功效来源：《中药大辞典》

华南落新妇 落新妇

Astilbe grandis Stapf ex E. H. Wilson

凭证标本：灌阳县普查队 450327160718055LY（IBK）

功效：全草，祛风、清热、止咳。

功效来源：《中药大辞典》

金腰属 *Chrysosplenium* L.

肾萼金腰

Chrysosplenium delavayi Franch.

凭证标本：灌阳县普查队 450327160414023LY（IBK、CMMI）

功效：全草，清热解毒、生肌。

功效来源：《中华本草》

大叶金腰 虎皮草

Chrysosplenium macrophyllum Oliv.

凭证标本：灌阳县普查队 450327160409029LY（IBK）

功效：全草，清热解毒、止咳、止带、收敛生肌。

功效来源：《中华本草》

扯根菜属 *Penthorum* L.

扯根菜 赶黄草

Penthorum chinense Pursh

凭证标本：灌阳县普查队 450327170101004LY（IBK、GXMG）

功效：全草，利水除湿、祛瘀止痛。

功效来源：《全国中草药汇编》

虎耳草属 *Saxifraga* L.

虎耳草

Saxifraga stolonifera Curtis

凭证标本：灌阳县普查队 450327150613055LY（IBK、CMMI）

功效：全草，疏风清热、凉血解毒。

功效来源：《中华本草》

黄水枝属 *Tiarella* L.

黄水枝

Tiarella polyphylla D. Don

凭证标本：灌阳县普查队 450327160414016LY（IBK、CMMI）

功效：全草，清热解毒、活血祛瘀、消肿止痛。

功效来源：《全国中草药汇编》

48. 茅膏菜科 Droseraceae

茅膏菜属 *Drosera* L.

茅膏菜

Drosera peltata Sm. ex Willd.

功效：全草，祛风活络、活血止痛。

功效来源：《全国中草药汇编》

注：《广西中药资源名录》有记载。

52. 沟繁缕科 Elatinaceae

田繁缕属 *Bergia* L.

倍蕊田繁缕

Bergia serrata Blanco

功效：全草，用于毒蛇咬伤。

功效来源：《广西中药资源名录》

注：《广西植物名录》有记载。

53. 石竹科 Caryophyllaceae

卷耳属 Cerastium L.

球序卷耳 婆婆指甲菜
Cerastium glomeratum Thuill.
凭证标本：灌阳县普查队 450327151125079LY（IBK、CMMI）
功效：全草，清热利湿、凉血解毒。
功效来源：《中华本草》

石竹属 *Dianthus* L.

石竹 瞿麦
Dianthus chinensis L.
凭证标本：灌阳县普查队 450327170417029LY（IBK）
功效：地上部分，利尿通淋、活血通经。
功效来源：《中国药典》（2020年版）

瞿麦
Dianthus superbus L.
功效：地上部分，利尿通淋、活血通经。
功效来源：《中国药典》（2020年版）
注：《广西中药资源名录》有记载。

荷莲豆草属 *Drymaria* Willd. ex Schult.

荷莲豆草 荷莲豆菜
Drymaria cordata (L.) Willd. ex Schult.
功效：全草，清热解毒、利湿、消食化痰。
功效来源：《广西壮族自治区壮药质量标准 第二卷》（2011年版）
注：《广西植物名录》有记载。

鹅肠菜属 *Myosoton* Moench

鹅肠菜 鹅肠草
Myosoton aquaticum (L.) Moench
功效：全草，清热解毒、散瘀消肿。
功效来源：《中华本草》
注：本种在县域内普遍分布。

漆姑草属 *Sagina* L.

漆姑草
Sagina japonica (Sw.) Ohwi
凭证标本：灌阳县普查队 450327160408048LY（IBK、CMMI）
功效：全草，凉血解毒、杀虫止痒。
功效来源：《中华本草》

繁缕属 *Stellaria* L.

中国繁缕
Stellaria chinensis Regel
凭证标本：灌阳县普查队 450327160409003LY（IBK、

功效：全草，清热解毒、活血止痛。
功效来源：《中华本草》

繁缕
Stellaria media (L.) Vill.
凭证标本：灌阳县普查队 450327151125051LY（IBK）
功效：全草，清热解毒、化瘀止痛、催乳。
功效来源：《全国中草药汇编》

巫山繁缕
Stellaria wushanensis F. N. Williams
凭证标本：灌阳县普查队 450327160408012LY（IBK、CMMI）
功效：全草，用于小儿疳积。
功效来源：《药用植物辞典》

54. 粟米草科 Molluginaceae

粟米草属 *Mollugo* L.

粟米草
Mollugo stricta L.
凭证标本：灌阳县普查队 450327150803008LY（IBK）
功效：全草，清热化湿、解毒消肿。
功效来源：《中华本草》

56. 马齿苋科 Portulacaceae

马齿苋属 *Portulaca* L.

大花马齿苋 午时花
Portulaca grandiflora Hook.
功效：全草，散瘀止痛、解毒消肿。
功效来源：《全国中草药汇编》
注：民间常见栽培品种。

马齿苋
Portulaca oleracea L.
功效：全草，清热解毒、凉血止血、止痢。
功效来源：《中国药典》（2020年版）
注：《广西植物名录》有记载。

土人参属 *Talinum* Adans.

土人参
Talinum paniculatum (Jacq.) Gaertn.
凭证标本：灌阳县普查队 450327150806010LY（IBK）
功效：根，补气润肺、止咳、调经。
功效来源：《中华本草》

57. 蓼科 Polygonaceae

金线草属 *Antenoron* Raf.

金线草
Antenoron filiforme (Thunb.) Roberty et Vautier
凭证标本：灌阳县普查队 450327150810017LY（IBK、

CMMI）

功效：全草，凉血止血、清热解毒、散瘀止痛。

功效来源：《广西壮族自治区壮药质量标准 第二卷》（2011年版）

荞麦属 *Fagopyrum* Mill.

金荞麦

Fagopyrum dibotrys (D. Don) H. Hara

凭证标本：灌阳县普查队 450327150922010LY（IBK）

功效：根茎，清热解毒、排脓祛瘀。

功效来源：《中国药典》（2020年版）

荞麦

Fagopyrum esculentum Moench

凭证标本：黄正福 41219（IBK）

功效：茎、叶，降压、止血。种子，健胃、收敛。

功效来源：《全国中草药汇编》

何首乌属 *Fallopia* Adans.

何首乌

Fallopia multiflora (Thunb.) Haraldson

凭证标本：灌阳县普查队 450327150923001LY（IBK）

功效：块根，解毒、消痈、截疟、润肠通便。

功效来源：《中国药典》（2020年版）

蓼属 *Polygonum* L.

褐鞘蓼 萹蓄

Polygonum aviculare L.

凭证标本：灌阳县普查队 450327151127049LY（IBK、GXMG、CMMI）

功效：地上部分，利尿通淋、杀虫、止痒。

功效来源：《中国药典》（2020年版）

头花蓼 石莽草

Polygonum capitatum Buch.-Ham. ex D. Don

凭证标本：灌阳县普查队 450327150806032LY（IBK）

功效：全草，清热利湿、活血止痛。

功效来源：《中华本草》

火炭母

Polygonum chinense L.

凭证标本：灌阳县普查队 450327150924027LY（IBK）

功效：全草，清热解毒、利湿止痒、明目退翳。

功效来源：《广西壮族自治区壮药质量标准 第一卷》（2008年版）

大箭叶蓼

Polygonum darrisii H. Lév.

凭证标本：县普查队 6-4295（GXMI）

功效：全草，清热解毒、祛风除湿。

功效来源：《药用植物辞典》

二歧蓼

Polygonum dichotomum Blume

凭证标本：灌阳县普查队 450327160721021LY（IBK、CMMI）

功效：全草，清热解毒、通经利尿。

功效来源：《药用植物辞典》

水蓼 辣蓼

Polygonum hydropiper L.

凭证标本：灌阳县普查队 450327160415020LY（IBK、CMMI）

功效：全草，除湿、化滞。

功效来源：《广西壮族自治区壮药质量标准 第二卷》（2011年版）

小蓼花

Polygonum muricatum Meisn.

凭证标本：灌阳县普查队 450327151126026LY（IBK、GXMG）

功效：全草，清热解毒、祛风除湿、活血止痛。

功效来源：《药用植物辞典》

尼泊尔蓼 猫儿眼睛

Polygonum nepalense Meisn.

凭证标本：灌阳县普查队 450327150924021LY（IBK）

功效：全草，收敛固肠。

功效来源：《全国中草药汇编》

红蓼 水红花子

Polygonum orientale L.

功效：果实，散血消癥、消积止痛、利水消肿。

功效来源：《中国药典》（2020年版）

注：《广西植物名录》有记载。

杠板归 扛板归

Polygonum perfoliatum L.

凭证标本：黄正福 41218（IBK）

功效：地上部分，利水消肿、清解热毒、止咳。

功效来源：《广西壮族自治区壮药质量标准 第一卷》（2008年版）

习见蓼 小萹蓄

Polygonum plebeium R. Br.

凭证标本：灌阳县普查队 450327151126019LY（IBK、GXMG）

功效：全草，清热解毒、通淋利尿、化湿杀虫。

功效来源：《中华本草》

丛枝蓼

Polygonum posumbu Buch.-Ham. ex D. Don

凭证标本：灌阳县普查队 450327151126010LY（IBK、GXMG）

功效：全草，清热解毒、凉血止血、散瘀止痛、祛风利湿、杀虫止痒。

功效来源：《药用植物辞典》

羽叶蓼

Polygonum runcinatum Buch.-Ham. ex D. Don

凭证标本：陈照宙 52393（IBK）

功效：全草，用于腹泻、痢疾、乳痈、臁疮、跌打损伤、毒蛇咬伤。

功效来源：《广西中药资源名录》

赤胫散

Polygonum runcinatum Buch.-Ham. ex D. Don var. *sinense* Hemsl.

凭证标本：灌阳县普查队 450327151021027LY（IBK）

功效：全草，清热解毒、活血舒筋。

功效来源：《中华本草》

刺蓼

Polygonum senticosum (Meisn.) Franch. et Sav.

凭证标本：灌阳县普查队 450327150806029LY（IBK）

功效：全草，解毒消肿、利湿止痒。

功效来源：《全国中草药汇编》

虎杖属 *Reynoutria* Houtt.

虎杖

Reynoutria japonica Houtt.

凭证标本：灌阳县普查队 450327150804012LY（IBK）

功效：根茎、根，消痰、软坚散结、利水消肿。

功效来源：《中国药典》（2020年版）

酸模属 *Rumex* L.

酸模

Rumex acetosa L.

凭证标本：灌阳县普查队 450327151125048LY（IBK）

功效：全草、根，凉血、解毒、通便、杀虫。

功效来源：《全国中草药汇编》

羊蹄

Rumex japonicus Houtt.

凭证标本：灌阳县普查队 450327170415008LY（IBK）

功效：全草、根，清热解毒、止血、通便、杀虫。

功效来源：《全国中草药汇编》

长刺酸模

Rumex trisetifer Stokes

凭证标本：灌阳县普查队 450327170413024LY（IBK、CMMI）

功效：全草，外治皮癣。

功效来源：《广西中药资源名录》

59. 商陆科 Phytolaccaceae

商陆属 *Phytolacca* L.

商陆

Phytolacca acinosa Roxb.

凭证标本：灌阳县普查队 450327150808034LY（IBK）

功效：根，逐水消肿、通便利尿。

功效来源：《中国药典》（2020年版）

垂序商陆 商陆

Phytolacca americana L.

凭证标本：灌阳县普查队 450327150614001LY（IBK、GXMG、CMMI）

功效：根，逐水消肿、通便利尿。

功效来源：《中国药典》（2020年版）

日本商陆

Phytolacca japonica Makino

凭证标本：灌阳县调查队 6-4033（GXMI）

功效：根，用作利尿剂，治疗一般水肿；亦用作堕胎药。外用治痈肿疮毒。

功效来源：《药用植物辞典》

61. 藜科 Chenopodiaceae

甜菜属 *Beta* L.

莙荙菜 莙荙子

Beta vulgaris L. var. *cicla* L.

凭证标本：灌阳县普查队 450327170417028LY（IBK）

功效：果实，清热解毒、凉血止血。

功效来源：《中华本草》

藜属 *Chenopodium* L.

藜

Chenopodium album L.

功效：全草，清热祛湿、解毒消肿、杀虫止痒。果实或种子，清热祛湿、杀虫止痒。

功效来源：《中华本草》

注：《广西植物名录》有记载。

小藜

Chenopodium ficifolium Sm.

功效：全草，清热解毒、祛湿、止痒透疹、杀虫。

功效来源：《药用植物辞典》

注：本种在县域内普遍分布。

刺藜属 *Dysphania* Pax

土荆芥

Dysphania ambrosioides (L.) Mosyakin et Clemants

凭证标本：灌阳县普查队 450327151125022LY（IBK）

功效：全草，杀虫、祛风、痛经止痛。

功效来源：《广西壮族自治区壮药质量标准　第三

卷》（2018年版）

菠菜属 *Spinacia* L.
菠菜
Spinacia oleracea L.
凭证标本：灌阳县普查队 450327170413018LY（IBK、CMMI）
功效：全草，滋阴平肝、止咳润肠。
功效来源：《全国中草药汇编》

63. 苋科 Amaranthaceae
牛膝属 *Achyranthes* L.
土牛膝 倒扣草
Achyranthes aspera L.
功效：全草，解表清热、利湿。
功效来源：《广西壮族自治区壮药质量标准 第一卷》（2008年版）
注：《广西植物名录》有记载。

牛膝
Achyranthes bidentata Blume
凭证标本：灌阳县普查队 450327150922001LY（IBK）
功效：根，逐瘀通经、补肝肾、强筋骨、利尿通淋、引血下行。
功效来源：《中国药典》（2020年版）

柳叶牛膝 土牛膝
Achyranthes longifolia (Makino) Makino
凭证标本：灌阳县普查队 450327150922008LY（IBK）
功效：根、根茎，活血化瘀、泻火解毒、利尿通淋。
功效来源：《中华本草》

莲子草属 *Alternanthera* Forssk.
喜旱莲子草 空心苋
Alternanthera philoxeroides (Mart.) Griseb.
凭证标本：灌阳县普查队 450327150616014LY（IBK）
功效：全草，清热利尿、凉血解毒。
功效来源：《广西壮族自治区壮药质量标准 第三卷》（2018年版）

莲子草 节节花
Alternanthera sessilis (L.) R. Br. ex DC.
凭证标本：灌阳县普查队 450327151125037LY（IBK）
功效：全草，凉血散瘀、清热解毒、除湿通淋。
功效来源：《中华本草》

苋属 *Amaranthus* L.
反枝苋 野苋子
Amaranthus retroflexus L.
凭证标本：灌阳县普查队 450327151125045LY（IBK）
功效：种子，清肝明目、利尿。

功效来源：《中华本草》

刺苋
Amaranthus spinosus L.
功效：全草，清热利湿、解毒消肿、凉血止血。
功效来源：《广西壮族自治区壮药质量标准 第三卷》（2018年版）
注：《广西植物名录》有记载。

苋
Amaranthus tricolor L.
凭证标本：灌阳县普查队 450327151125061LY（IBK）
功效：茎、叶，清肝明目、通便利尿。
功效来源：《中华本草》

皱果苋 野苋菜
Amaranthus viridis L.
凭证标本：灌阳县普查队 450327160728003LY（IBK）
功效：全草，清热利湿。
功效来源：《全国中草药汇编》

青葙属 *Celosia* L.
青葙 青箱子
Celosia argentea L.
凭证标本：灌阳县普查队 450327150809013LY（IBK、GXMG、CMMI）
功效：成熟种子，清虚热、除骨蒸、解暑热、截疟、退黄。
功效来源：《中国药典》（2020年版）

鸡冠花
Celosia cristata L.
凭证标本：灌阳县普查队 450327151125076LY（IBK、CMMI）
功效：花序，收敛止血、止带、止痢。
功效来源：《中国药典》（2020年版）

千日红属 *Gomphrena* L.
千日红
Gomphrena globosa L.
功效：花序，止咳平喘、平肝明目。
功效来源：《全国中草药汇编》
注：民间常见栽培品种。

64. 落葵科 Basellaceae
落葵属 *Basella* L.
落葵
Basella alba L.
凭证标本：灌阳县普查队 450327151127045LY（IBK、GXMG、CMMI）
功效：全草、叶，滑肠通便、清热利湿、凉血解毒、活血。

功效来源：《中华本草》

65. 亚麻科 Linaceae

青篱柴属 *Tirpitzia Hallier* f.

米念芭 白花柴

Tirpitzia ovoidea Chun et How ex W. L. Sha

凭证标本：灌阳县普查队 450327150616032LY（IBK）

功效：枝、茎、叶，活血散瘀、舒筋活络。

功效来源：《全国中草药汇编》

67. 牻牛儿苗科 Geraniaceae

老鹳草属 *Geranium* L.

野老鹳草 老鹳草

Geranium carolinianum L.

凭证标本：灌阳县普查队 450327151125055LY（IBK）

功效：地上部分，祛风湿、通经络、止泻利。

功效来源：《中国药典》（2020年版）

天竺葵属 *Pelargonium* L'Her.

天竺葵 石蜡红

Pelargonium hortorum L. H. Bailey

凭证标本：灌阳县普查队 450327170413049LY（IBK、CMMI）

功效：花，清热消炎。

功效来源：《全国中草药汇编》

69. 酢浆草科 Oxalidaceae

酢浆草属 *Oxalis* L.

酢浆草

Oxalis corniculata L.

凭证标本：灌阳县普查队 450327150615057LY（IBK）

功效：全草，清热利湿、凉血散瘀、解毒消肿。

功效来源：《广西壮族自治区壮药质量标准 第二卷》（2011年版）

红花酢浆草 铜锤草

Oxalis corymbosa DC.

凭证标本：灌阳县普查队 450327160415005LY（IBK、CMMI）

功效：全草，散瘀消肿、清热利湿、解毒。

功效来源：《中华本草》

山酢浆草 麦穗七

Oxalis griffithii Edgeworth et Hook. f.

凭证标本：灌阳县普查队 450327160409016LY（IBK）

功效：全草、根，清热解毒、消肿止痛。

功效来源：《全国中草药汇编》

70. 金莲花科 Tropaeolaceae

旱金莲属 *Tropaeolum* L.

旱金莲 旱莲花

Tropaeolum majus L.

功效：全草，清热解毒、凉血止血。

功效来源：《中华本草》

注：民间常见栽培品种。

71. 凤仙花科 Balsaminaceae

凤仙花属 *Impatiens* L.

凤仙花 急性子

Impatiens balsamina L.

凭证标本：灌阳县普查队 450327160726024LY（IBK、CMMI）

功效：成熟种子，破皮、软坚、消积。

功效来源：《中国药典》（2020年版）

华凤仙 水边指甲花

Impatiens chinensis L.

凭证标本：灌阳县普查队 450327160720013LY（IBK）

功效：全草，清热解毒、活血散瘀、消肿拔脓。

功效来源：《全国中草药汇编》

细柄凤仙花 白冷草

Impatiens leptocaulon Hook. f.

凭证标本：灌阳县普查队 450327150613045LY（IBK、CMMI）

功效：根、根茎，理气活血、止痛。

功效来源：《中华本草》

72. 千屈菜科 Lythraceae

紫薇属 *Lagerstroemia* L.

紫薇

Lagerstroemia indica L.

凭证标本：灌阳县普查队 450327170413031LY（IBK、CMMI）

功效：根、树皮，活血、止血、解毒、消肿。

功效来源：《全国中草药汇编》

千屈菜属 *Lythrum* L.

千屈菜 千屈草

Lythrum salicaria L.

凭证标本：灌阳县普查队 450327160723003LY（IBK、CMMI）

功效：全草，清热解毒、凉血止血。

功效来源：《全国中草药汇编》

节节菜属 *Rotala* L.

节节菜 水马齿苋

Rotala indica (Willd.) Koehne

功效：全草，清热解毒、止泻。

功效来源：《中华本草》

注：《广西植物名录》有记载。

圆叶节节菜 水苋菜

Rotala rotundifolia (Buch.-Ham. ex Roxb.) Koehne

凭证标本：灌阳县普查队 450327151125036LY（IBK）

功效：全草，清热利湿、解毒。

功效来源：《全国中草药汇编》

75. 安石榴科 Punicaceae

石榴属 *Punica* L.

石榴 石榴皮

Punica granatum L.

凭证标本：灌阳县普查队 450327170418011LY（IBK、CMMI）

功效：果皮，涩肠止泻、止血、驱虫。

功效来源：《中国药典》（2020年版）

77. 柳叶菜科 Onagraceae

露珠草属 *Circaea* L.

南方露珠草

Circaea mollis Sieb. et Zucc.

凭证标本：灌阳县普查队 450327160726016LY（IBK、CMMI）

功效：全草、根，祛风除湿、活血消肿、清热解毒。

功效来源：《中华本草》

柳叶菜属 *Epilobium* L.

毛脉柳叶菜

Epilobium amurense Hausskn.

凭证标本：陈照宙 52440（IBK）

功效：全草，收敛止血、止痢。

功效来源：《药用植物辞典》

柳叶菜

Epilobium hirsutum L.

凭证标本：灌阳县普查队 450327150809012LY（IBK、GXMG、CMMI）

功效：花，清热消炎、调经止带、止痛。根，理气活血、止血。全草、根，用于骨折、跌打损伤、疔疮痈肿、外伤出血。

功效来源：《全国中草药汇编》

丁香蓼属 *Ludwigia* L.

水龙 过塘蛇

Ludwigia adscendens (L.) Hara

功效：全草，清热解毒、利尿消肿。

功效来源：《广西中药材标准 第一册》

注：《广西植物名录》有记载。

毛草龙

Ludwigia octovalvis (Jacq.) P. H. Raven

功效：全草，清热利湿、解毒消肿。

功效来源：《中华本草》

注：《广西植物名录》有记载。

78. 小二仙草科 Haloragaceae

小二仙草属 *Gonocarpus* Thunb.

小二仙草

Gonocarpus micrantha Thunb.

凭证标本：灌阳县普查队 450327150804053LY（IBK）

功效：全草，止咳平喘、清热利湿、调经活血。

功效来源：《中华本草》

狐尾藻属 *Myriophyllum* L.

穗状狐尾藻

Myriophyllum spicatum L.

功效：全草，用于痢疾，外用治烧烫伤。

功效来源：《广西中药资源名录》

注：《广西植物名录》有记载。

79. 水马齿科 Callitrichaceae

水马齿属 *Callitriche* L.

沼生水马齿

Callitriche palustris L.

凭证标本：灌阳县普查队 450327170101007LY（IBK、GXMG）

功效：全草，清热解毒、利尿消肿。

功效来源：《中华本草》

81. 瑞香科 Thymelaeaceae

瑞香属 *Daphne* L.

毛瑞香 铁牛皮

Daphne kiusiana Miq. var. *atrocaulis* (Rehder) F. Maek.

凭证标本：灌阳县普查队 450327160414015LY（IBK、CMMI）

功效：全株，祛风除湿、调经止痛、解毒。

功效来源：《广西壮族自治区瑶药材质量标准 第一卷》（2014年版）

白瑞香

Daphne papyracea Wall. ex Steud.

凭证标本：灌阳县普查队 450327151021041LY（IBK）

功效：全株、根皮、茎皮，祛风止痛、活血调经。

功效来源：《中华本草》

结香属 *Edgeworthia* Meisn.

结香 黄瑞香

Edgeworthia chrysantha Lindl.

凭证标本：灌阳调查队 6–4277（GXMI）

功效：全株，舒筋络、益肝肾。
功效来源：《广西壮族自治区瑶药材质量标准 第一卷》（2014年版）

莞花属 *Wikstroemia* Endl.
了哥王
Wikstroemia indica (L.) C. A. Mey.
凭证标本：灌阳县普查队 450327151126044LY（IBK、GXMG）
功效：茎、叶，消热解毒、化痰散结、消肿止痛。
功效来源：《广西壮族自治区壮药质量标准 第一卷》（2008年版）

北江莞花
Wikstroemia monnula Hance
凭证标本：灌阳县普查队 450327160409026LY（IBK）
功效：根，散结散瘀、清热消肿、通经逐水。
功效来源：《药用植物辞典》

细轴莞花
Wikstroemia nutans Champ. ex Benth.
凭证标本：灌阳县普查队 450327150808040LY（IBK）
功效：花、根、茎皮，消坚破瘀、止血、镇痛。
功效来源：《全国中草药汇编》

83. 紫茉莉科 Nyctaginaceae
叶子花属 *Bougainvillea* Comm. ex Juss.
光叶子花 紫三角
Bougainvillea glabra Choisy
功效：花，调和气血。
功效来源：《全国中草药汇编》
注：民间常见栽培品种。

紫茉莉属 *Mirabilis* L.
紫茉莉
Mirabilis jalapa L.
凭证标本：灌阳县普查队 450327150616025LY（IBK）
功效：叶、果实，清热解毒、祛风渗湿、活血。
功效来源：《中华本草》

84. 山龙眼科 Proteaceae
山龙眼属 *Helicia* Lour.
网脉山龙眼
Helicia reticulata W. T. Wang
凭证标本：蒋庆坤 314（IBK）
功效：枝、叶，止血。
功效来源：《中华本草》

88. 海桐花科 Pittosporaceae
海桐花属 *Pittosporum* Banks ex Sol.

短萼海桐
Pittosporum brevicalyx (Oliv.) Gagnep.
凭证标本：灌阳县普查队 450327160410022LY（IBK、CMMI）
功效：全株、茎皮、叶、果实，祛风、消肿解毒、镇咳祛痰、平喘、消炎止痛。根皮，活血调经、化瘀生新。
功效来源：《药用植物辞典》

光叶海桐
Pittosporum glabratum Lindl.
凭证标本：灌阳县普查队 450327150804044LY（IBK）
功效：叶，消肿解毒、止血。根或根皮，祛风除湿、活血通络、止咳涩精。种子，清热利咽、止泻。
功效来源：《中华本草》

海金子 海桐树
Pittosporum illicioides Makino
凭证标本：陈照宙 52202（IBSC）
功效：根、种子，祛风活络、散瘀止痛。
功效来源：《全国中草药汇编》

广西海桐
Pittosporum kwangsiense H. T. Chang et S. Z. Yan
凭证标本：灌阳县普查队 450327160409005LY（IBK）
功效：树皮、叶，用于小儿惊风、黄疸型肝炎、风湿痹痛。
功效来源：《广西中药资源名录》

薄萼海桐
Pittosporum leptosepalum Gowda
凭证标本：灌阳县普查队 450327160411016LY（IBK、GXMG）
功效：根皮，祛风湿。叶，止血。
功效来源：《药用植物辞典》

少花海桐 海金子
Pittosporum pauciflorum Hook. et Arn.
凭证标本：灌阳县普查队 450327150613007LY（IBK、CMMI）
功效：茎、枝，祛风活络、散寒止痛、镇静。
功效来源：《广西壮族自治区瑶药材质量标准 第一卷》（2014年版）

海桐 海桐花
Pittosporum tobira (Thunb.) W. T. Aiton
凭证标本：灌阳县普查队 450327160416038LY（IBK、CMMI）
功效：枝、叶，杀虫，煎水洗疥疮。
功效来源：《全国中草药汇编》

93. 大风子科 Flacourtiaceae
山桂花属 *Bennettiodendron* Merr.
山桂花
Bennettiodendron leprosipes (Clos) Merr.
凭证标本：灌阳县普查队 450327160411023LY（IBK、GXMG）
功效：树皮、叶，清热解毒、消炎、止血生肌。
功效来源：《药用植物辞典》

柞木属 *Xylosma* G. Forst.
南岭柞木
Xylosma controversa Clos
凭证标本：灌阳县普查队 450327150806037LY（IBK）
功效：根、叶，清热凉血、散瘀消肿、止痛、止血、接骨、催生、利窍。
功效来源：《药用植物辞典》

103. 葫芦科 Cucurbitaceae
盒子草属 *Actinostemma* Griff.
盒子草
Actinostemma tenerum Griff.
凭证标本：灌阳县普查队 450327150803044LY（IBK、CMMI）
功效：全草、种子，利水消肿、清热解毒。
功效来源：《中华本草》

冬瓜属 *Benincasa* Savi
冬瓜 冬瓜皮
Benincasa hispida (Thunb.) Cogn.
功效：果皮，利尿消肿。
功效来源：《中国药典》（2020年版）
注：民间常见栽培品种。

西瓜属 *Citrullus* Schrad.
西瓜 西瓜霜
Citrullus lanatus (Thunb.) Matsum. et Nakai
凭证标本：灌阳县普查队 450327160725021LY（IBK）
功效：果实、皮硝，清热泻火、消肿止痛。
功效来源：《中国药典》（2020年版）

黄瓜属 *Cucumis* L.
甜瓜 甜瓜子
Cucumis melo L. var. *melo*
功效：种子，清肺、润肠、化瘀、排脓、疗伤止痛。
功效来源：《中国药典》（2020年版）
注：民间常见栽培品种。

菜瓜
Cucumis melo L. var. *conomon* (Thunb.) Makino
功效：果实，除烦热、生津液、利小便。果实腌制品，健胃和中、生津止渴。
功效来源：《中华本草》
注：民间常见栽培品种。

黄瓜
Cucumis sativus L.
凭证标本：灌阳县普查队 450327170417045LY（IBK）
功效：果实，清热利尿。藤，消炎、祛痰、镇痉。黄瓜秧，治高血压。黄瓜霜，清热消肿，治扁桃体炎。
功效来源：《全国中草药汇编》

南瓜属 *Cucurbita* L.
南瓜 南瓜干
Cucurbita moschata (Duch. ex Lam.) Duch. ex Poir.
凭证标本：灌阳县普查队 450327151125038LY（IBK）
功效：果实，补中益气、消炎止痛、解毒杀虫。
功效来源：《广西中药材标准 第一册》

西葫芦 桃南瓜
Cucurbita pepo L.
功效：果实，平喘、宁嗽。
功效来源：《全国中草药汇编》
注：民间常见栽培品种。

绞股蓝属 *Gynostemma* Blume
光叶绞股蓝
Gynostemma laxum (Wall.) Cogn.
凭证标本：灌阳县普查队 450327150806015LY（IBK）
功效：全草、根状茎，清热解毒、消炎、止咳祛痰。
功效来源：《药用植物辞典》

绞股蓝
Gynostemma pentaphyllum (Thunb.) Makino
凭证标本：灌阳县普查队 450327151129010LY（IBK）
功效：全草，清热解毒、止咳祛痰、益气养阴、延缓衰老。
功效来源：《广西壮族自治区壮药质量标准 第三卷》（2018年版）

葫芦属 *Lagenaria* Ser.
瓠瓜 瓢瓜
Lagenaria siceraria (Molina) Standl. var. *depressa* (Ser.) Hara
功效：果皮，利湿消肿。
功效来源：《全国中草药汇编》
注：民间常见栽培品种。

丝瓜属 *Luffa* Mill.
广东丝瓜 丝瓜络
Luffa acutangula (L.) Roxb.
功效：果实的维管束，通络、活血、祛风。

功效来源：《广西中药材标准 第一册》

注：民间常见栽培品种。

丝瓜 丝瓜络

Luffa cylindrica Roem.

凭证标本：灌阳县普查队 450327170417043LY（IBK）

功效：果实的维管束，祛风、通络、活血、下乳。

功效来源：《中国药典》（2020年版）

苦瓜属 *Momordica* L.

苦瓜 苦瓜干

Momordica charantia L.

凭证标本：灌阳县普查队 450327151126017LY（IBK、GXMG）

功效：果实，清暑涤热、明目、解毒。

功效来源：《广西壮族自治区壮药质量标准 第二卷》（2011年版）

佛手瓜属 *Sechium* P. Browne

佛手瓜

Sechium edule (Jacq.) Sw.

凭证标本：灌阳县普查队 450327170413046LY（IBK、CMMI）

功效：叶，清热消肿。

功效来源：《药用植物辞典》

罗汉果属 *Siraitia* Merr.

罗汉果

Siraitia grosvenorii (Swingle) C. Jeffrey ex A. M. Lu et Z. Y. Zhang

功效：果实，清热润肺、利咽开音、滑肠通便。

功效来源：《中国药典》（2020年版）

注：民间常见栽培品种。

赤瓟属 *Thladiantha* Bunge

南赤瓟

Thladiantha nudiflora Hemsl. ex Forbes et Hemsl.

凭证标本：灌阳县普查队 450327160718057LY（IBK）

功效：根，清热、利胆、通便、通乳、消肿、解毒、排脓。果实，理气、活血、祛痰利湿。

功效来源：《药用植物辞典》

栝楼属 *Trichosanthes* L.

王瓜

Trichosanthes cucumeroides (Ser.) Maxim.

凭证标本：灌阳县普查队 450327151125042LY（IBK）

功效：种子、果实，清热利湿、凉血止血。

功效来源：《中华本草》

全缘栝楼 实葫芦根

Trichosanthes ovigera Blume

凭证标本：灌阳县普查队 450327160727035LY（IBK）

功效：根，散瘀消肿、清热解毒。

功效来源：《中华本草》

中华栝楼

Trichosanthes rosthornii Harms

凭证标本：灌阳县普查队 450327150804059LY（IBK）

功效：根、果实、种子，清热泻火、生津止渴、消肿排脓。

功效来源：《中国药典》（2020年版）

马㼎儿属 *Zehneria* Endl.

马㼎儿 马交儿

Zehneria japonica (Thunberg) H. Y. Liu

凭证标本：灌阳县普查队 450327150803045LY（IBK）

功效：根、叶，清热解毒、消肿散结。

功效来源：《全国中草药汇编》

钮子瓜

Zehneria bodinieri (H. Léveillé) W. J. de Wilde et Duyfjes

凭证标本：灌阳县普查队 450327150923004LY（IBK）

功效：全草、根，清热解毒、通淋。

功效来源：《中华本草》

104. 秋海棠科 Begoniaceae

秋海棠属 *Begonia* L.

四季秋海棠

Begonia cucullata Willd.

凭证标本：灌阳县普查队 450327170417015LY（IBK）

功效：全草，清热解毒、散结消肿。花、叶，清热解毒。

功效来源：《药用植物辞典》

紫背天葵 红天葵

Begonia fimbristipula Hance

凭证标本：灌阳县普查队 450327150613052LY（IBK、CMMI）

功效：叶，清热凉血、散瘀消肿、止咳化痰。

功效来源：《广西中药材标准 第一册》

秋海棠

Begonia grandis Dryand.

凭证标本：灌阳县普查队 450327150805076LY（IBK）

功效：块根、果实，活血化瘀、止血清热。茎、叶，清热、消肿。花，活血化瘀、清热解毒。全草，健胃行血、消肿、驱虫。

功效来源：《药用植物辞典》

粗喙秋海棠 肉半边莲

Begonia longifolia Blume

功效：根状茎，清热解毒、消肿止痛。

功效来源：《广西壮族自治区壮药质量标准 第二卷》（2011年版）

注：《广西植物名录》有记载。

红孩儿

Begonia palmata D. Don var. *bowringiana* (Champion ex Bentham) Golding et Kareg.

凭证标本：灌阳调查队 6–4078（GXMI）

功效：根状茎，清热解毒、凉血润肺。

功效来源：《药用植物辞典》

掌裂秋海棠 水八角

Begonia pedatifida H. Lév.

凭证标本：灌阳县普查队 450327150805077LY（IBK）

功效：根茎，祛风活血、利水、解毒。

功效来源：《中药大辞典》

106. 番木瓜科 Caricaceae

番木瓜属 *Carica* L.

番木瓜

Carica papaya L.

功效：果实，健胃消食、滋补催乳、舒筋通络。

功效来源：《全国中草药汇编》

注：民间常见栽培品种。

107. 仙人掌科 Cactaceae

昙花属 *Epiphyllum* Haw.

昙花

Epiphyllum oxypetalum (DC.) Haw.

功效：花，清肺止咳、凉血止血、养心安神。茎，清热解毒。

功效来源：《中华本草》

注：民间常见栽培品种。

量天尺属 *Hylocereus* (A. Berger) Britton *et* Rose

量天尺

Hylocereus undatus (Haw.) Britton et Rose

功效：茎，舒筋活络、解毒消肿。

功效来源：《中华本草》

注：民间常见栽培品种。

仙人掌属 *Opuntia* Mill.

仙人掌

Opuntia stricta (Haw.) Haw. var. *dillenii* (Ker Gawl.) L. D. Benson

凭证标本：灌阳县普查队 450327170414019LY（IBK）

功效：地上部分，行气活血、清热解毒。

功效来源：《广西壮族自治区壮药质量标准 第二卷》（2011年版）

108. 山茶科 Theaceae

杨桐属 *Adinandra* Jack

川杨桐

Adinandra bockiana E. Pritz. ex Diels var. *bockiana*

凭证标本：灌阳县普查队 450327150615029LY（IBK）

功效：叶，消炎、止血。

功效来源：《药用植物辞典》

尖萼川杨桐 尖叶川黄瑞木

Adinandra bockiana E. Pritz. ex Diels var. *acutifolia* (Hand.-Mazz.) Kobuski

凭证标本：灌阳县普查队 450327150804036LY（IBK）

功效：全株，祛风解表、行气止痛。

功效来源：《中华本草》

杨桐

Adinandra millettii (Hook. et Arn.) Benth. et Hook. f. ex Hance

凭证标本：赵瑞峰 62（IBK）

功效：根、嫩叶，凉血止血、消肿解毒。

功效来源：《药用植物辞典》

茶梨属 *Anneslea* Wall.

茶梨

Anneslea fragrans Wall.

凭证标本：陈照宙 52145（IBK）

功效：根皮、树皮、叶，消食健胃、舒肝退热。

功效来源：《药用植物辞典》

山茶属 *Camellia* L.

长尾毛蕊茶

Camellia caudata Wall.

功效：茎、叶、花，活血止血、祛腐生新。

功效来源：《药用植物辞典》

注：《广西中药资源名录》有记载。

连蕊茶 尖连蕊茶根

Camellia cuspidata (Kochs) Wright

凭证标本：陈照宙 52412（IBSC）

功效：根，健脾消食、补虚。

功效来源：《中华本草》

柃叶连蕊茶

Camellia euryoides Lindl.

凭证标本：灌阳县普查队 450327151021003LY（IBK）

功效：根、花，收敛、凉血、止血。

功效来源：《药用植物辞典》

毛花连蕊茶

Camellia fraterna Hance

凭证标本：灌阳县普查队 450327151128004LY（IBK）

功效：根、叶、花，消肿、活血、清热解毒、生肌散瘀。

功效来源：《药用植物辞典》

油茶

Camellia oleifera Abel

凭证标本：灌阳县普查队 450327150807030LY（IBK）

功效：根、茶子饼，清热解毒、活血散瘀、止痛。

功效来源：《全国中草药汇编》

川鄂连蕊茶

Camellia rosthorniana Hand.-Mazz.

凭证标本：灌阳县普查队 450327160727004LY（IBK）

功效：根，理气止痛、活血化瘀。

功效来源：《药用植物辞典》

茶 茶叶

Camellia sinensis (L.) O. Kuntze

凭证标本：灌阳县普查队 450327150803010LY（IBK）

功效：嫩叶、嫩芽，清头目、除烦渴、消食化痰、利尿止泻。

功效来源：《广西壮族自治区壮药质量标准 第三卷》（2018年版）

柃木属 *Eurya* Thunb.

尖萼毛柃

Eurya acutisepala Hu et L. K. Ling

凭证标本：灌阳县普查队 450327151020014LY（IBK）

功效：叶、果实，祛风除湿、活血祛瘀，用于风湿痛、跌打损伤。

功效来源：《药用植物辞典》

短柱柃

Eurya brevistyla Kobuski

凭证标本：陈照宙 52361（IBSC）

功效：叶，用于烧烫伤。

功效来源：《药用植物辞典》

米碎花

Eurya chinensis R. Br.

凭证标本：灌阳县普查队 450327160416041LY（IBK、CMMI）

功效：全株、根，清热解毒、除湿敛疮。

功效来源：《全国中草药汇编》

岗柃

Eurya groffii Merr.

功效：叶，豁痰镇咳、消肿止痛。

功效来源：《全国中草药汇编》

注：《广西植物名录》有记载。

微毛柃

Eurya hebeclados Ling

凭证标本：灌阳县普查队 450327151126031LY（IBK、GXMG）

功效：根、茎、果实、枝叶，截疟、祛风、消肿、止血、解毒。

功效来源：《药用植物辞典》

细枝柃

Eurya loquaiana Dunn

凭证标本：灌阳县普查队 450327150613002LY（IBK、CMMI）

功效：茎、叶，祛风通络、活血止痛。

功效来源：《中华本草》

黑柃

Eurya macartneyi Champ.

凭证标本：灌阳县普查队 450327160408020LY（IBK、CMMI）

功效：茎、叶，清热解毒。

功效来源：《药用植物辞典》

细齿叶柃

Eurya nitida Korth.

凭证标本：灌阳县普查队 450327151021033LY（IBK）

功效：全株，祛风除湿、解毒敛疮、止血。

功效来源：《中华本草》

窄叶柃

Eurya stenophylla Merr.

凭证标本：灌阳县普查队 450327151020035LY（IBK）

功效：根、枝、叶，清热、补虚。

功效来源：《药用植物辞典》

木荷属 *Schima* Reinw. ex Blume

银木荷 银木荷皮

Schima argentea E. Pritz.

凭证标本：灌阳县普查队 450327150805007LY（IBK、CMMI）

功效：茎皮、根皮，清热止痢、驱虫。

功效来源：《中华本草》

木荷 木荷叶

Schima superba Gardner et Champ.

凭证标本：灌阳县普查队 450327150803036LY（IBK、CMMI）

功效：叶，解毒疗疮。

功效来源：《中华本草》

厚皮香属 *Ternstroemia* Mutis ex L. f.

厚皮香

Ternstroemia gymnanthera (Wight et Arn.) Bedd.
凭证标本：灌阳县普查队 450327151021071LY（IBK）
功效：叶、花、果实，清热解毒、消痈肿。
功效来源：《药用植物辞典》

尖萼厚皮香
Ternstroemia luteoflora L. K. Ling
凭证标本：陈照宙 52336（IBSC）
功效：根、叶，清热解毒、舒筋活络、消肿止痛、止泻。
功效来源：《药用植物辞典》

112. 猕猴桃科 Actinidiaceae
猕猴桃属 *Actinidia* Lindl.
异色猕猴桃
Actinidia callosa Lindl. var. *discolor* C. F. Liang
凭证标本：灌阳县普查队 450327160721039LY（IBK、CMMI）
功效：根皮，清热、消肿。
功效来源：《药用植物辞典》

京梨猕猴桃 水梨藤
Actinidia callosa Lindl. var. *henryi* Maxim.
功效：根皮，清热消肿、利湿止痛。
功效来源：《中华本草》
注：本种在县域内零星分布。

金花猕猴桃
Actinidia chrysantha C. F. Liang
凭证标本：灌阳县普查队 450327150807001LY（IBK）
功效：根，清热利湿。
功效来源：《药用植物辞典》

毛花猕猴桃 毛冬瓜
Actinidia eriantha Benth.
凭证标本：灌阳县普查队 450327160716004LY（IBK）
功效：根、根皮、叶，抗癌、解毒消肿、清热利湿。
功效来源：《全国中草药汇编》

条叶猕猴桃
Actinidia fortunatii Finet et Gagnep.
凭证标本：灌阳县普查队 450327150613003LY（IBK、CMMI）
功效：根，用于跌打损伤。
功效来源：《药用植物辞典》

阔叶猕猴桃 多花猕猴桃茎叶
Actinidia latifolia (Gardn. et Champ.) Merr.
凭证标本：灌阳县普查队 450327150615031LY（IBK）
功效：茎、叶，清热解毒、消肿止痛、除湿。
功效来源：《中华本草》

118. 桃金娘科 Myrtaceae
红千层属 *Callistemon* R. Br.
红千层
Callistemon rigidus R. Br.
凭证标本：灌阳县普查队 450327170415027LY（IBK）
功效：小枝、叶，祛痰泻热。
功效来源：《药用植物辞典》

桉属 *Eucalyptus* L'Her.
桉 大叶桉
Eucalyptus robusta Sm.
凭证标本：灌阳县普查队 450327151126035LY（IBK、GXMG）
功效：叶，清热泻火、燥湿解毒。
功效来源：《广西壮族自治区壮药质量标准 第一卷》（2008年版）

桃金娘属 *Rhodomyrtus* (DC.) Rchb.
桃金娘
Rhodomyrtus tomentosa (Aiton) Hassk.
功效：果实，补血滋养、涩肠固精。根，理气止痛、利湿止泻、化瘀止血、益肾养血。
功效来源：《广西壮族自治区壮药质量标准 第一卷》（2008年版）
注：本种在县域内普遍分布。

蒲桃属 *Syzygium* R. Br. ex Gaertn.
赤楠
Syzygium buxifolium Hook. et Arn.
凭证标本：灌阳县普查队 450327150803011LY（IBK）
功效：根或根皮，健脾利湿、平喘、散瘀消肿。叶，清热解毒。
功效来源：《中华本草》

120. 野牡丹科 Melastomataceae
柏拉木属 *Blastus* Lour.
匙萼柏拉木
Blastus cavaleriei H. Lév. et Vaniot
凭证标本：灌阳县普查队 450327151128045LY（IBK）
功效：叶，用于白带多。
功效来源：《广西中药资源名录》

柏拉木 山崩砂
Blastus cochinchinensis Lour.
凭证标本：灌阳县普查队 450327160408004LY（IBK、CMMI）
功效：根，收敛止血、消肿解毒。
功效来源：《全国中草药汇编》

金花树
Blastus dunnianus H. Lév.

凭证标本：灌阳县普查队 450327150805036LY（IBK、CMMI）

功效：全株，祛风湿、止血。

功效来源：《药用植物辞典》

野海棠属 *Bredia* Blume

心叶野海棠

Bredia esquirolii (Levl.) Lauener var. *cordata* (H. L. Li) C. Chen

凭证标本：灌阳组 6–4263（GXMI）

功效：全株，化痰止咳、活血止血。

功效来源：《中华本草》

长萼野海棠

Bredia longiloba (Hand.-Mazz.) Diels

凭证标本：灌阳县普查队 450327160725020LY（IBK）

功效：全株，祛风利湿、活血通络。

功效来源：《药用植物辞典》

异药花属 *Fordiophyton* Stapf

肥肉草

Fordiophyton fordii (Oliv.) Krasser

凭证标本：灌阳县普查队 450327160718032LY（IBK）

功效：全草，清热利湿、凉血消肿。

功效来源：《中华本草》

野牡丹属 *Melastoma* L.

地菍

Melastoma dodecandrum Lour.

凭证标本：灌阳县普查队 450327150615020LY（IBK）

功效：全株，清热解毒、活血止血。

功效来源：《广西壮族自治区壮药质量标准 第三卷》（2018年版）

金锦香属 *Osbeckia* L.

金锦香 天香炉

Osbeckia chinensis L.

功效：全草或根，化痰利湿、祛瘀止血、解毒消肿。

功效来源：《中华本草》

注：《广西中药资源名录》有记载。

假朝天罐 朝天罐

Osbeckia crinita Benth.

凭证标本：灌阳县普查队 450327160718014LY（IBK）

功效：根、果，清热利湿、止咳、调经。

功效来源：《全国中草药汇编》

朝天罐

Osbeckia opipara C. Y. Wu et C. Chen

功效：根、枝叶，止血、解毒。

功效来源：《广西壮族自治区壮药质量标准 第三卷》（2018年版）

注：《广西植物名录》有记载。

锦香草属 *Phyllagathis* Blume

锦香草

Phyllagathis cavaleriei (H. Lév. et Vaniot) Guillaumin var. *cavaleriei*

凭证标本：灌阳县普查队 450327150804014LY（IBK）

功效：全草，清热凉血、利湿。

功效来源：《中华本草》

短毛熊巴掌

Phyllagathis cavaleriei (H. Lév. et Vaniot) Guillaumin var. *tankahkeei* (Merr.) C. Y. Wu ex C. Chen

功效：全株，清热解毒、利湿消肿、清凉、滋补。

功效来源：《药用植物辞典》

注：《广西中药资源名录》有记载。

肉穗草属 *Sarcopyramis* Wall.

肉穗草

Sarcopyramis bodinieri H. Lév. et Vaniot

凭证标本：灌阳县普查队 450327150613036LY（IBK、CMMI）

功效：全株，清热利湿、凉血止血。

功效来源：《药用植物辞典》

楮头红

Sarcopyramis nepalensis Wall.

凭证标本：灌阳县普查队 450327160718026LY（IBK）

功效：全草，清肺热、祛肝火。

功效来源：《药用植物辞典》

121. 使君子科 Combretaceae

使君子属 *Quisqualis* L.

使君子

Quisqualis indica L.

功效：成熟果实，杀虫消积。

功效来源：《中国药典》（2020年版）

注：《广西植物名录》有记载。

123. 金丝桃科 Hypericaceae

金丝桃属 *Hypericum* L.

赶山鞭

Hypericum attenuatum Fisch. ex Choisy

功效：全草，止血、镇痛、通乳。

功效来源：《全国中草药汇编》

注：《广西中药资源名录》有记载。

挺茎遍地金 遍地金

Hypericum elodeoides Choisy

凭证标本：灌阳调查队 6-4020（GXMI）
功效：全草，清热解毒、通经活血。
功效来源：《全国中草药汇编》

地耳草
Hypericum japonicum Thunb.
凭证标本：灌阳县普查队 450327150805010LY（IBK、CMMI）
功效：全草，清利湿热、散瘀消肿。
功效来源：《广西壮族自治区壮药质量标准 第二卷》（2011年版）

金丝桃
Hypericum monogynum L.
凭证标本：灌阳县普查队 450327151021010LY（IBK）
功效：全株、果实，清热解毒、散瘀止痛。
功效来源：《中华本草》

元宝草
Hypericum sampsonii Hance
凭证标本：灌阳县普查队 450327150614031LY（IBK、GXMG、CMMI）
功效：全草，凉血止血、清热解毒、活血调经、祛风通络。
功效来源：《中华本草》

密腺小连翘
Hypericum seniawinii Maxim.
凭证标本：陈照宙 52258（KUN）
功效：全草，收敛止血、镇痛、调经、消肿解毒。
功效来源：《药用植物辞典》

126. 藤黄科 Guttiferae
藤黄属 *Garcinia* L.
木竹子
Garcinia multiflora Champ. ex Benth.
功效：树皮、果实，清热解毒、收敛生肌。
功效来源：《中华本草》
注：《广西植物名录》有记载。

128. 椴树科 Tiliaceae
田麻属 *Corchoropsis* Sieb. et Zucc.
田麻
Corchoropsis crenata Sieb. et Zucc.
凭证标本：灌阳调查队 6-5132（GXMI）
功效：全草，平肝利湿、解毒、止血。
功效来源：《全国中草药汇编》

黄麻属 *Corchorus* L.
甜麻 野黄麻
Corchorus aestuans L.

凭证标本：灌阳县普查队 450327150806008LY（IBK）
功效：全草，清热利湿、消肿拔毒。
功效来源：《全国中草药汇编》

扁担杆属 *Grewia* L.
扁担杆
Grewia biloba G. Don var. *biloba*
凭证标本：灌阳县普查队 450327150615002LY（IBK）
功效：全株、根，健脾益气、固精止带、祛风除湿。
功效来源：《全国中草药汇编》

小花扁担杆 吉利子树
Grewia biloba G. Don var. *parviflora* (Bunge) Hand.-Mazz.
凭证标本：灌阳县普查队 450327150616022LY（IBK）
功效：枝叶，健脾益气、祛风除湿。
功效来源：《中华本草》

刺蒴麻属 *Triumfetta* L.
单毛刺蒴麻
Triumfetta annua L.
凭证标本：灌阳县普查队 450327150924001LY（IBK）
功效：叶，解毒、止血。根，祛风、活血、镇痛。
功效来源：《药用植物辞典》

128a. 杜英科 Elaeocarpaceae
杜英属 *Elaeocarpus* L.
山杜英
Elaeocarpus sylvestris (Lour.) Poir.
凭证标本：灌阳县普查队 450327150809024LY（IBK、GXMG、CMMI）
功效：根皮，散瘀、消肿。
功效来源：《药用植物辞典》

猴欢喜属 *Sloanea* L.
猴欢喜
Sloanea sinensis (Hance) Hemsl.
凭证标本：灌阳县普查队 450327150615009LY（IBK）
功效：根，健脾和胃、祛风、益肾、壮腰。
功效来源：《药用植物辞典》

136a. 虎皮楠科 Daphniphyllaceae
虎皮楠属 *Daphniphyllum* Blume
牛耳枫
Daphniphyllum calycinum Benth.
凭证标本：蒋庆坤 S262（IBK）
功效：全株，清热解毒、活血化瘀。
功效来源：《广西壮族自治区壮药质量标准 第一卷》（2008年版）

130. 梧桐科 Sterculiaceae
梧桐属 *Firmiana* Marsili
梧桐
Firmiana simplex (L.) W. Wight
功效：根、树皮、花、种子，祛风除湿、调经止血、解毒疗疮。
功效来源：《中华本草》
注：《广西植物名录》有记载。

132. 锦葵科 Malvaceae
秋葵属 *Abelmoschus* Medik.
咖啡黄葵 秋葵
Abelmoschus esculentus (L.) Moench
凭证标本：灌阳县普查队 450327160717004LY（IBK、GXMG）
功效：根、叶、花、种子，利咽、通淋、下乳、调经。
功效来源：《中华本草》

箭叶秋葵 五指山参叶
Abelmoschus sagittifolius (Kurz) Merr.
凭证标本：灌阳县普查队 450327160715002LY（IBK、GXMG）
功效：叶，解毒排脓。
功效来源：《中华本草》

苘麻属 *Abutilon* Mill.
金铃花
Abutilon pictum (Gillies ex Hooker) Walp.
凭证标本：灌阳县普查队 450327170413019LY（IBK、CMMI）
功效：花，清热解毒、活血。叶，活血。
功效来源：《药用植物辞典》

苘麻 苘麻子
Abutilon theophrasti Medik.
凭证标本：灌阳调查队 6–4237（GXMI）
功效：种子，清肺止咳、降逆止呕。
功效来源：《中国药典》（2020年版）

蜀葵属 *Alcea* L.
蜀葵
Alcea rosea L.
功效：种子，利尿通淋、解毒排脓、润肠。花，和血止血、解毒散结。根，清热利湿、凉血止血、解毒排脓。
功效来源：《中华本草》
注：民间常见栽培品种。

棉属 *Gossypium* L.
草棉 棉花根
Gossypium herbaceum L.

凭证标本：灌阳县普查队 450327150925005LY（IBK、CMMI）
功效：根，补气、止咳、平喘。种子，温肾、通乳、活血止血。
功效来源：《全国中草药汇编》

木槿属 *Hibiscus* L.
美丽芙蓉
Hibiscus indicus (Burm. f.) Hochr.
凭证标本：灌阳县普查队 450327150616019LY（IBK）
功效：根、叶，消痈解毒、消食散积、通淋止血。
功效来源：《药用植物辞典》

木芙蓉 芙蓉叶
Hibiscus mutabilis L.
凭证标本：灌阳县普查队 450327170417004LY（IBK）
功效：叶，清热解毒、消肿止痛、凉血止血。
功效来源：《中国药典》（2020年版）

庐山芙蓉
Hibiscus paramutabilis Bailey
凭证标本：灌阳县普查队 450327160718048LY（IBK）
功效：花、叶、根皮，清热解毒、消肿凉血。
功效来源：《药用植物辞典》

木槿 木槿花
Hibiscus syriacus L.
凭证标本：灌阳县普查队 450327160728013LY（IBK）
功效：花，清湿热、凉血。
功效来源：《广西壮族自治区壮药质量标准 第一卷》（2008年版）

锦葵属 *Malva* L.
野葵 冬葵根
Malva verticillata L.
功效：根，清热利水、解毒。种子，利水通淋、滑肠通便、下乳。
功效来源：《中华本草》
注：民间常见栽培品种。

黄花稔属 *Sida* L.
桤叶黄花稔 黄花稔
Sida alnifolia L. var. *alnifolia*
凭证标本：灌阳县普查队 450327160728007LY（IBK）
功效：全株，清热利湿、排脓止痛。
功效来源：《全国中草药汇编》

梵天花属 *Urena* L.
地桃花
Urena lobata L. var. *lobata*
凭证标本：灌阳县普查队 450327150810019LY（IBK、

CMMI）

功效：地上部分，祛风利湿，消热解毒，活血消肿。

功效来源：《广西壮族自治区壮药质量标准 第一卷》（2008年版）

中华地桃花

Urena lobata L. var. *chinensis* (Osbeck) S. Y. Hu

凭证标本：灌阳调查队 6-4238（GXMI）

功效：根，祛风和血、清热利湿、解毒消肿。

功效来源：《药用植物辞典》

梵天花

Urena procumbens L.

凭证标本：灌阳县普查队 450327150923003LY（IBK）

功效：全草，祛风利湿、消热解毒。

功效来源：《中华本草》

135. 古柯科 Erythroxylaceae

古柯属 *Erythroxylum* P. Browne

东方古柯

Erythroxylum sinense C. Y. Wu

凭证标本：灌阳县普查队 450327150613037LY（IBK、CMMI）

功效：叶，提神、强壮、局部麻醉。根，用于腹痛。

功效来源：《药用植物辞典》

136. 大戟科 Euphorbiaceae

铁苋菜属 *Acalypha* L.

铁苋菜 铁苋

Acalypha australis L.

凭证标本：灌阳县普查队 450327150615056LY（IBK）

功效：地上部分，清热解毒、利湿、收敛止血。

功效来源：《广西壮族自治区壮药质量标准 第二卷》（2011年版）

山麻杆属 *Alchornea* Sw.

红背山麻杆 红背娘

Alchornea trewioides (Benth.) Müll. Arg.

凭证标本：灌阳县普查队 450327150806058LY（IBK）

功效：全株，清热解毒、杀虫止痒。

功效来源：《广西壮族自治区壮药质量标准 第三卷》（2018年版）

五月茶属 *Antidesma* L.

日本五月茶

Antidesma japonicum Sieb. et Zucc.

凭证标本：灌阳县普查队 450327150809027LY（IBK、GXMG、CMMI）

功效：全株，祛风湿。叶、根，止泻、生津。

功效来源：《药用植物辞典》

小叶五月茶

Antidesma montanum Blume var. *microphyllum* Petra ex Hoffmam.

凭证标本：灌阳县普查队 450327150615028LY（IBK）

功效：根、叶，收敛止泻、生津止渴、行气活血。全株，祛风寒、止吐血。

功效来源：《药用植物辞典》

秋枫属 *Bischofia* Blume

秋枫

Bischofia javanica Blume

功效：根、树皮、叶，行气活血、消肿解毒。

功效来源：《全国中草药汇编》

注：本种在县域内普遍分布。

重阳木

Bischofia polycarpa (H. Lév.) Airy Shaw

凭证标本：灌阳县普查队 450327150809014LY（IBK、GXMG、CMMI）

功效：根，用于风湿痹痛。树皮，用于痢疾。叶，用于肝炎、肝区痛。

功效来源：《广西中药资源名录》

巴豆属 *Croton* L.

鸡骨香

Croton crassifolius Geiseler

凭证标本：灌阳县普查队 450327150805066LY（IBK）

功效：根，行气止痛、祛风消肿。

功效来源：《全国中草药汇编》

石山巴豆 巴豆

Croton euryphyllus W. W. Sm.

凭证标本：灌阳县普查队 450327150614030LY（IBK、GXMG、CMMI）

功效：果实、种子，泻下祛积、逐水消肿。根，温中散寒、祛风活络。叶，外用治冻疮，并可杀孑孓、蝇蛆。

功效来源：《中国药典》（2020年版）

毛果巴豆 小叶双眼龙

Croton lachynocarpus Benth.

凭证标本：灌阳县普查队 450327151125027LY（IBK）

功效：根、叶，散寒除湿、祛风活血。

功效来源：《中华本草》

巴豆

Croton tiglium L.

功效：种子，泻下祛积、逐水消肿。根，温中散寒、祛风活络。叶，外用治冻疮，并可杀孑孓、蝇蛆。

功效来源：《中国药典》（2020年版）

注：《广西植物名录》有记载。

大戟属 *Euphorbia* L.

猩猩草

Euphorbia cyathophora Murray

功效：全草，调经、止血、止咳、接骨、消肿。

功效来源：《药用植物辞典》

注：民间常见栽培品种。

乳浆大戟 猫眼草

Euphorbia esula L.

凭证标本：灌阳县普查队 450327160408072LY（IBK、CMMI）

功效：全草，利尿消肿、拔毒止痒。

功效来源：《全国中草药汇编》

泽漆

Euphorbia helioscopia L.

凭证标本：灌阳县普查队 450327151127047LY（IBK、GXMG、CMMI）

功效：全草，利水消肿、化痰散结、杀虫。

功效来源：《全国中草药汇编》

飞扬草

Euphorbia hirta L.

凭证标本：灌阳县普查队 450327150803009LY（IBK）

功效：全草，清热解毒、止痒利湿、通乳。

功效来源：《中国药典》（2020年版）

通奶草

Euphorbia hypericifolia L.

凭证标本：灌阳县普查队 450327150808020LY（IBK）

功效：全草，清热解毒、散血止血、利水、健脾、通奶。茎、叶，解热。

功效来源：《药用植物辞典》

铁海棠

Euphorbia milii Des Moul.

功效：花，止血。茎、叶，拔毒消肿。

功效来源：《全国中草药汇编》

注：民间常见栽培品种。

大戟 京大戟

Euphorbia pekinensis Rupr.

凭证标本：灌阳县普查队 450327160723002LY（IBK、CMMI）

功效：根，泻水逐饮、消肿散结。

功效来源：《中国药典》（2020年版）

一品红 猩猩木

Euphorbia pulcherrima Willd. ex Klotzsch

功效：全株，调经止血、接骨消肿。

功效来源：《全国中草药汇编》

注：民间常见栽培品种。

千根草 小飞扬草

Euphorbia thymifolia L.

凭证标本：灌阳县普查队 450327170413007LY（IBK、CMMI）

功效：全草，清热利湿、收敛止痒。

功效来源：《全国中草药汇编》

土沉香属 *Excoecaria* L.

红背桂花 红背桂

Excoecaria cochinchinensis Lour.

功效：全株，祛风除湿、通络止痛、活血。

功效来源：《广西壮族自治区壮药质量标准 第二卷》（2011年版）

注：民间常见栽培品种。

白饭树属 *Flueggea* Willd.

一叶萩

Flueggea suffruticosa (Pall.) Baill.

凭证标本：灌阳县普查队 450327150803002LY（IBK）

功效：嫩枝叶、根，活血舒筋、健脾益肾。

功效来源：《药用植物辞典》

算盘子属 *Glochidion* J. R. Forst. et G. Forst.

毛果算盘子

Glochidion eriocarpum Champ. ex Benth.

功效：地上部分，清热利湿、散瘀消肿、解毒止痒。

功效来源：《广西壮族自治区壮药质量标准 第一卷》（2008年版）

注：《广西植物名录》有记载。

算盘子

Glochidion puberum (L.) Hutch.

凭证标本：灌阳县普查队 450327150614003LY（IBK、GXMG、CMMI）

功效：全株，清热利湿、解毒消肿。

功效来源：《广西壮族自治区壮药质量标准 第三卷》（2018年版）

野桐属 *Mallotus* Lour.

白背叶

Mallotus apelta (Lour.) Müll. Arg.

凭证标本：灌阳县普查队 450327160716003LY（IBK）

功效：叶，清热解毒、利湿、止痛止血。

功效来源：《广西壮族自治区壮药质量标准 第一卷》（2008年版）

毛桐

Mallotus barbatus (Wall.) Müll. Arg.

功效：根，清热利尿。

功效来源：《广西壮族自治区壮药质量标准 第三卷》（2018年版）

注：本种在县域内普遍分布。

红叶野桐
Mallotus paxii Pamp.

凭证标本：黄正福 41205（IBK）

功效：根、根皮、叶，清热解毒、收敛止血、消肿、平肝。

功效来源：《药用植物辞典》

粗糠柴 粗糠柴根
Mallotus philippinensis (Lam.) Müll. Arg.

凭证标本：灌阳县普查队 450327160408062LY（IBK、CMMI）

功效：根，清热利湿、解毒消肿。

功效来源：《广西壮族自治区壮药质量标准 第一卷》（2008年版）

石岩枫 杠香藤
Mallotus repandus (Willd.) Müll. Arg.

功效：根、茎、叶，祛风除湿、活血通络、解毒消肿、驱虫止痒。

功效来源：《中华本草》

注：本种在县域内普遍分布。

木薯属 *Manihot* Mill.
木薯
Manihot esculenta Crantz

功效：叶、根，解毒消肿。

功效来源：《中华本草》

注：民间常见栽培品种。

山靛属 *Mercurialis* L.
山靛
Mercurialis leiocarpa Sieb. et Zucc.

凭证标本：灌阳县普查队 450327170415011LY（IBK）

功效：

功效来源：《药用植物辞典》

注：收载于《英汉医学词汇》、赤松金芳著《和汉药》。

叶下珠属 *Phyllanthus* L.
青灰叶下珠
Phyllanthus glaucus Wall. ex Müll. Arg.

凭证标本：灌阳县普查队 450327160408037LY（IBK、CMMI）

功效：根，祛风除湿、健脾消积。

功效来源：《中华本草》

叶下珠
Phyllanthus urinaria L.

功效：全草，平肝清热、利水解毒。

功效来源：《广西壮族自治区壮药质量标准 第二卷》（2011年版）

注：《广西植物名录》有记载。

黄珠子草
Phyllanthus virgatus G. Forst.

凭证标本：灌阳县普查队 450327150803029LY（IBK、CMMI）

功效：全草，健脾消积、利尿通淋、清热解毒。

功效来源：《中华本草》

蓖麻属 *Ricinus* L.
蓖麻 蓖麻子
Ricinus communis L.

凭证标本：灌阳县普查队 450327170417034LY（IBK）

功效：成熟种子，消肿拔毒、泻下通滞。

功效来源：《中国药典》（2020年版）

乌桕属 *Sapium* Jacq.
济新乌桕
Sapium chihsinianum S. Lee

功效：根、树皮，用于水肿、大便燥结、小便急胀。叶、果实，用于湿疹、皮肤瘙痒、毒蛇咬伤。

功效来源：《广西中药资源名录》

注：《广西植物名录》有记载。

山乌桕
Sapium discolor (Champ. ex Benth.) Müll. Arg.

凭证标本：灌阳县普查队 450327150804005LY（IBK）

功效：根皮、树皮、叶，泻下逐水、消肿散瘀。

功效来源：《全国中草药汇编》

白木乌桕
Sapium japonicum (Sieb. et Zucc.) Pax et K. Hoffm.

凭证标本：灌阳县普查队 450327150807044LY（IBK、CMMI）

功效：根皮，散瘀消肿、利尿。

功效来源：《药用植物辞典》

圆叶乌桕
Sapium rotundifolium Hemsl.

凭证标本：灌阳县普查队 450327150614023LY（IBK、GXMG、CMMI）

功效：叶、果实，解毒消肿、杀虫。

功效来源：《中华本草》

乌桕 乌桕根
Sapium sebiferum (L.) Roxb.

凭证标本：灌阳县普查队 450327150803047LY（IBK、CMMI）

功效：根，泻下逐水、消肿散结、解蛇虫毒。

功效来源：《广西壮族自治区壮药质量标准 第二卷》（2011年版）

地构叶属 *Speranskia* Baill.
广东地构叶 蛋不老

Speranskia cantonensis (Hance) Pax et K. Hoffm.

凭证标本：灌阳县普查队 450327150614013LY（IBK、GXMG、CMMI）

功效：全草，祛风湿、通经络、破瘀止痛。

功效来源：《中华本草》

油桐属 *Vernicia* Lour.
油桐

Vernicia fordii (Hemsl.) Airy Shaw

凭证标本：灌阳县普查队 450327160408035LY（IBK、CMMI）

功效：根、叶、花、果实、种子油，下气消积、利水化痰、驱虫。

功效来源：《中华本草》

木油桐

Vernicia montana Lour.

凭证标本：灌阳县普查队 450327160415015LY（IBK、CMMI）

功效：根、叶、果实，杀虫止痒、拔毒生肌。

功效来源：《药用植物辞典》

虎皮楠属 *Daphniphyllam* Bl.
交让木

Daphniphyllum macropodum Miq.

凭证标本：灌阳县普查队 450327151021035LY（IBK）

功效：种子、叶，消肿拔毒、杀虫。

功效来源：《全国中草药汇编》

虎皮楠

Daphniphyllum oldhamii (Hemsl.) Rosenthal

凭证标本：灌阳县普查队 450327150615003LY（IBK）

功效：根、叶，清热解毒、活血散瘀。

功效来源：《中华本草》

139a. 鼠刺科 Escalloniaceae
鼠刺属 *Itea* L.
鼠刺

Itea chinensis Hook. et Arn. f. chinensis

凭证标本：灌阳县普查队 450327160410016LY（IBK、CMMI）

功效：根、叶，活血、消肿、止痛。根、花，滋补强壮。

功效来源：《药用植物辞典》

牛皮桐

Itea chinensis Hook. et Arn. f. angustata Y. C. Wu

凭证标本：灌阳县普查队 450327150807028LY（IBK）

功效：根、叶，用于风湿痛、跌打肿痛。

功效来源：《广西中药资源名录》

厚叶鼠刺

Itea coriacea Y. C. Wu

凭证标本：灌阳县普查队 450327150613062LY（IBK、CMMI）

功效：叶，用于刀伤出血。

功效来源：《药用植物辞典》

腺鼠刺

Itea glutinosa Hand.-Mazz.

凭证标本：蒋庆坤 272（IBK）

功效：根、花，续筋接骨、强壮滋补、润肺止咳。

功效来源：《药用植物辞典》

142. 绣球花科 Hydrangeaceae
溲疏属 *Deutzia* Thunb.
四川溲疏

Deutzia setchuenensis Franch.

凭证标本：灌阳县普查队 450327160411021LY（IBK、GXMG）

功效：枝叶，用于小儿疳积、风湿骨痛、蛇咬伤。果实，用于膀胱炎。

功效来源：《广西中药资源名录》

常山属 *Dichroa* Lour.
常山

Dichroa febrifuga Lour.

凭证标本：灌阳县普查队 450327150613008LY（IBK、CMMI）

功效：根，涌吐痰涎、截疟。

功效来源：《中国药典》（2020年版）

罗蒙常山

Dichroa yaoshanensis Y. C. Wu

凭证标本：灌阳县普查队 450327150805015LY（IBK、CMMI）

功效：全株，用于喉痛、瘰疬。

功效来源：《广西中药资源名录》

绣球属 *Hydrangea* L.
中国绣球

Hydrangea chinensis Maxim.

凭证标本：灌阳县普查队 450327160509008LY（IBK）

功效：根，利尿、抗疟、祛瘀止痛、活血生新。

功效来源：《药用植物辞典》

西南绣球

Hydrangea davidii Franch.

凭证标本：灌阳县普查队 450327160718034LY（IBK）

功效：根、叶、茎髓，退疹通淋、驱邪截疟。

功效来源：《药用植物辞典》

圆锥绣球 土常山

Hydrangea paniculata Sieb.

凭证标本：灌阳县普查队 450327150804048LY（IBK）

功效：根，截疟退热、消积和中。

功效来源：《全国中草药汇编》

粗枝绣球

Hydrangea robusta Hook. f. et Thomson

凭证标本：灌阳县普查队 450327160718012LY（IBK）

功效：叶，清热抗疟。

功效来源：《药用植物辞典》

蜡莲绣球 土常山

Hydrangea strigosa Rehder

凭证标本：灌阳县普查队 450327150804035LY（IBK）

功效：根，截疟、消食、清热解毒、祛痰散结。

功效来源：《中华本草》

冠盖藤属 *Pileostegia* Hook. f. et Thomson

冠盖藤 青棉花藤叶

Pileostegia viburnoides Hook. f. et Thoms.

凭证标本：灌阳县普查队 450327150805079LY（IBK）

功效：根，祛风除湿、散瘀止痛、消肿解毒。

功效来源：《中华本草》

143. 蔷薇科 Rosaceae

龙芽草属 *Agrimonia* L.

小花龙芽草

Agrimonia nipponica Koidz. var. *occidentalis* Skalicky

凭证标本：黄正福 41180（IBK）

功效：全草，用于咳血、吐血、崩漏下血、血痢、感冒发热。

功效来源：《广西中药资源名录》

龙芽草 仙鹤草

Agrimonia pilosa Ledeb. var. *pilosa*

凭证标本：灌阳县普查队 450327150808013LY（IBK）

功效：地上部分，收敛止血、截疟、止痢、解毒、补虚。

功效来源：《中国药典》（2020年版）

黄龙尾

Agrimonia pilosa Ledeb. var. *nepalensis* Ledeb.

凭证标本：县普查队 6–4222（GXMI）

功效：全草，收敛、止血、消炎、健胃。

功效来源：《药用植物辞典》

桃属 *Amygdalus* L.

桃 桃花

Amygdalus persica L.

凭证标本：灌阳县普查队 450327160408064LY（IBK、CMMI）

功效：种子，活血祛瘀、润肠通便、止咳平喘。枝条，活血通经、解毒杀虫。

功效来源：《中国药典》（2020年版）

杏属 *Armeniaca* Scop.

梅 梅花

Armeniaca mume Sieb.

功效：花蕾，疏肝和中、化痰散结。

功效来源：《中国药典》（2020年版）

注：民间常见栽培品种。

杏 苦杏仁

Armeniaca vulgaris Lam.

功效：种子，降气止咳平喘、润肠通便。

功效来源：《中国药典》（2020年版）

注：民间常见栽培品种。

木瓜属 *Chaenomeles* Lindl.

木瓜 榠樝

Chaenomeles sinensis (Thouin) Koehne

功效：果实，和胃舒筋、祛风湿、消痰止咳。

功效来源：《中华本草》

注：民间常见栽培品种。

蛇莓属 *Duchesnea* Sm.

蛇莓

Duchesnea indica (Andrews) Focke

凭证标本：灌阳县普查队 450327160410013LY（IBK、CMMI）

功效：全草，清热解毒、散瘀消肿、凉血止血。

功效来源：《中华本草》

枇杷属 *Eriobotrya* Lindl.

枇杷 枇杷叶

Eriobotrya japonica (Thunb.) Lindl.

凭证标本：灌阳县普查队 450327160415023LY（IBK、CMMI）

功效：叶，清肺止咳、降逆止呕。

功效来源：《中国药典》（2020年版）

路边青属 *Geum* L.

柔毛路边青 蓝布正

Geum japonicum Thunb. var. *chinense* F. Bolle

凭证标本：县普查队 6–4210（GXMI）

功效：全草，益气健脾、补血养阴、润肺化痰。

功效来源：《中国药典》（2020年版）

桂樱属 *Laurocerasus* Duham.

腺叶桂樱

Laurocerasus phaeosticta (Hance) C. K. Schneid.

凭证标本：灌阳县普查队 450327151020031LY（IBK）

功效：全株、种子，活血祛瘀、镇咳利尿、润燥滑肠。

功效来源：《药用植物辞典》

刺叶桂樱

Laurocerasus spinulosa (Sieb. et Zucc.) C. K. Schneid.

凭证标本：蒋庆坤 S300（IBK）

功效：果实、种子，祛风除湿、消肿止血。

功效来源：《药用植物辞典》

大叶桂樱

Laurocerasus zippeliana (Miq.) T. T. Yü et L. T. Lu

凭证标本：灌阳县普查队 450327150924009LY（IBK）

功效：根、叶，治鹤膝风、跌打损伤。叶，镇咳祛痰、祛风解毒。

功效来源：《药用植物辞典》

苹果属 *Malus* Mill.

三叶海棠

Malus sieboldii (Regel) Rehder

功效：果，消食健胃。

功效来源：《中华本草》

注：《广西植物名录》有记载。

绣线梅属 *Neillia* D. Don

中华绣线梅

Neillia sinensis Oliv.

凭证标本：灌阳县普查队 450327150613053LY（IBK、CMMI）

功效：全株，祛风解表、和中止泻。

功效来源：《中华本草》

石楠属 *Photinia* Lindl.

光叶石楠

Photinia glabra (Thunb.) Maxim.

凭证标本：蒋庆坤 S287（IBK）

功效：果，杀虫、止血、涩肠、生津、解酒。叶，清热利尿、消肿止痛。

功效来源：《中华本草》

小叶石楠

Photinia parvifolia (E. Pritz.) C. K. Schneid.

凭证标本：灌阳县普查队 450327150804001LY（IBK）

功效：根，清热解毒、活血止痛。

功效来源：《中华本草》

桃叶石楠

Photinia prunifolia (Hook. et Arn.) Lindl.

凭证标本：灌阳县普查队 450327160722007LY（IBK、CMMI）

功效：叶，祛风、通络、益肾。

功效来源：《药用植物辞典》

委陵菜属 *Potentilla* L.

蛇含委陵菜 蛇含

Potentilla kleiniana Wight et Arn.

凭证标本：灌阳县普查队 450327170413044LY（IBK、CMMI）

功效：全草，清热定惊、截疟、止咳化痰、解毒活血。

功效来源：《中华本草》

李属 *Prunus* L.

李

Prunus salicina Lindl.

凭证标本：灌阳县普查队 450327160410011LY（IBK、CMMI）

功效：根，清热解毒、利湿、止痛。种仁，活血祛瘀、滑肠、利水。

功效来源：《全国中草药汇编》

火棘属 *Pyracantha* M. Roem.

全缘火棘

Pyracantha atalantioides (Hance) Stapf

凭证标本：灌阳县普查队 450327150614004LY（IBK、GXMG、CMMI）

功效：叶、果实，清热解毒、止血。

功效来源：《中华本草》

火棘

Pyracantha fortuneana (Maxim.) H. L. Li

凭证标本：灌阳县普查队 450327150804070LY（IBK）

功效：叶、果实，清热解毒、止血。

功效来源：《中华本草》

梨属 *Pyrus* L.

豆梨

Pyrus calleryana Decne.

凭证标本：灌阳县普查队 450327150803023LY（IBK）

功效：根皮、果，清热解毒、敛疮、健脾消食、涩肠止痢。

功效来源：《中华本草》

沙梨

Pyrus pyrifolia (Burm. f.) Nakai

凭证标本：灌阳县普查队 450327160415049LY（IBK、

CMMI）

功效：果实，生津、润燥、清热、化痰。

功效来源：《广西壮族自治区壮药质量标准 第三卷》（2018年版）

石斑木属 *Rhaphiolepis* Lindl.

石斑木

Rhaphiolepis indica (L.) Lindl.

凭证标本：灌阳县普查队 450327150807017LY（IBK）

功效：根，活血祛风、止痛、消肿解毒。叶，清热解毒、散寒、消肿、止血。

功效来源：《药用植物辞典》

蔷薇属 *Rosa* L.

木香花

Rosa banksiae Aiton

凭证标本：灌阳县普查队 450327160410003LY（IBK、CMMI）

功效：根、叶，收敛止痛、止血。

功效来源：《全国中草药汇编》

月季花

Rosa chinensis Jacquem.

凭证标本：灌阳县普查队 450327160408008LY（IBK、CMMI）

功效：花，活血调经、疏肝解郁。

功效来源：《中国药典》（2020年版）

小果蔷薇 金樱根

Rosa cymosa Tratt.

凭证标本：灌阳县普查队 450327150614018LY（IBK、GXMG、CMMI）

功效：根、根茎，清热解毒、利湿消肿、收敛止血、活血散瘀、固涩益肾。

功效来源：《广西壮族自治区瑶药材质量标准 第一卷》（2014年版）

软条七蔷薇

Rosa henryi Boulenger

凭证标本：灌阳县普查队 450327150809003LY（IBK、GXMG、CMMI）

功效：根，祛风除湿、活血调经、化痰、止血。

功效来源：《药用植物辞典》

金樱子

Rosa laevigata Michx.

凭证标本：灌阳县普查队 450327150809036LY（IBK、GXMG、CMMI）

功效：成熟果实，固精缩尿、固崩止带、涩肠止泻。

功效来源：《中国药典》（2020年版）

粉团蔷薇 金樱根

Rosa multiflora Thunb. var. *cathayensis* Rehder et E. H. Wilson

凭证标本：灌阳县普查队 450327160410012LY（IBK、CMMI）

功效：根、根茎，清热解毒、利湿消肿、收敛止血、活血散瘀、固涩益肾。

功效来源：《广西壮族自治区瑶药材质量标准 第一卷》（2014年版）

单瓣缫丝花

Rosa roxburghii Tratt. f. *normalis* Rehder et E. H. Wilson

功效：果实，解暑、消食。

功效来源：《药用植物辞典》

注：民间常见栽培品种。

悬钩子属 *Rubus* L.

粗叶悬钩子

Rubus alceifolius Poir.

凭证标本：灌阳县普查队 450327150615019LY（IBK）

功效：根、叶，清热利湿、止血、散瘀。

功效来源：《中华本草》

周毛悬钩子

Rubus amphidasys Focke

凭证标本：灌阳县普查队 450327151127039LY（IBK、GXMG）

功效：全草，祛风通络、活血调经、止痛。

功效来源：《药用植物辞典》

掌叶覆盆子

Rubus chingii Hu

凭证标本：陈照宙 52172（IBK）

功效：果实，益肾、固精、缩尿。茎、叶，清肝明目、清热除湿。

功效来源：《药用植物辞典》

山莓

Rubus corchorifolius L. f.

凭证标本：灌阳县普查队 450327160408026LY（IBK、CMMI）

功效：根、叶，活血、止血、祛风利湿。

功效来源：《全国中草药汇编》

高粱泡 高粱泡叶

Rubus lambertianus Ser.

凭证标本：灌阳县普查队 450327151124008LY（IBK、CMMI）

功效：叶，清热凉血、解毒疗疮。

功效来源：《中华本草》

棠叶悬钩子

Rubus malifolius Focke

凭证标本：灌阳县普查队 450327160416016LY（IBK）

功效：根、叶、茎，消肿止痛、收敛止血。

功效来源：《药用植物辞典》

茅莓

Rubus parvifolius L.

凭证标本：灌阳县普查队 450327160411029LY（IBK、GXMG）

功效：地上部分，清热解毒、活血消肿、祛风湿。

功效来源：《广西壮族自治区壮药质量标准 第一卷》（2008年版）

盾叶莓

Rubus peltatus Maxim.

凭证标本：灌阳县普查队 450327160414005LY（IBK、CMMI）

功效：果，强腰健肾、祛风止痛。

功效来源：《中华本草》

空心泡 倒触伞

Rubus rosifolius Sm.

凭证标本：灌阳县普查队 450327160408007LY（IBK、CMMI）

功效：根、嫩枝叶，清热、止咳、收敛止血、解毒、接骨。

功效来源：《中华本草》

红腺悬钩子 牛奶莓

Rubus sumatranus Miq.

凭证标本：灌阳县普查队 450327150924028LY（IBK）

功效：根，清热解毒、开胃、利水。

功效来源：《中华本草》

灰白毛莓

Rubus tephrodes Hance

凭证标本：黄正福 41207（IBK）

功效：果实、种子，补肝肾、缩小便、补气益精。叶，止血解毒。

功效来源：《药用植物辞典》

黄脉莓

Rubus xanthoneurus Focke

凭证标本：陈照宙 52241（IBK）

功效：根，止血、消肿。

功效来源：《药用植物辞典》

地榆属 *Sanguisorba* L.

地榆

Sanguisorba officinalis L. var. *officinalis*

凭证标本：灌阳县普查队 450327151123016LY（IBK）

功效：根，凉血止血、解毒敛疮。

功效来源：《中国药典》（2020年版）

长叶地榆

Sanguisorba officinalis L. var. *longifolia* (Bertol.) T. T. Yu et C. L. Li

凭证标本：县普查队 6–4243（GXMI）

功效：根、根茎，凉血止血、清热解毒。

功效来源：《药用植物辞典》

花楸属 Sorbus L.

美脉花楸

Sorbus caloneura (Stapf) Rehder

凭证标本：灌阳县普查队 450327160409031LY（IBK）

功效：果实、根，消积健胃、助消化、收敛止泻。枝叶，消炎、止血。

功效来源：《药用植物辞典》

绣线菊属 *Spiraea* L.

绣球绣线菊 珍珠绣球

Spiraea blumei G. Don

凭证标本：灌阳县普查队 450327150808023LY（IBK）

功效：根、果实，调气、止痛、散瘀利湿。

功效来源：《全国中草药汇编》

麻叶绣线菊

Spiraea cantoniensis Lour.

凭证标本：灌阳县普查队 450327150615065LY（IBK）

功效：枝叶，外用治疮疥。

功效来源：《广西中药资源名录》

中华绣线菊 笑靥花

Spiraea chinensis Maxim.

凭证标本：灌阳县普查队 450327160413020LY（IBK）

功效：根，利咽消肿、祛风止痛。

功效来源：《中华本草》

绣线菊

Spiraea japonica L. f. var. *japonica*

凭证标本：灌阳县普查队 450327150613034LY（IBK、CMMI）

功效：叶，消肿解毒、去腐生肌。

功效来源：《全国中草药汇编》

渐尖绣线菊 吹火筒

Spiraea japonica L. f. var. *acuminata* Franch.

凭证标本：灌阳县普查队 450327160718039LY（IBK）

功效：全株，通经、通便、利尿。

功效来源：《全国中草药汇编》

光叶绣线菊 绣线菊

Spiraea japonica L. f. var. *fortunei* (Panchon) Rehder

凭证标本：灌阳县普查队 450327151021053LY（IBK）

功效：根、嫩叶，清热解毒。

功效来源：《全国中草药汇编》

红果树属 *Stranvaesia* Lindl.

红果树

Stranvaesia davidiana Decne.

凭证标本：灌阳县普查队 450327150613035LY（IBK、CMMI）

功效：果实，清热除湿、化瘀止痛。

功效来源：《药用植物辞典》

146. 含羞草科 Mimosaceae

猴耳环属 *Abarema* Pittier

围涎树 尿桶弓

Abarema clypearia (Jack.) Kosterm.

功效：枝叶，祛风消肿、凉血解毒、收敛生肌。

功效来源：《中华本草》

注：《广西植物名录》有记载。

亮叶猴耳环

Abarema lucida (Benth.) Kosterm.

功效：枝、叶，消肿、祛风湿、凉血、消炎生肌。

功效来源：《药用植物辞典》

注：《广西植物名录》有记载。

合欢属 *Albizia* Durazz.

山槐

Albizia kalkora (Roxb.) Prain

凭证标本：灌阳县普查队 450327150806017LY（IBK）

功效：根、树皮、花，舒筋活络、活血、消肿止痛、解郁安神。

功效来源：《药用植物辞典》

含羞草属 *Mimosa* L.

含羞草

Mimosa pudica L.

功效：全草，凉血解毒、清热利湿、镇静安神。

功效来源：《中华本草》

注：《广西植物名录》有记载。

147. 苏木科 Caesalpiniaceae

羊蹄甲属 *Bauhinia* L.

龙须藤 九龙藤

Bauhinia championii (Benth.) Benth.

凭证标本：灌阳县普查队 450327150804060LY（IBK）

功效：藤茎，祛风除湿、活血止痛、健脾理气。

功效来源：《广西壮族自治区壮药质量标准 第一卷》（2008年版）

首冠藤

Bauhinia corymbosa Roxb. ex DC.

凭证标本：灌阳县普查队 450327151128022LY（IBK）

功效：根，清热利湿、消肿止痛。叶、根皮、花，祛毒、洗疮。

功效来源：《药用植物辞典》

粉叶羊蹄甲

Bauhinia glauca (Wall. ex Benth.) Benth. subsp. *glauca*

凭证标本：灌阳县普查队 450327150615044LY（IBK）

功效：根，清热利湿、消肿止痛、收敛止血。

功效来源：《药用植物辞典》

显脉羊蹄甲

Bauhinia glauca (Wall. ex Benth.) Benth. subsp. *pernervosa* (L. Chen) T. C. Chen

凭证标本：灌阳调查队 6-4270（GXMI）

功效：根，止血、镇咳、补肾气。叶，补肾气、提神。

功效来源：《药用植物辞典》

云实属 *Caesalpinia* L.

云实 云实根

Caesalpinia decapetala (Roth) Alston

凭证标本：灌阳县普查队 450327150809018LY（IBK、GXMG、CMMI）

功效：根、茎，解表散寒、祛风除湿。

功效来源：《广西中药材标准 第一册》

喙荚云实 南蛇簕

Caesalpinia minax Hance

功效：茎，清热利湿、散瘀止痛。成熟果实，泻火解毒、祛湿。

功效来源：《广西壮族自治区壮药质量标准 第二卷》（2011年版）

注：《广西植物名录》有记载。

紫荆属 *Cercis* L.

紫荆 紫荆皮

Cercis chinensis Bunge

凭证标本：灌阳县普查队 450327170417030LY（IBK）

功效：树皮，活血通经、消肿止痛、解毒。

功效来源：《全国中草药汇编》

广西紫荆

Cercis chuniana F. P. Metcalf

凭证标本：灌阳县普查队 450327150804034LY（IBK）

功效：树皮，活血通经、消肿解毒。

功效来源：《药用植物辞典》

矮含羞草属 *Chamaecrista* Moench

含羞草决明

Chamaecrista mimosoides (L.) Greene

功效：全草，清热解毒、散瘀化积、利尿、通便。种子，利尿、健胃。

功效来源：《药用植物辞典》

注：《广西植物名录》有记载。

短叶决明

Chamaecrista nictitans (L.) Moench subsp. *patellaris* (DC. ex Collad.) H. S. Irwin et Barneby var. *glabrata* (Vogel) H. S. Irwin et Barneby

凭证标本：黄正福 41221（IBK）

功效：种子，清热利湿、散瘀化积。根，清热解毒、平肝、安神、消肿排脓。全草，泻下。

功效来源：《药用植物辞典》

皂荚属 *Gleditsia* L.

皂荚

Gleditsia sinensis Lam.

功效：棘刺、不育果实，消肿托毒、排脓、杀虫。

功效来源：《中国药典》（2020年版）

注：本种在县域内普遍分布。

老虎刺属 *Pterolobium* R. Br. ex Wight et Arn.

老虎刺

Pterolobium punctatum Hemsl.

凭证标本：灌阳县普查队 450327150614027LY（IBK、GXMG、CMMI）

功效：根，消炎、解热、止痛。

功效来源：《全国中草药汇编》

山扁豆属 *Senna* Mill.

望江南 望江南子

Senna occidentalis (L.) Link

功效：种子，清肝明目、健胃、通便、解毒。

功效来源：《广西中药材标准 第一册》

注：《广西植物名录》有记载。

决明 决明子

Senna tora (L.) Roxb.

凭证标本：灌阳县普查队 450327150925002LY（IBK、CMMI）

功效：种子，清热明目、润肠通便。

功效来源：《中国药典》（2020年版）

148. 蝶形花科 Papilionaceae

合萌属 *Aeschynomene* L.

合萌 梗通草

Aeschynomene indica L.

凭证标本：灌阳县普查队 450327150803050LY（IBK、CMMI）

功效：茎的木质部，清热、利尿、通乳、明目。根，清热利湿、消积、解毒。叶，解毒、消肿、止血。

功效来源：《中华本草》

落花生属 *Arachis* L.

落花生 花生衣

Arachis hypogaea L.

凭证标本：灌阳县普查队 450327151126002LY（IBK、GXMG）

功效：种皮，止血、散瘀、消肿。

功效来源：《全国中草药汇编》

黄芪属 *Astragalus* L.

紫云英 红花菜

Astragalus sinicus L.

凭证标本：灌阳县普查队 450327160413016LY（IBK）

功效：全草，清热解毒、祛风明目、凉血止血。

功效来源：《中华本草》

木豆属 *Cajanus* Adans.

木豆

Cajanus cajan (L.) Huth

功效：根，利湿消肿、散瘀止痛。

功效来源：《全国中草药汇编》

注：《广西植物名录》有记载。

昆明鸡血藤属 *Callerya* Endl.

雪峰山崖豆藤

Callerya dielsiana Harms var. *solida* (T. C. Chen ex Z. Wei) X. Y. Zhu

凭证标本：灌阳县普查队 450327160721029LY（IBK、CMMI）

功效：根，补血、行血。

功效来源：《药用植物辞典》

亮叶崖豆藤

Callerya nitida (Benth.) R. Geesink var. *nitida*

凭证标本：灌阳县普查队 450327150613001LY（IBK、CMMI）

功效：根、藤茎，活血补血、通经活络、解热解毒、止痢。

功效来源：《药用植物辞典》

峨眉崖豆藤

Callerya nitida (Benth.) R. Geesink var. *minor* (Z. Wei) X. Y. Zhu

凭证标本：灌阳县普查队 450327150806061LY（IBK）

功效：茎，活血行经。

功效来源：《药用植物辞典》

网脉崖豆藤 鸡血藤
Callerya reticulata (Benth.) Schot
凭证标本：黄正福 41184（IBK）
功效：藤茎，补血、活血、通络。
功效来源：《中国药典》（2020年版）

杭子梢属 *Campylotropis* Bunge

杭子梢 壮筋草
Campylotropis macrocarpa (Bunge) Rehder
凭证标本：灌阳县普查队 450327160721001LY（IBK、
CMMI）
功效：根、枝叶，疏风解表、活血通络。
功效来源：《中华本草》

蝙蝠草属 *Christia* Moench

铺地蝙蝠草 半边钱
Christia obcordata (Poir.) Bakh. f. ex Meeuwen
功效：全株，利水通淋、散瘀止血、清热解毒。
功效来源：《中华本草》
注：《广西植物名录》有记载。

舞草属 *Codariocalyx* Hassk.

小叶三点金
Codariocalyx microphyllus (Thunb.) H. Ohashi
功效：根，清热利湿、止血、通络。
功效来源：《药用植物辞典》
注：《广西植物名录》有记载。

猪屎豆属 *Crotalaria* L.

响铃豆
Crotalaria albida B. Heyne ex Roth
凭证标本：灌阳县普查队 450327150925013LY（IBK、
CMMI）
功效：全草、根，清热解毒、止咳平喘。
功效来源：《全国中草药汇编》

大猪屎豆 自消容
Crotalaria assamica Benth.
功效：茎叶，清热解毒、凉血止血、利水消肿。
功效来源：《中华本草》
注：本种在县域内普遍分布。

假地蓝 响铃草
Crotalaria ferruginea Graham ex Benth.
凭证标本：县普查队 6–4290（GXMI）
功效：全草，敛肺气、补脾肾、利小便、消肿毒。
功效来源：《中药大辞典》

野百合
Crotalaria sessiliflora L.
凭证标本：灌阳县普查队 450327160722016LY（IBK、

CMMI）
功效：全草，清热、利湿、解毒。治痢疾、疮疖、小
儿疳积。
功效来源：《中药大辞典》

黄檀属 *Dalbergia* L. f.

南岭黄檀
Dalbergia balansae Prain
凭证标本：灌阳县普查队 450327150803042LY（IBK、
CMMI）
功效：木材，行气止痛、解毒消肿。
功效来源：《中华本草》

大金刚藤
Dalbergia dyeriana Prain ex Harms
凭证标本：陈照宙 52208（IBSC）
功效：根，理气散寒、活络止痛。
功效来源：《药用植物辞典》

藤黄檀
Dalbergia hancei Benth.
凭证标本：灌阳县普查队 450327160410009LY（IBK、
CMMI）
功效：根，理气止痛、舒筋活络、强壮筋骨。
功效来源：《广西壮族自治区壮药质量标准 第二
卷》（2011年版）

鱼藤属 *Derris* Lour.

中南鱼藤 毒鱼藤
Derris fordii Oliv.
凭证标本：灌阳县普查队 450327150803026LY（IBK）
功效：茎、叶，解毒杀虫。
功效来源：《中华本草》

山蚂蝗属 *Desmodium* Desv.

饿蚂蝗
Desmodium multiflorum DC.
凭证标本：陈照宙 52288（IBK）
功效：全株，活血止痛、解毒消肿。
功效来源：《中华本草》

鸡头薯属 *Eriosema* (DC.) G. Don

鸡头薯 猪仔笠
Eriosema chinense Vogel
凭证标本：灌阳调查队 6–4272（GXMI）
功效：块根，清肺化痰、生津止渴、消肿。
功效来源：《中华本草》

千斤拔属 *Flemingia* Roxb. ex W. T. Aiton

大叶千斤拔 千斤拔
Flemingia macrophylla (Willd.) Kuntze ex Prain

功效：根，祛风利湿、强筋壮骨、消瘀解毒。

功效来源：《广西壮族自治区壮药质量标准 第一卷》（2008年版）

注：《广西植物名录》有记载。

千斤拔

Flemingia prostrata Roxb. f. ex Roxb.

凭证标本：黄正福 41222（IBK）

功效：根，祛风利湿、强筋壮骨、消瘀解毒。

功效来源：《广西壮族自治区壮药质量标准 第一卷》（2008年版）

干花豆属 *Fordia* Hemsl.

干花豆 水罗伞

Fordia cauliflora Hemsl.

凭证标本：灌阳县普查队 450327150803034LY（IBK、CMMI）

功效：块根，活血通络、消肿止痛、化痰止咳。

功效来源：《广西壮族自治区壮药质量标准 第二卷》（2011年版）

小叶干花豆 野京豆

Fordia microphylla Dunn ex Z. Wei

凭证标本：灌阳县普查队 450327150810011LY（IBK、CMMI）

功效：根，清热解毒、截疟。

功效来源：《全国中草药汇编》

长柄山蚂蟥属 *Hylodesmum* H. Ohashi et R. R. Mill

长柄山蚂蟥

Hylodesmum podocarpum (DC.) H. Ohashi et R. R. Mill subsp. *podocarpum*

凭证标本：灌阳县普查队 450327150808014LY（IBK）

功效：全草、根、叶，发表散寒、止血、破瘀消肿、健脾化湿。

功效来源：《药用植物辞典》

尖叶长柄山蚂蟥

Hylodesmum podocarpum (DC.) H. Ohashi et R. R. Mill subsp. *oxyphyllum* (DC.) H. Ohashi et R. R. Mill

凭证标本：陈照宙 52230（IBK）

功效：全草、根，祛风活络、解毒消肿。

功效来源：《药用植物辞典》

木蓝属 *Indigofera* L.

河北木蓝

Indigofera bungeana Walp.

凭证标本：黄正福 41235（IBK）

功效：全草、根茎，清热解毒、消肿止血、收口生肌、利湿。

功效来源：《药用植物辞典》

庭藤 铜罗伞

Indigofera decora Lindl.

凭证标本：灌阳县普查队 450327160509001LY（IBK）

功效：全草、根，续筋接骨、散瘀止痛。

功效来源：《中华本草》

马棘

Indigofera pseudotinctoria Matsum.

凭证标本：灌阳县普查队 450327150803001LY（IBK）

功效：全株、根，清热解毒、消肿散结。

功效来源：《全国中草药汇编》

鸡眼草属 Kummerowia (A. K.) Schindl.

长萼鸡眼草 鸡眼草

Kummerowia stipulacea (Maxim.) Makino

凭证标本：灌阳县普查队 450327151123003LY（IBK）

功效：全草，清热解毒、活血、利湿止泻。

功效来源：《全国中草药汇编》

鸡眼草

Kummerowia striata (Thunb.) Schindl.

凭证标本：灌阳县普查队 450327151126011LY（IBK、GXMG）

功效：全草，清热解毒、健脾利湿、活血止血。

功效来源：《中华本草》

扁豆属 *Lablab* Adans.

扁豆 白扁豆

Lablab purpureus (L.) Sw.

功效：种子，健脾化湿、和中消暑。

功效来源：《中国药典》（2020年版）

注：民间常见栽培品种。

胡枝子属 *Lespedeza* Michx.

截叶铁扫帚 铁扫帚

Lespedeza cuneata (Dum. Cours.) G. Don

凭证标本：灌阳县普查队 450327151123019LY（IBK）

功效：地上部分，补肝肾、益肺阴、散瘀消肿。

功效来源：《广西壮族自治区壮药质量标准 第一卷》（2008年版）

大叶胡枝子

Lespedeza davidii Franch.

凭证标本：陈照宙 52415（IBSC）

功效：根、叶，宣开毛窍、通经活络。

功效来源：《全国中草药汇编》

茸毛胡枝子 小雪人参

Lespedeza tomentosa (Thunb.) Sieb. ex Maxim.

凭证标本：灌阳县普查队 450327151021024LY（IBK）

功效：根，健脾补虚、清热利湿、活血调经。

功效来源：《中华本草》

鸡血藤属 *Millettia* Wight et Arn.

密花崖豆藤

Millettia congestiflora T. C. Chen

凭证标本：灌阳县普查队 450327150614019LY（IBK、GXMG、CMMI）

功效：根茎、藤茎，活血补血、祛风通络、止痢、解毒、镇痛。

功效来源：《药用植物辞典》

厚果崖豆藤 苦檀子

Millettia pachycarpa Benth.

凭证标本：灌阳县普查队 450327151126006LY（IBK、GXMG）

功效：根、叶、种子，散瘀消肿。

功效来源：《全国中草药汇编》

油麻藤属 *Mucuna* Adans.

褶皮黧豆

Mucuna lamellata Wilmot-Dear

凭证标本：灌阳县普查队 450327150804062LY（IBK）

功效：根，清热、活血散瘀、消肿止痛。

功效来源：《药用植物辞典》

大果油麻藤 老鸦花藤

Mucuna macrocarpa Wall.

凭证标本：灌阳县普查队 450327170415026LY（IBK）

功效：茎，强筋壮骨、调经补血。

功效来源：《全国中草药汇编》

大井属 *Ohwia* H. Ohashi

小槐花

Ohwia caudata (Thunb.) Ohashi

凭证标本：灌阳县普查队 450327150806031LY（IBK）

功效：全株、根，清热解毒、祛风利湿。

功效来源：《广西壮族自治区壮药质量标准 第一卷》（2008年版）

红豆树属 *Ormosia* Jacks.

花榈木

Ormosia henryi Prain

凭证标本：灌阳县普查队 450327160722008LY（IBK、CMMI）

功效：根、根皮、茎及叶，活血化瘀、祛风消肿。

功效来源：《全国中草药汇编》

苍叶红豆

Ormosia semicastrata Hance f. *pallida* F. C. How

凭证标本：灌阳县普查队 450327160722004LY（IBK、CMMI）

功效：种子，用于跌打损伤。

功效来源：《广西中药资源名录》

菜豆属 *Phaseolus* L.

棉豆 金甲豆

Phaseolus lunatus L.

凭证标本：灌阳县普查队 450327151126001LY（IBK、GXMG）

功效：种子，补血、活血、消肿。

功效来源：《中华本草》

菜豆

Phaseolus vulgaris L.

凭证标本：灌阳县普查队 450327160721045LY（IBK、CMMI）

功效：种子，滋养、利尿消肿、解热。

功效来源：《药用植物辞典》

排钱树属 *Phyllodium* Desv.

毛排钱树

Phyllodium elegans (Lour.) Desv.

功效：全草，开胃健脾、清热利湿。根、地上部分，清热利湿、散瘀消肿、活血。叶，接骨。

功效来源：《药用植物辞典》

注：本种在县域内普遍分布。

排钱树

Phyllodium pulchellum (L.) Desv.

功效：根、地上部分，清热利水。

功效来源：《广西壮族自治区壮药质量标准 第一卷》（2008年版）

注：《广西植物名录》有记载。

豌豆属 *Pisum* L.

豌豆

Pisum sativum L.

凭证标本：灌阳县普查队 450327160413034LY（IBK）

功效：种子，和中下气、强壮、利小便、解疮毒。花、叶，清热除湿、清凉解暑、消肿散结。

功效来源：《药用植物辞典》

葛属 *Pueraria* DC.

葛 葛根

Pueraria montana (Lour.) Merr. var. *lobata* (Willd.) Maesen et S. M. Almeida ex Sanjappa et Predeep

凭证标本：灌阳县普查队 450327150810013LY（IBK、CMMI）

功效：根，解肌退热、生津止渴、透疹、升阳止泻、通经活络、解酒毒。

功效来源：《广西壮族自治区瑶药材质量标准 第一卷》（2014年版）

鹿藿属 Rhynchosia Lour.
鹿藿
Rhynchosia volubilis Lour.
凭证标本：灌阳县普查队 450327151123018LY（IBK）
功效：根、茎叶，活血止痛、解毒、消积。
功效来源：《中华本草》

田菁属 Sesbania Scop.
田菁
Sesbania cannabina (Retz.) Poir.
功效：叶、种子，消炎、止痛。
功效来源：《全国中草药汇编》
注：《广西植物名录》有记载。

槐属 Sophora L.
苦参
Sophora flavescens Aiton
凭证标本：灌阳县普查队 450327160720004LY（IBK）
功效：根，清热燥湿、杀虫、利尿。
功效来源：《中国药典》（2020年版）

槐
Sophora japonica L.
凭证标本：灌阳县普查队 450327170415031LY（IBK）
功效：花、花蕾、成熟果实，凉血止血、清肝泻火。
功效来源：《中国药典》（2020年版）

葫芦茶属 Tadehagi H. Ohashi
葫芦茶
Tadehagi triquetrum (L.) H. Ohashi
功效：根、枝叶，清热止咳、拔毒散结。
功效来源：《广西壮族自治区壮药质量标准 第一卷》（2008年版）
注：《广西植物名录》有记载。

狸尾豆属 Uraria Desv.
狸尾豆 狸尾草
Uraria lagopodioides (L.) Desv. ex DC.
功效：全草，清热解毒、散结消肿、利水通淋。
功效来源：《中华本草》
注：《广西植物名录》有记载。

野豌豆属 Vicia L.
蚕豆
Vicia faba L.
凭证标本：灌阳县普查队 450327160415040LY（IBK、CMMI）
功效：花，凉血止血、止带降压。豆，健脾利湿。豆

荚，敛疮。梗，止血止泻。叶，解毒。
功效来源：《全国中草药汇编》

四籽野豌豆
Vicia tetrasperma (L.) Schreb.
凭证标本：灌阳县普查队 450327160411014LY（IBK、GXMG）
功效：全草，清热解毒、活血调经、止血、平胃、利五脏、明耳目。
功效来源：《药用植物辞典》

豇豆属 Vigna Savi
赤豆 赤小豆
Vigna angularis (Willd.) Ohwi et H. Ohashi
凭证标本：灌阳县普查队 450327150924019LY（IBK）
功效：种子，利水消肿、解毒排脓。
功效来源：《中国药典》（2020年版）

绿豆
Vigna radiata (L.) R. Wilczek
凭证标本：灌阳县普查队 450327160717003LY（IBK、GXMG）
功效：种皮，清暑止渴、利尿解毒、退目翳。种子，清热、消暑、利水、解毒。
功效来源：《中华本草》

短豇豆
Vigna unguiculata (L.) Walp. subsp. cylindrica (L.) Verdc.
功效：种子，调中益气、健脾益肾。
功效来源：《药用植物辞典》
注：民间常见栽培品种。

长豇豆
Vigna unguiculata (L.) Walp. subsp. *sesquipedalis* (L.) Verdc.
功效：种子，健胃、补气。
功效来源：《药用植物辞典》
注：民间常见栽培品种。

紫藤属 Wisteria Nutt.
紫藤
Wisteria sinensis (Sims) Sweet
功效：茎皮、花及种子，止痛、杀虫。
功效来源：《全国中草药汇编》
注：民间常见栽培品种。

150. 旌节花科 Stachyuraceae
旌节花属 Stachyurus Sieb. et Zucc.
中国旌节花 小通草
Stachyurus chinensis Franch.
凭证标本：灌阳县普查队 450327160412003LY（IBK）

功效：茎髓，清热、利尿、下乳。

功效来源：《中国药典》（2020年版）

西域旌节花 小通草

Stachyurus himalaicus Hook. f. et Thomson ex Benth.

凭证标本：灌阳县普查队 450327150804032LY（IBK）

功效：茎髓，清热、利尿、下乳。

功效来源：《中国药典》（2020年版）

151. 金缕梅科 Hamamelidaceae

蕈树属 *Altingia* Noronha

蕈树 半边风

Altingia chinensis (Champ. ex Benth.) Oliv. ex Hance

功效：根，祛风湿、通经络。

功效来源：《中华本草》

注：《广西植物名录》有记载。

蜡瓣花属 *Corylopsis* Sieb. et Zucc.

瑞木

Corylopsis multiflora Hance

凭证标本：灌阳县普查队 450327150805057LY（IBK）

功效：根皮、叶，用于恶性发热、呕逆、恶心呕吐、心悸不安、烦乱昏迷、白喉、内伤出血。

功效来源：《药用植物辞典》

蜡瓣花 蜡瓣花根

Corylopsis sinensis Hemsl.

凭证标本：灌阳县普查队 450327160408047LY（IBK、CMMI）

功效：根、根皮，疏风和胃、宁心安神。

功效来源：《中华本草》

蚊母树属 *Distylium* Sieb. et Zucc.

杨梅蚊母树

Distylium myricoides Hemsl.

功效：根，通络、消肿。

功效来源：《药用植物辞典》

注：本种在县域内普遍分布。

马蹄荷属 *Exbucklandia* R. W. Br.

马蹄荷

Exbucklandia populnea (R. Br. ex Griff.) R. W. Br.

凭证标本：灌阳县普查队 450327151128020LY（IBK）

功效：茎、枝，祛风活络、止痛。

功效来源：《中华本草》

枫香树属 *Liquidambar* L.

枫香树 枫香脂

Liquidambar formosana Hance

凭证标本：灌阳县普查队 450327160411038LY（IBK、GXMG）

功效：树脂，活血止痛、解毒生肌、凉血止血。

功效来源：《中国药典》（2020年版）

檵木属 *Loropetalum* R. Br. ex Rchb.

檵木 檵花

Loropetalum chinense (R. Br.) Oliv. var. *chinense*

凭证标本：灌阳县普查队 450327150614015LY（IBK、GXMG、CMMI）

功效：花，清热、止血。

功效来源：《中药大辞典》

红花檵木

Loropetalum chinense (R. Br.) Oliv. var. *rubrum* Yieh

凭证标本：灌阳县普查队 450327170413021LY（IBK、CMMI）

功效：花，清热止血。根，活血止血、健脾化湿、通经活络。

功效来源：《药用植物辞典》

半枫荷属 *Semiliquidambar* H. T. Chang

半枫荷 金缕半枫荷叶

Semiliquidambar cathayensis H. T. Chang

功效：叶，祛风止痛、通络止痛。

功效来源：《中华本草》

注：《广西植物名录》有记载。

水丝梨属 *Sycopsis* Oliv.

水丝梨

Sycopsis sinensis Oliv.

凭证标本：灌阳县普查队 450327151022009LY（IBK）

功效：树脂，祛风通窍。

功效来源：《药用植物辞典》

152. 杜仲科 Eucommiaceae

杜仲属 *Eucommia* Oliv.

杜仲

Eucommia ulmoides Oliv.

凭证标本：灌阳县普查队 450327151123002LY（IBK）

功效：树皮、叶，强筋骨、补肝肾、安胎。

功效来源：《中国药典》（2020年版）

154. 黄杨科 Buxaceae

黄杨属 *Buxus* L.

匙叶黄杨 细叶黄杨

Buxus harlandii Hance

凭证标本：陈照宙 52522（IBK）

功效：叶，清热解毒。

功效来源：《全国中草药汇编》

大叶黄杨

Buxus megistophylla Lévl.

凭证标本：陈照宙 52312（IBSC）

功效：根，祛风除湿、行气活血。茎，祛风除湿、理气止痛。

功效来源：《药用植物辞典》

156. 杨柳科 Salicaceae

杨属 *Populus* L.

响叶杨

Populus adenopoda Maxim.

功效：根、叶、茎，散瘀活血、止痛。

功效来源：《全国中草药汇编》

注：民间常见栽培品种。

柳属 *Salix* L.

垂柳 柳枝

Salix babylonica L.

凭证标本：灌阳县普查队 450327160415030LY（IBK、CMMI）

功效：枝条，祛风、利湿、止痛、消肿。

功效来源：《广西中药材标准 第一册》

159. 杨梅科 Myricaceae

杨梅属 *Myrica* L.

杨梅

Myrica rubra (Lour.) Siebold et Zucc.

凭证标本：灌阳县普查队 450327170413041LY（IBK、CMMI）

功效：果，生津解烦、和中消食、解酒、止血。

功效来源：《中华本草》

161. 桦木科 Betulaceae

桦木属 *Betula* L.

西桦

Betula alnoides Buch.-Ham. ex D. Don

凭证标本：灌阳县普查队 450327160408011LY（IBK、CMMI）

功效：叶，解毒、敛口。

功效来源：《全国中草药汇编》

华南桦

Betula austrosinensis Chun ex P. C. Li

凭证标本：陈照宙 52184（IBK）

功效：树皮，利水通淋、清热解毒。

功效来源：《中华本草》

亮叶桦

Betula luminifera H. J. P. Winkl.

功效：叶，清热利尿。

功效来源：《全国中草药汇编》

注：本种在县域内普遍分布。

163. 壳斗科 Fagaceae

栗属 *Castanea* Mill.

栗

Castanea mollissima Blume

凭证标本：灌阳县普查队 450327160728012LY（IBK）

功效：果实，滋阴补肾。花序，止泻。

功效来源：《全国中草药汇编》

茅栗 茅栗叶

Castanea seguinii Dode

凭证标本：灌阳县普查队 450327150807049LY（IBK、CMMI）

功效：叶，消食健胃。根，清热解毒、消食。种仁，安神。

功效来源：《中华本草》

锥属 *Castanopsis* (D. Don) Spach

锥 锥栗

Castanopsis chinensis (Spreng.) Hance

功效：壳斗、叶、种子，健胃补肾、除湿热。

功效来源：《全国中草药汇编》

注：《广西植物名录》有记载。

甜槠

Castanopsis eyrei (Champ. ex Benth.) Tutcher

凭证标本：陈照宙 52409（IBK）

功效：根皮，止泻。种仁，健胃燥湿、催眠。

功效来源：《药用植物辞典》

罗浮锥

Castanopsis fabri Hance

凭证标本：灌阳县普查队 450327160411027LY（IBK、GXMG）

功效：种仁，滋养强壮、健胃、消食。

功效来源：《药用植物辞典》

黧蒴锥

Castanopsis fissa (Champ. ex Benth.) Rehder et E. H. Wilson

凭证标本：灌阳县普查队 450327150805065LY（IBK）

功效：叶，外用于跌打损伤、疮疖。果实，用于咽喉肿痛。

功效来源：《药用植物辞典》

青冈属 *Cyclobalanopsis* Oersted

青冈 槠子

Cyclobalanopsis glauca (Thunb.) Oerst.

凭证标本：灌阳县普查队 450327150806036LY（IBK）

功效：种仁，涩肠止泻、生津止渴。

功效来源：《中华本草》

小叶青冈

Cyclobalanopsis myrsinifolia (Blume) Oerst.

凭证标本：灌阳县普查队 450327160721020LY（IBK、CMMI）

功效：种仁，止泻痢、消食、止渴、令健行、除恶血。树皮、叶，收敛、止血、敛疮。

功效来源：《药用植物辞典》

水青冈属 *Fagus* L.

水青冈

Fagus longipetiolata Seem.

凭证标本：蒋庆坤 279（IBK）

功效：壳斗，健胃、消食、理气。

功效来源：《药用植物辞典》

柯属 *Lithocarpus* Blume

柯 柯树皮

Lithocarpus glaber (Thunb.) Nakai

凭证标本：灌阳县普查队 450327151128019LY（IBK）

功效：树皮，行气、利水。

功效来源：《中华本草》

木姜叶柯

Lithocarpus litseifolius (Hance) Chun

凭证标本：灌阳县普查队 450327150804030LY（IBK）

功效：茎，祛风除湿、止痛。根，补肾助阳。叶，清热解毒、利湿。

功效来源：《药用植物辞典》

栎属 *Quercus* L.

槲栎

Quercus aliena Blume

凭证标本：灌阳县普查队 450327150803013LY（IBK）

功效：根、树皮、壳斗、种仁，清热利湿、收敛、止痢。

功效来源：《药用植物辞典》

白栎 白栎蔃

Quercus fabri Hance

凭证标本：黄正福 41181（IBK）

功效：带有虫瘿的果实、总苞、根，理气消积、明目解毒。

功效来源：《中华本草》

枹栎

Quercus serrata Thunb.

凭证标本：陈照宙 52300（IBK）

功效：果实，养胃健脾。果壳，清热润肺、收敛固涩。

功效来源：《药用植物辞典》

165. 榆科 Ulmaceae

糙叶树属 *Aphananthe* Planch.

糙叶树

Aphananthe aspera (Thunb.) Planch.

凭证标本：灌阳县普查队 450327150615052LY（IBK）

功效：根皮、树皮，舒筋活络、止痛。

功效来源：《药用植物辞典》

朴属 *Celtis* L.

紫弹树

Celtis biondii Pamp.

凭证标本：灌阳县普查队 450327150806018LY（IBK）

功效：叶、根皮、茎、枝，清热解毒、祛痰、利小便。

功效来源：《全国中草药汇编》

小果朴

Celtis cerasifera C. K. Schneid.

凭证标本：灌阳县普查队 450327150806043LY（IBK）

功效：茎、枝，清热解毒、祛痰、利尿，治腰骨酸痛、乳腺炎、疮毒、溃烂。

功效来源：《药用植物辞典》

珊瑚朴

Celtis julianae C. K. Schneid.

凭证标本：灌阳县普查队 450327170415028LY（IBK）

功效：茎、叶，用于咳喘。

功效来源：《药用植物辞典》

四蕊朴

Celtis tetrandra Roxb.

凭证标本：灌阳县普查队 450327150803043LY（IBK、CMMI）

功效：叶，外用治浮肿。

功效来源：《药用植物辞典》

青檀属 *Pteroceltis* Maxim.

青檀

Pteroceltis tatarinowii Maxim.

凭证标本：灌阳县普查队 450327150806059LY（IBK）

功效：茎、叶，祛风、止血、止痛。

功效来源：《药用植物辞典》

山黄麻属 *Trema* Lour.

银毛叶山黄麻

Trema nitida C. J. Chen

凭证标本：灌阳县普查队 450327150925011LY（IBK、CMMI）

功效：叶，外用治外伤出血。

功效来源：《广西中药资源名录》

山黄麻
Trema tomentosa (Roxb.) H. Hara
凭证标本：灌阳县普查队 450327150804046LY（IBK）
功效：全株，清热解毒、止咳化痰、祛风止痒。
功效来源：《广西壮族自治区壮药质量标准 第三卷》（2018年版）

167. 桑科 Moraceae
构属 *Broussonetia* L' Her. ex Vent.
藤构 谷皮藤
Broussonetia kaempferi Sieb. var. *australis* T. Suzuki
功效：全株，清热养阴、平肝、益肾。
功效来源：《中华本草》
注：本种在县域内普遍分布。

小构树 谷皮树
Broussonetia kazinoki Sieb. et Zucc.
凭证标本：灌阳县普查队 450327160408036LY（IBK、CMMI）
功效：根、根皮，散瘀止痛。叶、树皮汁，解毒、杀虫。
功效来源：《全国中草药汇编》

构树 楮实子
Broussonetia papyrifera (L.) L' Her. ex Vent.
凭证标本：灌阳县普查队 450327160408068LY（IBK、CMMI）
功效：果实，明目、补肾、强筋骨、利尿。
功效来源：《中国药典》（2020年版）

榕属 *Ficus* L.
石榕树
Ficus abelii Miq.
凭证标本：灌阳县普查队 450327160408063LY（IBK、CMMI）
功效：叶，清热解毒、止血、消肿止痛、祛腐生新。根、茎，清热利尿、止痛。
功效来源：《药用植物辞典》

无花果
Ficus carica L.
凭证标本：灌阳县普查队 450327170413020LY（IBK、CMMI）
功效：果，润肺止咳、清热润肠。
功效来源：《全国中草药汇编》

矮小天仙果 天仙果
Ficus erecta Thunb.
凭证标本：灌阳县普查队 450327150805062LY（IBK）
功效：果，润肠通便、解毒消肿。茎、叶，补中健脾、祛风湿、活血通络。根，益气健脾、活血通络、祛风除湿。
功效来源：《中华本草》

台湾榕 奶汁树
Ficus formosana Maxim.
凭证标本：灌阳县普查队 450327151127024LY（IBK、GXMG、CMMI）
功效：根、叶，活血补血、催乳、祛风利湿、清热解毒。
功效来源：《中华本草》

异叶榕 奶浆果
Ficus heteromorpha Hemsl.
凭证标本：灌阳县普查队 450327160408010LY（IBK、CMMI）
功效：果，下乳、补血。
功效来源：《全国中草药汇编》

粗叶榕 五指毛桃
Ficus hirta Vahl
功效：根，健脾补肺、行气利湿、舒筋活络。茎叶，健脾化湿、祛瘀消肿、止咳。
功效来源：《广西壮族自治区壮药质量标准 第二卷》（2011年版）
注：本种在县域内普遍分布。

榕树
Ficus microcarpa L. f.
功效：叶，清热祛湿、化痰止咳、活血散瘀。气根，发汗、清热、透疹。
功效来源：《广西壮族自治区壮药质量标准 第二卷》（2011年版）
注：本种在县域内普遍分布。

全缘琴叶榕
Ficus pandurata Hance var. *holophylla* Migo
凭证标本：灌阳县普查队 450327150809029LY（IBK、GXMG、CMMI）
功效：根、叶，祛风除湿、舒筋通络、活血调经、解毒消肿。花托，清热解毒。
功效来源：《药用植物辞典》

薜荔 王不留行
Ficus pumila L.
凭证标本：灌阳县普查队 450327160408067LY（IBK、CMMI）
功效：花序托，补肾固精、利湿通乳。
功效来源：《广西壮族自治区壮药质量标准 第一卷》（2008年版）

船梨榕 梨果榕
Ficus pyriformis Hook. et Arn.

凭证标本：灌阳县普查队 450327160416036LY（IBK）

功效：茎，清热利水、止痛。

功效来源：《中华本草》

匍茎榕

Ficus sarmentosa Buch.-Ham. ex Sm. var. *sarmentosa*

凭证标本：蒋庆坤 301（IBK）

功效：茎、叶，祛风除湿、止痛。藤、根，祛风化湿。果实，消肿败毒、止血。

功效来源：《药用植物辞典》

爬藤榕

Ficus sarmentosa Buch.-Ham. ex Sm. var. *impressa* (Champion ex Bentham) Corner

凭证标本：灌阳县普查队 450327150806048LY（IBK）

功效：根、茎，祛风除湿、行气活血、消肿止痛。

功效来源：《中华本草》

薄叶爬藤榕

Ficus sarmentosa Buch.-Ham. ex Sm. var. *lacrymans* (Lév.) Corner

凭证标本：灌阳县普查队 450327150614025LY（IBK、GXMG、CMMI）

功效：根、藤、种子，清热解毒、祛风通络、舒筋活血、止痛。

功效来源：《药用植物辞典》

竹叶榕

Ficus stenophylla Hemsl.

凭证标本：灌阳县普查队 450327150615001LY（IBK）

功效：全株，祛痰止咳、行气活血、祛风除湿。

功效来源：《全国中草药汇编》

地果 地瓜果

Ficus tikoua Bureau

功效：榕果，清热解毒、涩精止遗。

功效来源：《中华本草》

注：本种在县域内普遍分布。

斜叶榕

Ficus tinctoria G. Forst. subsp. *gibbosa* (Blume) Corner

功效：树皮，清热利湿、解毒。

功效来源：《中华本草》

注：《广西植物名录》有记载。

岩木瓜

Ficus tsiangii Merr. ex Corner

凭证标本：灌阳县普查队 450327160413002LY（IBK）

功效：根，用于肝炎。

功效来源：《药用植物辞典》

变叶榕

Ficus variolosa Lindl. ex Benth.

凭证标本：灌阳县普查队 450327150805040LY（IBK）

功效：根，祛风除湿、活血止痛。

功效来源：《中华本草》

黄葛树 雀榕叶

Ficus virens Aiton

功效：叶，清热解毒、除湿止痒。根，清热解毒。

功效来源：《中华本草》

注：《广西植物名录》有记载。

柘属 *Maclura* Nutt.

构棘 穿破石

Maclura cochinchinensis (Lour.) Corner

功效：根，祛风通络、清热除湿、解毒消肿。

功效来源：《广西壮族自治区壮药质量标准　第三卷》（2018年版）

注：《广西植物名录》有记载。

柘 穿破石

Maclura tricuspidata Carrière

功效：根，祛风通络、清热除湿、解毒消肿。

功效来源：《广西壮族自治区壮药质量标准　第三卷》（2018年版）

注：《广西植物名录》有记载。

桑属 *Morus* L.

桑 桑椹

Morus alba L.

凭证标本：灌阳县普查队 450327160415002LY（IBK、CMMI）

功效：果穗，补血滋阴、生津润燥。

功效来源：《中国药典》（2020年版）

鸡桑 鸡桑叶

Morus australis Poir.

凭证标本：灌阳县普查队 450327160408069LY（IBK、CMMI）

功效：叶，清热解表、宣肺止咳。根或根皮，清肺、凉血、利湿。

功效来源：《中华本草》

蒙桑

Morus mongolica (Bureau) C. K. Schneid

功效：叶，清热、祛风、清肺止咳、凉血明目。桑根白皮，利尿消肿、止咳平喘。果实，益肠胃、补肝肾、养血祛风。

功效来源：《药用植物辞典》

注：《广西植物名录》有记载。

169. 荨麻科 Urticaceae

苎麻属 *Boehmeria* Jacq.

野线麻 水禾麻

Boehmeria japonica (L. f.) Miq.

凭证标本：灌阳县普查队 450327151125063LY（IBK、CMMI）

功效：全草，祛风除湿、接骨、解表寒。

功效来源：《中药大辞典》

苎麻 苎麻根

Boehmeria nivea (L.) Gaudich.

功效：根、根茎，清热毒、凉血止血。

功效来源：《广西壮族自治区壮药质量标准 第一卷》（2008年版）

注：《广西植物名录》有记载。

长叶苎麻 水苎麻

Boehmeria penduliflora Wedd. ex Long

功效：全草，祛风除湿、通络止痛。

功效来源：《中华本草》

注：本种在县域内普遍分布。

糯米团属 *Gonostegia* Turcz.

糯米团 糯米藤

Gonostegia hirta (Blume ex Hassk.) Miq.

功效：全草，清热解毒、止血、健脾。

功效来源：《中华本草》

注：《广西植物名录》有记载。

艾麻属 *Laportea* Gaudich.

葡萄叶艾麻 麻风草根

Laportea violacea Gagnep.

凭证标本：灌阳县普查队 450327151124017LY（IBK、CMMI）

功效：根，健胃镇静。

功效来源：《广西中药材标准 第一册》

水丝麻属 *Maoutia* Wedd.

水丝麻

Maoutia puya (Hook.) Wedd.

凭证标本：灌阳县普查队 450327160727008LY（IBK）

功效：根，清热解毒、消肿止痛、疮疖红肿。

功效来源：《药用植物辞典》

花点草属 *Nanocnide* Blume

毛花点草 雪药

Nanocnide lobata Wedd.

凭证标本：灌阳县普查队 450327151125057LY（IBK）

功效：全草，通经活血。

功效来源：《中华本草》

紫麻属 *Oreocnide* Miq.

紫麻

Oreocnide frutescens (Thunb.) Miq.

凭证标本：灌阳县普查队 450327150806003LY（IBK）

功效：全株，行气、活血。

功效来源：《中华本草》

广西紫麻 广西花点草根

Oreocnide kwangsiensis Hand.-Mazz.

凭证标本：灌阳县普查队 450327151128016LY（IBK）

功效：根，接骨愈伤、解毒消肿。

功效来源：《中华本草》

赤车属 *Pellionia* Gaudich.

短叶赤车 猴接骨草

Pellionia brevifolia Benth.

凭证标本：灌阳县普查队 450327150613021LY（IBK、CMMI）

功效：全草，活血逐瘀、消肿止痛。

功效来源：《中华本草》

赤车

Pellionia radicans (Sieb. et Zucc.) Wedd.

凭证标本：灌阳县普查队 450327151127017LY（IBK、GXMG、CMMI）

功效：全草、根，祛瘀、消肿、解毒、止痛。

功效来源：《全国中草药汇编》

冷水花属 *Pilea* Lindl.

湿生冷水花 四轮草

Pilea aquarum Dunn

凭证标本：灌阳县普查队 450327151127005LY（IBK、GXMG、CMMI）

功效：全草，清热解毒。

功效来源：《中华本草》

石油菜

Pilea cavaleriei H. Lév.

凭证标本：灌阳县普查队 450327150614020LY（IBK、GXMG、CMMI）

功效：全草，清热解毒、润肺止咳、消肿止痛。

功效来源：《全国中草药汇编》

冷水花

Pilea notata C. H. Wright

凭证标本：灌阳县普查队 450327150805045LY（IBK）

功效：全草，清热利湿。

功效来源：《全国中草药汇编》

盾叶冷水花 背花疮

Pilea peltata Hance

凭证标本：灌阳县普查队 450327160728032LY（IBK）

功效：全草，清热解毒、祛痰化瘀。

功效来源：《中华本草》

粗齿冷水花 紫绿草

Pilea sinofasciata C. J. Chen

凭证标本：灌阳县普查队 450327150805063LY（IBK）

功效：全草，理气止痛。

功效来源：《全国中草药汇编》

玻璃草 三角叶冷水花

Pilea swinglei Merr.

凭证标本：灌阳县普查队 450327170415010LY（IBK）

功效：全草，清热解毒、祛瘀止痛。

功效来源：《中华本草》

雾水葛属 *Pouzolzia* Gaudich.

红雾水葛 大粘药

Pouzolzia sanguinea (Blume) Merr.

凭证标本：灌阳县普查队 450327151125043LY（IBK）

功效：叶、根，祛风湿、舒筋络。

功效来源：《全国中草药汇编》

雾水葛

Pouzolzia zeylanica (L.) Benn. et R. Br.

凭证标本：灌阳县普查队 450327151125058LY（IBK）

功效：全草，清热利湿、解毒排脓。

功效来源：《全国中草药汇编》

170. 大麻科 Cannabaceae

大麻属 *Cannabis* L.

大麻 火麻仁

Cannabis sativa L.

功效：果实，润肠通便。

功效来源：《中国药典》（2020年版）

注：民间常见栽培品种。

葎草属 *Humulus* L.

葎草

Humulus scandens (Lour.) Merr.

凭证标本：灌阳县普查队 450327150803052LY（IBK、CMMI）

功效：全草，清热解毒、利尿消肿。

功效来源：《全国中草药汇编》

171. 冬青科 Aquifoliaceae

冬青属 *Ilex* L.

满树星

Ilex aculeolata Nakai

凭证标本：灌阳县普查队 450327160409009LY（IBK）

功效：根皮、叶，清热解毒、止咳化痰。

功效来源：《中华本草》

冬青 四季青

Ilex chinensis Sims

凭证标本：灌阳县普查队 450327150804051LY（IBK）

功效：根皮、叶、种子，清热解毒、生肌敛疮、活血止血。

功效来源：《全国中草药汇编》

厚叶冬青

Ilex elmerrilliana S. Y. Hu

凭证标本：灌阳县普查队 450327150809023LY（IBK、GXMG、CMMI）

功效：根、叶，消炎、解毒。

功效来源：《药用植物辞典》

榕叶冬青 上山虎

Ilex ficoidea Hemsl.

凭证标本：灌阳县普查队 450327170414003LY（IBK）

功效：根，清热解毒、活血止血。

功效来源：《中华本草》

海南冬青 山绿茶

Ilex hainanensis Merr.

功效：叶，清热平肝、消肿止痛、活血通脉。

功效来源：《广西壮族自治区壮药质量标准 第一卷》（2008年版）

注：《广西植物名录》有记载。

广东冬青

Ilex kwangtungensis Merr.

凭证标本：灌阳县普查队 450327151128009LY（IBK）

功效：根、叶，清热解毒、消肿止痛、消炎。

功效来源：《药用植物辞典》

长梗冬青

Ilex macrocarpa Oliv. var. *longipedunculata* S. Y. Hu

功效：根、枝、叶，清热解毒、消肿止痒、祛瘀、止血固精。

功效来源：《药用植物辞典》

注：《广西中药资源名录》有记载。

小果冬青

Ilex micrococca Maxim.

凭证标本：陈照宙 52304（IBK）

功效：根、叶，清热解毒、消炎、消肿止痛。

功效来源：《药用植物辞典》

具柄冬青

Ilex pedunculosa Miq.

凭证标本：陈照宙 52471（IBK）

功效：树皮，活血止血、清热解毒。种子，驱风。

叶，清热解毒、止血止痛。

功效来源：《药用植物辞典》

毛冬青

Ilex pubescens Hook. et Arn.

凭证标本：灌阳县普查队 450327150805033LY（IBK、CMMI）

功效：根，凉血、活血、通脉、消炎解毒。

功效来源：《广西壮族自治区壮药质量标准 第二卷》（2011年版）

铁冬青 救必应

Ilex rotunda Thunb.

凭证标本：灌阳县普查队 450327151128025LY（IBK）

功效：树皮，清热解毒、利湿止痛。

功效来源：《中国药典》（2020年版）

香冬青

Ilex suaveolens (H. Lév.) Loes.

凭证标本：灌阳县普查队 450327150804013LY（IBK）

功效：根、叶，清热解毒、消炎。

功效来源：《药用植物辞典》

四川冬青

Ilex szechwanensis Loes.

凭证标本：灌阳县普查队 450327151020010LY（IBK）

功效：果实，祛风、补虚。叶，清热解毒、活血止血。根皮，祛瘀、补益肌肤。

功效来源：《药用植物辞典》

三花冬青 小冬青

Ilex triflora Blume

功效：根，清热解毒。

功效来源：《桂本草 第二卷》（上）

注：《广西植物名录》有记载。

尾叶冬青

Ilex wilsonii Loes.

凭证标本：灌阳县普查队 450327160414011LY（IBK、CMMI）

功效：根、叶，清热解毒、消炎。

功效来源：《药用植物辞典》

173. 卫矛科 Celastraceae

南蛇藤属 *Celastrus* L.

过山枫

Celastrus aculeatus Merr.

凭证标本：灌阳县普查队 450327160722002LY（IBK、CMMI）

功效：藤茎，清热解毒、祛风除湿。

功效来源：《广西壮族自治区瑶药材质量标准 第一卷》（2014年版）

苦皮藤 苦树皮

Celastrus angulatus Maxim.

凭证标本：灌阳县普查队 450327150804029LY（IBK）

功效：根、根皮，清热利湿、杀虫。

功效来源：《全国中草药汇编》

大芽南蛇藤 霜红藤、绵藤

Celastrus gemmatus Loes.

凭证标本：灌阳县普查队 450327160725007LY（IBK）

功效：根，舒筋活血、散瘀。根、叶，化瘀消肿、止血生肌。

功效来源：《全国中草药汇编》

圆叶南蛇藤 称星蛇

Celastrus kusanoi Hayata

凭证标本：灌阳县普查队 450327160509004LY（IBK）

功效：根，宣肺除痰、止咳解毒。

功效来源：《全国中草药汇编》

窄叶南蛇藤

Celastrus oblanceifolius C. H. Wang et P. C. Tsoong

凭证标本：灌阳县普查队 450327150613042LY（IBK、CMMI）

功效：根、茎，祛风除湿、活血行气、解毒消肿。

功效来源：《中华本草》

短梗南蛇藤 短柄南蛇藤根

Celastrus rosthornianus Loes. var. *rosthornianus*

凭证标本：灌阳县普查队 450327160411010LY（IBK、GXMG）

功效：根、根皮、茎、叶，祛风除湿、活血止痛、解毒消肿。果实，宁心安神。

功效来源：《中华本草》

宽叶短梗南蛇藤

Celastrus rosthornianus Loes. var. *loeseneri* (Rehder et E. H. Wilson) C. Y. Wu

凭证标本：灌阳县普查队 450327160411009LY（IBK、GXMG）

功效：根，祛风除湿、行气散血、消肿解毒。茎藤，祛风湿、活血脉。

功效来源：《药用植物辞典》

皱叶南蛇藤

Celastrus rugosus Rehder et E. H. Wilson

凭证标本：灌阳县普查队 450327150804027LY（IBK）

功效：根，用于风湿痹症、劳伤、小儿麻疹、瘾疹。

功效来源：《药用植物辞典》

卫矛属 *Euonymus* L.

卫矛

Euonymus alatus (Thunb.) Sieb.

凭证标本：灌阳县普查队 450327160411013LY（IBK、GXMG）

功效：根、带翅的枝及叶，行血通经、散瘀止痛。

功效来源：《全国中草药汇编》

裂果卫矛

Euonymus dielsianus Loes. et Diels

凭证标本：灌阳县普查队 450327150614024LY（IBK、GXMG、CMMI）

功效：根、茎皮、果实，活血化瘀、强筋健骨。

功效来源：《药用植物辞典》

棘刺卫矛

Euonymus echinatus Wall.

凭证标本：灌阳县普查队 450327151020013LY（IBK）

功效：树皮，充杜仲用。用于腰酸背痛。

功效来源：《药用植物辞典》

扶芳藤

Euonymus fortunei (Turcz.) Hand.-Mazz.

凭证标本：灌阳县普查队 450327150616024LY（IBK）

功效：地上部分，益气血、补肝肾、舒筋活络。

功效来源：《广西壮族自治区壮药质量标准 第一卷》（2008年版）

西南卫矛

Euonymus hamiltonianus Wall. et Roxb.

凭证标本：灌阳县普查队 450327160718047LY（IBK）

功效：根、根皮、茎皮、枝叶，祛风湿、强筋骨、活血解毒。

功效来源：《中华本草》

冬青卫矛 扶芳藤

Euonymus japonicus Thunb.

凭证标本：灌阳县普查队 450327170417009LY（IBK）

功效：地上部分，益气血、补肝肾、舒筋活络。

功效来源：《广西中药材标准 第一册》

疏花卫矛 山杜仲

Euonymus laxiflorus Champ. ex Benth.

功效：根皮、树皮，祛风湿、强筋骨。

功效来源：《全国中草药汇编》

注：《广西植物名录》有记载。

大果卫矛

Euonymus myrianthus Hemsl.

凭证标本：灌阳县普查队 450327151022007LY（IBK）

功效：根、茎，益肾壮腰、化瘀利湿。

功效来源：《中华本草》

中华卫矛

Euonymus nitidus Benth.

凭证标本：灌阳县普查队 450327151129006LY（IBK）

功效：全株，舒筋活络、强筋健骨。

功效来源：《药用植物辞典》

长刺卫矛

Euonymus wilsonii Sprague

凭证标本：灌阳县普查队 450327160408058LY（IBK、CMMI）

功效：根，祛风除湿、止痛。

功效来源：《全国中草药汇编》

假卫矛属 *Microtropis* Wall. ex Meisn.

福建假卫矛

Microtropis fokienensis Dunn

凭证标本：陈照宙 52507（IBK）

功效：枝、叶，消肿散瘀、接骨。

功效来源：《药用植物辞典》

密花假卫矛

Microtropis gracilipes Merr. et F. P. Metcalf

凭证标本：陈照宙 52360（IBK）

功效：根，利尿。

功效来源：《药用植物辞典》

雷公藤属 *Tripterygium* Hook. f.

粉背雷公藤 掉毛草

Tripterygium hypoglaucum (H. Lév.) Hutch.

凭证标本：灌阳县普查队 450327150804031LY（IBK）

功效：全草，祛风除湿、活血散瘀、续筋接骨。

功效来源：《全国中草药汇编》

雷公藤

Tripterygium wilfordii Hook. f.

凭证标本：灌阳县普查队 450327151021031LY（IBK）

功效：木质部，祛风除湿、活血通络、杀虫解毒。

功效来源：《中华本草》

178. 翅子藤科 Hippocrateaceae

五层龙属 *Salacia* L.

五层龙 杪拉木

Salacia prinoides (Willd.) DC.

凭证标本：灌阳县普查队 450327150804068LY（IBK）

功效：根，祛风通络、通经活血。

功效来源：《中华本草》

无柄五层龙

Salacia sessiliflora Hand.-Mazz.

凭证标本：灌阳县普查队 450327151129025LY（IBK）

功效：果实，用于胃痛。

功效来源：《药用植物辞典》

179. 茶茱萸科 Icacinaceae

定心藤属 *Mappianthus* Hand.–Mazz.

定心藤 甜果藤

Mappianthus iodoides Hand.-Mazz.

凭证标本：灌阳县普查队 450327160716005LY（IBK）

功效：根、藤茎，活血调经、祛风除湿。

功效来源：《中华本草》

假柴龙树属 *Nothapodytes* Blume

马比木

Nothapodytes pittosporoides (Oliv.) Sleum.

凭证标本：灌阳县普查队 450327150616033LY（IBK）

功效：根皮，祛风除湿、理气散寒。

功效来源：《中华本草》

182. 铁青树科 Olacaceae

青皮木属 *Schoepfia* Schreb.

华南青皮木 碎骨仔树

Schoepfia chinensis Gardner et Champ.

凭证标本：灌阳县普查队 450327160409010LY（IBK）

功效：根、树枝、叶，清热利湿、活血止痛。

功效来源：《中华本草》

青皮木 脆骨风

Schoepfia jasminodora Sieb. et Zucc.

凭证标本：灌阳县普查队 450327160416025LY（IBK）

功效：全株，散瘀、消肿止痛。

功效来源：《全国中草药汇编》

185. 桑寄生科 Loranthaceae

离瓣寄生属 *Helixanthera* Lour.

离瓣寄生 五瓣寄生

Helixanthera parasitica Lour.

功效：枝叶，祛风湿、止咳、止痢。

功效来源：《广西药用植物名录》

注：《广西植物名录》有记载。

桑寄生属 *Loranthus* Jacq.

椆树桑寄生

Loranthus delavayi Tiegh.

凭证标本：陈照宙 52215（IBSC）

功效：枝叶，补肝肾、祛风湿、止血、安胎。

功效来源：《中华本草》

鞘花属 *Macrosolen* (Blume) Reichb.

双花鞘花

Macrosolen bibracteolatus (Hance) Danser

功效：枝叶，祛风湿。

功效来源：《中华本草》

注：《广西植物名录》有记载。

鞘花 杉寄生

Macrosolen cochinchinensis (Lour.) Tiegh.

功效：茎枝、叶，祛风湿、补肝肾、活血止痛、止咳。

功效来源：《中华本草》

注：《广西植物名录》有记载。

梨果寄生属 *Scurrula* L.

红花寄生

Scurrula parasitica L.

凭证标本：灌阳县普查队 450327151129029LY（IBK）

功效：枝叶，祛风湿、强筋骨、活血解毒。

功效来源：《中华本草》

钝果寄生属 *Taxillus* Tiegh.

广寄生 桑寄生

Taxillus chinensis (DC.) Danser

凭证标本：灌阳县普查队 450327150803024LY（IBK）

功效：枝叶，补肝肾、强筋骨、祛风湿、安胎元。

功效来源：《中国药典》（2020年版）

锈毛钝果寄生

Taxillus levinei (Merr.) H. S. Kiu

功效：枝叶，清肺止咳、祛风湿。

功效来源：《中华本草》

注：《广西植物名录》有记载。

木兰寄生

Taxillus limprichtii (Grüning) H. S. Kiu

功效：茎枝，补肝肾、祛风湿、安胎。

功效来源：《中华本草》

注：《广西植物名录》有记载。

桑寄生

Taxillus sutchuenensis (Lecomte) Danser

凭证标本：陈照宙 52516（IBK）

功效：枝叶，补肝肾、强筋骨、祛风湿、安胎。

功效来源：《广西壮族自治区壮药质量标准 第二卷》（2011年版）

大苞寄生属 *Tolypanthus* (Blume) Reichb.

大苞寄生

Tolypanthus maclurei (Merr.) Danser

凭证标本：灌阳县普查队 450327150809007LY（IBK、GXMG、CMMI）

功效：枝叶，补肝肾、强筋骨、祛风除湿。

功效来源：《中华本草》

槲寄生属 *Viscum* L.

棱枝槲寄生 柿寄生

Viscum diospyrosicolum Hayata

功效：枝叶，祛风湿、强筋骨、止咳、降压。

功效来源：《中华本草》

注：《广西植物名录》有记载。

枫香槲寄生 枫香寄生

Viscum liquidambaricolum Hayata

功效：枝叶，祛风除湿、舒筋活血。

功效来源：《中华本草》

注：《广西植物名录》有记载。

189. 蛇菰科 Balanophoraceae

蛇菰属 *Balanophora* J. R. Forst. et G. Forst.

红冬蛇菰 葛蕈

Balanophora harlandii Hook. f.

凭证标本：灌阳县普查队 450327151123011LY（IBK）

功效：全草，凉血止血、清热解毒。

功效来源：《中华本草》

190. 鼠李科 Rhamnaceae

勾儿茶属 *Berchemia* Neck. ex DC.

多花勾儿茶

Berchemia floribunda (Wall.) Brongn.

凭证标本：灌阳县普查队 450327160409038LY（IBK）

功效：根，健脾利湿、通经活络。茎、叶，清热解毒、利尿。

功效来源：《药用植物辞典》

光枝勾儿茶

Berchemia polyphylla Wall. ex Lawson var. *leioclada* (Hand.-Mazz.) Hand.-Mazz.

凭证标本：灌阳县普查队 450327150809001LY（IBK、GXMG、CMMI）

功效：根，止咳、祛痰、平喘、安神。

功效来源：《全国中草药汇编》

枳椇属 *Hovenia* Thunb.

枳椇 枳椇子

Hovenia acerba Lindl.

功效：带果序轴的果实，止渴除烦、解酒毒、利尿通便。

功效来源：《广西壮族自治区壮药质量标准 第二卷》（2011年版）

注：《广西植物名录》有记载。

马甲子属 *Paliurus* Tourn. ex Mill.

铜钱树 金钱木根

Paliurus hemsleyanus Rehder

凭证标本：灌阳县普查队 450327150804063LY（IBK）

功效：根，补气。

功效来源：《中华本草》

马甲子 铁篱笆

Paliurus ramosissimus (Lour.) Poir.

凭证标本：灌阳县普查队 450327150803039LY（IBK、CMMI）

功效：刺、花及叶，清热解毒。

功效来源：《中华本草》

鼠李属 *Rhamnus* L.

长叶冻绿 黎辣根

Rhamnus crenata Sieb. et Zucc.

凭证标本：灌阳县普查队 450327150807029LY（IBK）

功效：根、根皮，清热解毒、杀虫利湿。

功效来源：《中华本草》

贵州鼠李

Rhamnus esquirolii H. Lév.

凭证标本：灌阳县普查队 450327150803033LY（IBK、CMMI）

功效：根、叶、果，清热利湿、活血消积、理气止痛。

功效来源：《药用植物辞典》

黄鼠李

Rhamnus fulvotincta Metcalf

凭证标本：灌阳县普查队 450327150806045LY（IBK）

功效：全株、根，解毒、祛风湿、清肝明目。

功效来源：《药用植物辞典》

薄叶鼠李 绛梨木

Rhamnus leptophylla C. K. Schneid.

凭证标本：灌阳县普查队 450327150803020LY（IBK）

功效：根、果实，消食顺气、活血祛瘀。

功效来源：《全国中草药汇编》

尼泊尔鼠李

Rhamnus napalensis (Wall.) Lawson

凭证标本：灌阳县普查队 450327170101001LY（IBK、GXMG）

功效：叶、根、果实，祛风除湿、利水消肿。

功效来源：《药用植物辞典》

冻绿

Rhamnus utilis Decne.

凭证标本：灌阳县普查队 450327160720002LY（IBK）

功效：叶、果实，止痛、消食。

功效来源：《中华本草》

雀梅藤属 *Sageretia* Brongn.
钩刺雀梅藤
Sageretia hamosa (Wall.) Brongn.
凭证标本：灌阳县普查队 450327151126018LY（IBK、GXMG）
功效：根，用于风湿痹痛、跌打损伤。
功效来源：《广西药用植物名录》

梗花雀梅藤
Sageretia henryi Drumm. et Sprague
凭证标本：灌阳县普查队 450327160411030LY（IBK、GXMG）
功效：果实，清热、降火。
功效来源：《中华本草》

皱叶雀梅藤
Sageretia rugosa Hance
凭证标本：灌阳县普查队 450327170413004LY（IBK、CMMI）
功效：根，舒筋活络。
功效来源：《药用植物辞典》

191. 胡颓子科 Elaeagnaceae
胡颓子属 *Elaeagnus* L.
密花胡颓子
Elaeagnus conferta Roxb.
凭证标本：灌阳县普查队 450327160411002LY（IBK、GXMG）
功效：根，祛风通络、行气止痛。果实，收敛止泻。
功效来源：《药用植物辞典》

巴东胡颓子
Elaeagnus difficilis Servettaz
凭证标本：灌阳县普查队 450327151021028LY（IBK）
功效：根，温下焦、祛寒湿、收敛止泻。
功效来源：《药用植物辞典》

蔓胡颓子
Elaeagnus glabra Thunb.
凭证标本：灌阳县普查队 450327151123001LY（IBK）
功效：果实，收敛止泻、健脾消食、止咳平喘、止血。
功效来源：《中华本草》

角花胡颓子
Elaeagnus gonyanthes Benth.
凭证标本：灌阳县普查队 450327151126024LY（IBK、GXMG）
功效：叶，平喘止咳。根，祛风通络、行气止痛、消肿解毒。果，收敛止泻。
功效来源：《全国中草药汇编》

攀缘胡颓子
Elaeagnus sarmentosa Rehder
凭证标本：灌阳县普查队 450327160410015LY（IBK、CMMI）
功效：根、叶、果实，止咳定喘、收敛止泻。
功效来源：《药用植物辞典》

193. 葡萄科 Vitaceae
蛇葡萄属 *Ampelopsis* Michx.
蓝果蛇葡萄 上山龙
Ampelopsis bodinieri (H. Lév. et Vaniot) Rehder
凭证标本：灌阳县普查队 450327150806001LY（IBK）
功效：根皮，消肿解毒、止血、止痛、排脓生肌、祛风湿。
功效来源：《全国中草药汇编》

广东蛇葡萄 甜茶藤
Ampelopsis cantoniensis (Hook. et Arn.) K. Koch
凭证标本：灌阳县普查队 450327151124003LY（IBK）
功效：茎叶、根，清热解毒、利湿消肿。
功效来源：《中华本草》

羽叶蛇葡萄
Ampelopsis chaffanjonii (H. Lév.) Rehder
凭证标本：灌阳县普查队 450327160727011LY（IBK）
功效：茎藤，祛风除湿。
功效来源：《药用植物辞典》

三裂蛇葡萄 金刚散
Ampelopsis delavayana Planch. ex Franch.
凭证标本：灌阳县普查队 450327160720007LY（IBK）
功效：根、茎藤，清热利湿、活血通络、止血生肌、解毒消肿。
功效来源：《中华本草》

蛇葡萄 蝙蝠葛
Ampelopsis glandulosa (Wall.) Momiy. var. *glandulosa*
凭证标本：灌阳县普查队 450327150803032LY（IBK、CMMI）
功效：根或根茎，利尿、消炎、止血。叶，清热解毒、消肿止痛。
功效来源：《广西壮族自治区壮药质量标准 第三卷》（2018年版）

异叶蛇葡萄
Ampelopsis glandulosa (Wall.) Momiy. var. *heterophylla* (Thunb.) Momiy.
凭证标本：灌阳县普查队 450327160717006LY（IBK、GXMG、CMMI）
功效：根、根皮，清热解毒、祛风活络。茎叶，利尿、消炎、止血。

功效来源：《药用植物辞典》

牯岭蛇葡萄

Ampelopsis glandulosa (Wall.) Momiy. var. *kulingensis* (Rehder) Momiy.

凭证标本：灌阳县普查队 450327150808018LY（IBK）

功效：根、茎、叶，清热解毒、祛风活络、消炎、利尿、消肿、止血。

功效来源：《药用植物辞典》

显齿蛇葡萄 甜茶藤

Ampelopsis grossedentata (Hand.-Mazz.) W. T. Wang

凭证标本：灌阳县普查队 450327150615012LY（IBK）

功效：茎叶、根，清热解毒、利湿消肿。

功效来源：《中华本草》

白蔹

Ampelopsis japonica (Thunb.) Makino

凭证标本：灌阳调查队 6–4199（GXMI）

功效：根，清热解毒、消痈散结、敛疮生肌。

功效来源：《中国药典》（2020年版）

毛枝蛇葡萄

Ampelopsis rubifolia (Wall.) Planch.

凭证标本：灌阳县普查队 450327150615036LY（IBK）

功效：根皮，活血散瘀、解毒、生肌长骨、祛风除湿。

功效来源：《药用植物辞典》

乌蔹莓属 *Cayratia* Juss.

乌蔹莓

Cayratia japonica (Thunb.) Gagnep.

凭证标本：灌阳县普查队 450327150614005LY（IBK、GXMG、CMMI）

功效：全草，解毒消肿、清热利湿。

功效来源：《中华本草》

白粉藤属 *Cissus* L.

苦郎藤 风叶藤

Cissus assamica (M. A. Lawson) Craib

凭证标本：灌阳县普查队 450327150805003LY（IBK、CMMI）

功效：根，拔脓消肿、散瘀止痛。

功效来源：《全国中草药汇编》

地锦属 *Parthenocissus* Planch.

地锦 爬山虎

Parthenocissus tricuspidata (Sieb. et Zucc.) Planch.

功效：根、茎，祛风通络、活血解毒。

功效来源：《全国中草药汇编》

注：本种在县域内普遍分布。

崖爬藤属 *Tetrastigma* (Miq.) Planch.

三叶崖爬藤 三叶青

Tetrastigma hemsleyanum Diels et Gilg

凭证标本：灌阳县普查队 450327160410025LY（IBK、CMMI）

功效：全草，清热解毒、活血祛风、舒筋活络。

功效来源：《广西壮族自治区壮药质量标准 第三卷》（2018年版）

崖爬藤 走游草

Tetrastigma obtectum (Wall. ex Lawson) Planch. ex Franch.

凭证标本：灌阳县普查队 450327170415003LY（IBK）

功效：全株，祛风活络、活血止痛。

功效来源：《全国中草药汇编》

扁担藤

Tetrastigma planicaule (Hook. f.) Gagnep.

功效：藤茎，祛风除湿、舒筋活络。

功效来源：《广西壮族自治区壮药质量标准 第二卷》（2011年版）

注：本种在县域内普遍分布。

葡萄属 *Vitis* L.

闽赣葡萄

Vitis chungii F. P. Metcalf

凭证标本：灌阳县普查队 450327160725013LY（IBK）

功效：全株，消肿拔毒。

功效来源：《药用植物辞典》

刺葡萄

Vitis davidii (Roman. du Caill.) Foex.

凭证标本：灌阳县普查队 450327170418006LY（IBK、CMMI）

功效：根，祛风湿、利小便。

功效来源：《全国中草药汇编》

葛藟葡萄 葛藟

Vitis flexuosa Thunb.

凭证标本：灌阳县普查队 450327150803048LY（IBK、CMMI）

功效：根、茎、果实，补五脏、续筋骨、长肌肉。

功效来源：《全国中草药汇编》

毛葡萄

Vitis heyneana Roem. et Schult.

凭证标本：灌阳县普查队 450327160725002LY（IBK）

功效：根皮，调经活血、补虚止带、清热解毒、生肌、利湿。全株，止血、祛风湿、安胎、解热。叶，清热利湿、消肿解毒。

功效来源：《药用植物辞典》

葡萄

Vitis vinifera L.

功效：果，解表透疹、利尿、安胎。根、藤，祛风湿、利尿。

功效来源：《全国中草药汇编》

注：民间常见栽培品种。

俞藤属 Yua C. L. Li

俞藤

Yua thomsonii (Lawson) C. L. Li

凭证标本：灌阳县普查队 450327160726013LY（IBK、CMMI）

功效：根、藤茎，清热解毒、祛风除湿。

功效来源：《药用植物辞典》

194. 芸香科 Rutaceae

石椒草属 *Boenninghausenia* Reich. ex Meisn.

臭节草 岩椒草

Boenninghausenia albiflora (Hook.) Rchb. ex Meisn.

凭证标本：灌阳县普查队 450327160718007LY（IBK）

功效：全草，解表截疟、活血散瘀。

功效来源：《中华本草》

柑橘属 Citrus L.

宜昌橙

Citrus ichangensis Swingle

功效：果实，化痰止咳、生津健胃、止血消炎、祛瘀止痛。根，行气止痛、止咳平喘。

功效来源：《药用植物辞典》

注：民间常见栽培品种。

柚 橘红

Citrus maxima (Burm.) Merr.

凭证标本：灌阳县普查队 450327170415014LY（IBK）

功效：未成熟或近成熟的外层果皮，理气宽中、燥湿化痰。

功效来源：《中国药典》（2020年版）

香橼

Citrus medica L. var. *medica*

功效：果实，疏肝理气、宽中化痰。

功效来源：《中国药典》（2020年版）

注：民间常见栽培品种。

佛手

Citrus medica L. var. *sarcodactylis* Swingle

功效：果实，疏肝理气、和胃止痛、燥湿化痰。

功效来源：《中国药典》（2020年版）

注：民间常见栽培品种。

柑橘 青皮

Citrus reticulata Blanco

凭证标本：灌阳县普查队 450327160728019LY（IBK）

功效：幼果或未成熟果皮，疏肝破气、消积化滞。

功效来源：《中国药典》（2020年版）

甜橙 枳实

Citrus sinensis (L.) Osbeck

功效：幼果，破气消积、化痰散痞。

功效来源：《中国药典》（2020年版）

注：《广西植物名录》有记载。

黄皮属 *Clausena* Burm. f.

齿叶黄皮 野黄皮

Clausena dunniana H. Lév.

凭证标本：灌阳县普查队 450327150806060LY（IBK）

功效：叶、根，疏风解表、除湿消肿、行气散瘀。

功效来源：《中华本草》

黄皮

Clausena lansium (Lour.) Skeels

功效：叶，疏风解表、除痰行气。成熟种子，理气、消滞、散结、止痛。

功效来源：《广西壮族自治区壮药质量标准 第一卷》（2008年版）

注：民间常见栽培品种。

金橘属 *Fortunella* Swingle

山橘

Fortunella hindsii (Champ. ex Benth.) Swingle

功效：根，醒脾行气。果，宽中化痰下气。

功效来源：《全国中草药汇编》

注：《广西植物名录》有记载。

蜜茱萸属 *Melicope* J. R. Forst. et G. Forst.

三桠苦 三叉苦

Melicope pteleifolia (Champ. ex Benth.) Hartley

功效：茎，清热解毒、祛风除湿、消肿止痛。

功效来源：《广西壮族自治区壮药质量标准 第一卷》（2008年版）

注：《广西植物名录》有记载。

九里香属 *Murraya* J. König ex L.

九里香

Murraya exotica L.

功效：叶、带叶嫩枝，行气止痛、活血散瘀。

功效来源：《中国药典》（2020年版）

注：《广西植物名录》有记载。

千里香 九里香

Murraya paniculata (L.) Jack.

凭证标本：灌阳县普查队 450327151129002LY（IBK）
功效：叶、带叶嫩枝，行气止痛、活血散瘀。
功效来源：《中国药典》（2020年版）

黄檗属 *Phellodendron* Rupr.
秃叶黄檗 黄柏
Phellodendron chinense C. K. Schneid. var. *glabriusculum* C. K. Schneid
凭证标本：灌阳县普查队 450327160725015LY（IBK）
功效：树皮，清热燥湿、泻火解毒。
功效来源：《中国药典》（2020年版）

裸芸香属 *Psilopeganum* Hemsl.
裸芸香 虱子草
Psilopeganum sinense Hemsl.
功效：全草，解表、止呕定喘。根，治腰痛。
功效来源：《全国中草药汇编》
注：民间常见栽培品种。

茵芋属 *Skimmia* Thunb.
茵芋
Skimmia reevesiana (Fortune) Fortune
凭证标本：灌阳县普查队 450327151021004LY（IBK）
功效：茎、叶，祛风胜湿。
功效来源：《中华本草》

吴茱萸属 *Tetradium* Lour.
吴茱萸
Tetradium ruticarpum (A. Juss.) Hartley
凭证标本：灌阳县普查队 450327150616021LY（IBK）
功效：果实，散寒止痛、降逆止呕、助阳止泻。
功效来源：《中国药典》（2020年版）

飞龙掌血属 *Toddalia* Juss.
飞龙掌血
Toddalia asiatica (L.) Lam.
凭证标本：灌阳县普查队 450327150615015LY（IBK）
功效：根，祛风止痛、散瘀止血。
功效来源：《广西壮族自治区壮药质量标准 第二卷》（2011年版）

花椒属 *Zanthoxylum* L.
椿叶花椒 浙桐皮
Zanthoxylum ailanthoides Sieb. et Zucc.
凭证标本：灌阳县普查队 450327150807008LY（IBK）
功效：树皮，祛风湿、通经络。
功效来源：《中药大辞典》

竹叶花椒
Zanthoxylum armatum DC.

凭证标本：灌阳县普查队 450327150804071LY（IBK）
功效：成熟果实，散寒、止痛、驱蛔。
功效来源：《广西中药材标准 第一册》

岭南花椒 搜山虎
Zanthoxylum austrosinense C. C. Huang
凭证标本：灌阳县普查队 450327160408078LY（IBK、CMMI）
功效：根，祛风解表、行气活血、消肿止痛。
功效来源：《中华本草》

刺壳花椒 单面针
Zanthoxylum echinocarpum Hemsl. var. *echinocarpum*
功效：根、根皮或茎、叶，消食助运、行气止痛。
功效来源：《中华本草》
注：《广西植物名录》有记载。

毛刺壳花椒
Zanthoxylum echinocarpum Hemsl. var. *tomentosum* C. C. Huang
功效：根，用于跌打损伤、扭挫伤、风湿痹痛。
功效来源：《药用植物辞典》
注：本种在县域内普遍分布。

大叶臭花椒
Zanthoxylum myriacanthum Wall. ex Hook. f.
凭证标本：灌阳县普查队 450327151020003LY（IBK）
功效：根、叶，祛风除湿、消肿止痛、止血。
功效来源：《药用植物辞典》

异叶花椒 羊山刺
Zanthoxylum ovalifolium Wight
凭证标本：灌阳县普查队 450327150806052LY（IBK）
功效：枝叶，散寒燥湿。
功效来源：《中华本草》

花椒簕
Zanthoxylum scandens Blume
凭证标本：灌阳县普查队 450327151021026LY（IBK）
功效：根、果实，活血化瘀、镇痛、清热解毒、祛风行气。
功效来源：《药用植物辞典》

野花椒
Zanthoxylum simulans Hance
凭证标本：灌阳县普查队 450327150614011LY（IBK、GXMG、CMMI）
功效：叶，祛风散寒、健胃驱虫、除湿止泻、活血通经。
功效来源：《药用植物辞典》

197. 楝科 Meliaceae

米仔兰属 *Aglaia* Lour.

米仔兰

Aglaia odorata Lour.

功效：枝叶，活血化瘀、消肿止痛。花，行气解郁。

功效来源：《全国中草药汇编》

注：本种在县域内普遍分布。

麻楝属 *Chukrasia* A. Juss.

麻楝

Chukrasia tabularis A. Juss.

功效：树皮，退热、祛风止痒。根，清热润肺、止咳。

功效来源：《药用植物辞典》

注：《广西植物名录》有记载。

鹧鸪花属 *Heynea* Roxb. ex Sims

鹧鸪花

Heynea trijuga Roxb.

功效：根，清热解毒、祛风湿、利咽喉。

功效来源：《药用植物辞典》

注：《广西植物名录》有记载。

楝属 *Melia* L.

楝 苦楝皮

Melia azedarach L.

凭证标本：灌阳县普查队 450327150806021LY（IBK）

功效：树皮、根皮，驱虫、疗癣。

功效来源：《中国药典》（2020年版）

香椿属 *Toona* (Endl.) M. Roem.

红椿

Toona ciliata M. Roem.

凭证标本：陈照宙 52219（IBK）

功效：根皮，祛风利湿、止血止痛、涩肠、杀虫。

功效来源：《药用植物辞典》

香椿

Toona sinensis (Juss.) Roem.

凭证标本：灌阳县普查队 450327150808016LY（IBK）

功效：果实、树皮、根皮韧皮部、花、树干流出的液汁，祛风、散寒、止痛。

功效来源：《中华本草》

198. 无患子科 Sapindaceae

黄梨木属 *Boniodendron* Gagnep.

黄梨木

Boniodendron minius (Hemsl.) T. C. Chen

功效：花、果实，外治目赤、眼皮溃烂。

功效来源：《广西中药资源名录》

注：《广西植物名录》有记载。

倒地铃属 *Cardiospermum* L.

倒地铃 三角泡

Cardiospermum halicacabum L.

功效：全草，清热利湿、凉血解毒。

功效来源：《广西壮族自治区壮药质量标准 第二卷》（2011年版）

注：《广西植物名录》有记载。

车桑子属 *Dodonaea* Mill.

车桑子

Dodonaea viscosa Jacq.

功效：根，消肿解毒。叶，清热解毒、祛瘀消肿、消炎镇咳、祛风湿。

功效来源：《药用植物辞典》

注：《广西植物名录》有记载。

栾树属 *Koelreuteria* Laxm.

复羽叶栾树

Koelreuteria bipinnata Franch.

功效：根，消肿止痛、活血、驱虫。花，清肝明目、清热止咳。

功效来源：《药用植物辞典》

注：《广西植物名录》有记载。

无患子属 *Sapindus* L.

无患子

Sapindus saponaria L.

功效：种子，清热、祛痰、消积、杀虫。

功效来源：《广西壮族自治区壮药质量标准 第一卷》（2008年版）

注：《广西植物名录》有记载。

198b. 伯乐树科 Bretschneideraceae

伯乐树属 *Bretschneidera* Hemsl.

伯乐树

Bretschneidera sinensis Hemsl.

功效：树皮，祛风活血。

功效来源：《药用植物辞典》

注：《广西植物名录》有记载。

200. 槭树科 Aceraceae

槭属 *Acer* L.

青榨槭

Acer davidii Franch.

凭证标本：灌阳县普查队 450327150805026LY（IBK、CMMI）

功效：根、根皮、树皮，消炎、止痛、止血、祛风除湿、活血化瘀。枝叶，清热解毒、行气止痛。

功效来源：《药用植物辞典》

罗浮槭 蝴蝶果
Acer fabri Hance
凭证标本：灌阳县普查队 450327150805009LY（IBK、CMMI）
功效：果实，清热、利咽喉。
功效来源：《广西中药材标准 第一册》

桂林槭
Acer kweilinense Fang et Fang f.
凭证标本：陈照宙 52376（IBSC）
功效：果实，用于咽喉肿痛、咽喉炎。
功效来源：《药用植物辞典》

飞蛾槭
Acer oblongum Wall. ex DC.
凭证标本：灌阳县普查队 450327160411003LY（IBK、GXMG）
功效：根皮，祛风除湿。果实，清热利咽。
功效来源：《药用植物辞典》

中华槭
Acer sinense Pax
凭证标本：灌阳县普查队 450327150806023LY（IBK）
功效：根、根皮，接骨、利关节、止疼痛。
功效来源：《药用植物辞典》

201. 清风藤科 Sabiaceae
泡花树属 *Meliosma* Blume
毛泡花树
Meliosma velutina Rehder et E. H. Wilson
凭证标本：陈照宙 52521（IBK）
功效：根、叶，止咳化痰。
功效来源：《药用植物辞典》

清风藤属 *Sabia* Colebr.
灰背清风藤 广藤根
Sabia discolor Dunn
凭证标本：陈照宙 52153（IBSC）
功效：藤茎，祛风除湿、活血止痛。
功效来源：《广西壮族自治区瑶药材质量标准 第一卷》（2014年版）

清风藤
Sabia japonica Maxim.
凭证标本：灌阳县普查队 450327150807006LY（IBK）
功效：茎叶、根，祛风利湿、活血解毒。
功效来源：《中华本草》

柠檬清风藤
Sabia limoniacea Wall. ex Hook. f. et Thomson
功效：根、茎，广西民间常用产后要药，治产后瘀血不尽、风湿痹痛。
功效来源：《药用植物辞典》
注：《广西植物名录》有记载。

尖叶清风藤
Sabia swinhoei Hemsl.
凭证标本：灌阳县普查队 450327160413030LY（IBK）
功效：根、茎、叶，祛风止痛。
功效来源：《药用植物辞典》

204. 省沽油科 Staphyleaceae
野鸦椿属 *Euscaphis* Sieb. et Zucc.
野鸦椿
Euscaphis japonica (Thunb.) Dippel
凭证标本：灌阳县普查队 450327150804003LY（IBK）
功效：根、果实、花，清热解表、利湿。
功效来源：《中华本草》

山香圆属 *Turpinia* Vent.
锐尖山香圆 山香圆叶
Turpinia arguta Seem.
凭证标本：灌阳县普查队 450327150613010LY（IBK、CMMI）
功效：叶，清热解毒、消肿止痛。
功效来源：《中国药典》（2020年版）

205. 漆树科 Anacardiaceae
南酸枣属 *Choerospondias* Burtt et A. W. Hill
南酸枣 广枣
Choerospondias axillaris (Roxb.) B. L. Burtt et A. W. Hill
凭证标本：灌阳县普查队 450327160413015LY（IBK）
功效：果实，行气活血、养心安神。
功效来源：《中国药典》（2020年版）

黄连木属 *Pistacia* L.
黄连木 黄楝树
Pistacia chinensis Bunge
凭证标本：灌阳县普查队 450327150804066LY（IBK）
功效：叶芽、叶、根、树皮，清热解毒、生津。
功效来源：《中华本草》

盐肤木属 *Rhus* L.
盐肤木 五倍子
Rhus chinensis Mill. var. *chinensis*
凭证标本：灌阳县普查队 450327170413043LY（IBK、CMMI）
功效：虫瘿，敛肺降火、涩肠止泻、敛汗止血、收湿敛疮。

功效来源：《中国药典》（2020年版）

滨盐肤木 盐酸树

Rhus chinensis Mill. var. *roxburghii* (DC.) Rehder

功效：根、叶，解毒消肿、散瘀止痛。

功效来源：《中华本草》

注：《广西植物名录》有记载。

漆属 *Toxicodendron* Mill.

野漆 野漆树

Toxicodendron succedaneum (L.) Kuntze

凭证标本：灌阳县普查队 450327160411019LY（IBK、GXMG）

功效：叶，散瘀止血、解毒。

功效来源：《中华本草》

山漆树 木蜡树根

Toxicodendron sylvestre (Sieb. et Zucc.) Kuntze

凭证标本：灌阳县普查队 450327150809025LY（IBK、GXMG、CMMI）

功效：根，祛瘀、止痛、止血。

功效来源：《中华本草》

207. 胡桃科 Juglandaceae

黄杞属 *Engelhardia* Lesch. ex Bl.

黄杞 罗汉茶

Engelhardia roxburghiana Wall.

功效：叶，清热解毒、生津解渴、解暑利湿。

功效来源：《广西壮族自治区壮药质量标准 第二卷》（2011年版）

注：《广西植物名录》有记载。

化香树属 *Platycarya* Sieb. et Zucc.

圆果化香 化香树叶

Platycarya longipes Y. C. Wu

凭证标本：灌阳县普查队 450327150806041LY（IBK）

功效：叶，解毒疗疮、杀虫止痒。

功效来源：《中华本草》

化香树

Platycarya strobilacea Sieb. et Zucc.

凭证标本：灌阳县普查队 450327150804028LY（IBK）

功效：果实，顺气祛风、消肿止痛、燥湿杀虫。叶，理气、解毒、消肿止痛、杀虫止痒。

功效来源：《药用植物辞典》

枫杨属 *Pterocarya* Kunth

枫杨

Pterocarya stenoptera C. DC.

凭证标本：灌阳县普查队 450327150616020LY（IBK）

功效：树皮，解毒、杀虫止痒、祛风止痛。

功效来源：《药用植物辞典》

209. 山茱萸科 Cornaceae

桃叶珊瑚属 *Aucuba* Thunb.

桃叶珊瑚 天脚板

Aucuba chinensis Benth.

凭证标本：灌阳县普查队 450327151022022LY（IBK）

功效：叶，清热解毒、消肿止痛。

功效来源：《中华本草》

倒心叶珊瑚 倒心叶桃叶珊瑚

Aucuba obcordata (Rehd.) Fu ex W. K. Hu et Z. P. Soong

凭证标本：陈照宙 52505（IBK）

功效：叶，活血调经、解毒消肿。

功效来源：《中华本草》

山茱萸属 *Cornus* L.

头状四照花

Cornus capitata Wall.

功效：叶、花、果实、树皮、根皮，清热解毒、利胆行水、消积杀虫。

功效来源：《药用植物辞典》

注：《广西植物名录》有记载。

灯台树

Cornus controversa Hemsl.

凭证标本：灌阳县普查队 450327150613054LY（IBK、CMMI）

功效：树皮、根皮、叶，清热、消肿止痛。

功效来源：《中华本草》

青荚叶属 *Helwingia* Willd.

青荚叶 小通草

Helwingia japonica (Thunb.) F. G. Dietr.

凭证标本：灌阳县普查队 450327160718002LY（IBK）

功效：茎髓，清热、利尿、下乳。

功效来源：《中国药典》（2020年版）

210. 八角枫科 Alangiaceae

八角枫属 *Alangium* Lam.

八角枫

Alangium chinense (Lour.) Harms

凭证标本：灌阳县普查队 450327150614002LY（IBK、GXMG、CMMI）

功效：根、叶、花，祛风除湿、舒筋活络、散瘀止痛。

功效来源：《广西壮族自治区壮药质量标准 第一卷》（2008年版）

小花八角枫 五代同堂

Alangium faberi Oliv.

凭证标本：灌阳县普查队 450327150614026LY（IBK、GXMG、CMMI）

功效：根，理气活血、祛风除湿。

功效来源：《中华本草》

211. 珙桐科 Nyssaceae

喜树属 *Camptotheca* Decne.

喜树

Camptotheca acuminata Decne.

功效：果实，抗癌、散结、破血化瘀。

功效来源：《中华本草》

注：《广西壮族自治区壮药质量标准 第一卷》（2008年版）

蓝果树属 *Nyssa* Gronov. ex L.

蓝果树

Nyssa sinensis Oliv.

凭证标本：灌阳县普查队 450327160416008LY（IBK）

功效：根，抗癌。

功效来源：《药用植物辞典》

212. 五加科 Araliaceae

楤木属 *Aralia* L.

食用土当归 九眼独活

Aralia cordata Thunb.

凭证标本：灌阳县普查队 450327160718042LY（IBK）

功效：根、根茎，祛风除湿、舒筋活络、活血止痛。

功效来源：《中华本草》

长刺楤木 刺叶楤木

Aralia spinifolia Merr.

凭证标本：灌阳县普查队 450327150924017LY（IBK）

功效：根，祛风除湿、活血止血。

功效来源：《中华本草》

波缘楤木

Aralia undulata Hand.-Mazz.

凭证标本：灌阳县普查队 450327151021049LY（IBK）

功效：根，活血化瘀、通经止痛、祛风除湿。

功效来源：《中华本草》

罗伞属 *Brassaiopsis* Decne. et Planch.

栎叶罗伞

Brassaiopsis quercifolia G. Hoo

凭证标本：灌阳县普查队 450327151129015LY（IBK）

功效：根，活血消肿、祛风除湿。

功效来源：《药用植物辞典》

树参属 *Dendropanax* Decne. et Planch.

树参 枫荷桂

Dendropanax dentigerus (Harms) Merr.

凭证标本：灌阳县普查队 450327151021036LY（IBK）

功效：茎枝，祛风除湿、活血消肿。

功效来源：《广西壮族自治区瑶药材质量标准 第一卷》（2014年版）

变叶树参 枫荷梨

Dendropanax proteus (Champ. ex Benth.) Benth.

凭证标本：灌阳县普查队 450327150805054LY（IBK）

功效：根、茎、树皮，祛风除湿、活血消肿。

功效来源：《中华本草》

刺五加属 *Eleutherococcus* Maxim.

细柱五加 五加皮

Eleutherococcus nodiflorus (Dunn) S. Y. Hu

凭证标本：灌阳县普查队 450327160726004LY（IBK、CMMI）

功效：根皮，祛风湿、补肝肾、强筋骨。

功效来源：《中国药典》（2020年版）

白簕 三加

Eleutherococcus trifoliatus (L.) S. Y. Hu

凭证标本：灌阳县普查队 450327150808002LY（IBK）

功效：根、茎，清热解毒、祛风利湿、舒筋活血。

功效来源：《广西壮族自治区壮药质量标准 第一卷》（2008年版）

常春藤属 *Hedera* L.

常春藤 常春藤子

Hedera sinensis (Tobler) Hand.-Mazz.

凭证标本：灌阳县普查队 450327151128035LY（IBK）

功效：果实，补肝肾、强腰膝、行气止痛。

功效来源：《中华本草》

刺楸属 *Kalopanax* Miq.

刺楸 川桐皮

Kalopanax septemlobus (Thunb.) Koidz.

凭证标本：灌阳县普查队 450327150926001LY（IBK）

功效：树皮，祛风利湿、活血止痛。

功效来源：《中药大辞典》

人参属 *Panax* L.

田七 三七

Panax notoginseng (Burkill) F. H. Chen ex C. Chow et W. G. Huang

功效：根，止血、散血、定痛。叶，止血、消肿止痛。花，清热、平肝、降压。

功效来源：《广西壮族自治区壮药质量标准 第一卷》（2008年版）

注：民间常见栽培品种。

鹅掌柴属 *Schefflera* J. R. Forst. et G. Forst.
穗序鹅掌柴 大泡通皮
Schefflera delavayi (Franch.) Harms
凭证标本：灌阳县普查队 450327151128007LY（IBK）
功效：树皮，用于风湿麻木、关节肿痛、跌打瘀痛、腰膝酸痛。叶，用于皮炎、湿疹、风疹。
功效来源：《全国中草药汇编》

鹅掌柴 鸭脚木根
Schefflera heptaphylla (L.) Frodin
凭证标本：灌阳县普查队 450327170417031LY（IBK）
功效：根皮、树皮，发汗解表、祛风除湿、舒筋活络、消肿止痛。
功效来源：《广西壮族自治区壮药质量标准　第二卷》（2011年版）

星毛鸭脚木 小泡通树
Schefflera minutistellata Merr. ex H. L. Li
凭证标本：灌阳县普查队 450327151021052LY（IBK）
功效：茎、根、根皮，发散风寒、活血止痛。
功效来源：《中华本草》

球序鹅掌柴
Schefflera pauciflora R. Vig.
功效：根、树皮，祛风活络、散瘀止痛、消肿利水。
功效来源：《中华本草》
注：《广西植物名录》有记载。

213. 伞形科 Apiaceae
莳萝属 *Anethum* L.
莳萝 莳萝苗
Anethum graveolens L.
凭证标本：灌阳县普查队 450327170413037LY（IBK、CMMI）
功效：全草、嫩茎叶，行气利膈、降逆止呕、化痰止咳。
功效来源：《中华本草》

当归属 *Angelica* L.
紫花前胡 前胡
Angelica decursiva (Miq.) Franch. et Sav.
凭证标本：灌阳县普查队 450327150922007LY（IBK）
功效：根，降气化痰、散风清热。
功效来源：《中国药典》（2020年版）

芹属 *Apium* L.
旱芹
Apium graveolens L.
凭证标本：灌阳县普查队 450327170413016LY（IBK、CMMI）
功效：全草，平肝、清热、祛风、利水、止血、解毒。
功效来源：《桂本草　第一卷》（上）

积雪草属 *Centella* L.
积雪草
Centella asiatica (L.) Urb.
凭证标本：灌阳县普查队 450327150808008LY（IBK）
功效：全草，清热利湿、解毒消肿。
功效来源：《中国药典》（2020年版）

芫荽属 *Coriandrum* L.
芫荽 胡荽
Coriandrum sativum L.
凭证标本：灌阳县普查队 450327160410018LY（IBK、CMMI）
功效：全草、根，发表透疹、消食开胃、止痛解毒。
功效来源：《中华本草》

鸭儿芹属 *Cryptotaenia* DC.
鸭儿芹
Cryptotaenia japonica Hassk.
凭证标本：灌阳县普查队 450327151127012LY（IBK、GXMG、CMMI）
功效：茎叶，祛风止咳、活血祛瘀。
功效来源：《中华本草》

胡萝卜属 *Daucus* L.
胡萝卜
Daucus carota L. var. *sativa* Hoffm.
凭证标本：灌阳县普查队 450327170413036LY（IBK、CMMI）
功效：根，健脾和胃、滋肝明目、化痰止咳、清热解毒。
功效来源：《中华本草》

天胡荽属 *Hydrocotyle* L.
红马蹄草
Hydrocotyle nepalensis Hook.
凭证标本：灌阳县普查队 450327150805027LY（IBK、CMMI）
功效：全草，清肺止咳、止血活血。
功效来源：《中华本草》

天胡荽
Hydrocotyle sibthorpioides Lam. var. *sibthorpioides*
功效：全草，清热利尿、解毒消肿、祛痰止咳。
功效来源：《广西壮族自治区壮药质量标准　第一卷》（2008年版）
注：《广西植物名录》有记载。

破铜钱 天胡荽

Hydrocotyle sibthorpioides Lam. var. *batrachaum* (Hance) Hand.-Mazz. ex Shan

功效：全草，清热利湿、解毒消肿。

功效来源：《广西中药材标准 第一册》

注：本种在县域内普遍分布。

藁本属 *Ligusticum* L.

藁本

Ligusticum sinense Oliv.

凭证标本：灌阳县普查队 450327160718024LY（IBK）

功效：根茎、根，祛风胜湿、散寒止痛。

功效来源：《中华本草》

水芹属 *Oenanthe* L.

水芹

Oenanthe javanica (Blume) DC.

凭证标本：灌阳县普查队 450327150807021LY（IBK）

功效：全草、根，清热利湿、止血、降血压。

功效来源：《全国中草药汇编》

山芹属 *Ostericum* Hoffm.

香白芷 隔山香

Ostericum citriodorum (Hance) C. Q. Yuan et R. H. Shan

凭证标本：县普查队 6-4252（GXMI）

功效：全草、根，疏风清热、祛痰止咳、消肿止痛。

功效来源：《中华本草》

前胡属 *Peucedanum* L.

华中前胡 光头前胡

Peucedanum medicum Dunn

功效：根及根茎，宣肺祛痰、降气止咳、定惊

功效来源：《中华本草》

注：《广西植物名录》有记载。

茴芹属 *Pimpinella* L.

异叶茴芹 鹅脚板

Pimpinella diversifolia DC.

凭证标本：灌阳县调查队 6-4246（GXMI）

功效：全草、根，祛风活血、解毒消肿。

功效来源：《中华本草》

窃衣属 *Torilis* Adans.

小窃衣 窃衣

Torilis japonica (Houtt.) DC.

凭证标本：灌阳调查队 6-4059（GXMI）

功效：全草、果实，杀虫止泻、收湿止痒。

功效来源：《中华本草》

窃衣

Torilis scabra (Thunb.) DC.

凭证标本：灌阳县普查队 450327160410030LY（IBK、CMMI）

功效：全草、果实，杀虫止泻、收湿止痒。

功效来源：《中华本草》

214. 桤叶树科 Clethraceae

山柳属 *Clethra* L.

贵州桤叶树

Clethra kaipoensis H. Lév.

凭证标本：灌阳县普查队 450327150804049LY（IBK）

功效：根、叶，祛风镇痛。

功效来源：《药用植物辞典》

215. 杜鹃花科 Ericaceae

吊钟花属 *Enkianthus* Lour.

灯笼吊钟花

Enkianthus chinensis Franch.

凭证标本：灌阳县普查队 450327151021019LY（IBK）

功效：花，清热、止血、调经。

功效来源：《药用植物辞典》

齿缘吊钟花

Enkianthus serrulatus (E. H. Wilson) C. K. Schneid.

凭证标本：灌阳县普查队 450327151020006LY（IBK）

功效：根，祛风除湿、活血。

功效来源：《药用植物辞典》

白珠树属 *Gaultheria* Kalm ex L.

滇白珠 白珠树

Gaultheria leucocarpa Blume var. *yunnanensis* (Franch.) T. Z. Hsu et R. C. Fang

凭证标本：灌阳县普查队 450327150805011LY（IBK、CMMI）

功效：全株，祛风除湿、散寒止痛、活血通络、化痰止咳。

功效来源：《广西壮族自治区壮药质量标准 第二卷》（2011年版）

珍珠花属 *Lyonia* Nutt.

珍珠花 南烛

Lyonia ovalifolia (Wall.) Drude var. *ovalifolia*

凭证标本：灌阳县普查队 450327150613043LY（IBK、CMMI）

功效：茎、叶、果，活血、祛瘀、止痛。

功效来源：《全国中草药汇编》

小果珍珠花 缐木

Lyonia ovalifolia (Wall.) Drude var. *elliptica* (Sieb. et Zucc.) Hand.-Mazz.

凭证标本：灌阳县普查队 450327151022020LY（IBK）

功效：根、果、叶，健脾止泻、活血、强筋。

功效来源：《全国中草药汇编》

狭叶珍珠花
Lyonia ovalifolia (Wall.) Drude var. *lanceolata* (Wall.) Hand.-Mazz.
凭证标本：灌阳县普查队 450327160416039LY（IBK、CMMI）
功效：全株，用于感冒、痢疾、痧证夹色、骨鲠喉。叶，外治骨折。
功效来源：《广西中药资源名录》

马醉木属 *Pieris* D. Don
美丽马醉木
Pieris formosa (Wall.) D. Don
凭证标本：灌阳县普查队 450327151021039LY（IBK）
功效：鲜叶汁，疗疮、杀虫。全草，消炎止痛、舒筋活络。
功效来源：《药用植物辞典》

杜鹃花属 *Rhododendron* L.
腺萼马银花
Rhododendron bachii H. Lév.
凭证标本：灌阳县普查队 450327151124002LY（IBK）
功效：叶，清热利湿、止咳化痰。
功效来源：《药用植物辞典》

西施花
Rhododendron latoucheae Franch.
凭证标本：灌阳县普查队 450327150804056LY（IBK）
功效：花、叶，清热解毒、疏风行气、止咳祛痰、活血化瘀。
功效来源：《药用植物辞典》

岭南杜鹃
Rhododendron mariae Hance
凭证标本：灌阳县普查队 450327160415033LY（IBK、CMMI）
功效：叶，镇咳、祛痰、平喘。
功效来源：《全国中草药汇编》

羊踯躅 闹羊花
Rhododendron molle (Blume) G. Don
凭证标本：黎焕琦等 40939（IBK）
功效：花，祛风除湿、散瘀定痛。
功效来源：《中国药典》（2020年版）

马银花
Rhododendron ovatum (Lindl.) Planch. ex Maxim.
凭证标本：灌阳县普查队 450327151128027LY（IBK）
功效：根，清热利湿。
功效来源：《全国中草药汇编》

杜鹃 杜鹃花根
Rhododendron simsii Planch.
凭证标本：灌阳县普查队 450327160408034LY（IBK、CMMI）
功效：根及根茎，祛风湿、活血祛瘀、止血。
功效来源：《广西中药材标准 第一册》

长蕊杜鹃
Rhododendron stamineum Franch.
凭证标本：灌阳县普查队 450327160416023LY（IBK）
功效：根、枝、叶、花，用于狂犬病。
功效来源：《药用植物辞典》

216. 乌饭树科 Vacciniaceae
越桔属 *Vaccinium* L.
南烛 南烛根
Vaccinium bracteatum Thunb.
凭证标本：灌阳县普查队 450327150807046LY（IBK、CMMI）
功效：根，散瘀、止痛。
功效来源：《中华本草》

黄背越桔
Vaccinium iteophyllum Hance
凭证标本：灌阳县普查队 450327150803016LY（IBK）
功效：全株，祛风除湿、利尿消肿、舒筋活络、消炎止痛。
功效来源：《药用植物辞典》

221. 柿科 Ebenaceae
柿属 *Diospyros* L.
柿 柿叶
Diospyros kaki Thunb. var. *kaki*
凭证标本：灌阳县普查队 450327160408075LY（IBK、CMMI）
功效：叶，止咳定喘、生津止渴、活血止血。
功效来源：《广西壮族自治区壮药质量标准 第二卷》（2011年版）

野柿
Diospyros kaki Thunb. var. *silvestris* Makino
凭证标本：灌阳县普查队 450327150807002LY（IBK）
功效：果实，润肺止咳、生津、润肠。
功效来源：《药用植物辞典》

君迁子
Diospyros lotus L.
凭证标本：灌阳县普查队 450327160409006LY（IBK）
功效：果实，止渴、除痰。
功效来源：《全国中草药汇编》

罗浮柿

Diospyros morrisiana Hance

凭证标本：灌阳县普查队 450327150805006LY（IBK、CMMI）

功效：叶、茎皮，解毒消炎、收敛止泻。

功效来源：《中华本草》

油柿

Diospyros oleifera Cheng

凭证标本：灌阳县普查队 450327150804075LY（IBK）

功效：果实，清热、润肺。

功效来源：《药用植物辞典》

223. 紫金牛科 Myrsinaceae

紫金牛属 *Ardisia* Sw.

罗伞树 波叶紫金牛

Ardisia affinis Hemsl.

凭证标本：灌阳县普查队 450327150808030LY（IBK）

功效：全株，利咽止咳、理气活血。

功效来源：《中华本草》

九管血 血党

Ardisia brevicaulis Diels

凭证标本：灌阳县普查队 450327151124023LY（IBK、CMMI）

功效：全株，祛风湿、活血调经、消肿止痛。

功效来源：《广西壮族自治区壮药质量标准 第二卷》（2011年版）

朱砂根

Ardisia crenata Sims

凭证标本：灌阳县普查队 450327151127033LY（IBK、GXMG）

功效：根，行血祛风、解毒消肿。

功效来源：《中国药典》（2020年版）

百两金

Ardisia crispa (Thunb.) A. DC

凭证标本：灌阳县普查队 450327150613061LY（IBK、CMMI）

功效：根及根茎，清热利咽、祛痰利湿、活血解毒。

功效来源：《中华本草》

剑叶紫金牛

Ardisia ensifolia E. Walker

功效：全株，镇咳祛痰、活血、利尿、解毒。

功效来源：《药用植物辞典》

注：本种在县域内零星分布。

山血丹

Ardisia lindleyana D. Dietr.

凭证标本：灌阳县普查队 450327150613028LY（IBK、CMMI）

功效：全株及根，活血调经、祛风除湿。

功效来源：《药用植物辞典》

矮短紫金牛 花脉紫金牛

Ardisia pedalis E. Walker

凭证标本：灌阳县普查队 450327150615025LY（IBK）

功效：根，用于贫血、月经不调、产后血虚头痛。

功效来源：《广西中药资源名录》

九节龙 小青

Ardisia pusilla A. DC.

凭证标本：灌阳县普查队 450327150805081LY（IBK）

功效：全株或叶，清热利湿、活血消肿。

功效来源：《中华本草》

酸藤子属 *Embelia* Burm. f.

酸藤子

Embelia laeta (L.) Mez

功效：根，清热解毒、散瘀止血。

功效来源：《广西壮族自治区瑶药材质量标准 第一卷》（2014年版）

注：本种在县域内普遍分布。

瘤皮孔酸藤子 假刺藤

Embelia scandens (Lour.) Mez

凭证标本：灌阳县普查队 450327160716013LY（IBK）

功效：根或叶，舒筋活络、敛肺止咳。

功效来源：《中华本草》

密齿酸藤子 打虫果

Embelia vestita Roxb.

凭证标本：灌阳县普查队 450327150809033LY（IBK、GXMG、CMMI）

功效：果实，驱虫。

功效来源：《中华本草》

杜茎山属 *Maesa* Forssk.

杜茎山

Maesa japonica (Thunb.) Moritzi et Zoll.

凭证标本：灌阳县普查队 450327151125013LY（IBK）

功效：根、茎叶，祛风邪、解疫毒、消肿胀。

功效来源：《中华本草》

鲫鱼胆

Maesa perlarius (Lour.) Merr.

凭证标本：灌阳县普查队 450327150613041LY（IBK、CMMI）

功效：全株，接骨消肿、生肌去腐。

功效来源：《全国中草药汇编》

铁仔属 *Myrsine* L.
密花树
Myrsine seguinii H. Lév.
凭证标本：灌阳县普查队 450327150615045LY（IBK）
功效：根皮、叶，清热解毒、凉血、祛湿。
功效来源：《药用植物辞典》

224. 安息香科 Styracaceae
赤杨叶属 *Alniphyllum* Matsum.
赤杨叶 豆渣树
Alniphyllum fortunei (Hemsl.) Makino
凭证标本：灌阳县普查队 450327160414006LY（IBK、CMMI）
功效：根、叶，祛风除湿、利水消肿。
功效来源：《中华本草》

陀螺果属 *Melliodendron* Hand.–Mazz.
陀螺果
Melliodendron xylocarpum Hand.-Mazz.
凭证标本：灌阳县普查队 450327160722005LY（IBK、CMMI）
功效：根，清热、杀虫。枝叶，滑肠。
功效来源：《药用植物辞典》

安息香属 *Styrax* L.
白花龙
Styrax faberi Perkins
凭证标本：灌阳县普查队 450327150803025LY（IBK）
功效：全株，止泻、止痒。叶，止血、生肌、消肿。
功效来源：《药用植物辞典》

野茉莉
Styrax japonicus Sieb. et Zucc.
凭证标本：赵瑞峰 14（IBK）
功效：花，清火。虫瘿、叶、果，祛风除湿。
功效来源：《全国中草药汇编》

225. 山矾科 Symplocaceae
山矾属 *Symplocos* Jacq.
薄叶山矾
Symplocos anomala Brand
凭证标本：灌阳县普查队 450327151021034LY（IBK）
功效：果实，清热解毒、平肝泻火。
功效来源：《药用植物辞典》

黄牛奶树
Symplocos cochinchinensis (Lour.) S. Moore var. *laurina* (Retz.) Noot.
凭证标本：灌阳县普查队 450327151020018LY（IBK）
功效：根、树皮，散热、清热。
功效来源：《药用植物辞典》

羊舌树
Symplocos glauca (Thunb.) Koidz.
凭证标本：灌阳县普查队 450327151020021LY（IBK）
功效：树皮，清热解表。
功效来源：《中华本草》

光叶山矾 刀灰树
Symplocos lancifolia Sieb. et Zucc.
凭证标本：灌阳县普查队 450327160416021LY（IBK）
功效：全株，和肝健脾、止血生肌。
功效来源：《全国中草药汇编》

光亮山矾 四川山巩
Symplocos lucida (Thunb.) Sieb. et Zucc.
凭证标本：灌阳县普查队 450327151020022LY（IBK）
功效：根、茎、叶，行水、定喘、清热解毒。
功效来源：《中华本草》

白檀
Symplocos paniculata (Thunb.) Miq.
凭证标本：灌阳县普查队 450327150803022LY（IBK）
功效：根、叶、花或种子，清热解毒、调气散结、祛风止痒。
功效来源：《中华本草》

珠仔树 山矾叶
Symplocos racemosa Roxb.
凭证标本：灌阳县普查队 450327150613023LY（IBK、CMMI）
功效：叶，清热解毒、收敛止血。
功效来源：《中华本草》

老鼠矢 小药木
Symplocos stellaris Brand
凭证标本：灌阳县普查队 450327150613005LY（IBK、CMMI）
功效：叶、根，活血、止血。
功效来源：《中华本草》

山矾
Symplocos sumuntia Buch.-Ham. ex D. Don
凭证标本：灌阳县普查队 450327160409017LY（IBK）
功效：花，化痰解郁、生津止渴。根，清热利湿、凉血止血、祛风止痛。叶，清热解毒、收敛止血。
功效来源：《中华本草》

微毛山矾
Symplocos wikstroemiifolia Hayata
凭证标本：灌阳县普查队 450327150809026LY（IBK、

GXMG、CMMI）

功效：根、叶，解表祛湿、解毒、除烦止血。

功效来源：《药用植物辞典》

228. 马钱科 Loganiaceae

醉鱼草属 *Buddleja* L.

白背枫 白鱼尾

Buddleja asiatica Lour.

凭证标本：灌阳县普查队 450327160408028LY（IBK、CMMI）

功效：全株，祛风利湿、行气活血。

功效来源：《中华本草》

醉鱼草

Buddleja lindleyana Fortune

凭证标本：灌阳县普查队 450327150803006LY（IBK）

功效：茎、叶，祛风湿、壮筋骨、活血祛瘀。

功效来源：《中华本草》

密蒙花

Buddleja officinalis Maxim.

功效：花蕾及花序，清热养肝、明目退翳。

功效来源：《中国药典》（2020年版）

注：《广西植物名录》有记载。

钩吻属 *Gelsemium* Juss.

钩吻 断肠草

Gelsemium elegans (Gardn. et Champ.) Benth.

功效：根和茎，祛风、攻毒、止痛。

功效来源：《广西壮族自治区壮药质量标准 第一卷》（2008年版）

注：《广西植物名录》有记载。

229. 木犀科 Oleaceae

梣属 *Fraxinus* L.

苦枥木

Fraxinus insularis Hemsl.

凭证标本：灌阳县普查队 450327170418001LY（IBK、CMMI）

功效：枝叶，外治风湿痹痛。

功效来源：《广西中药资源名录》

素馨属 *Jasminum* L.

扭肚藤

Jasminum elongatum (Bergius) Willd.

功效：枝叶，清热利湿、解毒、消滞。

功效来源：《中华本草》

注：《广西植物名录》有记载。

清香藤 破骨风

Jasminum lanceolaria Roxb.

凭证标本：灌阳县普查队 450327150807011LY（IBK）

功效：全株，活血破瘀、理气止痛。

功效来源：《广西壮族自治区瑶药材质量标准 第一卷》（2014年版）

野迎春

Jasminum mesnyi Hance

凭证标本：灌阳县普查队 450327170413006LY（IBK、CMMI）

功效：全株，清热解毒、消炎。

功效来源：《药用植物辞典》

茉莉花

Jasminum sambac (L.) Aiton

凭证标本：灌阳县普查队 450327170413013LY（IBK、CMMI）

功效：花蕾及初开的花，理气止痛、辟秽开郁。

功效来源：《广西壮族自治区壮药质量标准 第二卷》（2011年版）

亮叶素馨 亮叶茉莉

Jasminum seguinii H. Lév.

凭证标本：灌阳县普查队 450327150616004LY（IBK）

功效：根、叶，散瘀、止痛、止血。

功效来源：《中华本草》

华素馨 华清香藤

Jasminum sinense Hemsl.

凭证标本：灌阳县普查队 450327150804073LY（IBK）

功效：全株，清热解毒。

功效来源：《中华本草》

女贞属 *Ligustrum* L.

女贞 女贞子

Ligustrum lucidum W. T. Aiton

凭证标本：灌阳县普查队 450327150616009LY（IBK）

功效：果实，滋补肝肾、明目乌发。

功效来源：《中国药典》（2020年版）

小蜡 小蜡树叶

Ligustrum sinense Lour. var. *sinense*

凭证标本：灌阳县普查队 450327160410029LY（IBK、CMMI）

功效：叶，清热利湿、解毒消肿。

功效来源：《广西壮族自治区壮药质量标准 第二卷》（2011年版）

光萼小蜡 毛女贞

Ligustrum sinense Lour. var. *myrianthum* (Diels) Hofk.

凭证标本：灌阳县普查队 450327160415007LY（IBK、CMMI）

功效：枝、叶，泻火解毒。

功效来源：《中华本草》

木犀属 *Osmanthus* Lour.
桂花
Osmanthus fragrans (Thunb.) Lour.
凭证标本：灌阳县普查队 450327151126005LY（IBK、GXMG）
功效：花，散寒破结、化痰止咳。果实，暖胃、平肝、散寒。根，祛风湿、散寒。
功效来源：《全国中草药汇编》

230. 夹竹桃科 Apocynaceae
黄蝉属 *Allamanda* L.
黄蝉
Allamanda schottii Pohl
功效：全株，外用杀虫、灭孑孓。
功效来源：《药用植物辞典》
注：民间常见栽培品种。

长春花属 *Catharanthus* G. Don
长春花
Catharanthus roseus (L.) G. Don
功效：全草，抗癌、降血压。
功效来源：《全国中草药汇编》
注：民间常见栽培品种。

夹竹桃属 *Nerium* L.
夹竹桃
Nerium oleander L.
凭证标本：灌阳县普查队 450327170413017LY（IBK、CMMI）
功效：叶，强心利尿、祛痰杀虫。
功效来源：《全国中草药汇编》

鸡蛋花属 *Plumeria* L.
鸡蛋花
Plumeria rubra L.
功效：花，清热、解暑、利湿、止咳。
功效来源：《广西中药材标准　第一册》
注：民间常见栽培品种。

萝芙木属 *Rauvolfia* L.
萝芙木
Rauvolfia verticillata (Lour.) Baill.
功效：根和茎，清热、降压、宁神。
功效来源：《广西壮族自治区壮药质量标准　第一卷》（2008年版）
注：《广西植物名录》有记载。

络石属 *Trachelospermum* Lem.
络石 络石藤
Trachelospermum jasminoides (Lindl.) Lem.
凭证标本：灌阳县普查队 450327151127053LY（IBK、GXMG、CMMI）
功效：带叶藤茎，凉血消肿、祛风通络。
功效来源：《中国药典》（2020年版）

231. 萝藦科 Asclepiadaceae
马利筋属 *Asclepias* L.
马利筋 莲生桂子花
Asclepias curassavica L.
凭证标本：灌阳县普查队 450327150806034LY（IBK）
功效：全草，清热解毒、活血止血、消肿止痛。
功效来源：《中华本草》

鹅绒藤属 *Cynanchum* L.
牛皮消 飞来鹤
Cynanchum auriculatum Royle ex Wight
凭证标本：灌阳县普查队 450327151123031LY（IBK）
功效：根、全草，健胃消积、解毒消肿。
功效来源：《全国中草药汇编》

徐长卿
Cynanchum paniculatum (Bunge) Kitag.
凭证标本：灌阳县普查队 450327160720011LY（IBK）
功效：根，祛风、化湿、止痛、止痒。
功效来源：《中国药典》（2020年版）

柳叶白前 白前
Cynanchum stauntonii (Decne.) Schltr. ex H. Lév.
凭证标本：灌阳县普查队 450327151125062LY（IBK、CMMI）
功效：根茎及根，降气、消痰、止咳。
功效来源：《中国药典》（2020年版）

娃儿藤属 *Tylophora* R. Br.
娃儿藤
Tylophora ovata (Lindl.) Hook. ex Steud.
凭证标本：灌阳县普查队 450327150809019LY（IBK、GXMG、CMMI）
功效：根，祛风化痰、解毒散瘀。
功效来源：《中药大辞典》

云南娃儿藤 小白薇
Tylophora yunnanensis Schltr.
凭证标本：灌阳县普查队 450327150806040LY（IBK）
功效：根，通络、活血止痛。
功效来源：《中华本草》

232. 茜草科 Rubiaceae

水团花属 *Adina* Salisb.

水团花

Adina pilulifera (Lam.) Franch. ex Drake

凭证标本：灌阳县普查队 450327151128003LY（IBK）

功效：根、枝叶、花果，清热利湿、解毒消肿。

功效来源：《中华本草》

细叶水团花 水杨梅

Adina rubella Hance

凭证标本：黄正福 41204（IBK）

功效：根、茎皮、叶、花及果实，清热解毒、散瘀止痛。

功效来源：《全国中草药汇编》

茜树属 Aidia Lour.

香楠

Aidia canthioides (Champ. ex Benth.) Masam.

凭证标本：灌阳县普查队 450327160727031LY（IBK）

功效：根，用于胃痛、风湿骨痛、跌打损伤。

功效来源：《广西中药资源名录》

茜树

Aidia cochinchinensis Lour.

凭证标本：灌阳县普查队 450327150809021LY（IBK、GXMG、CMMI）

功效：根，清热利湿、润肺止咳。全株，清热解毒、利湿消肿、润肺止咳。

功效来源：《药用植物辞典》

丰花草属 *Borreria* G. Mey.

阔叶丰花草

Borreria latifolia (Aubl.) K. Schum.

凭证标本：灌阳县普查队 450327151125017LY（IBK）

功效：全草，用于疟疾发热。

功效来源：《药用植物辞典》

风箱树属 *Cephalanthus* L.

风箱树

Cephalanthus tetrandrus (Roxb.) Ridsdale et Bakh. f.

凭证标本：灌阳县普查队 450327160724002LY（IBK、CMMI）

功效：根、叶、花序，清热解毒、散瘀止痛、止血生肌、祛痰止咳。

功效来源：《全国中草药汇编》

流苏子属 *Coptosapelta* Korth.

流苏子 流苏子根

Coptosapelta diffusa (Champ. ex Benth.) Steenis

凭证标本：灌阳县普查队 450327150805023LY（IBK、CMMI）

功效：根，祛风除湿、止痒。

功效来源：《中华本草》

虎刺属 *Damnacanthus* Gaertn. f.

短刺虎刺 岩石羊

Damnacanthus giganteus (Makino) Nakai

凭证标本：灌阳县普查队 450327150807007LY（IBK）

功效：根，养血、止血、除湿、舒筋。

功效来源：《中华本草》

云桂虎刺

Damnacanthus henryi (H. Lév.) H. S. Lo

凭证标本：灌阳县普查队 450327151127006LY（IBK、GXMG、CMMI）

功效：叶，续伤止痛。

功效来源：《药用植物辞典》

柳叶虎刺

Damnacanthus labordei (H. Lév.) H. S. Lo

凭证标本：灌阳县普查队 450327151020004LY（IBK）

功效：根，清热利湿、舒筋活血、祛风止痛。

功效来源：《药用植物辞典》

拉拉藤属 *Galium* L.

四叶葎

Galium bungei Steud. var. *bungei*

凭证标本：灌阳县普查队 450327160410010LY（IBK、CMMI）

功效：全草，清热解毒、利尿、止血、消食。

功效来源：《全国中草药汇编》

阔叶四叶葎

Galium bungei Steud. var. *trachyspermum* (A. Gray) Cufod.

凭证标本：灌阳县普查队 450327151126020LY（IBK、GXMG）

功效：全草，清热解毒、利尿、消食。

功效来源：《药用植物辞典》

猪殃殃 八仙草

Galium spurium L.

功效：全草，清热解毒、利尿消肿。

功效来源：《全国中草药汇编》

注：本种在县域内普遍分布。

栀子属 *Gardenia* J. Ellis

栀子

Gardenia jasminoides J. Ellis

凭证标本：灌阳县普查队 450327150805073LY（IBK）

功效：果实，泻火除烦、清热利湿、凉血解毒、消肿止痛。

功效来源：《中国药典》（2020年版）

耳草属 *Hedyotis* L.
纤花耳草
Hedyotis angustifolia Cham. et Schltdl.
凭证标本：灌阳县普查队 450327151127032LY（IBK、GXMG）
功效：全草，清热解毒、消肿止痛。
功效来源：《全国中草药汇编》

剑叶耳草
Hedyotis caudatifolia Merr. et F. P. Metcalf
凭证标本：灌阳县普查队 450327150615024LY（IBK）
功效：全草，润肺止咳、消积、止血。
功效来源：《全国中草药汇编》

金毛耳草
Hedyotis chrysotricha (Palib.) Merr.
凭证标本：灌阳县普查队 450327151126033LY（IBK、GXMG）
功效：全草，清热利湿、消肿解毒、舒筋活血。
功效来源：《药用植物辞典》

伞房花耳草 水线草
Hedyotis corymbosa (L.) Lam.
功效：全草，清热解毒、利尿消肿、活血止痛。
功效来源：《中药大辞典》
注：本种在县域内普遍分布。

白花蛇舌草
Hedyotis diffusa Willd.
凭证标本：灌阳县普查队 450327151127042LY（IBK、GXMG）
功效：全草，清热解毒、利湿消肿。
功效来源：《广西壮族自治区壮药质量标准 第一卷》（2008年版）

牛白藤
Hedyotis hedyotidea (DC.) Merr.
功效：全草，清热解暑、祛风活络、消肿解毒
功效来源：《广西壮族自治区壮药质量标准 第一卷》（2008年版）
注：《广西植物名录》有记载。

粗毛耳草 卷毛耳草
Hedyotis mellii Tutcher
凭证标本：灌阳县普查队 450327150804057LY（IBK）
功效：全草及根，祛风、清热、消食、止血、解毒。
功效来源：《全国中草药汇编》

粗叶木属 *Lasianthus* Jack
云广粗叶木
Lasianthus japonicus Miq. subsp. *longicaudus* (Hook. f.) C. Y. Wu et H. Zhu
凭证标本：灌阳县普查队 450327160416001LY（IBK）
功效：全株，清热解毒、消炎止痒。
功效来源：《药用植物辞典》

巴戟天属 *Morinda* L.
糠藤
Morinda howiana S. Y. Hu
功效：
功效来源：
注：《广西植物名录》有记载。

巴戟天
Morinda officinalis F. C. How
凭证标本：灌阳县普查队 450327151022014LY（IBK）
功效：根，补肾阳、强筋骨、祛风湿。
功效来源：《中国药典》（2020年版）

鸡眼藤 百眼藤
Morinda parvifolia Bartl. ex DC.
凭证标本：灌阳县普查队 450327150804015LY（IBK）
功效：全株，清热利湿、化痰止咳、散瘀止痛。
功效来源：《全国中草药汇编》

羊角藤
Morinda umbellata L. subsp. *obovata* Y. Z. Ruan
凭证标本：灌阳县普查队 450327150804024LY（IBK）
功效：根及全株，止痛止血、祛风除湿。
功效来源：《全国中草药汇编》

玉叶金花属 *Mussaenda* L.
楠藤
Mussaenda erosa Champ. ex Benth.
凭证标本：灌阳县普查队 450327150805082LY（IBK）
功效：茎、叶，清热解毒。
功效来源：《中华本草》

玉叶金花
Mussaenda pubescens W. T. Aiton
凭证标本：灌阳县普查队 450327150615016LY（IBK）
功效：茎和根，清热利湿、解毒消肿。
功效来源：《广西壮族自治区壮药质量标准 第一卷》（2008年版）

新耳草属 *Neanotis* W. H. Lewis
薄叶新耳草
Neanotis hirsuta (L. f.) W. H. Lewis
凭证标本：灌阳县普查队 450327160721009LY（IBK、

CMMI）

功效：全草，清热解毒、利尿退黄、消肿止痛。

功效来源：《药用植物辞典》

薄柱草属 *Nertera* Banks et Sol. ex Gaertn.
薄柱草
Nertera sinensis Hemsl.

凭证标本：灌阳县普查队 450327160724001LY（IBK、CMMI）

功效：全草，清热解毒。

功效来源：《中华本草》

蛇根草属 *Ophiorrhiza* L.
广州蛇根草 朱砂草
Ophiorrhiza cantoniensis Hance

凭证标本：灌阳县普查队 450327151127002LY（IBK、GXMG、CMMI）

功效：根茎，清热止咳、镇静安神、消肿止痛。

功效来源：《中华本草》

中华蛇根草
Ophiorrhiza chinensis H. S. Lo

凭证标本：灌阳县普查队 450327151128024LY（IBK）

功效：全草，用于咳嗽、关节炎、骨折。

功效来源：《广西中药资源名录》

日本蛇根草 蛇根草
Ophiorrhiza japonica Blume

凭证标本：灌阳县普查队 450327160408051LY（IBK、CMMI）

功效：全草，止咳祛痰、活血调经。

功效来源：《全国中草药汇编》

鸡矢藤属 *Paederia* L.
白毛鸡矢藤
Paederia pertomentosa Merr. ex H. L. Li

凭证标本：灌阳县普查队 450327150806056LY（IBK）

功效：根、叶，平肝熄风、健脾消食、壮肾固涩、祛风除湿。

功效来源：《药用植物辞典》

鸡矢藤
Paederia scandens (Lour.) Merr. var. *scandens*

凭证标本：灌阳县普查队 450327150803051LY（IBK、CMMI）

功效：全草，除湿、消食、止痛、解毒。

功效来源：《广西壮族自治区壮药质量标准 第一卷》（2008年版）

毛鸡矢藤 鸡矢藤
Paederia scandens (Lour.) Merr. var. *tomentosa* (Blume)

Hand.-Mazz.

凭证标本：灌阳县普查队 450327150804006LY（IBK）

功效：根或全草，祛风利湿、消食化积、止咳、止痛。

功效来源：《全国中草药汇编》

云南鸡矢藤
Paederia yunnanensis (H. Lév.) Rehder

凭证标本：灌阳县普查队 450327151021018LY（IBK）

功效：根，消炎、止痛、接骨。

功效来源：《全国中草药汇编》

南山花属 *Prismatomeris* Thwaites
南山花
Prismatomeris connata Y. Z. Ruan

凭证标本：陈照宙 2402（KUN）

功效：根或叶，凉血止血、利湿退黄、散瘀生新、强筋骨。

功效来源：《药用植物辞典》

九节属 *Psychotria* L.
九节 九节木
Psychotria rubra (Lour.) Poir.

功效：地上部分，清热解毒、祛风除湿、活血止痛。

功效来源：《广西壮族自治区壮药质量标准 第三卷》（2018年版）

注：本种在县域内普遍分布。

茜草属 *Rubia* L.
金剑草
Rubia alata Roxb.

凭证标本：灌阳县普查队 450327150926003LY（IBK）

功效：根及根状茎，用于月经不调、风湿痹痛。

功效来源：《广西中药资源名录》

东南茜草
Rubia argyi (H. Lév. et Vant) Hara ex Lauener

凭证标本：灌阳县普查队 450327151125054LY（IBK）

功效：根及根状茎，用于吐血、衄血、崩漏下血、外伤出血、经闭瘀阻、关节痹痛、跌打肿痛。

功效来源：《广西中药资源名录》

钩毛茜草
Rubia oncotricha Hand.-Mazz.

凭证标本：灌阳县普查队 450327151128030LY（IBK）

功效：根及根状茎，清热、活血、行血止血、通经活络、祛瘀止痛、祛痰止咳。

功效来源：《药用植物辞典》

白马骨属 *Serissa* Comm. ex Juss.
六月雪 白马骨

Serissa japonica (Thunb.) Thunb.

凭证标本：灌阳县普查队 450327150613059LY（IBK、CMMI）

功效：全株，祛风、利湿、清热、解毒。

功效来源：《中华本草》

白马骨

Serissa serissoides (DC.) Druce

凭证标本：灌阳县普查队 450327151123017LY（IBK）

功效：全草，祛风利湿、清热解毒。

功效来源：《中华本草》

鸡仔木属 *Sinoadina* Ridsdale

鸡仔木 水冬瓜

Sinoadina racemosa (Sieb. et Zucc.) Ridsdale

凭证标本：灌阳县普查队 450327150806053LY（IBK）

功效：全株，清热解毒、活血散瘀。

功效来源：《中华本草》

乌口树属 *Tarenna* Gaertn.

白皮乌口树

Tarenna depauperata Hutch.

凭证标本：灌阳县普查队 450327151129007LY（IBK）

功效：叶，用于痈疮溃疡。

功效来源：《广西药用植物名录》

钩藤属 *Uncaria* Schreb.

钩藤

Uncaria rhynchophylla (Miq.) Miq. ex Havil.

凭证标本：灌阳县普查队 450327160721035LY（IBK、CMMI）

功效：带钩茎枝，清热平肝、息风定惊。

功效来源：《中国药典》（2020年版）

白钩藤

Uncaria sessilifructus Roxb.

凭证标本：灌阳县普查队 450327151125008LY（IBK）

功效：带钩藤茎，清热平肝、活血通经。

功效来源：《全国中草药汇编》

水锦树属 *Wendlandia* Bartl. ex DC.

水锦树

Wendlandia uvariifolia Hance

功效：根、叶，祛风除湿、散瘀消肿、止血生肌。

功效来源：《全国中草药汇编》

注：《广西植物名录》有记载。

233. 忍冬科 Caprifoliaceae

六道木属 *Abelia* R. Br.

糯米条

Abelia chinensis R. Br.

凭证标本：灌阳县普查队 450327150806012LY（IBK）

功效：茎、叶，清热解毒、凉血止血。

功效来源：《中华本草》

忍冬属 *Lonicera* L.

淡红忍冬

Lonicera acuminata Wall.

凭证标本：灌阳县普查队 450327150805052LY（IBK）

功效：茎枝，清热解毒、疏风通络。花蕾（金银花），清热解毒、凉散风热。

功效来源：《广西中药资源名录》

菰腺忍冬 山银花

Lonicera hypoglauca Miq. subsp. *hypoglauca*

凭证标本：灌阳县普查队 450327160410002LY（IBK、CMMI）

功效：花蕾或初开的花，清热解毒、疏散风热。

功效来源：《中国药典》（2020年版）

净花菰腺忍冬

Lonicera hypoglauca Miq. subsp. *nudiflora* P. S. Hsu et H. J. Wang

功效：花蕾，清热解毒、疏散风热。嫩枝，清热解毒、通络。

功效来源：《药用植物辞典》

注：本种在县域内普遍分布。

灰毡毛忍冬 山银花

Lonicera macranthoides Hand.-Mazz.

凭证标本：灌阳县普查队 450327160719005LY（IBK）

功效：花蕾或初开的花，清热解毒、疏散风热。

功效来源：《中国药典》（2020年版）

接骨木属 *Sambucus* L.

接骨草 走马风

Sambucus chinensis Lindl.

凭证标本：灌阳县普查队 450327151124016LY（IBK、CMMI）

功效：全株，活血消肿、祛风除湿。

功效来源：《广西壮族自治区壮药质量标准 第一卷》（2008年版）

接骨木

Sambucus williamsii Hance

凭证标本：灌阳县普查队 450327160408022LY（IBK、CMMI）

功效：全株、茎枝，祛风利湿、活血止痛、接骨续筋。

功效来源：《药用植物辞典》

荚蒾属 *Viburnum* L.

桦叶荚蒾
Viburnum betulifolium Batalin
凭证标本：灌阳县普查队 450327160415006LY（IBK、CMMI）
功效：根，调经、涩精。
功效来源：《全国中草药汇编》

水红木 揉白叶
Viburnum cylindricum Buch.-Ham. ex D. Don
凭证标本：陈照宙 52357（IBSC）
功效：根、叶及花，清热解毒。
功效来源：《全国中草药汇编》

荚蒾
Viburnum dilatatum Thunb.
凭证标本：灌阳县普查队 450327150804025LY（IBK）
功效：枝、叶，清热解毒、疏风解表。根，祛瘀消肿。
功效来源：《全国中草药汇编》

宜昌荚蒾 宜昌荚蒾叶
Viburnum erosum Thunb.
凭证标本：灌阳县普查队 450327160408029LY（IBK、CMMI）
功效：茎、叶，解毒、疗止痒。
功效来源：《中华本草》

直角荚蒾
Viburnum foetidum Wall. var. *rectangulatum* (Graebn.) Rehder
凭证标本：灌阳县普查队 450327151021025LY（IBK）
功效：根，消炎解毒、止痛止泻。
功效来源：《药用植物辞典》

南方荚蒾 满山红
Viburnum fordiae Hance
凭证标本：灌阳县普查队 450327150803031LY（IBK、CMMI）
功效：根，祛风清热、散瘀活血。
功效来源：《广西壮族自治区壮药质量标准　第二卷》（2011年版）

台中荚蒾
Viburnum formosanum Hayata
凭证标本：灌阳县普查队 450327151124005LY（IBK）
功效：根及茎，祛风除湿、转骨壮阳、清凉解毒。
功效来源：《药用植物辞典》

巴东荚蒾
Viburnum henryi Hemsl.
凭证标本：灌阳县普查队 450327160718046LY（IBK）
功效：根，清热解毒。
功效来源：《药用植物辞典》

吕宋荚蒾 牛伴木
Viburnum luzonicum Rolfe
凭证标本：灌阳县普查队 450327150923006LY（IBK）
功效：茎、叶，祛风除湿、活血。
功效来源：《中华本草》

黑果荚蒾
Viburnum melanocarpum P. S. Hsu
凭证标本：灌阳县普查队 450327160726006LY（IBK、CMMI）
功效：根茎，清热解毒、健脾。
功效来源：《药用植物辞典》

珊瑚树 早禾树
Viburnum odoratissimum Ker Gawl.
功效：叶、树皮及根，祛风除湿、通经活络。
功效来源：《中华本草》
注：《广西植物名录》有记载。

蝴蝶戏珠花
Viburnum plicatum Thunb. var. *tomentosum* Miq.
凭证标本：灌阳县普查队 450327160415025LY（IBK、CMMI）
功效：根或茎，清热解毒、接骨续筋。
功效来源：《药用植物辞典》

球核荚蒾
Viburnum propinquum Hemsl.
凭证标本：灌阳县普查队 450327150808026LY（IBK）
功效：叶，止血、消肿止痛、接骨续筋。
功效来源：《全国中草药汇编》

茶荚蒾 鸡公柴
Viburnum setigerum Hance
凭证标本：陈照宙 52410（IBK）
功效：根，清热利湿、活血止血。
功效来源：《中华本草》

台东荚蒾 对叶油麻根
Viburnum taitoense Hayata
凭证标本：灌阳县普查队 450327160411022LY（IBK、GXMG）
功效：茎、叶，散瘀止痛、通便。
功效来源：《中华本草》

三脉叶荚蒾
Viburnum triplinerve Hand.-Mazz.
凭证标本：灌阳县普查队 450327160411008LY（IBK、GXMG）

功效：全株，止血、消肿止痛、接骨续筋。

功效来源：《药用植物辞典》

锦带花属 *Weigela* Thunb.

日本锦带花 水马桑

Weigela japonica Thunb. var. *sinica* (Rehder) Bailey

凭证标本：灌阳县普查队 450327150613018LY（IBK、CMMI）

功效：根，补虚弱。

功效来源：《全国中草药汇编》

235. 败酱科 Valerianaceae

败酱属 *Patrinia* Juss.

少蕊败酱

Patrinia monandra C. B. Clarke

功效：全草，清热解毒、消肿消炎、宁心安神、利湿祛瘀、排脓、止血止痛。

功效来源：《药用植物辞典》

注：《广西中药资源名录》有记载。

败酱

Patrinia scabiosifolia Fisch. ex Trevir.

功效：全草，清热解毒、活血排脓。

功效来源：《中华本草》

注：《广西植物名录》有记载。

白花败酱 败酱草

Patrinia villosa (Thunb.) Juss.

凭证标本：灌阳县普查队 450327150805020LY（IBK、CMMI）

功效：根状茎和根、全草，清热解毒、消痈排脓、活血行瘀。

功效来源：《全国中草药汇编》

236. 川续断科 Dipsacaceae

川续断属 *Dipsacus* L.

川续断 续断

Dipsacus asper Wall.

凭证标本：灌阳县普查队 450327150925022LY（IBK、CMMI）

功效：根，补肝肾、强筋骨、续折伤、止崩漏。

功效来源：《中国药典》（2020年版）

238. 菊科 Asteraceae

下田菊属 *Adenostemma* J. R. Forst. et G. Forst.

下田菊

Adenostemma lavenia (L.) Kuntze

凭证标本：灌阳县普查队 450327150924025LY（IBK）

功效：全草，清热解毒、利湿、消肿。

功效来源：《全国中草药汇编》

藿香蓟属 *Ageratum* L.

藿香蓟 胜红蓟

Ageratum conyzoides L.

凭证标本：灌阳县普查队 450327151125024LY（IBK）

功效：全草，清热解毒、利咽消肿。

功效来源：《广西壮族自治区壮药质量标准　第三卷》（2018年版）

兔儿风属 *Ainsliaea* DC.

杏香兔儿风 金边兔耳

Ainsliaea fragrans Champ. ex Benth.

凭证标本：灌阳县普查队 450327150807031LY（IBK）

功效：全草，清热补虚、凉血止血、利湿解毒。

功效来源：《中华本草》

纤枝兔儿风

Ainsliaea gracilis Franch.

凭证标本：陈照宙 52427（KUN）

功效：全草，用于咳血、无名肿毒、跌打损伤。

功效来源：《广西药用植物名录》

长穗兔儿风 二郎剑

Ainsliaea henryi Diels

凭证标本：灌阳县普查队 450327150613038LY（IBK、CMMI）

功效：全草，散瘀清热、止咳平喘。

功效来源：《中华本草》

灯台兔儿风 铁灯兔耳风

Ainsliaea macroclinidioides Hayata

凭证标本：灌阳县普查队 450327150613060LY（IBK、CMMI）

功效：全草，清热解毒。

功效来源：《全国中草药汇编》

香青属 *Anaphalis* DC.

珠光香青 山萩

Anaphalis margaritacea (L.) Benth. et Hook. f. var. *margaritacea*

凭证标本：灌阳县普查队 450327151021032LY（IBK）

功效：全草或根，清热解毒、祛风通络、驱虫。

功效来源：《全国中草药汇编》

线叶珠光香青

Anaphalis margaritacea (L.) Benth. et Hook. f. var. *japonica* (Sch. Bip.) Makino

功效：全草，清热化痰、补虚止痛、润肺止咳。

功效来源：《药用植物辞典》

注：本种在县域内普遍分布。

山黄菊属 *Anisopappus* Hook. et Arn.

山黄菊

Anisopappus chinensis (L.) Hook. et Arn.

功效：花，清热化痰。

功效来源：《广西中药材标准　第一册》

注：《广西植物名录》有记载。

蒿属 *Artemisia* L.

黄花蒿 青蒿

Artemisia annua L.

凭证标本：灌阳县普查队 450327151125059LY（IBK）

功效：地上部分，清虚热、除骨蒸、解暑热、截疟、退黄。

功效来源：《中国药典》（2020年版）

奇蒿 刘寄奴

Artemisia anomala S. Moore var. *anomala*

凭证标本：黄正福 41185（IBK）

功效：全草，清暑利湿、活血化瘀、通经止痛。

功效来源：《全国中草药汇编》

密毛奇蒿

Artemisia anomala S. Moore var. *tomentella* Hand.-Mazz.

功效：全草、花穗，清暑利湿、活血行瘀、通经止痛。

功效来源：《药用植物辞典》

注：《广西植物名录》有记载。

艾 艾叶

Artemisia argyi H. Lév. et Vaniot

凭证标本：灌阳县普查队 450327170413033LY（IBK、CMMI）

功效：叶，温经止血、散寒止痛。

功效来源：《中国药典》（2020年版）

牡蒿 牡蒿根

Artemisia japonica Thunb.

凭证标本：陈照宙 52218（IBK）

功效：根，祛风、补虚、杀虫截疟。

功效来源：《中华本草》

白苞蒿 刘寄奴

Artemisia lactiflora Wall. ex DC.

凭证标本：灌阳县普查队 450327160718006LY（IBK）

功效：全草，活血散瘀、通经止痛、利湿消肿、消积除胀。

功效来源：《广西中药材标准　第一册》

白莲蒿 万年蒿

Artemisia sacrorum Ledeb.

功效：全草，清热解毒、凉血止痛。

功效来源：《全国中草药汇编》

注：本种在县域内普遍分布。

紫菀属 *Aster* L.

三脉紫菀 山白菊

Aster ageratoides Turcz. var. *ageratoides*

凭证标本：灌阳县普查队 450327151021068LY（IBK）

功效：全草、根，清热解毒、祛痰镇咳、凉血止血。

功效来源：《中华本草》

毛枝三脉紫菀 毛茎马兰

Aster ageratoides Turcz. var. *lasiocladus* (Hayata) Hand.-Mazz.

凭证标本：灌阳县普查队 450327151123006LY（IBK）

功效：全草，散风热、理气止痛、解毒。

功效来源：《全国中草药汇编》

耳叶紫菀 蓑衣莲

Aster auriculatus Franch.

凭证标本：灌阳县普查队 450327160718021LY（IBK）

功效：根，祛风散寒、止咳平喘。

功效来源：《全国中草药汇编》

钻叶紫菀 瑞连草

Aster subulatus Michx

功效：全草，清热解毒。

功效来源：《全国中草药汇编》

注：本种在县域内普遍分布。

鬼针草属 *Bidens* L.

白花鬼针草 鬼针草

Bidens alba (L.) DC.

功效：全草，疏表清热、解毒、散瘀。

功效来源：《广西壮族自治区壮药质量标准　第二卷》（2011年版）

注：本种在县域内普遍分布。

鬼针草

Bidens pilosa L.

凭证标本：灌阳县普查队 450327151126043LY（IBK、GXMG）

功效：全草，疏表清热、解毒、散瘀。

功效来源：《广西壮族自治区壮药质量标准　第二卷》（2011年版）

狼杷草

Bidens tripartita L.

凭证标本：灌阳县普查队 450327150808036LY（IBK）

功效：全草，清热解毒、利湿通经。

功效来源：《中华本草》

百能葳属 *Blainvillea* Cass.

百能葳 鱼鳞菜

Blainvillea acmella (L.) Philipson

功效：全草，疏风清热、止咳。

功效来源：《中华本草》

注：本种在县域内普遍分布。

艾纳香属 *Blumea* DC.

东风草

Blumea megacephala (Randeria) C. C. Chang et Y. Q. Tseng

凭证标本：灌阳县普查队 450327151125015LY（IBK）

功效：全草，清热明目、祛风止痒、解毒消肿。

功效来源：《中华本草》

金盏花属 *Calendula* L.

金盏花 金盏菊根

Calendula officinalis L.

功效：根，活血散瘀、行气利尿。花，凉血、止血。

功效来源：《全国中草药汇编》

注：民间常见栽培品种。

天名精属 *Carpesium* L.

天名精 鹤虱

Carpesium abrotanoides L.

凭证标本：灌阳县普查队 450327151126016LY（IBK、GXMG）

功效：果实，杀虫消积。

功效来源：《中国药典》（2020年版）

金挖耳

Carpesium divaricatum Sieb. et Zucc.

凭证标本：灌阳县普查队 450327160725023LY（IBK）

功效：全草，清热解毒、消肿止痛。根，止痛、解毒。

功效来源：《中华本草》

石胡荽属 *Centipeda* Lour.

石胡荽 鹅不食草

Centipeda minima (L.) A. Br. et Aschers.

凭证标本：灌阳县普查队 450327151127035LY（IBK、GXMG）

功效：全草，发散风寒、通鼻窍、止咳。

功效来源：《中国药典》（2020年版）

飞机草属 *Chromolaena* DC.

飞机草

Chromolaena odorata (L.) R. King et H. Rob.

功效：全草，散瘀消肿、止血、杀虫。

功效来源：《全国中草药汇编》

注：本种在县域内普遍分布。

茼蒿属 Chrysanthemum L.

野菊

Chrysanthemum indicum L.

凭证标本：灌阳县普查队 450327151123014LY（IBK）

功效：头状花序，清热解毒、泻火平肝。

功效来源：《中国药典》（2020年版）

蓟属 *Cirsium* Mill.

湖北蓟

Cirsium hupehense Pamp.

凭证标本：陈照宙 52279（KUN）

功效：根、全草，活血散瘀、消肿解毒。

功效来源：《药用植物辞典》

大蓟

Cirsium japonicum (Thunb.) Fisch. ex DC.

凭证标本：灌阳县普查队 450327170416012LY（IBK）

功效：地上部分，凉血止血、祛瘀消肿。

功效来源：《中国药典》（2020年版）

线叶蓟

Cirsium lineare (Thunb.) Sch.-Bip.

凭证标本：灌阳县普查队 450327150925016LY（IBK、CMMI）

功效：根、花序，活血散瘀、消肿解毒。全草，清热解毒、凉血、活血。

功效来源：《药用植物辞典》

白酒草属 *Conyza* Less.

小蓬草 小飞蓬

Conyza canadensis (L.) Cronq.

凭证标本：陈照宙 52438（KUN）

功效：全草，清热利湿、散瘀消肿。

功效来源：《中华本草》

野茼蒿属 *Crassocephalum* Moench

野茼蒿 假茼蒿

Crassocephalum crepidioides (Benth.) S. Moore

凭证标本：灌阳县普查队 450327150616013LY（IBK）

功效：全草，清热解毒、健脾利湿。

功效来源：《广西壮族自治区壮药质量标准 第三卷》（2018年版）

大丽花属 *Dahlia* Cav.

大丽花

Dahlia pinnata Cav.

功效：块根，清热解毒、消炎去肿、止痛。

功效来源：《药用植物辞典》

注：民间常见栽培品种。

鱼眼草属 *Dichrocephala* L' Her. ex DC.

鱼眼草 蚯疽草

Dichrocephala auriculata (Thunb.) Druce

凭证标本：灌阳县普查队 450327151125011LY（IBK）

功效：全草，活血调经、消肿解毒。

功效来源：《中华本草》

小鱼眼草

Dichrocephala benthamii C. B. Clarke

功效：全草，清热解毒、祛风明目。

功效来源：《全国中草药汇编》

注：本种在县域内普遍分布。

鳢肠属 *Eclipta* L.

鳢肠 墨旱莲

Eclipta prostrata (L.) L.

凭证标本：灌阳调查队 6-4300（GXMI）

功效：地上部分，滋补肝肾、凉血止血。

功效来源：《中国药典》（2020年版）

地胆草属 *Elephantopus* L.

地胆草

Elephantopus scaber L.

凭证标本：灌阳县普查队 450327150925014LY（IBK、CMMI）

功效：全草，清热泻火、凉血解毒。

功效来源：《广西壮族自治区壮药质量标准 第一卷》（2008年版）

一点红属 *Emilia* (Cass.) Cass.

小一点红

Emilia prenanthoidea DC.

凭证标本：灌阳调查队 6-4022（GXMI）

功效：全草，清热解毒、消肿止痛、利水、凉血。

功效来源：《药用植物辞典》

一点红

Emilia sonchifolia DC.

凭证标本：灌阳县普查队 450327150807048LY（IBK、CMMI）

功效：全草，清热解毒、利尿。

功效来源：《广西壮族自治区壮药质量标准 第一卷》（2008年版）

飞蓬属 *Erigeron* L.

一年蓬

Erigeron annuus Pers.

凭证标本：灌阳县普查队 450327150614021LY（IBK、GXMG、CMMI）

功效：根、全草，清热解毒、助消化、抗疟。

功效来源：《药用植物辞典》

泽兰属 *Eupatorium* L.

多须公 华泽兰

Eupatorium chinense L.

凭证标本：灌阳县普查队 450327151125026LY（IBK）

功效：根，清热解毒、凉血利咽。

功效来源：《广西中药材标准 第一册》

佩兰

Eupatorium fortunei Turcz.

凭证标本：灌阳县普查队 450327150925006LY（IBK、CMMI）

功效：地上部分，芳香化湿、醒脾开胃、发表解暑。

功效来源：《中国药典》（2020年版）

白头婆 山佩兰

Eupatorium japonicum Thunb.

凭证标本：灌阳县普查队 450327160718033LY（IBK）

功效：全草，祛暑发表、化湿和中、理气活血、解毒。

功效来源：《中华本草》

林泽兰 野马追

Eupatorium lindleyanum DC.

凭证标本：灌阳县普查队 450327150613031LY（IBK、CMMI）

功效：全草，润肺止咳、化痰平喘、降血压。

功效来源：《中华本草》

大丁草属 *Gerbera* L.

毛大丁草

Gerbera piloselloides (L.) Cass.

功效：全草，清热解毒、润肺止咳、活血化瘀。

功效来源：《广西中药材标准 第一册》

注：《广西植物名录》有记载。

鼠麹草属 *Gnaphalium* L.

宽叶鼠麹草 宽叶鼠曲草

Gnaphalium adnatum (Wall. ex DC.) Kitam.

功效：叶，消炎、散肿、止血。

功效来源：《全国中草药汇编》

注：《广西植物名录》有记载。

鼠麹草 鼠曲草

Gnaphalium affine D. Don

凭证标本：灌阳县普查队 450327151125050LY（IBK）

功效：全草，化痰止咳、祛风除湿、解毒。

功效来源：《中华本草》

细叶鼠麹草

Gnaphalium japonicum Thunb.

凭证标本：县普查队 6-4045（GXMI）

功效：全草，用于结膜炎、角膜白斑、白喉。

功效来源：《广西药用植物名录》

田基黄属 Grangea Adans.
田基黄
Grangea maderaspatana (L.) Poir.
功效：全草，清热利湿、解毒、散瘀消肿。
功效来源：《中华本草》
注：本种在县域内普遍分布。

菊三七属 Gynura Cass.
红凤菜
Gynura bicolor (Roxb. ex Willd.) DC.
凭证标本：灌阳县普查队 450327150924022LY（IBK）
功效：根，行气、活血、截疟。全草，清热解毒、凉血止血、活血消肿。
功效来源：《药用植物辞典》

向日葵属 Helianthus L.
向日葵 向日葵茎髓
Helianthus annuus L.
功效：茎髓，清热、利尿、止咳。
功效来源：《中华本草》
注：民间常见栽培品种。

菊芋
Helianthus tuberosus L.
凭证标本：灌阳县普查队 450327160718070LY（IBK）
功效：块茎、叶，清热凉血、活血消肿、利尿、接骨。
功效来源：《药用植物辞典》

泥胡菜属 Hemistepta Bunge
泥胡菜
Hemistepta lyrata (Bunge) Bunge
凭证标本：灌阳县普查队 450327151125078LY（IBK、CMMI）
功效：全草、根，清热解毒、利尿、消肿祛瘀、止咳、止血、活血。
功效来源：《药用植物辞典》

旋覆花属 Inula L.
羊耳菊
Inula cappa (Buch.-Ham. ex D. Don) DC.
凭证标本：陈照宙 52317（IBK）
功效：地上部分，祛风利湿、行气化滞。
功效来源：《广西壮族自治区壮药质量标准　第一卷》（2008年版）

小苦荬属 Ixeridium (A. Gray) Tzvelev
细叶小苦荬
Ixeridium gracile (DC.) Shih

凭证标本：灌阳县普查队 450327160415019LY（IBK、CMMI）
功效：全草，清热解毒、消炎、消肿止痛。
功效来源：《药用植物辞典》

苦荬菜属 Ixeris (Cass.) Cass.
剪刀股
Ixeris japonica (Burm. f.) Nakai
功效：全草，清热解毒、消痈肿、凉血、利尿。
功效来源：《药用植物辞典》
注：《广西植物名录》有记载。

苦荬菜 多头苦荬
Ixeris polycephala Cass.
凭证标本：灌阳县普查队 450327160408077LY（IBK、CMMI）
功效：全草，清热解毒、利湿消痞；外用消炎退肿。
功效来源：《全国中草药汇编》

马兰属 Kalimeris (Cass.) Cass.
马兰 路边菊
Kalimeris indica (L.) Sch. Bip.
凭证标本：灌阳县普查队 450327150807050LY（IBK、CMMI）
功效：全草，清热解毒、散瘀止血、消积。
功效来源：《广西壮族自治区壮药质量标准　第二卷》（2011年版）

莴苣属 Lactuca L.
莴苣 莴苣子
Lactuca sativa L.
凭证标本：灌阳县普查队 450327150808010LY（IBK）
功效：种子，通乳汁、利小便、活血行瘀。
功效来源：《中华本草》

稻槎菜属 Lapsanastrum J. H. Pak et K. Bremer
稻槎菜
Lapsanastrum apogonoides (Maxim.) J. H. Pak et Bremer
凭证标本：灌阳县普查队 450327151126022LY（IBK、GXMG）
功效：全草，清热凉血、止血、疏风透表、消痈解毒。
功效来源：《药用植物辞典》

栓果菊属 Launaea Cass.
光茎栓果菊 滑背草鞋
Launaea acaulis (Roxb.) Babc. ex Kerr
功效：全草，清热解毒、利尿。
功效来源：《中华本草》
注：《广西植物名录》有记载。

橐吾属 *Ligularia* Cass.

大头橐吾

Ligularia japonica (Thunb.) Less.

凭证标本：灌阳调查队 6–4268（GXMI）

功效：根、全草，舒筋活血、解毒消肿。

功效来源：《全国中草药汇编》

粘冠草属 *Myriactis* Less.

圆舌粘冠草 油头草

Myriactis nepalensis Less.

凭证标本：陈照宙 52433（KUN）

功效：全草，消炎、止痛。

功效来源：《全国中草药汇编》

黄瓜菜属 *Paraixeris* Nakai

黄瓜菜 野苦荬菜

Paraixeris denticulata (Houtt.) Nakai

凭证标本：灌阳县普查队 450327150922009LY（IBK）

功效：全草或根，清热解毒、散瘀止痛、止血、止带。

功效来源：《中华本草》

翅果菊属 *Pterocypsela* C. Shih

翅果菊

Pterocypsela indica (L.) C. Shih

功效：全草，清热解毒、活血祛瘀、利湿排脓。

功效来源：《药用植物辞典》

注：《广西植物名录》有记载。

匹菊属 *Pyrethrum* Zinn.

除虫菊

Pyrethrum cinerariifolium Trevis.

功效：花或全草，杀虫。

功效来源：《全国中草药汇编》

注：民间常见栽培品种。

风毛菊属 *Saussurea* DC.

风毛菊

Saussurea japonica (Thunb.) DC.

凭证标本：灌阳县普查队 450327151123009LY（IBK）

功效：全草，祛风活血、散瘀止痛。

功效来源：《药用植物辞典》

千里光属 *Senecio* L.

千里光

Senecio scandens Buch.-Ham. ex D. Don

凭证标本：灌阳县普查队 450327150810002LY（IBK）

功效：全草，清热解毒、明目、利湿。

功效来源：《中国药典》（2020年版）

豨莶属 *Siegesbeckia* L.

豨莶 豨莶草

Siegesbeckia orientalis L.

功效：地上部分，祛风湿、通经络、清热解毒。

功效来源：《广西壮族自治区壮药质量标准 第二卷》（2011年版）

注：《广西植物名录》有记载。

腺梗豨莶 豨莶

Siegesbeckia pubescens Makino

凭证标本：灌阳县普查队 450327150923007LY（IBK）

功效：地上部分，祛风湿、通经络、清热解毒。

功效来源：《中华本草》

蒲儿根属 *Sinosenecio* B. Nord.

蒲儿根 肥猪苗

Sinosenecio oldhamianus (Maxim.) B. Nord.

凭证标本：灌阳县普查队 450327160408025LY（IBK、CMMI）

功效：全草，清热解毒、利湿、活血。

功效来源：《中华本草》

一枝黄花属 *Solidago* L.

一枝黄花

Solidago decurrens Lour.

凭证标本：灌阳县普查队 450327151021069LY（IBK）

功效：全草，清热解毒、疏散风热。

功效来源：《中国药典》（2020年版）

苦荬菜属 *Sonchus* L.

苣荬菜

Sonchus arvensis L.

功效：全草，清热解毒、凉血利湿。

功效来源：《全国中草药汇编》

注：《广西植物名录》有记载。

苦苣菜 滇苦菜

Sonchus oleraceus L.

功效：全草，清热解毒、凉血止血。

功效来源：《全国中草药汇编》

注：本种在县域内普遍分布。

金钮扣属 *Spilanthes* Jacq.

金钮扣

Spilanthes paniculata Wall. ex DC.

功效：全草，清热解毒、消肿止痛、祛风除湿、止咳定喘。

功效来源：《广西壮族自治区壮药质量标准 第三卷》（2018年版）

注：本种在县域内普遍分布。

金腰箭属 *Synedrella* Gaertn.

金腰箭
Synedrella nodiflora (L.) Gaertn.
功效：全草，清热解毒、散瘀消肿。
功效来源：《全国中草药汇编》
注：本种在县域内普遍分布。

合耳菊属 *Synotis* (C. B. Clarke) C. Jeffrey et Y. L. Chen

密花合耳菊
Synotis cappa (Buch.-Ham. ex D. Don) C. Jeffrey et Y. L. Chen
凭证标本：陈照宙 52307（IBK）
功效：全草，清热解毒、清肝明目。
功效来源：《药用植物辞典》

锯叶合耳菊 白叶火草
Synotis nagensium (C. B. Clarke) C. Jeffrey et Y. L. Chen
凭证标本：灌阳县普查队 450327151125010LY（IBK）
功效：全草，散风热、定喘咳、利水湿。
功效来源：《中华本草》

万寿菊属 *Tagetes* L.

万寿菊
Tagetes erecta L.
功效：花，清热解毒、化痰止咳。根，解毒消肿。
功效来源：《全国中草药汇编》
注：民间常见栽培品种。

蒲公英属 *Taraxacum* F. H. Wigg.

蒲公英
Taraxacum mongolicum Hand.-Mazz.
功效：全草，清热解毒、消肿散结、利尿通淋。
功效来源：《中国药典》（2020年版）
注：《广西植物名录》有记载。

斑鸠菊属 *Vernonia* Schreb.

夜香牛 伤寒草
Vernonia cinerea (L.) Less.
凭证标本：灌阳县普查队 450327150922017LY（IBK）
功效：全草，疏风清热、凉血解毒、安神。
功效来源：《广西壮族自治区壮药质量标准 第三卷》（2018年版）

咸虾花 狗仔花
Vernonia patula (Dryand.) Merr.
功效：全草，发表散寒、凉血解毒、清热止泻。
功效来源：《广西壮族自治区壮药质量标准 第三卷》（2018年版）
注：本种在县域内普遍分布。

蟛蜞菊属 *Wedelia* Jacq.

麻叶蟛蜞菊 滴血根
Wedelia urticifolia DC.
凭证标本：灌阳县普查队 450327150806011LY（IBK）
功效：根，补肾、养血、通络。
功效来源：《中华本草》

苍耳属 *Xanthium* L.

北美苍耳 苍耳子
Xanthium chinense Mill.
功效：带总苞的果实，散风寒、通鼻窍、祛风湿。
功效来源：民间用药

黄鹌菜属 *Youngia* Cass.

异叶黄鹌菜
Youngia heterophylla (Hemsl.) Babc. et Stebbins
凭证标本：灌阳县普查队 450327160413024LY（IBK）
功效：全株，消炎镇痛。
功效来源：《药用植物辞典》

黄鹌菜
Youngia japonica (L.) DC.
凭证标本：灌阳县普查队 450327151126039LY（IBK、GXMG）
功效：全草或根，清热解毒、利尿消肿、止痛。
功效来源：《全国中草药汇编》

百日菊属 *Zinnia* L.

百日菊 百日草
Zinnia elegans Jacq.
功效：全草，清热利尿。
功效来源：《全国中草药汇编》
注：民间常见栽培品种。

239. 龙胆科 Gentianaceae

蔓龙胆属 *Crawfurdia* Wall.

福建蔓龙胆
Crawfurdia pricei (C. Marquand) Harry Sm.
凭证标本：灌阳县普查队 450327151020042LY（IBK）
功效：全草，清热解毒。
功效来源：《药用植物辞典》

龙胆属 *Gentiana* L.

五岭龙胆 落地荷花
Gentiana davidii Franch.
凭证标本：陈照宙 52455（IBSC）
功效：带花全草，清热解毒、利湿。
功效来源：《中华本草》

匙叶草属 *Latouchea* Franch.

匙叶草

Latouchea fokienensis Franch.

凭证标本：灌阳县普查队 450327150613017LY（IBK、CMMI）

功效：全草，活血化瘀、清热止咳。

功效来源：《中华本草》

獐牙菜属 *Swertia* L.

獐牙菜

Swertia bimaculata (Sieb. et Zucc.) Hook. f. et Thoms. ex C. B. Clarke

凭证标本：灌阳县普查队 450327151021055LY（IBK）

功效：全草，清热解毒、利湿、疏肝利胆。

功效来源：《中华本草》

双蝴蝶属 *Tripterospermum* Blume

双蝴蝶 肺形草

Tripterospermum chinense (Migo) Harry Sm.

凭证标本：灌阳县普查队 450327150922021LY（IBK）

功效：全草，清热解毒、止咳止血。

功效来源：《全国中草药汇编》

香港双蝴蝶

Tripterospermum nienkui (C. Marq.) C. J. Wu

凭证标本：灌阳县普查队 450327151020049LY（IBK）

功效：全草、根，清热、调经。

功效来源：《药用植物辞典》

240. 报春花科 Primulaceae

珍珠菜属 *Lysimachia* L.

广西过路黄

Lysimachia alfredii Hance

凭证标本：灌阳县普查队 450327160413007LY（IBK）

功效：全草，清热利湿、排石通淋。

功效来源：《中华本草》

矮桃 珍珠菜

Lysimachia clethroides Duby

凭证标本：灌阳县普查队 450327160718025LY（IBK）

功效：根、全草，活血调经、解毒消肿。

功效来源：《全国中草药汇编》

灵香草

Lysimachia foenum-graecum Hance

凭证标本：灌阳县普查队 450327150805017LY（IBK、CMMI）

功效：地上部分，祛风寒、辟秽浊。

功效来源：《广西壮族自治区瑶药材质量标准 第一卷》（2014年版）

星宿菜 大田基黄

Lysimachia fortunei Maxim.

凭证标本：灌阳县普查队 450327150805042LY（IBK）

功效：全草或根，清热利湿、凉血活血、解毒消肿。

功效来源：《中华本草》

狭叶落地梅 追风伞

Lysimachia paridiformis Franch. var. *stenophylla* Franch.

凭证标本：灌阳县普查队 450327150615032LY（IBK）

功效：全草或根，祛风通络、活血止痛。

功效来源：《中华本草》

巴东过路黄 大四块瓦

Lysimachia patungensis Hand.-Mazz.

凭证标本：灌阳县普查队 450327150613016LY（IBK、CMMI）

功效：全草，祛风除湿、活血止痛。

功效来源：《中华本草》

叶头过路黄 大过路黄

Lysimachia phyllocephala Hand.-Mazz.

凭证标本：灌阳县普查队 450327160718004LY（IBK）

功效：全草，祛风、清热、化痰。

功效来源：《全国中草药汇编》

242. 车前科 Plantaginaceae

车前属 *Plantago* L.

车前

Plantago asiatica L.

凭证标本：灌阳县普查队 450327150615055LY（IBK）

功效：全草，清热利尿通淋、祛痰、凉血、解毒。种子，清热利尿、渗湿通淋、明目、祛痰。

功效来源：《中国药典》（2020年版）

大车前 车前子

Plantago major L.

功效：种子，清热利尿、渗湿止泻、明目、祛痰。

功效来源：《中华本草》

注：《广西植物名录》有记载。

243. 桔梗科 Campanulaceae

沙参属 *Adenophora* Fisch.

无柄沙参

Adenophora stricta Miq. subsp. *sessilifolia* D. Y. Hong

凭证标本：灌阳县普查队 450327150922019LY（IBK）

功效：根，养阴清肺、化痰、益气。

功效来源：《药用植物辞典》

金钱豹属 *Campanumoea* Blume

桂党参 土党参

Campanumoea javanica Blume subsp. *javanica*

凭证标本：灌阳调查队 6–4013（GXMI）
功效：根，补中益气、润肺生津。
功效来源：《中华本草》

金钱豹 土党参
Campanumoea javanica Blume
凭证标本：灌阳县普查队 450327150922005LY（IBK）
功效：根，补中益气、润肺生津。
功效来源：《全国中草药汇编》

党参属 *Codonopsis* Wall.
羊乳 奶参
Codonopsis lanceolata (Sieb. et Zucc.) Trautv.
凭证标本：灌阳县普查队 450327150807020LY（IBK）
功效：根，补血通乳、清热解毒、消肿排脓。
功效来源：《广西中药材标准 第一册》

土党参属 *Cyclocodon* Griff.
长叶轮钟草 红果参
Cyclocodon lancifolius (Roxb.) Kurz
凭证标本：灌阳县普查队 450327150924007LY（IBK）
功效：根，益气、祛瘀、止痛。
功效来源：《中华本草》

袋果草属 *Peracarpa* Hook. f. et Thomson
袋果草
Peracarpa carnosa (Wall.) Hook. f. et Thomson
凭证标本：灌阳县普查队 450327160412010LY（IBK）
功效：全草，用于小儿惊风。
功效来源：《广西药用植物名录》

桔梗属 *Platycodon* A. DC.
桔梗
Platycodon grandiflorus (Jacq.) A. DC.
凭证标本：灌阳县普查队 450327160726020LY（IBK、CMMI）
功效：根，宣肺、利咽、祛痰、排脓。
功效来源：《中国药典》（2020年版）

244. 半边莲科 Lobeliaceae
半边莲属 *Lobelia* L.
铜锤玉带草
Lobelia angulata Forst.
凭证标本：灌阳县普查队 450327150922016LY（IBK）
功效：全草，祛风利湿、活血散瘀。
功效来源：《广西壮族自治区壮药质量标准 第三卷》（2018年版）

半边莲
Lobelia chinensis Lour.
功效：全草，利尿消肿、清热解毒。

功效来源：《中国药典》（2020年版）
注：《广西植物名录》有记载。

江南山梗菜
Lobelia davidii Franch.
凭证标本：灌阳县普查队 450327160719002LY（IBK）
功效：叶、根、带花全草，宣肺化痰、清热解毒、利尿消肿。
功效来源：《药用植物辞典》

卵叶半边莲 肉半边莲
Lobelia zeylanica L.
功效：根状茎、全草，清热解毒、消肿止痛。
功效来源：《全国中草药汇编》
注：《广西植物名录》有记载。

249. 紫草科 Boraginaceae
斑种草属 *Bothriospermum* Bunge
柔弱斑种草 鬼点灯
Bothriospermum zeylanicum (J. Jacq.) Druce
凭证标本：灌阳县普查队 450327151125077LY（IBK、CMMI）
功效：全草，止咳、止血。
功效来源：《中华本草》

厚壳树属 *Ehretia* P. Browne
厚壳树
Ehretia acuminata (DC.) R. Br.
凭证标本：灌阳县普查队 450327150804065LY（IBK）
功效：叶，清热解暑、去腐生肌。
功效来源：《全国中草药汇编》

紫草属 *Lithospermum* L.
紫草
Lithospermum erythrorhizon Sieb. et Zucc.
凭证标本：周子静 53（GXMI）
功效：根，凉血、活血、透疹、解毒。
功效来源：《中华本草》

盾果草属 *Thyrocarpus* Hance
盾果草
Thyrocarpus sampsonii Hance
凭证标本：灌阳县普查队 450327151125056LY（IBK）
功效：全草，清热解毒、消肿。
功效来源：《全国中草药汇编》

附地菜属 *Trigonotis* Steven
瘤果附地菜
Trigonotis macrophylla Vaniot var. *verrucosa* I. M. Johnst.
凭证标本：灌阳县普查队 450327160718008LY（IBK）

功效：全草，清热解毒、活血。
功效来源：《药用植物辞典》

250. 茄科 Solanaceae

颠茄属 Atropa L.

颠茄 颠茄草
Atropa belladonna L.
凭证标本：灌阳县普查队 450327151123015LY（IBK）
功效：全草，用作抗胆碱药。
功效来源：《中国药典》（2020年版）

辣椒属 Capsicum L.

辣椒 辣椒叶
Capsicum annuum L. var. *annuum*
凭证标本：灌阳县普查队 450327151126032LY（IBK、GXMG）
功效：叶，消肿涤络、杀虫止痒。
功效来源：《中华本草》

朝天椒
Capsicum annuum L. var. *conoides* (Mill.) Irish
功效：果实，外用冻疮、脚气、狂犬咬伤。
功效来源：《药用植物辞典》
注：民间常见栽培品种。

夜香树属 Cestrum L.

夜香树
Cestrum nocturnum L.
功效：叶，清热消肿。花，行气止痛、散寒。
功效来源：《药用植物辞典》
注：民间常见栽培品种。

曼陀罗属 Datura L.

曼陀罗
Datura stramonium L.
功效：叶，麻醉、镇痛平喘、止咳。
功效来源：《广西壮族自治区壮药质量标准 第二卷》（2011年版）
注：《广西植物名录》有记载。

枸杞属 Lycium L.

枸杞 地骨皮
Lycium chinense Mill.
凭证标本：灌阳县普查队 450327170417018LY（IBK）
功效：根皮，凉血除蒸、清肺降火。
功效来源：《中国药典》（2020年版）

番茄属 Lycopersicon Mill.

番茄 西红柿
Lycopersicon esculentum Mill.
凭证标本：灌阳县普查队 450327151125047LY（IBK）

功效：果实，生津止渴、健胃消食。
功效来源：《中华本草》

烟草属 Nicotiana L.

烟草
Nicotiana tabacum L.
功效：全草，消肿解毒、杀虫。
功效来源：《全国中草药汇编》
注：民间常见栽培品种。

碧冬茄属 Petunia Juss.

碧冬茄
Petunia hybrida (Hook.) Vilm.
功效：种子，舒气、杀虫。
功效来源：《药用植物辞典》
注：民间常见栽培品种。

酸浆属 Physalis L.

苦蘵
Physalis angulata L.
凭证标本：灌阳县普查队 450327150922012LY（IBK）
功效：全草，清热利尿、解毒消肿。
功效来源：《中华本草》

茄属 Solanum L.

喀西茄 野颠茄
Solanum aculeatissimum Jacquem.
凭证标本：灌阳县普查队 450327160410004LY（IBK、CMMI）
功效：全株，镇咳平喘、散瘀止痛。
功效来源：《中华本草》

少花龙葵 古钮菜
Solanum americanum Mill.
功效：全草，清热解毒、利湿消肿。
功效来源：《中华本草》
注：本种在县域内普遍分布。

假烟叶树 野烟叶
Solanum erianthum D. Don
功效：全株，清热解毒、祛风止痛。
功效来源：《广西壮族自治区壮药质量标准 第三卷》（2018年版）
注：《广西植物名录》有记载。

白英
Solanum lyratum Thunb.
凭证标本：灌阳县普查队 450327151126012LY（IBK、GXMG）
功效：全草，清热利湿、解毒消肿。
功效来源：《广西壮族自治区壮药质量标准 第二

卷》（2011年版）

乳茄　五指茄
Solanum mammosum L.
功效：果实，散瘀消肿。
功效来源：《全国中草药汇编》
注：民间常见栽培品种。

茄　茄叶
Solanum melongena L.
凭证标本：灌阳县普查队 450327170417022LY（IBK）
功效：叶，散血消肿。
功效来源：《中华本草》

龙葵
Solanum nigrum L.
凭证标本：灌阳县普查队 450327150616008LY（IBK）
功效：地上部分，清热解毒、活血消肿、消炎利尿。
功效来源：《广西壮族自治区壮药质量标准　第三卷》（2018年版）

海桐叶白英
Solanum pittosporifolium Hemsl.
凭证标本：陈照宙 52469（IBK）
功效：全草，清热解毒、散瘀消肿、祛风除湿、抗癌。
功效来源：《药用植物辞典》

珊瑚樱　玉珊瑚根
Solanum pseudocapsicum L.
凭证标本：灌阳县普查队 450327150808033LY（IBK）
功效：根，活血止痛。
功效来源：《中华本草》

龙珠属 *Tubocapsicum* (Wettst.) Makino
龙珠
Tubocapsicum anomalum (Franch. et Sav.) Makino
凭证标本：灌阳县普查队 450327150805018LY（IBK、CMMI）
功效：果实，清热解毒、除烦热。
功效来源：《全国中草药汇编》

251. 旋花科 Convolvulaceae
菟丝子属 *Cuscuta* L.
金灯藤　菟丝
Cuscuta japonica Choisy
凭证标本：灌阳县普查队 450327151123012LY（IBK）
功效：全草，清热解毒、凉血止血、健脾利湿。
功效来源：《中华本草》

马蹄金属 *Dichondra* J. R. Forst. et G. Forst.
马蹄金　小金钱草
Dichondra micrantha Urb.
凭证标本：灌阳县普查队 450327150810004LY（IBK）
功效：全草，清热解毒、利湿通淋、散瘀消肿。
功效来源：《广西壮族自治区壮药质量标准　第一卷》（2008年版）

飞蛾藤属 *Dinetus* Buch.–Ham. ex Sweet
飞蛾藤
Dinetus racemosus (Roxb.) Buch.-Ham. ex Sweet
凭证标本：灌阳县普查队 450327150924013LY（IBK）
功效：全草，发表、消食积。
功效来源：《全国中草药汇编》

番薯属 *Ipomoea* L.
月光花　月光花种子
Ipomoea alba L.
功效：种子，活血散瘀、消肿止痛。
功效来源：《中华本草》
注：民间常见栽培品种。

蕹菜
Ipomoea aquatica Forssk.
凭证标本：灌阳县普查队 450327170417021LY（IBK）
功效：全草、根，清热解毒、利尿、止血。
功效来源：《全国中草药汇编》

番薯　甘薯
Ipomoea batatas (L.) Lam.
凭证标本：灌阳县普查队 450327150922006LY（IBK）
功效：根，补中、生津、止血、排脓。
功效来源：《全国中草药汇编》

牵牛　牵牛子
Ipomoea nil (L.) Roth
凭证标本：灌阳县普查队 450327150808001LY（IBK）
功效：种子，利水通便、祛痰逐饮、消积杀虫。
功效来源：《中华本草》

圆叶牵牛　牵牛子
Ipomoea purpurea (L.) Roth
功效：种子，利水通便、祛痰逐饮、消积杀虫。
功效来源：《中华本草》
注：《广西植物名录》有记载。

鱼黄草属 *Merremia* Dennst. ex Endl.
篱栏网　篱栏子
Merremia hederacea (Burm. f.) Hallier f.
凭证标本：灌阳县普查队 450327151126004LY（IBK、GXMG）

功效：种子、全草，清热、利咽、凉血。

功效来源：《广西壮族自治区壮药质量标准　第一卷》（2008年版）

252. 玄参科 Scrophulariaceae

毛麝香属 *Adenosma* R. Br.

毛麝香 黑头茶

Adenosma glutinosum (L.) Druce

功效：全草，祛风止痛、散瘀消肿、解毒止痒。

功效来源：《广西中药材标准　第二册》

注：《广西植物名录》有记载。

黑草属 *Buchnera* L.

黑草 鬼羽箭

Buchnera cruciata Buch.-Ham. ex D. Don

功效：全草，清热解毒、凉血止血。

功效来源：《中华本草》

注：《广西植物名录》有记载。

钟萼草属 *Lindenbergia* Lehm.

野地钟萼草

Lindenbergia muraria (Roxb. ex D. Don) Brühl

凭证标本：灌阳县普查队 450327151125080LY（IBK、CMMI）

功效：全草，清热解毒。

功效来源：《药用植物辞典》

母草属 *Lindernia* All.

泥花母草 水虾子草

Lindernia antipoda (L.) Alston

凭证标本：灌阳县普查队 450327151125067LY（IBK、CMMI）

功效：全草，清热、解毒、消肿。

功效来源：《全国中草药汇编》

陌上菜

Lindernia procumbens (Krocker) Philcox

凭证标本：灌阳县普查队 450327160721007LY（IBK、CMMI）

功效：全草，清热解毒、清肝泻火、凉血利湿、消炎退肿。

功效来源：《药用植物辞典》

旱田草

Lindernia ruellioides (Colsm.) Pennell

功效：全草，理气活血、消肿止痛。

功效来源：《广西壮族自治区壮药质量标准　第三卷》（2018年版）

注：本种在县域内普遍分布。

通泉草属 *Mazus* Lour.

匍茎通泉草

Mazus miquelii Makino

凭证标本：灌阳县普查队 450327160415053LY（IBK、CMMI）

功效：全草，止痛、健胃、解毒。

功效来源：《药用植物辞典》

通泉草

Mazus pumilus (Burm. f.) Steenis

凭证标本：灌阳县普查队 450327151124001LY（IBK）

功效：全草，清热解毒、消炎消肿、利尿、止痛、健胃消积。

功效来源：《药用植物辞典》

泡桐属 *Paulownia* Sieb. et Zucc.

白花泡桐 泡桐叶

Paulownia fortunei (Seem..) Hemsl.

功效：叶，清热解毒、止血消肿。

功效来源：《中华本草》

注：《广西植物名录》有记载。

台湾泡桐

Paulownia kawakamii T. Ito

凭证标本：灌阳县普查队 450327160414013LY（IBK、CMMI）

功效：树皮，解毒消肿、止血。

功效来源：《中华本草》

马先蒿属 *Pedicularis* L.

亨氏马先蒿 凤尾参

Pedicularis henryi Maxim.

凭证标本：灌阳县普查队 450327150925024LY（IBK、CMMI）

功效：根，补气血、强筋骨、健脾胃。

功效来源：《中华本草》

玄参属 *Scrophularia* L.

玄参

Scrophularia ningpoensis Hemsl.

凭证标本：灌阳县普查队 450327160718038LY（IBK）

功效：根，凉血滋阴、泻火解毒。

功效来源：《全国中草药汇编》

阴行草属 *Siphonostegia* Benth.

阴行草 金钟茵陈

Siphonostegia chinensis Benth.

凭证标本：灌阳县普查队 450327150808022LY（IBK）

功效：全草，清热利湿、凉血止血、祛瘀止痛。

功效来源：《中华本草》

独脚金属 *Striga* Lour.

独脚金

Striga asiatica (L.) Kuntze

功效：全草，清肝、健脾、消积、杀虫。

功效来源：《广西中药材标准 第一册》

注：《广西植物名录》有记载。

蝴蝶草属 *Torenia* L.

光叶蝴蝶草 水韩信草

Torenia asiatica L.

凭证标本：灌阳县普查队 450327160716020LY（IBK、CMMI）

功效：全株，清热利湿、解毒、散瘀。

功效来源：《中华本草》

单色蝴蝶草 蓝猪耳

Torenia concolor Lindl.

功效：全草，清热解毒、利湿、止咳、和胃止呕、化瘀。

功效来源：《全国中草药汇编》

注：本种在县域内普遍分布。

紫萼蝴蝶草

Torenia violacea (Azaola ex Blanco) Pennell

凭证标本：灌阳县普查队 450327150805031LY（IBK、CMMI）

功效：全草，清热解毒、利湿止咳、化痰。

功效来源：《药用植物辞典》

婆婆纳属 *Veronica* L.

直立婆婆纳

Veronica arvensis L.

凭证标本：灌阳县普查队 450327160408053LY（IBK、CMMI）

功效：全草，清热、除疟。

功效来源：《全国中草药汇编》

多枝婆婆纳

Veronica javanica Blume

功效：全草，祛风散热、解毒消肿。

功效来源：《全国中草药汇编》

注：《广西植物名录》有记载。

蚊母草 仙桃草

Veronica peregrina L.

功效：带虫瘿的全草，活血、止血、消肿、止痛。

功效来源：《全国中草药汇编》

注：本种在县域内零星分布。

阿拉伯婆婆纳 灯笼婆婆纳

Veronica persica Poir.

凭证标本：灌阳县普查队 450327151126023LY（IBK、GXMG）

功效：全草，解热毒。

功效来源：《全国中草药汇编》

婆婆纳

Veronica polita Fries

凭证标本：灌阳县普查队 450327160415043LY（IBK、CMMI）

功效：全草，凉血止血、理气止痛。

功效来源：《全国中草药汇编》

水苦荬

Veronica undulata Wall. ex Jack

凭证标本：灌阳县普查队 450327151125035LY（IBK）

功效：带虫瘿果的全草，活血止血、解毒消肿。

功效来源：《全国中草药汇编》

腹水草属 *Veronicastrum* Heist. ex Fabric.

四方麻

Veronicastrum caulopterum (Hance) T. Yamaz.

凭证标本：灌阳县普查队 450327150925020LY（IBK、CMMI）

功效：全草，清热解毒、消肿止痛。

功效来源：《全国中草药汇编》

腹水草

Veronicastrum stenostachyum T. Yamaz. subsp. *plukenetii* (T. Yamaz.) D. Y. Hong

凭证标本：灌阳县普查队 450327150808009LY（IBK）

功效：全草，利尿消肿、散瘀解毒。

功效来源：《药用植物辞典》

253. 列当科 Orobanchaceae

野菰属 *Aeginetia* L.

野菰

Aeginetia indica L.

凭证标本：灌阳县普查队 450327151125006LY（IBK）

功效：全草，清热解毒。

功效来源：《中华本草》

256. 苦苣苔科 Gesneriaceae

报春苣苔属 *Primulina* Hance

羽裂小花苣苔

Primulina bipinnatifida (W. T. Wang) Yin Z. Wang et J. M. Li

凭证标本：灌阳县普查队 450327151125081LY（IBK、CMMI）

功效：全草，外用治疮疡肿毒。

功效来源：《药用植物辞典》

牛耳朵 牛耳岩白菜

Primulina eburnea (Hance) Yin Z. Wang

凭证标本：灌阳县普查队 450327160408074LY（IBK、CMMI）

功效：根茎、全草，清肺止咳、凉血止血、解毒消痈。

功效来源：《中华本草》

蚂蟥七 石蜈蚣

Primulina fimbrisepala Hand.-Mazz.

凭证标本：灌阳县普查队 450327160409015LY（IBK）

功效：根茎、全草，清热利湿、行滞消积、止血活血、解毒消肿。

功效来源：《中华本草》

羽裂报春苣苔

Primulina pinnatifida (Hand.-Mazz.) B. L. Burtt

凭证标本：灌阳县普查队 450327151022016LY（IBK）

功效：全草，用于痢疾、跌打损伤。

功效来源：《广西药用植物名录》

长蒴苣苔属 *Didymocarpus* Wall. ex Buch.–Ham.

东南长蒴苣苔 石茶

Didymocarpus hancei Hemsl.

凭证标本：灌阳县普查队 450327150614032LY（IBK、GXMG、CMMI）

功效：全草，散风热解毒。

功效来源：《中华本草》

半蒴苣苔属 *Hemiboea* C. B. Clarke

贵州半蒴苣苔

Hemiboea cavaleriei H. Lév.

凭证标本：灌阳县普查队 450327160411004LY（IBK、GXMG）

功效：全草，清热解毒、利水除湿。

功效来源：《药用植物辞典》

半蒴苣苔 降龙草

Hemiboea subcapitata C. B. Clarke

凭证标本：灌阳县普查队 450327150806035LY（IBK）

功效：全草，清暑、利湿、解毒。

功效来源：《中华本草》

吊石苣苔属 *Lysionotus* D. Don

吊石苣苔 石吊兰

Lysionotus pauciflorus Maxim.

凭证标本：灌阳县普查队 450327150805071LY（IBK）

功效：全草，化痰止咳、软坚散结。

功效来源：《中国药典》（2020年版）

马铃苣苔属 *Oreocharis* Benth.

长瓣马铃苣苔

Oreocharis auricula (S. Moore) C. B. Clarke

功效：全草，凉血止血、清热解毒。

功效来源：《中华本草》

注：本种在县域内普遍分布。

大叶石上莲

Oreocharis benthamii C. B. Clarke

凭证标本：灌阳县普查队 450327150613046LY（IBK、CMMI）

功效：全草，用于跌打损伤、咳嗽。

功效来源：《广西药用植物名录》

湘桂马铃苣苔

Oreocharis xiangguiensis W. T. Wang et K. Y. Pan

凭证标本：灌阳县普查队 450327150805068LY（IBK）

功效：全草，用于跌打损伤。

功效来源：《药用植物辞典》

257. 紫葳科 Bignoniaceae

凌霄属 *Campsis* Lour.

凌霄 凌霄花

Campsis grandiflora (Thunb.) K. Schum.

凭证标本：灌阳县普查队 450327160717005LY（IBK、GXMG、CMMI）

功效：花，活血通经、凉血祛风。

功效来源：《中国药典》（2020年版）

梓属 *Catalpa* Scop.

梓

Catalpa ovata G. Don

功效：根，用于湿热黄疸、咳嗽痰多，外用治小儿热痱。

功效来源：《广西中药资源名录》

注：民间常见栽培品种。

硬骨凌霄属 *Tecomaria* Spach

硬骨凌霄

Tecomaria capensis (Thunb.) Spach

功效：茎、叶，散瘀消肿。花，通经利尿。

功效来源：《全国中草药汇编》

注：民间常见栽培品种。

258. 胡麻科 Pedaliaceae

胡麻属 *Sesamum* L.

芝麻 黑芝麻

Sesamum indicum L.

功效：种子，补益肝肾、养血益精、润肠通便。

功效来源：《中华本草》

注：民间常见栽培品种。

259. 爵床科 Acanthaceae

穿心莲属 *Andrographis* Wall. ex Nees
穿心莲
Andrographis paniculata (Burm. f.) Nees
功效：地上部分，清热解毒、凉血、消肿。
功效来源：《中国药典》（2020年版）
注：《广西植物名录》有记载。

白接骨属 *Asystasiella* Lindau
白接骨
Asystasiella neesiana (Wall.) Lindau
凭证标本：灌阳县普查队 450327150924002LY（IBK）
功效：全草，化瘀止血、续筋接骨、利尿消肿、清热解毒。
功效来源：《中华本草》

狗肝菜属 *Dicliptera* Juss.
狗肝菜
Dicliptera chinensis (L.) Juss.
凭证标本：灌阳县普查队 450327151127018LY（IBK、GXMG、CMMI）
功效：全草，清热、凉血、利湿、解毒。
功效来源：《广西壮族自治区壮药质量标准 第一卷》（2008年版）

喜花草属 *Eranthemum* L.
喜花草
Eranthemum pulchellum Andrews
功效：叶，清热解毒、散瘀消肿。
功效来源：《药用植物辞典》
注：《广西植物名录》有记载。

爵床属 *Justicia* L.
鸭嘴花
Justicia adhatoda L.
功效：全株，祛风活血、散瘀止痛、接骨。
功效来源：《全国中草药汇编》
注：民间常见栽培品种。

小驳骨
Justicia gendarussa L. f.
功效：地上部分，祛瘀止痛、续筋接骨。
功效来源：《广西壮族自治区壮药质量标准 第一卷》（2008年版）
注：《广西植物名录》有记载。

爵床
Justicia procumbens L.
凭证标本：灌阳县普查队 450327170418018LY（IBK、CMMI）
功效：全草，清热解毒、利湿消积、活血止痛。
功效来源：《中华本草》

杜根藤
Justicia quadrifaria (Nees) T. Anderson
凭证标本：灌阳县普查队 450327150805061LY（IBK）
功效：全草，清热解毒。
功效来源：《药用植物辞典》

观音草属 *Peristrophe* Nees
九头狮子草
Peristrophe japonica (Thunb.) Bremek.
功效：全草，发汗解表、清热解毒、镇痉。
功效来源：《全国中草药汇编》
注：《广西植物名录》有记载。

紫云菜属 *Strobilanthes* Blume
肖笼鸡
Strobilanthes affinis (Griff.) Terash. ex J. R. I. Wood et J. R. Benett.
凭证标本：灌阳县普查队 450327150925021LY（IBK、CMMI）
功效：全草，解毒、凉血、消肿止痛。
功效来源：《药用植物辞典》

板蓝 青黛
Strobilanthes cusia (Nees) Kuntze
功效：叶或茎叶经加工制得的干燥粉末、团块或颗粒，清热解毒、凉血消斑、泻火定惊。
功效来源：《中国药典》（2020年版）
注：《广西植物名录》有记载。

球花马蓝 温大青
Strobilanthes dimorphotricha Hance
凭证标本：灌阳县普查队 450327150805074LY（IBK）
功效：地上部分或根，清热解毒、凉血消斑。
功效来源：《中华本草》

山牵牛属 *Thunbergia* Retz.
山牵牛 老鸦嘴
Thunbergia grandiflora Roxb.
功效：全株，舒筋活络、散瘀消肿。
功效来源：《广西壮族自治区壮药质量标准 第一卷》（2008年版）
注：《广西植物名录》有记载。

263. 马鞭草科 Verbenaceae

紫珠属 *Callicarpa* L.
紫珠 珍珠风子
Callicarpa bodinieri H. Lév.

凭证标本：灌阳队 6–4226（GXMI）
功效：果实，发表散寒。
功效来源：《中华本草》

白棠子树 紫珠
Callicarpa dichotoma (Lour.) K. Koch
凭证标本：灌阳队 6–4090（GXMI）
功效：叶，收敛止血、清热解毒。
功效来源：《中华本草》

杜虹花 紫珠叶
Callicarpa formosana Rolfe
凭证标本：灌阳县普查队 450327150805067LY（IBK）
功效：叶，凉血收敛止血、散瘀解毒消肿。
功效来源：《中国药典》（2020年版）

老鸦糊 紫珠
Callicarpa giraldii Hesse ex Rehder
凭证标本：灌阳县普查队 450327160727022LY（IBK）
功效：叶，收敛止血、清热解毒。
功效来源：《中华本草》

枇杷叶紫珠 牛舌癀
Callicarpa kochiana Makino
凭证标本：灌阳县普查队 450327151125033LY（IBK）
功效：根、茎、叶，祛风除湿、活血止血。
功效来源：《中华本草》

广东紫珠
Callicarpa kwangtungensis Chun
凭证标本：灌阳县普查队 450327151020020LY（IBK）
功效：茎叶，收敛止血、散瘀、清热解毒。
功效来源：《中国药典》（2020年版）

长柄紫珠
Callicarpa longipes Dunn
凭证标本：灌阳县普查队 450327150804050LY（IBK）
功效：叶，祛风除湿、止血。
功效来源：《药用植物辞典》

大叶紫珠
Callicarpa macrophylla Vahl
功效：叶、带叶嫩枝，散瘀止血、消肿止痛。
功效来源：《广西壮族自治区壮药质量标准 第三卷》（2018年版）
注：《广西植物名录》有记载。

窄叶紫珠
Callicarpa membranacea H. T. Chang
凭证标本：灌阳县普查队 450327150804037LY（IBK）
功效：叶，散瘀止血、祛风止痛。
功效来源：《药用植物辞典》

红紫珠
Callicarpa rubella Lindl. f. *rubella*
凭证标本：灌阳县普查队 450327150804047LY（IBK）
功效：叶及嫩枝，解毒消肿、凉血止血。
功效来源：《中华本草》

秃红紫珠
Callicarpa rubella Lindl. var. *subglabra* (C. P'ei) H. T. Chang
凭证标本：灌阳县普查队 450327150613022LY（IBK、CMMI）
功效：叶，外治小儿高烧。
功效来源：《广西中药资源名录》

莸属 *Caryopteris* Bunge
兰香草
Caryopteris incana (Thunb. ex Houtt.) Miq.
凭证标本：灌阳县普查队 450327150925025LY（IBK、CMMI）
功效：全草，疏风解表、祛痰止咳、散瘀止痛。
功效来源：《药用植物辞典》

大青属 *Clerodendrum* L.
臭牡丹
Clerodendrum bungei Steud.
凭证标本：灌阳县普查队 450327150613009LY（IBK、CMMI）
功效：茎、叶，解毒消肿、祛风湿、降血压。
功效来源：《中华本草》

灰毛大青 大叶白花灯笼
Clerodendrum canescens Wall. ex Walp.
功效：全株，清热解毒、凉血止血。
功效来源：《中华本草》
注：《广西植物名录》有记载。

重瓣臭茉莉
Clerodendrum chinense (Osbeck) Mabb.
功效：根、叶，祛风利湿、化痰止咳、活血消肿。
功效来源：《药用植物辞典》
注：《广西植物名录》有记载。

大青 路边青
Clerodendrum cyrtophyllum Turcz.
凭证标本：灌阳县普查队 450327150615010LY（IBK）
功效：全株，清热解毒、凉血、利湿。
功效来源：《广西壮族自治区壮药质量标准 第二卷》（2011年版）

白花灯笼
Clerodendrum fortunatum L.

功效：根、全株，清热解毒、止咳定痛。

功效来源：《全国中草药汇编》

注：《广西植物名录》有记载。

广东大青

Clerodendrum kwangtungense Hand.-Mazz.

凭证标本：灌阳县普查队 450327160720005LY（IBK）

功效：根，清热利湿、祛风止咳、壮腰健胃。

功效来源：《药用植物辞典》

尖齿臭茉莉 过墙风

Clerodendrum lindleyi Decne. ex Planch.

凭证标本：黄正福 41174（IBK）

功效：全株，祛风除湿、活血消肿。

功效来源：《中华本草》

龙吐珠

Clerodendrum thomsoniae Balf. f.

功效：全株、叶，解毒。

功效来源：《药用植物辞典》

注：民间常见栽培品种。

假连翘属 *Duranta* L.

假连翘

Duranta erecta L.

凭证标本：灌阳县普查队 450327170418007LY（IBK、CMMI）

功效：叶、果，散热透邪、行血祛瘀、止痛杀虫、消肿解毒。

功效来源：《全国中草药汇编》

马缨丹属 *Lantana* L.

马缨丹 五色梅

Lantana camara L.

凭证标本：灌阳县普查队 450327170417038LY（IBK）

功效：根、花、叶，清热泻火、解毒散结。

功效来源：《中华本草》

豆腐柴属 *Premna* L.

豆腐柴

Premna microphylla Turcz.

凭证标本：灌阳县普查队 450327160726019LY（IBK、CMMI）

功效：根、茎、叶，清热解毒。

功效来源：《中华本草》

马鞭草属 *Verbena* L.

马鞭草

Verbena officinalis L.

凭证标本：灌阳县普查队 450327150616007LY（IBK）

功效：地上部分，活血散瘀、解毒、利水、退黄、截疟。

功效来源：《中国药典》（2020年版）

牡荆属 *Vitex* L.

黄荆 五指柑

Vitex negundo L. var. *negundo*

凭证标本：灌阳县普查队 450327150614008LY（IBK、GXMG、CMMI）

功效：全株，祛风解表、止咳化痰、理气止痛。

功效来源：《广西壮族自治区壮药质量标准 第一卷》（2008年版）

牡荆 牡荆叶

Vitex negundo L. var. *cannabifolia* (Sieb. et Zucc.) Hand.-Mazz.

功效：叶，祛痰、止咳、平喘。

功效来源：《中国药典》（2020年版）

注：《广西植物名录》有记载。

山牡荆

Vitex quinata (Lour.) F. N. Williams

凭证标本：灌阳县普查队 450327150804069LY（IBK）

功效：根、茎，止咳定喘、镇静退热。

功效来源：《广西壮族自治区壮药质量标准 第三卷》（2018年版）

264. 唇形科 Labiatae

筋骨草属 *Ajuga* L.

金疮小草 白毛夏枯草

Ajuga decumbens Thunb.

凭证标本：灌阳县普查队 450327150805032LY（IBK、CMMI）

功效：全草，清热解毒、凉血消肿。

功效来源：《中国药典》（2020年版）

广防风属 *Anisomeles* R. Br.

广防风

Anisomeles indica (L.) Kuntze

凭证标本：灌阳县普查队 450327150925012LY（IBK、CMMI）

功效：全草，祛风解表、理气止痛。

功效来源：《药用植物辞典》

肾茶属 *Clerodendranthus* Kudo

肾茶 猫须草

Clerodendranthus spicatus (Thunb.) C. Y. Wu ex H. W. Li

功效：茎、叶，清热祛湿、排石利尿。

功效来源：《全国中草药汇编》

注：《广西植物名录》有记载。

风轮菜属 *Clinopodium* L.

风轮菜 断血流

Clinopodium chinense (Benth.) Kuntze

凭证标本：灌阳县普查队 450327160718056LY（IBK）

功效：全草，收敛止血。

功效来源：《中国药典》（2020年版）

邻近风轮菜

Clinopodium confine (Hance) Kuntze

凭证标本：灌阳县普查队 450327150615063LY（IBK）

功效：全草，清热解毒、散瘀消肿、止血。

功效来源：《药用植物辞典》

细风轮菜

Clinopodium gracile (Benth.) Matsum.

凭证标本：灌阳县普查队 450327150615061LY（IBK）

功效：全草，清热解毒、消肿止痛、凉血止痢、祛风止痒、止血。

功效来源：《药用植物辞典》

灯笼草 断血流

Clinopodium polycephalum (Vaniot) C. Y. Wu et S. J. Hsuan

凭证标本：灌阳县普查队 450327150809031LY（IBK、GXMG、CMMI）

功效：地上部分，收敛止血。

功效来源：《中国药典》（2020年版）

鞘蕊花属 *Coleus* Lour.

肉叶鞘蕊花 小洋紫苏

Coleus carnosifolius (Hemsl.) Dunn

凭证标本：灌阳县普查队 450327150806033LY（IBK）

功效：全草，清热解毒、消疳杀虫。

功效来源：《中华本草》

香薷属 *Elsholtzia* Willd.

紫花香薷

Elsholtzia argyi H. Lév.

凭证标本：灌阳县普查队 450327151124021LY（IBK、CMMI）

功效：全草，祛风、散寒解表、发汗、解暑、利尿、止咳。

功效来源：《药用植物辞典》

活血丹属 *Glechoma* L.

活血丹 连钱草

Glechoma longituba (Nakai) Kuprian

凭证标本：灌阳县普查队 450327160413001LY（IBK）

功效：地上部分，利湿通淋、清热解毒、散瘀消肿。

功效来源：《广西壮族自治区壮药质量标准 第一卷》（2008年版）

锥花属 *Gomphostemma* Wall. ex Benth.

中华锥花 老虎耳

Gomphostemma chinense Oliv.

凭证标本：灌阳县普查队 450327150805069LY（IBK）

功效：全草，祛风湿、益气血、通经络、消肿毒。

功效来源：《中华本草》

香茶菜属 *Isodon* (Schrad. ex Benth.) Spach

香茶菜

Isodon amethystoides (Benth.) H. Hara

凭证标本：灌阳县普查队 450327150922011LY（IBK）

功效：地上部分，清热利湿、活血散瘀、解毒消肿。

功效来源：《中华本草》

牛尾草 三叶香茶菜

Isodon ternifolius (D. Don) Kudo

功效：全草，清热解毒、利湿。

功效来源：《广西中药材标准 第一册》

注：《广西植物名录》有记载。

长叶香茶菜

Isodon walkeri (Arn.) H. Hara

凭证标本：灌阳县普查队 450327151020044LY（IBK）

功效：全草，清热消炎、退黄祛湿、祛瘀止痛。

功效来源：《药用植物辞典》

野芝麻属 *Lamium* L.

短柄野芝麻

Lamium album L.

凭证标本：灌阳县普查队 450327160410024LY（IBK、CMMI）

功效：地上部分，活血散瘀、消炎止痛。花，收敛、止血、安眠。

功效来源：《药用植物辞典》

益母草属 *Leonurus* L.

益母草

Leonurus japonicus Houtt.

凭证标本：灌阳县普查队 450327170415012LY（IBK）

功效：地上部分，活血调经、利尿消肿、清热解毒。

功效来源：《中国药典》（2020年版）

龙头草属 *Meehania* Britton

梗花华西龙头草

Meehania fargesii (H. Lév.) C. Y. Wu var. *pedunculata* (Hemsl.) C. Y. Wu

凭证标本：灌阳县普查队 450327160718035LY（IBK）

功效：根、叶，外治牙痛、痈疮肿毒。

功效来源：《广西中药资源名录》

龙头草

Meehania henryi (Hemsl.) Sun ex C. Y. Wu

凭证标本：灌阳县普查队 450327150613064LY（IBK）

功效：根、叶，补气血、祛风湿、消肿毒。

功效来源：《中华本草》

薄荷属 *Mentha* L.

薄荷

Mentha canadensis L.

凭证标本：灌阳县普查队 450327151125044LY（IBK）

功效：地上部分，疏散风热、清利头目、利咽、透疹、疏肝行气。

功效来源：《中国药典》（2020年版）

石荠苧属 *Mosla* (Benth.) Buch.–Ham. ex Maxim.

石香薷 香薷

Mosla chinensis Maxim.

功效：地上部分，发汗解表、和中利湿。

功效来源：《中国药典》（2020年版）

注：《广西植物名录》有记载。

石荠苧

Mosla scabra (Thunb.) C. Y. Wu et H. W. Li

凭证标本：灌阳县普查队 450327151126013LY（IBK、GXMG）

功效：全草，疏风解表、清暑除湿、解毒止痒。

功效来源：《中华本草》

罗勒属 *Ocimum* L.

罗勒 九层塔

Ocimum basilicum L.

凭证标本：灌阳县普查队 450327151126036LY（IBK、GXMG）

功效：全草，疏风解表、化湿和中、行气活血、解毒消肿。

功效来源：《广西中药材标准 第一册》

假糙苏属 *Paraphlomis* Prain

狭叶假糙苏

Paraphlomis javanica (Blume) Prain var. *angustifolia* (C. Y. Wu) C. Y. Wu et H. W. Li

凭证标本：灌阳县普查队 450327150805013LY（IBK、CMMI）

功效：全草，润肺止咳、补血调经。

功效来源：《药用植物辞典》

紫苏属 *Perilla* L.

紫苏

Perilla frutescens (L.) Britton var. *frutescens*

凭证标本：灌阳县普查队 450327150922002LY（IBK）

功效：叶，解表散寒、行气和胃。

功效来源：《中国药典》（2020年版）

野生紫苏

Perilla frutescens (L.) Britton var. *purpurascens* (Hayata) H. W. Li

凭证标本：灌阳县普查队 450327150924008LY（IBK）

功效：根、近根老茎，除风散寒、祛痰降气。茎，理气宽中。

功效来源：《药用植物辞典》

刺蕊草属 *Pogostemon* Desf.

广藿香

Pogostemon cablin (Blanco) Benth.

功效：地上部分，芳香化浊、开胃止呕、发表解暑。

功效来源：《中国药典》（2020年版）

注：《广西植物名录》有记载。

夏枯草属 *Prunella* L.

夏枯草

Prunella vulgaris L.

凭证标本：灌阳县普查队 450327150614016LY（IBK、GXMG、CMMI）

功效：果穗，清肝泻火、明目、散结消肿。

功效来源：《中国药典》（2020年版）

鼠尾草属 *Salvia* L.

南丹参

Salvia bowleyana Dunn

凭证标本：灌阳县普查队 450327150808017LY（IBK）

功效：根，活血化瘀、调经止痛。

功效来源：《中华本草》

朱唇

Salvia coccinea Buc'hoz ex Etl.

凭证标本：灌阳县普查队 450327170415006LY（IBK）

功效：全草，凉血止血、清热利湿。

功效来源：《中华本草》

荔枝草

Salvia plebeia R. Br.

凭证标本：灌阳县普查队 450327160411034LY（IBK、GXMG）

功效：全草，清热解毒、利水消肿。

功效来源：《中华本草》

长冠鼠尾草 红骨参

Salvia plectranthoides Griff.

凭证标本：灌阳县普查队 450327160721026LY（IBK、CMMI）

功效：根，活血调经。

功效来源：《全国中草药汇编》

红根草
Salvia prionitis Hance
凭证标本：灌阳县普查队 450327150807047LY（IBK、CMMI）
功效：全草，散风热、利咽喉。
功效来源：《全国中草药汇编》

黄芩属 *Scutellaria* L.
半枝莲
Scutellaria barbata D. Don
凭证标本：灌阳县普查队 450327151126014LY（IBK、GXMG）
功效：全草，清热解毒、散瘀利尿。
功效来源：《中国药典》（2020年版）

韩信草
Scutellaria indica L. var. *indica*
凭证标本：灌阳县普查队 450327151126045LY（IBK、GXMG）
功效：全草，祛风活血、解毒止痛。
功效来源：《中药大辞典》

小叶韩信草 韩信草小叶变种
Scutellaria indica L. var. *parvifolia* Makino
凭证标本：灌阳县普查队 450327160409041LY（IBK）
功效：全草，外治跌打肿痛、蛇咬伤。
功效来源：《广西中药资源名录》

偏花黄芩
Scutellaria tayloriana Dunn
凭证标本：灌阳县普查队 450327160719006LY（IBK）
功效：根，清热燥湿。
功效来源：《全国中草药汇编》

筒冠花属 *Siphocranion* Kudo
筒冠花 草藤乌
Siphocranion macranthum (Hook. f.) C. Y. Wu
凭证标本：灌阳县普查队 450327151020039LY（IBK）
功效：全草，疏风清热、解毒消肿。
功效来源：《中华本草》

水苏属 *Stachys* L.
地蚕
Stachys geobombycis C. Y. Wu
凭证标本：灌阳县普查队 450327160415021LY（IBK、CMMI）
功效：根茎、全草，益肾润肺、补血消疳。
功效来源：《中华本草》

香科科属 *Teucrium* L.
庐山香科科

Teucrium pernyi Franch.
凭证标本：灌阳县普查队 450327150808037LY（IBK）
功效：全草，清热解毒、凉肝活血。
功效来源：《中华本草》

铁轴草
Teucrium quadrifarium Buch.-Ham. ex D. Don
凭证标本：陈照宙 52268（IBK）
功效：全草、根或叶，利湿消肿、祛风解暑、凉血解毒。
功效来源：《中华本草》

血见愁 山藿香
Teucrium viscidum Blume
功效：全草，消肿解毒、凉血止血。
功效来源：《中华本草》
注：《广西植物名录》有记载。

266. 水鳖科 Hydrocharitaceae
黑藻属 *Hydrilla* Rich.
黑藻
Hydrilla verticillata (L. f.) Royle
凭证标本：灌阳县普查队 450327160721043LY（IBK、CMMI）
功效：全草，清热解毒、利尿祛湿。
功效来源：《药用植物辞典》

267. 泽泻科 Alismataceae
慈姑属 *Sagittaria* L.
野慈姑
Sagittaria trifolia L. var. *trifolia*
凭证标本：灌阳县普查队 450327150809009LY（IBK、GXMG、CMMI）
功效：球茎，用于哮喘、狂犬咬伤。
功效来源：《广西中药资源名录》

慈姑
Sagittaria trifolia L. var. *sinensis* Sims
功效：球茎，活血凉血、止咳通淋、散结解毒。
功效来源：《中华本草》
注：《广西植物名录》有记载。

280. 鸭跖草科 Commelinaceae
鸭跖草属 *Commelina* L.
鸭跖草
Commelina communis L.
功效：地上部分，清热泻火、解毒、利水消肿。
功效来源：《中国药典》（2020年版）
注：本种在县域内普遍分布。

聚花草属 *Floscopa* Lour.

聚花草

Floscopa scandens Lour.

凭证标本：灌阳县普查队 450327150924018LY（IBK）

功效：全草，清热解毒、利水。

功效来源：《中华本草》

杜若属 *Pollia* Thunb.

杜若 竹叶莲

Pollia japonica Thunb.

凭证标本：灌阳县普查队 450327151124004LY（IBK）

功效：根茎、全草，清热利尿、解毒消肿。

功效来源：《中华本草》

紫万年青属 *Tradescantia* L.

吊竹梅

Tradescantia zebrina Bosse

功效：全草，清热解毒、凉血、利尿、止咳。

功效来源：《药用植物辞典》

注：民间常见栽培品种。

285. 谷精草科 Eriocaulaceae

谷精草属 *Eriocaulon* L.

谷精草

Eriocaulon buergerianum Koern.

凭证标本：灌阳县普查队 450327151128029LY（IBK）

功效：花序，疏散风热、明目退翳。

功效来源：《中国药典》（2020年版）

287. 芭蕉科 Musaceae

芭蕉属 *Musa* L.

大蕉

Musa × paradisiaca L.

凭证标本：灌阳县普查队 450327170417039LY（IBK）

功效：果实，止渴、润肺、解酒、清脾滑肠。

功效来源：《药用植物辞典》

野蕉 山芭蕉子

Musa balbisiana Colla

凭证标本：灌阳县普查队 450327160727034LY（IBK）

功效：种子，破瘀血、通大便。

功效来源：《中华本草》

290. 姜科 Zingiberaceae

山姜属 *Alpinia* Roxb.

山姜

Alpinia japonica (Thunb.) Miq.

凭证标本：灌阳县普查队 450327150807032LY（IBK）

功效：根状茎，温中散寒、祛风活血。

功效来源：《中华本草》

华山姜

Alpinia oblongifolia Hayata

功效：根状茎，温中暖胃、散寒止痛、消食、除风湿、解疮毒。种子，祛寒暖胃、燥湿、止呃。

功效来源：《药用植物辞典》

注：《广西植物名录》有记载。

箭秆风

Alpinia sichuanensis Z. Y. Zhu

凭证标本：灌阳县普查队 450327160721027LY（IBK、CMMI）

功效：根状茎，除湿消肿、行气止痛。

功效来源：《中药大辞典》

舞花姜属 *Globba* L.

舞花姜 云南小草蔻

Globba racemosa Sm.

凭证标本：灌阳县普查队 450327150805022LY（IBK、CMMI）

功效：果实，健胃消食。

功效来源：《中华本草》

姜属 *Zingiber* Mill.

川东姜

Zingiber atrorubens Gagnep.

凭证标本：灌阳县普查队 450327150804018LY（IBK）

功效：根状茎，用于风湿痹痛、跌打损伤。

功效来源：《广西中药资源名录》

姜 生姜

Zingiber officinale Roscoe

凭证标本：灌阳县普查队 450327150923002LY（IBK）

功效：根茎，解表散寒、温中止呕、化痰止咳、解鱼蟹毒。

功效来源：《中国药典》（2020年版）

阳荷

Zingiber striolatum Diels

凭证标本：灌阳县普查队 450327151124018LY（IBK、CMMI）

功效：嫩茎叶、花，温疟寒热、宣泄邪气。

功效来源：《药用植物辞典》

291. 美人蕉科 Cannaceae

美人蕉属 *Canna* L.

美人蕉

Canna indica L.

凭证标本：灌阳县普查队 450327151125075LY（IBK、CMMI）

功效：根状茎、花，清热利湿、安神降压。

功效来源：《全国中草药汇编》

292. 竹芋科 Marantaceae
竹芋属 *Maranta* L.
花叶竹芋
Maranta bicolor Ker Gawl.
功效：块茎，清热消肿。
功效来源：《全国中草药汇编》
注：民间常见栽培品种。

293. 百合科 Liliaceae
粉条儿菜属 *Aletris* L.
粉条儿菜
Aletris spicata (Thunb.) Franch.
凭证标本：灌阳县普查队 450327170418009LY（IBK、CMMI）
功效：根、全草，润肺止咳、养心安神、消积驱蛔。
功效来源：《全国中草药汇编》

葱属 *Allium* L.
洋葱
Allium cepa L.
功效：鳞茎，散寒、理气、解毒、杀虫。
功效来源：《药用植物辞典》
注：民间常见栽培品种。

藠头 薤白
Allium chinense G. Don
凭证标本：灌阳县普查队 450327160408084LY（IBK、CMMI）
功效：鳞茎，通阳散结、行气导滞。
功效来源：《中国药典》（2020年版）

葱 葱白
Allium fistulosum L.
凭证标本：灌阳县普查队 450327160413032LY（IBK）
功效：鳞茎、全草，发汗解表、通阳、利尿。
功效来源：《全国中草药汇编》

宽叶韭
Allium hookeri Thwaites
凭证标本：灌阳县普查队 450327150924014LY（IBK）
功效：全草，理气宽中、通阳散结、祛瘀、消肿止痛、活血通络。
功效来源：《药用植物辞典》

蒜 大蒜
Allium satiuum L.
凭证标本：灌阳县普查队 450327170413032LY（IBK、CMMI）
功效：鳞茎，温中行滞、解毒、杀虫。
功效来源：《桂本草 第一卷》（上）

韭 韭菜
Allium tuberosum Rottler ex Spreng.
凭证标本：灌阳县普查队 450327170413030LY（IBK、CMMI）
功效：根，补肾、温中行气、散瘀、解毒。
功效来源：《广西壮族自治区壮药质量标准 第二卷》（2011年版）

芦荟属 *Aloe* L.
芦荟
Aloe vera (L.) Burm. f.
凭证标本：灌阳县普查队 450327170417024LY（IBK）
功效：叶或叶的干浸膏，用于肝经实热头晕、头痛、耳鸣、烦躁、便秘、小儿惊痫、疳积。花，咳血、吐血、尿血。
功效来源：《全国中草药汇编》

天门冬属 *Asparagus* L.
天门冬 天冬
Asparagus cochinchinensis (Lour.) Merr.
凭证标本：灌阳县普查队 450327150807041LY（IBK）
功效：块根，清肺生津、养阴润燥。
功效来源：《中国药典》（2020年版）

蜘蛛抱蛋属 *Aspidistra* Ker Gawl.
蜘蛛抱蛋
Aspidistra elatior Blume
凭证标本：县专业队 6-4119（GXMI）
功效：根状茎，活血散瘀、补虚止咳。
功效来源：《全国中草药汇编》

绵枣儿属 *Barnardia* Lindl.
绵枣儿
Barnardia japonica (Thunb.) Schult. et Schult. f.
凭证标本：灌阳县普查队 450327160720009LY（IBK）
功效：鳞茎或全草，活血解毒、消肿止痛，用于乳痈、肠痈、跌打损伤、腰腿痛。
功效来源：《药用植物辞典》

开口箭属 Campylandra Baker
开口箭
Campylandra chinensis (Baker) M. N. Tamura, S. Y. Liang et Turland
凭证标本：灌阳县普查队 450327151021048LY（IBK）
功效：根茎，清热解毒、祛风除湿、散瘀止痛。
功效来源：《中华本草》

弯蕊开口箭 扁竹兰
Campylandra wattii C. B. Clarke
凭证标本：陈照宙 52488（IBK）
功效：根茎，清热解毒、散瘀止血、消肿止痛。

功效来源：《中华本草》

大百合属 *Cardiocrinum* (Endl.) Lindl.

大百合 心叶百合

Cardiocrinum giganteum (Wall.) Makino

功效：鳞茎，清肺止咳、解毒。

功效来源：《全国中草药汇编》

注：本种在县域内零星分布。

白丝草属 *Chionographis* Maxim.

白丝草 中国白丝草

Chionographis chinensis K. Krause

凭证标本：灌阳县普查队 450327160409028LY（IBK）

功效：全草，用于喉痛、咳嗽、小便黄短。根，用于风湿腰胀痛、膀胱痛。

功效来源：《广西中药资源名录》

吊兰属 *Chlorophytum* Ker Gawl.

南非吊兰

Chlorophytum capense (L.) Voss

功效：全草，清热解毒、散瘀消肿、养阴清肺、润肺止咳。

功效来源：《药用植物辞典》

注：民间常见栽培品种。

朱蕉属 *Cordyline* Comm. ex R. Br.

朱蕉

Cordyline fruticosa (L.) A. Chev.

功效：花，清热化痰、凉血止血。叶、根，凉血止血、散瘀定痛。

功效来源：《中华本草》

注：民间常见栽培品种。

山菅属 *Dianella* Lam.

山菅 山猫儿

Dianella ensifolia (L.) DC.

凭证标本：灌阳县普查队 450327170417025LY（IBK）

功效：根茎或全草，拔毒消肿、散瘀止痛。

功效来源：《中华本草》

竹根七属 *Disporopsis* Hance

散斑竹根七

Disporopsis aspersa (Hua) Engl. ex K. Krause

凭证标本：灌阳县普查队 450327160414014LY（IBK、CMMI）

功效：根状茎，补中益气、养阴润肺、生津止咳、化瘀止痛、凉血、解毒。

功效来源：《药用植物辞典》

万寿竹属 *Disporum* Salisb. ex D. Don

万寿竹 竹叶参

Disporum cantoniense (Lour.) Merr.

凭证标本：灌阳县普查队 450327150805060LY（IBK）

功效：根状茎，祛风湿、舒筋活血、清热、祛痰止咳。

功效来源：《中华本草》

宝铎草 竹林霄

Disporum sessile D. Don

凭证标本：灌阳县普查队 450327160409035LY（IBK）

功效：根及根茎，清热解毒、润肺止咳、健脾消食、舒筋活络。

功效来源：《中华本草》

萱草属 *Hemerocallis* L.

萱草 萱草根

Hemerocallis fulva (L.) L.

凭证标本：灌阳县普查队 450327150616026LY（IBK）

功效：根，清热利尿、凉血止血。

功效来源：《中华本草》

玉簪属 *Hosta* Tratt.

紫萼 紫玉簪

Hosta ventricosa (Salisb.) Stearn

凭证标本：灌阳县普查队 450327160722017LY（IBK、CMMI）

功效：全草或根，散瘀止痛、解毒。

功效来源：《中华本草》

百合属 *Lilium* L.

野百合 百合

Lilium brownii F. E. Br. ex Miellez

凭证标本：灌阳县普查队 450327160722016LY（IBK、CMMI）

功效：鳞茎，清心安神、养阴润肺。

功效来源：《中国药典》（2020年版）

条叶百合

Lilium callosum Sieb. et Zucc.

凭证标本：灌阳县普查队 450327160721013LY（IBK、CMMI）

功效：鳞茎，润肺止咳、宁心安神。

功效来源：《药用植物辞典》

山麦冬属 *Liriope* Lour.

禾叶山麦冬

Liriope graminifolia (L.) Baker

凭证标本：陈照宙 52395（IBK）

功效：块根，养阴润肺、清心除烦、益胃生津、止咳。

功效来源：《药用植物辞典》

矮小山麦冬

Liriope minor (Maxim.) Makino

凭证标本：灌阳县普查队 450327151126028LY（IBK、GXMG）

功效：块根，养阴生津、润肺、清心。

功效来源：《药用植物辞典》

山麦冬　土麦冬

Liriope spicata (Thunb.) Lour.

凭证标本：陈照宙 52213（IBK）

功效：块根，养阴生津。

功效来源：《中华本草》

沿阶草属 *Ophiopogon* Ker Gawl.

间型沿阶草

Ophiopogon intermedius D. Don

凭证标本：灌阳县普查队 450327151129013LY（IBK）

功效：块根，清热润肺、养阴生津、止咳。

功效来源：《药用植物辞典》

大叶沿阶草

Ophiopogon latifolius L. Rodrigues

凭证标本：灌阳县普查队 450327160718061LY（IBK）

功效：块根，滋阴补气、润肺止咳。

功效来源：《药用植物辞典》

狭叶沿阶草

Ophiopogon stenophyllus (Merr.) L. Rodr.

凭证标本：灌阳县普查队 450327150803030LY（IBK、CMMI）

功效：全草，滋阴补气、和中健胃、清热润肺、养阴生津、清心除烦。

功效来源：《药用植物辞典》

黄精属 *Polygonatum* Mill.

多花黄精　黄精

Polygonatum cyrtonema Hua

凭证标本：灌阳县普查队 450327150615060LY（IBK）

功效：根茎，补气养阴、健脾润肺、益肾。

功效来源：《中国药典》（2020年版）

油点草属 *Tricyrtis* Wall.

油点草

Tricyrtis macropoda Miq.

凭证标本：灌阳县普查队 450327160718018LY（IBK）

功效：全草、根，补虚止咳。

功效来源：《药用植物辞典》

藜芦属 *Veratrum* L.

牯岭藜芦　藜芦

Veratrum schindleri Loes.

凭证标本：灌阳县普查队 450327160718027LY（IBK）

功效：根及根茎，涌吐风痰、杀虫。

功效来源：《中华本草》

丫蕊花属 *Ypsilandra* Franch.

丫蕊花　蛾眉石凤丹

Ypsilandra thibetica Franch.

凭证标本：灌阳县普查队 450327151020005LY（IBK）

功效：全草，清热解毒、散结、利小便。

功效来源：《中华本草》

295. 延龄草科 Trilliaceae

重楼属 *Paris* L.

七叶一枝花　重楼

Paris polyphylla Sm. var. *polyphylla*

凭证标本：灌阳县普查队 450327160409036LY（IBK）

功效：根茎，清热解毒、消肿止痛、凉肝定惊。

功效来源：《中国药典》（2020年版）

华重楼　重楼

Paris polyphylla Sm. var. *chinensis* (Franch.) H. Hara

凭证标本：灌阳组 6–4095（GXMI）

功效：根茎，清热解毒、消肿止痛、凉肝定惊。

功效来源：《中国药典》（2020年版）

296. 雨久花科 Pontederiaceae

凤眼蓝属 *Eichhornia* Kunth

凤眼蓝　凤眼兰

Eichhornia crassipes (Mart.) Solms

凭证标本：灌阳县普查队 450327150803037LY（IBK、CMMI）

功效：全草，清热解暑、利尿消肿。

功效来源：《全国中草药汇编》

雨久花属 *Monochoria* C. Presl

雨久花

Monochoria korsakowii Regel et Maack

凭证标本：灌阳县普查队 450327160416028LY（IBK）

功效：全草，清热解毒。

功效来源：《全国中草药汇编》

鸭舌草

Monochoria vaginalis (Burm. f.) C. Presl ex Kunth

凭证标本：灌阳组 6–4214（GXMI）

功效：全草，清热解毒。

功效来源：《全国中草药汇编》

297. 菝葜科 Smilacaceae

肖菝葜属 *Heterosmilax* Kunth

合丝肖菝葜　土太片

Heterosmilax gaudichaudiana (Kunth) Maxim.

功效：根状茎，清热利湿。

功效来源：《广西壮族自治区壮药质量标准 第二卷》（2011年版）

注：《广西中药资源名录》有记载。

肖菝葜 白土茯苓

Heterosmilax japonica Kunth

凭证标本：陈照宙 52203（IBK）

功效：块茎，清热利湿、解毒消肿。

功效来源：《中华本草》

菝葜属 *Smilax* L.

尖叶菝葜

Smilax arisanensis Hayata

凭证标本：灌阳县普查队 450327160408079LY（IBK、CMMI）

功效：根状茎，清热利湿、活血。

功效来源：《药用植物辞典》

菝葜

Smilax china L.

凭证标本：灌阳县普查队 450327150806047LY（IBK）

功效：根状茎，利湿去浊、祛风除痹、解毒散瘀。

功效来源：《中国药典》（2020年版）

银叶菝葜

Smilax cocculoides Warb.

凭证标本：灌阳县普查队 450327150613004LY（IBK、CMMI）

功效：根状茎，祛风除湿、活血消肿。

功效来源：《药用植物辞典》

小果菝葜

Smilax davidiana A. DC.

凭证标本：灌阳县普查队 450327151020002LY（IBK）

功效：根状茎，叶，清湿热、强筋骨、解毒。

功效来源：《药用植物辞典》

长托菝葜 刺葜薢

Smilax ferox Wall. ex Kunth

凭证标本：灌阳县普查队 450327160408021LY（IBK、CMMI）

功效：块状茎，祛风利湿、解毒。

功效来源：《全国中草药汇编》

土茯苓

Smilax glabra Roxb.

凭证标本：灌阳县普查队 450327150804055LY（IBK）

功效：根茎，除湿、解毒、通利关节。

功效来源：《中国药典》（2020年版）

黑果菝葜 金刚藤头

Smilax glaucochina Warb.

凭证标本：灌阳县普查队 450327151020029LY（IBK）

功效：根茎、嫩叶，祛风、清热、利湿、解毒。

功效来源：《中华本草》

马甲菝葜

Smilax lanceifolia Roxb.

凭证标本：灌阳县普查队 450327150805080LY（IBK）

功效：根状茎，用于腰膝疼痛、水肿、腹胀。

功效来源：《广西中药资源名录》

红果菝葜

Smilax polycolea Warb.

凭证标本：灌阳县普查队 450327151021008LY（IBK）

功效：根茎，解毒、消肿、利湿。

功效来源：《药用植物辞典》

牛尾菜

Smilax riparia A. DC.

凭证标本：灌阳县普查队 450327160728010LY（IBK）

功效：根及根状茎、全草，补气活血、舒筋通络、祛痰止咳。

功效来源：《广西壮族自治区壮药质量标准 第一卷》（2008年版）

302. 天南星科 Araceae

菖蒲属 *Acorus* L.

石菖蒲

Acorus tatarinowii Schott

凭证标本：灌阳县普查队 450327160409007LY（IBK）

功效：根茎，醒神益智、化湿开胃、开窍豁痰。

功效来源：《中国药典》（2020年版）

广东万年青属 *Aglaonema* Schott

广东万年青

Aglaonema modestum Schott.

凭证标本：灌阳县普查队 450327170418015LY（IBK、CMMI）

功效：根茎、叶，清热凉血、消肿拔毒、止痛。

功效来源：《中华本草》

海芋属 *Alocasia* (Schott) G. Don

海芋 广狼毒

Alocasia odora (Roxb.) K. Koch

凭证标本：灌阳县普查队 450327170413014LY（IBK、CMMI）

功效：块茎、茎，清热解毒、行气止痛、散结消肿。

功效来源：《广西中药材标准 第一册》

磨芋属 *Amorphophallus* Blume

磨芋 蒟蒻

Amorphophallus konjac K. Koch

凭证标本：灌阳县普查队 450327160410026LY（IBK、CMMI）

功效：块茎，化痰散积、行瘀消肿。

功效来源：《中药大辞典》

野磨芋 魔芋

Amorphophallus variabilis Blume

凭证标本：灌阳县普查队 450327160509011LY（IBK）

功效：块茎，化痰消积、解毒散结、行瘀止痛。

功效来源：《中华本草》

天南星属 *Arisaema* Mart.

灯台莲

Arisaema bockii Engl.

凭证标本：灌阳县普查队 450327160408057LY（IBK、CMMI）

功效：块茎，有毒、清热解毒。

功效来源：《药用植物辞典》

一把伞南星 天南星

Arisaema erubescens (Wall.) Schott

凭证标本：灌阳县普查队 450327151020051LY（IBK）

功效：块茎，散结消肿。

功效来源：《中国药典》（2020年版）

天南星

Arisaema heterophyllum Blume

凭证标本：灌阳县普查队 450327170418014LY（IBK、CMMI）

功效：块茎，散结消肿、燥湿化痰、祛风止痉。

功效来源：《中国药典》（2020年版）

花南星

Arisaema lobatum Engl.

凭证标本：灌阳县普查队 450327160414003LY（IBK、CMMI）

功效：块茎，祛痰止咳、消肿散结。

功效来源：《药用植物辞典》

瑶山南星

Arisaema sinii K. Krause

凭证标本：灌阳县普查队 450327160410019LY（IBK、CMMI）

功效：块茎，有毒，燥湿化痰、和胃、健脾解毒。

功效来源：《药用植物辞典》

芋属 *Colocasia* Schott

芋 芋头

Colocasia esculenta (L.) Schott

凭证标本：灌阳县普查队 450327170417005LY（IBK）

功效：花序，理气止痛、散瘀止血。根茎，健脾补虚、散结解毒。

功效来源：《中华本草》

半夏属 *Pinellia* Ten.

半夏

Pinellia ternata (Thunb.) Breitenb.

凭证标本：灌阳县普查队 450327160408065LY（IBK、CMMI）

功效：块茎，燥湿化痰、降逆止呕、消肿消结。

功效来源：《中国药典》（2020年版）

石柑属 *Pothos* L.

石柑子

Pothos chinensis (Raf.) Merr.

凭证标本：灌阳县普查队 450327160413022LY（IBK）

功效：全草，行气止痛、消积、祛风湿、散瘀解毒。

功效来源：《广西壮族自治区壮药质量标准 第三卷》（2018年版）

303. 浮萍科 Lemnaceae

浮萍属 *Lemna* L.

浮萍

Lemna minor L.

功效：全草，发汗解表、透疹止痒、利水消肿、清热解毒。

功效来源：《中华本草》

注：《广西植物名录》有记载。

紫萍属 *Spirodela* Schleid.

紫萍 浮萍

Spirodela polyrrhiza (L.) Schleiden

凭证标本：陈立卿（IBK）

功效：全草，宣散风热、透疹、利尿。

功效来源：《中国药典》（2020年版）

305. 香蒲科 Typhaceae

香蒲属 *Typha* L.

香蒲 蒲黄

Typha orientalis C. Presl

凭证标本：灌阳县普查队 450327150809020LY（IBK、GXMG、CMMI）

功效：雄花粉，止血、化瘀、通淋。

功效来源：《中国药典》（2020年版）

306. 石蒜科 Amaryllidaceae

文殊兰属 *Crinum* L.

文殊兰

Crinum asiaticum L. var. *sinicum* (Roxb. ex Herb.) Baker
功效：叶、鳞茎，行血散瘀、消肿止痛。
功效来源：《全国中草药汇编》
注：民间常见栽培品种。

朱顶红属 *Hippeastrum* Herb.
朱顶红
Hippeastrum rutilum (Ker-Gawl.) Herb.
凭证标本：灌阳县普查队 450327170415019LY（IBK）
功效：鳞茎，活血散瘀、解毒消肿。
功效来源：《药用植物辞典》

水鬼蕉属 *Hymenocallis* Salisb.
水鬼蕉
Hymenocallis littoralis (Jacq.) Salisb
凭证标本：灌阳县普查队 450327170418008LY（IBK、CMMI）
功效：叶，舒筋活血、消肿止痛。
功效来源：《中华本草》

石蒜属 *Lycoris* Herb.
忽地笑 铁色箭
Lycoris aurea (L'Hér.) Herb.
凭证标本：灌阳县普查队 450327150808043LY（IBK）
功效：鳞茎，润肺止咳、解毒消肿。
功效来源：《中华本草》

石蒜
Lycoris radiata (L'Hér.) Herb.
凭证标本：灌阳县普查队 450327150806026LY（IBK）
功效：鳞茎，祛痰催吐、解毒散结。
功效来源：《中华本草》

307. 鸢尾科 Iridaceae
射干属 *Belamcanda* Adans.
射干
Belamcanda chinensis (L.) DC.
凭证标本：灌阳县普查队 450327151123026LY（IBK）
功效：根茎，清热解毒、消痰利咽。
功效来源：《中国药典》（2020年版）

鸢尾属 *Iris* L.
蝴蝶花
Iris japonica Thunb.
凭证标本：灌阳县普查队 450327160408052LY（IBK、CMMI）
功效：全草，消肿止痛、清热解毒。
功效来源：《中华本草》

小花鸢尾 小花鸢尾根
Iris speculatrix Hance

凭证标本：灌阳县普查队 450327160509007LY（IBK）
功效：根，活血镇痛、祛风除湿。
功效来源：《中华本草》

鸢尾 鸢根
Iris tectorum Maxim.
凭证标本：灌阳县普查队 450327170417027LY（IBK）
功效：根茎，消积杀虫、破瘀行水、解毒。
功效来源：《中华本草》

310. 百部科 Stemonaceae
百部属 *Stemona* Lour.
大百部 百部
Stemona tuberosa Lour.
功效：块根，润肺下气止咳、杀虫灭虱。
功效来源：《中国药典》（2020年版）
注：本种在县域内普遍分布。

311. 薯蓣科 Dioscoreaceae
薯蓣属 *Dioscorea* L.
参薯 毛薯
Dioscorea alata L.
功效：块茎，健脾止泻、益肺滋肾、解毒敛疮。
功效来源：《中华本草》
注：《广西植物名录》有记载。

黄独
Dioscorea bulbifera L.
功效：块茎，化痰、止咳、止血。
功效来源：《广西壮族自治区壮药质量标准 第三卷》（2018年版）
注：《广西植物名录》有记载。

粉背薯蓣 草薢
Dioscorea collettii Hook. f. var. *hypoglauca* (Palib.) Pei et C. T. Ting
凭证标本：灌阳县普查队 450327160726007LY（IBK、CMMI）
功效：根茎，祛风湿、利湿浊。
功效来源：《中华本草》

日本薯蓣 山药
Dioscorea japonica Thunb.
凭证标本：灌阳县普查队 450327150613006LY（IBK、CMMI）
功效：根茎，生津益肺、补肾涩精、补脾养胃。
功效来源：《中国药典》（2020年版）

薯蓣
Dioscorea polystachya Turcz.
凭证标本：黄正福 41171（IBK）

功效：块茎，补脾养胃、生津益肺、止咳平喘、补肾涩精、止泻。珠芽，补虚损、强腰膝、益肾、食之不饥。

功效来源：《药用植物辞典》

绵革薢

Dioscorea spongiosa J. Q. Xi, M. Mizuno et W. L. Zhao

功效：块茎，利湿去浊、祛风除痹。

功效来源：《中国药典》（2020年版）

注：《广西植物名录》有记载。

313. 龙舌兰科 Agavaceae

龙舌兰属 *Agave* L.

龙舌兰

Agave americana L. var. *americana*

凭证标本：灌阳县普查队 450327170417026LY（IBK）

功效：叶，解毒拔脓、杀虫、止血。

功效来源：《中华本草》

金边龙舌兰

Agave americana L. var. *variegata* Nichols.

功效：叶，润肺止咳、平喘、透疹、祛瘀生新。

功效来源：《全国中草药汇编》

注：民间常见栽培品种。

虎尾兰属 *Sansevieria* Thunb.

虎尾兰

Sansevieria trifasciata Prain var. *trifasciata*

功效：叶，清热解毒、去腐生肌。

功效来源：《全国中草药汇编》

注：民间常见栽培品种。

金边虎尾兰 虎尾兰

Sansevieria trifasciata Prain var. *laurentii* (De Wildem.) N. E. Brown

功效：叶，清热解毒、活血消肿。

功效来源：《中华本草》

注：民间常见栽培品种。

314. 棕榈科 Arecaceae

蒲葵属 *Livistona* R. Br.

蒲葵 蒲葵子

Livistona chinensis (Jacq.) R. Br.

凭证标本：灌阳县普查队 450327160413035LY（IBK）

功效：果实，抗癌。

功效来源：《广西中药材标准 第二册》

棕榈属 *Trachycarpus* H. Wendl.

棕榈

Trachycarpus fortunei (Hook.) H. Wendl.

功效：叶柄，收敛止血。

功效来源：《中国药典》（2020年版）

注：民间常见栽培品种。

318. 仙茅科 Hypoxidaceae

仙茅属 *Curculigo* Gaertn.

仙茅

Curculigo orchioides Gaertn.

凭证标本：县专业队 6–4066（GXMI）

功效：根茎，补肾壮阳、祛除寒湿。

功效来源：《广西壮族自治区壮药质量标准 第二卷》（2011年版）

小金梅草属 *Hypoxis* L.

小金梅草 野鸡草

Hypoxis aurea Lour.

凭证标本：灌阳县普查队 450327150808005LY（IBK）

功效：全株，温肾壮阳、理气止痛。

功效来源：《中华本草》

321. 蒟蒻薯科 Taccaceae

裂果薯属 *Schizocapsa* Hance

裂果薯 水田七

Schizocapsa plantaginea Hance

凭证标本：灌阳县普查队 450327150616018LY（IBK）

功效：根茎，清热解毒、止咳祛痰、理气止痛、散瘀止血。

功效来源：《广西壮族自治区壮药质量标准 第二卷》（2011年版）

326. 兰科 Orchidaceae

开唇兰属 *Anoectochilus* Blume

花叶开唇兰 金线莲

Anoectochilus roxburghii (Wall.) Lindl.

功效：全草，清热解毒、祛风除湿、凉血平肝、固肾。

功效来源：《广西壮族自治区壮药质量标准 第三卷》（2018年版）

注：本种在县域内普遍分布。

白及属 *Bletilla* Rchb. f.

白及

Bletilla striata (Thunb. ex A. Murray) Rchb. f.

凭证标本：灌阳县普查队 450327160416042LY（IBK、CMMI）

功效：块茎，收敛止血、消肿生肌。

功效来源：《中国药典》（2020年版）

虾脊兰属 *Calanthe* R. Br.

钩距虾脊兰 四里麻

Calanthe graciliflora Hayata

凭证标本：灌阳县普查队 450327160409040LY（IBK）

功效：根、全草，清热解毒、活血止痛。

功效来源：《中华本草》

细花虾脊兰

Calanthe mannii Hook. f.

凭证标本：灌阳县普查队 450327160412012LY（IBK）

功效：全草，清热解毒、软坚散结、祛风镇痛。

功效来源：《药用植物辞典》

三棱虾脊兰 肉连环

Calanthe tricarinata Lindl.

凭证标本：灌阳县普查队 450327160414024LY（IBK、CMMI）

功效：根，舒筋活络、祛风止痛。

功效来源：《全国中草药汇编》

兰属 *Cymbidium* Sw.

多花兰 牛角三七

Cymbidium floribundum Lindl.

凭证标本：灌阳县普查队 450327151124013LY（IBK、CMMI）

功效：全草，清热化痰、补肾健脑。

功效来源：《中华本草》

春兰 化气兰

Cymbidium goeringii (Rchb. f.) Rchb. f.

凭证标本：灌阳县普查队 450327170418013LY（IBK、CMMI）

功效：根皮，润肺止咳、清利湿热、杀虫。

功效来源：《中华本草》

寒兰

Cymbidium kanran Makino

凭证标本：灌阳县普查队 450327170417036LY（IBK）

功效：全草，清心润肺、止咳平喘。根，清热、驱蛔。

功效来源：《药用植物辞典》

兔耳兰

Cymbidium lancifolium Hook.

功效：全草，补肝肺、祛风除湿、强筋骨、清热解毒、消肿、润肺、宁神、固气、利水。

功效来源：《药用植物辞典》

注：本种在县域内普遍分布。

石斛属 *Dendrobium* Sw.

重唇石斛 石斛

Dendrobium hercoglossum Rchb. f.

凭证标本：灌阳县普查队 450327160716022LY（IBK、CMMI）

功效：茎，生津益胃、清热养阴。

功效来源：《中药大辞典》

细茎石斛

Dendrobium moniliforme (L.) Sw.

凭证标本：陈照宙 52193（IBK）

功效：茎，益胃生津、滋阴清热。

功效来源：《药用植物辞典》

铁皮石斛

Dendrobium officinale Kimura et Migo

功效：茎，益胃生津、滋阴清热。

功效来源：《药用植物辞典》

注：民间常见栽培品种。

厚唇兰属 *Epigeneium* Gagnep.

单叶厚唇兰

Epigeneium fargesii (Finet) Gagnep.

凭证标本：灌阳县普查队 450327170418020LY（IBK、CMMI）

功效：全草，清热润燥、生津益胃、化痰止咳、活血化瘀。

功效来源：《药用植物辞典》

山珊瑚属 *Galeola* Lour.

毛萼山珊瑚

Galeola lindleyana (Hook. f. et Thomson) Rchb. f.

凭证标本：灌阳县普查队 450327150613056LY（IBK、CMMI）

功效：全草，祛风除湿、润肺止咳、利水通淋。

功效来源：《药用植物辞典》

斑叶兰属 *Goodyera* R. Br.

斑叶兰

Goodyera schlechtendaliana Rchb. f.

功效：全草，润肺止咳、补肾益气、行气活血、消肿解毒。

功效来源：《中华本草》

注：本种在县域内零星分布。

绒叶斑叶兰 斑叶兰

Goodyera velutina Maxim.

凭证标本：灌阳县普查队 450327151020056LY（IBK）

功效：全草，润肺止咳、补肾益气、行气活血、消肿解毒。

功效来源：《中华本草》

玉凤花属 *Habenaria* Willd.

橙黄玉凤花

Habenaria rhodocheila Hance

凭证标本：灌阳县普查队 450327150805064LY（IBK）

功效：块茎，清热解毒、活血止痛。

功效来源：《中华本草》

羊耳蒜属 Liparis Rich.

镰翅羊耳蒜 九连灯

Liparis bootanensis Griff.

凭证标本：灌阳县普查队 450327160416011LY（IBK）

功效：全草，解毒、利湿、润肺止咳。

功效来源：《中华本草》

见血青 见血清

Liparis nervosa (Thunb. ex A. Murray) Lindl.

凭证标本：灌阳县普查队 450327150924030LY（IBK）

功效：全草，凉血止血、清热解毒。

功效来源：《中华本草》

钗子股属 Luisia Gaudich.

纤叶钗子股

Luisia hancockii Rolfe

凭证标本：灌阳县普查队 450327170417033LY（IBK）

功效：全草，散风祛痰、解毒消肿。

功效来源：《药用植物辞典》

石仙桃属 Pholidota Lindl. ex Hook.

石仙桃

Pholidota chinensis Lindl.

功效：全草，养阴润肺、清热解毒、利湿、消瘀。

功效来源：《中华本草》

注：《广西植物名录》有记载。

独蒜兰属 Pleione D. Don

独蒜兰 山慈菇

Pleione bulbocodioides (Franch.) Rolfe

凭证标本：灌阳县普查队 450327151020054LY（IBK）

功效：鳞茎，清热解毒、化痰散结。

功效来源：《中国药典》（2020年版）

毛唇独蒜兰

Pleione hookeriana (Lindl.) B. S. Williams

凭证标本：灌阳县普查队 450327170414022LY（IBK）

功效：假鳞茎，清热解毒、消肿散结、润肺化痰、止咳、止血、生肌。全草，清热消肿，治扁桃体炎。

功效来源：《药用植物辞典》

朱兰属 Pogonia Juss.

朱兰

Pogonia japonica Rchb. f.

凭证标本：灌阳组 （GXMI）

功效：全草，清热解毒。

功效来源：《中华本草》

苞舌兰属 Spathoglottis Blume

苞舌兰 黄花独蒜

Spathoglottis pubescens Lindl.

凭证标本：灌阳组 6-4266（GXMI）

功效：假鳞茎，补肺、止咳、清热解毒。

功效来源：《中华本草》

绶草属 Spiranthes Rich.

绶草 盘龙参

Spiranthes sinensis (Pers.) Ames

凭证标本：灌阳组 6-4076（GXMI）

功效：全草，滋阴益气、清热解毒、润肺止咳。

功效来源：《广西壮族自治区壮药质量标准 第一卷》（2008年版）

327. 灯心草科 Juncaceae

灯心草属 Juncus L.

灯心草

Juncus effusus L.

凭证标本：灌阳县普查队 450327150615048LY（IBK）

功效：茎髓，清心火、利小便。

功效来源：《中国药典》（2020年版）

野灯心草 石龙刍

Juncus setchuensis Buchen.

凭证标本：灌阳县普查队 450327160415013LY（IBK）

功效：全草，利水通淋、泄热、安神、凉血止血。

功效来源：《中华本草》

331. 莎草科 Cyperaceae

球柱草属 Bulbostylis Kunth

丝叶球柱草

Bulbostylis densa (Wall.) Hand.-Mazz.

凭证标本：陈照宙 52284（IBK）

功效：全草，清凉、解毒。

功效来源：《广西药用植物名录》

薹草属 Carex L.

十字薹草

Carex cruciata Wahlenb.

凭证标本：灌阳县普查队 450327150807026LY（IBK）

功效：全草，清热凉血、止血、解表透疹、理气健脾。

功效来源：《药用植物辞典》

签草

Carex doniana Spreng.

凭证标本：灌阳县普查队 450327160415018LY（IBK、CMMI）

功效：全草，利湿通淋、催产。

功效来源：《药用植物辞典》

镜子薹草 三棱马尾
Carex phacota Spreng.
凭证标本：灌阳县普查队 450327170415007LY（IBK）
功效：带根全草，解表透疹。
功效来源：《中华本草》

花葶薹草 翻天红
Carex scaposa C. B. Clarke
凭证标本：灌阳县普查队 450327151125001LY（IBK）
功效：全草，清热解毒、活血散瘀。
功效来源：《中华本草》

莎草属 *Cyperus* L.
风车草
Cyperus alternifolius L. subsp. *flabelliformis* (Rottb.) Kük.
凭证标本：灌阳县普查队 450327160415037LY（IBK、CMMI）
功效：茎、叶，行气活血、退黄解毒。
功效来源：《药用植物辞典》

碎米莎草 野席草
Cyperus iria L.
功效：全草，祛风除湿、调经利尿。
功效来源：《全国中草药汇编》
注：《广西植物名录》有记载。

具芒碎米莎草
Cyperus microiria Steud.
凭证标本：黄正福 41225（IBK）
功效：全草，利湿通淋、行气活血、抗炎、抗过敏，用作脂氧化酶抑制剂。
功效来源：《药用植物辞典》

香附子 香附
Cyperus rotundus L.
功效：根茎，疏肝解郁、理气宽中、调经止痛。
功效来源：《中国药典》（2020年版）
注：《广西植物名录》有记载。

荸荠属 *Eleocharis* R. Br.
荸荠
Eleocharis dulcis (Burm. f.) Trin. ex Hensch.
凭证标本：灌阳县普查队 450327151125072LY（IBK、CMMI）
功效：球茎，清热生津、化痰消积。
功效来源：《中华本草》

牛毛毡
Eleocharis yokoscensis (Franch. et Sav.) T. Tang et F. T. Wang
凭证标本：灌阳县普查队 450327151126021LY（IBK、GXMG）
功效：全草，疏风止咳、活血消肿。
功效来源：《广西药用植物名录》

芙兰草属 *Fuirena* Rottb.
芙兰草
Fuirena umbellata Rottb.
功效：全草，散风热、止疟。
功效来源：《药用植物辞典》
注：《广西植物名录》有记载。

水蜈蚣属 *Kyllinga* Rottb.
短叶水蜈蚣 水蜈蚣
Kyllinga brevifolia Rottb.
功效：全草，祛风利湿、止咳化痰。
功效来源：《广西壮族自治区壮药质量标准 第一卷》（2008年版）
注：本种在县域内普遍分布。

单穗水蜈蚣 一箭球
Kyllinga nemoralis (J. R. et G. Forst.) Dandy ex Hatch. et Dalziel
功效：全草，宣肺止咳、清热解毒、散瘀消肿、杀虫截疟。
功效来源：《中华本草》
注：本种在县域内普遍分布。

刺子莞属 *Rhynchospora* Vahl
刺子莞
Rhynchospora rubra (Lour.) Makino
功效：全草，清热利湿。
功效来源：《全国中草药汇编》
注：《广西植物名录》有记载。

水葱属 *Schoenoplectus* (Rchb.) Palla
萤蔺
Schoenoplectus juncoides (Roxb.) Palla
凭证标本：灌阳县普查队 450327150925004LY（IBK、CMMI）
功效：全草，清热解毒、凉血利水、清心火、止吐血。
功效来源：《药用植物辞典》

猪毛草
Schoenoplectus wallichii (Nees) T. Koyama
凭证标本：灌阳县普查队 450327150807045LY（IBK、CMMI）

功效：全草，清热利尿。
功效来源：《药用植物辞典》

珍珠茅属 Scleria P. J. Bergius
黑鳞珍珠茅
Scleria hookeriana Boeck.
凭证标本：陈照宙 52286（IBK）
功效：根，祛风除湿、舒通经络。
功效来源：《药用植物辞典》

高秆珍珠茅
Scleria terrestris (L.) Fass
凭证标本：灌阳组 6–4160（GXMI）
功效：全草，除风湿、通经络。
功效来源：《药用植物辞典》

332. 禾本科 Poaceae
看麦娘属 Alopecurus L.
日本看麦娘
Alopecurus japonicus Steud.
凭证标本：灌阳县普查队 450327151125040LY（IBK）
功效：根，止血、利尿。
功效来源：《药用植物辞典》

荩草属 Arthraxon P. Beauv.
荩草
Arthraxon hispidus (Thunb.) Makino
功效：全草，清热、降逆、止咳平喘、解毒、祛风湿。
功效来源：《全国中草药汇编》
注：本种在县域内普遍分布。

野古草属 Arundinella Raddi
野古草
Arundinella anomala Steud.
凭证标本：灌阳县普查队 450327160718009LY（IBK）
功效：全草，清热、凉血。
功效来源：《药用植物辞典》

燕麦属 Avena L.
野燕麦 燕麦草
Avena fatua L.
凭证标本：灌阳县普查队 450327170413003LY（IBK、CMMI）
功效：全草，收敛止血、固表止汗。
功效来源：《全国中草药汇编》

簕竹属 Bambusa Schreb.
粉单竹 竹心
Bambusa chungii McClure
功效：卷而未放的叶芽，清心除烦、解暑止渴。竹沥，清热、除痰。
功效来源：《广西中药材标准 第一册》
注：民间常见栽培品种。

车筒竹 刺竹茹
Bambusa sinospinosa McClure
功效：茎秆除去外皮后刮下的中间层，清热和胃降逆。
功效来源：《中华本草》
注：民间常见栽培品种。

拂子茅属 Calamagrostis Adans.
拂子茅
Calamagrostis epigeios (L.) Roth
凭证标本：陈照宙 52441（IBK）
功效：全草，催产助生。
功效来源：《药用植物辞典》

酸模芒属 Centotheca Desv.
假淡竹叶
Centotheca lappacea (L.) Desv.
凭证标本：灌阳县普查队 450327150805046LY（IBK）
功效：全草，清热除烦、利尿。
功效来源：《药用植物辞典》

薏苡属 Coix L.
薏苡
Coix lacryma-jobi L.
凭证标本：灌阳县普查队 450327150808035LY（IBK）
功效：根，健脾和中、清热祛湿、利尿、杀虫。种仁，健脾补肺、清热、渗湿、止泻、排脓、杀虫。
功效来源：《药用植物辞典》

狗牙根属 Cynodon Rich.
狗牙根
Cynodon dactylon (L.) Pers.
功效：全草，祛风活络、凉血止血、解毒。
功效来源：《中华本草》
注：《广西植物名录》有记载。

牡竹属 Dendrocalamus Nees
吊丝竹
Dendrocalamus minor (McClure) L. C. Chia et H. L. Fung
凭证标本：灌阳县普查队 450327160413026LY（IBK）
功效：竹茹（秆除去外皮后刮下的中间层），清热、止咳、祛风湿。
功效来源：《药用植物辞典》

马唐属 Digitaria Haller
马唐

Digitaria sanguinalis (L.) Scopoli

凭证标本：灌阳县普查队 450327151125041LY（IBK）

功效：全草，明目润肺。

功效来源：《中华本草》

稗属 *Echinochloa* P. Beauv.

光头稗

Echinochloa colona (L.) Link

凭证标本：灌阳县普查队 450327170413010LY（IBK、CMMI）

功效：全草，利尿、止血。

功效来源：《药用植物辞典》

稗 稗根苗

Echinochloa crusgalli (L.) P. Beauv.

凭证标本：灌阳县普查队 450327150806030LY（IBK）

功效：根、苗叶，凉血止血。

功效来源：《中华本草》

䅟属 *Eleusine* Gaertn.

牛筋草

Eleusine indica (L.) Gaertn.

凭证标本：灌阳县普查队 450327151125039LY（IBK）

功效：全草，清热解毒、祛风利湿、散瘀止血。

功效来源：《全国中草药汇编》

画眉草属 *Eragrostis* Wolf

画眉草

Eragrostis pilosa (L.) P. Beauv.

凭证标本：灌阳县普查队 450327151126042LY（IBK、GXMG）

功效：全草，利尿通淋、清热活血。

功效来源：《中华本草》

黄金茅属 *Eulalia* Kunth

金茅

Eulalia speciosa (Debeaux) Kuntze

凭证标本：陈照宙 52222（IBK）

功效：根、茎，行气破血、止血。

功效来源：《药用植物辞典》

黄茅属 *Heteropogon* Pers.

黄茅

Heteropogon contortus (L.) P. Beauv. ex Roemer

凭证标本：陈照宙 52332（IBK）

功效：全草，祛风除湿、散寒、止咳。

功效来源：《全国中草药汇编》

白茅属 *Imperata* Cirillo

白茅

Imperata cylindrica (L.) Raeuschel var. *cylindrica*

凭证标本：灌阳县普查队 450327150925028LY（IBK、CMMI）

功效：根、茎，清热、抗炎、祛瘀、利尿、凉血、止血。

功效来源：《药用植物辞典》

大白茅 白茅根

Imperata cylindrica (L.) Raeuschel var. *major* (Nees) C. E. Hubb.

凭证标本：陈照宙 51455（IBSC）

功效：根茎、初生未放花序、花穗、叶，凉血止血、清热利尿。

功效来源：《中国药典》（2020年版）

假稻属 *Leersia* Sw.

李氏禾 游草

Leersia hexandra Sw.

凭证标本：灌阳县普查队 450327150803054LY（IBK、CMMI）

功效：全草，疏风解表、利湿、通络止痛。

功效来源：《中华本草》

淡竹叶属 *Lophatherum* Brongn.

淡竹叶

Lophatherum gracile Brongn.

凭证标本：灌阳县普查队 450327150807010LY（IBK）

功效：茎叶，清热泻火、除烦止渴、利尿通淋。

功效来源：《中国药典》（2020年版）

芒属 *Miscanthus* Andersson

五节芒 苦芦骨

Miscanthus floridulus (Labill.) Warburg ex K. Schumann

凭证标本：灌阳县普查队 450327170415030LY（IBK）

功效：虫瘿，发表、理气、调经。

功效来源：《全国中草药汇编》

芒

Miscanthus sinensis Andersson

凭证标本：陈照宙 52443（IBSC）

功效：花序，活血通经。根状茎，利尿、止渴。气笋子，调气、补肾、生津。

功效来源：《全国中草药汇编》

类芦属 *Neyraudia* Hook. f.

类芦 篱笆竹

Neyraudia reynaudiana (Kunth) Keng ex Hitchc.

凭证标本：灌阳县普查队 450327170415023LY（IBK）

功效：嫩苗，清热利湿、消肿解毒。

功效来源：《全国中草药汇编》

稻属 *Oryza* L.

稻 稻芽

Oryza sativa L.

凭证标本：灌阳县普查队 450327160728011LY（IBK）

功效：果实经发芽干燥，消食和中、健脾开胃。

功效来源：《中国药典》（2020年版）

金发草属 *Pogonatherum* P. Beauv.

金丝草

Pogonatherum crinitum (Thunb.) Kunth

凭证标本：灌阳组 6–4122（GXMI）

功效：全草，清热凉血、利尿通淋。

功效来源：《广西药用植物名录》

棒头草属 *Polypogon* Desf.

棒头草

Polypogon fugax Nees ex Steud.

凭证标本：灌阳县普查队 450327160718029LY（IBK）

功效：全草，用于关节痛。

功效来源：《药用植物辞典》

筒轴茅属 *Rottboellia* L. f.

筒轴茅 筒轴草

Rottboellia cochinchinensis (Lour.) Clayton

功效：全草，利尿通淋。

功效来源：《广西中药资源名录》

注：本种在县域内普遍分布。

狗尾草属 *Setaria* P. Beauv.

大狗尾草

Setaria faberi R. A. W. Herrmann

凭证标本：灌阳县普查队 450327150803005LY（IBK）

功效：全草，清热消疳、杀虫止痒。

功效来源：《全国中草药汇编》

粱 谷芽

Setaria italica (L.) Beauv.

凭证标本：灌阳县普查队 450327160717001LY（IBK、GXMG、CMMI）

功效：果实经发芽干燥，消食和中、健脾开胃。

功效来源：《中国药典》（2020年版）

棕叶狗尾草 竹头草

Setaria palmifolia (J. Konig) Stapf

功效：全草，益气固脱。

功效来源：《中华本草》

注：本种在县域内普遍分布。

皱叶狗尾草

Setaria plicata (Lam.) T. Cooke

凭证标本：灌阳县普查队 450327150806057LY（IBK）

功效：全草，解毒杀虫、驱风。

功效来源：《全国中草药汇编》

金色狗尾草

Setaria pumila (Poir.) Roem. et Schult.

凭证标本：黄正福 41224（IBK）

功效：全草，除热、祛湿、消肿。

功效来源：《药用植物辞典》

狗尾草

Setaria viridis (L.) P. Beauv.

凭证标本：灌阳县普查队 450327150614014LY（IBK、GXMG、CMMI）

功效：全草，祛风明目、清热利尿。

功效来源：《全国中草药汇编》

高粱属 *Sorghum* Moench

高粱

Sorghum bicolor (L.) Moench

凭证标本：灌阳县普查队 450327160721012LY（IBK、CMMI）

功效：种仁，温中、涩肠胃、止泻、止霍乱、利气、利尿、碎石。根，平喘、利尿、止血。

功效来源：《药用植物辞典》

鼠尾粟属 *Sporobolus* R. Br.

鼠尾粟

Sporobolus fertilis (Steud.) Clayton

功效：全草、根，清热、凉血、解毒、利尿。

功效来源：《中华本草》

注：本种在县域内普遍分布。

菅草属 *Themeda* Forssk.

黄背草

Themeda triandra Forsk.

凭证标本：黄正福 41223（IBK）

功效：全草，活血调经、祛风除湿。

功效来源：《药用植物辞典》

棕叶芦属 *Thysanolaena* Nees

棕叶芦 棕叶芦

Thysanolaena latifolia (Roxb. ex Hornem.) Honda

功效：根、笋，清热截疟、止咳平喘。

功效来源：《中华本草》

注：本种在县域内普遍分布。

玉蜀黍属 *Zea* L.

玉蜀黍

Zea mays L.

凭证标本：灌阳县普查队 450327160728016LY（IBK）

功效：花柱、花头，利尿消肿、平肝利胆。

功效来源：《全国中草药汇编》

灌阳县药用动物名录

环节动物门 Annelida
寡毛纲 Oligochaeta
后孔寡毛目 Opisthopora
背暗异唇蚓
Allolobophora caliginosa trapezoides
功效来源：《广西中药资源名录》

蛭纲 Hirudinea
无吻蛭目 Arhynchobdellida
光润金线蛭
Whitmania laevis
功效来源：《广西中药资源名录》

宽体金线蛭
Whitmania pigra
功效来源：《广西中药资源名录》

日本医蛭
Hirudo nipponica
功效来源：《广西中药资源名录》

软体动物门 Mollusca
腹足纲 Gastropoda
中腹足目 Mesogastropoda
方形环稜螺
Bellamya quadrata
功效来源：《广西中药资源名录》

梨形环稜螺
Bellamya purificata
功效来源：《广西中药资源名录》

中国圆田螺
Cipangopaludina chinensis
功效来源：《广西中药资源名录》

长螺旋圆田螺
Cipangopaludina longispira
功效来源：《广西中药资源名录》

胀肚圆田螺
Cipangopaludina ventricosa
功效来源：《广西中药资源名录》

柄眼目 Stylommatophora
江西巴蜗牛
Bradybaena kiangsiensis

功效来源：《广西中药资源名录》

灰巴蜗牛
Bradybaena ravida ravida
功效来源：《广西中药资源名录》

同型巴蜗牛
Bradybaena similaris
功效来源：《广西中药资源名录》

皱疤坚螺
Camaena cicatricosa
功效来源：《广西中药资源名录》

褐云玛瑙螺
Achatina fulica
功效来源：《广西中药资源名录》

野蛞蝓
Agriolimax agrestis
功效来源：《广西中药资源名录》

黄蛞蝓
Limax flavus
功效来源：《广西中药资源名录》

双线嗜粘液蛞蝓
Philomycus bilineatus
功效来源：《广西中药资源名录》

双壳纲 Bivalvia
真瓣鳃目 Eulamellibranchia
圆蚌
Anodonta pacifica
功效来源：《广西中药资源名录》

背角无齿蚌
Anodonta woodiana
功效来源：《广西中药资源名录》

褶纹冠蚌
Cristaria plicata
功效来源：《广西中药资源名录》

背瘤丽蚌
Lamprotula leai
功效来源：《广西中药资源名录》

佛耳丽蚌
Lamprotula mansuyi
功效来源：《广西中药资源名录》

失衡丽蚌
Lamprotula tortuosa
功效来源：《广西中药资源名录》

河蚬
Corbicula fluminea
功效来源：《广西中药资源名录》

节肢动物门 Arthropoda
甲壳纲 Crustacea
十足目 Decapoda
平甲虫
Armadillidium vulgare
功效来源：《广西中药资源名录》

日本沼虾
Macrobrachium nipponense
功效来源：《广西中药资源名录》

罗氏沼虾
Macrobrachium rosenbergii
功效来源：《广西中药资源名录》

秀丽白虾
Palaemon modestus
功效来源：《广西中药资源名录》

中华绒螯蟹
Eriocheir sinensis
功效来源：《广西中药资源名录》

蛛形纲 Arachnida
蛛形目 Araneida
巴氏垃土蛛
Latouchia pavlovi
功效来源：《广西中药资源名录》

华南壁钱
Uroctea compactilis
功效来源：《广西中药资源名录》

大腹园蛛
Araneus ventricosus
功效来源：《广西中药资源名录》

花背跳蛛
Menemerus confusus
功效来源：《广西中药资源名录》

迷路漏斗网蛛
Agelena labyrinthica
功效来源：《广西中药资源名录》

倍足纲 Diplopoda
蟠形目 Oniscomorpha
宽跗陇马陆
Kronopolites svenhedini
功效来源：《广西中药资源名录》

燕山蛩
Spirobolus bungii
功效来源：《广西中药资源名录》

唇足纲 Chilognatha
蜈蚣目 Scolopendromorpha
少棘蜈蚣
Scolopendra mutilans
功效来源：《广西中药资源名录》

内颚纲 Entognatha
衣鱼目 Zygentoma
毛衣鱼
Ctenolepisma villosa
功效来源：《广西中药资源名录》

衣鱼
Lepisma saccharina
功效来源：《广西中药资源名录》

昆虫纲 Insecta
蜻蜓目 Odonata
大蜻蜓
Anax parthenope
功效来源：《广西中药资源名录》

红蜻
Crocothemis servilia
功效来源：《广西中药资源名录》

蜚蠊目 Blattodea
东方蜚蠊
Blatta orientalis
功效来源：《广西中药资源名录》

澳洲大蠊
Periplaneta australasiae
功效来源：《广西中药资源名录》

等翅目 Isoptera
台湾乳白蚁
Coptotermes formosanus
功效来源：《广西中药资源名录》

螳螂目 Mantodea
拒斧螳螂
Hierodula saussurei
功效来源：《广西中药资源名录》

薄翅螳螂
Mantis religiosa
功效来源：《广西中药资源名录》

大刀螂
Paratenodera sinensis
功效来源：《广西中药资源名录》

直翅目 Orthoptera
中华蚱蜢
Acrida cinerea
功效来源：《广西中药资源名录》

亚洲飞蝗
Locusta migratoria
功效来源：《广西中药资源名录》

二齿稻蝗
Oxya bidentata
功效来源：《广西中药资源名录》

中华稻蝗
Oxya chinensis
功效来源：《广西中药资源名录》

小稻蝗
Oxya intricata
功效来源：《广西中药资源名录》

长翅稻蝗
Oxya velox
功效来源：《广西中药资源名录》

优雅蝈螽
Gampsocleis gratiosa
功效来源：《广西中药资源名录》

纺织娘
Mecopoda elongata
功效来源：《广西中药资源名录》

花生大蟋蟀
Tarbinskiellu portentosus
功效来源：《广西中药资源名录》

油葫芦
Gryllus mitratus
功效来源：《广西中药资源名录》

棺头蟋
Loxoblemmus doenitzi
功效来源：《广西中药资源名录》

迷卡斗蟋
Scapsipedus aspersus
功效来源：《广西中药资源名录》

非洲蝼蛄
Gryllotalpa africana
功效来源：《广西中药资源名录》

台湾蝼蛄
Gryllotalpa formosana
功效来源：《广西中药资源名录》

半翅目 Hemipotera
黑蚱蝉
Cryptotympana atrata
功效来源：《广西中药资源名录》

黄蚱蝉
Cryptotympana mandarina
功效来源：《广西中药资源名录》

蚱蝉
Cryptotympana pastulata
功效来源：《广西中药资源名录》

褐翅红娘子
Huechys philamata
功效来源：《广西中药资源名录》

黑翅红娘子
Huechys sanguine
功效来源：《广西中药资源名录》

九香虫
Coridius chinensis

功效来源：《广西中药资源名录》

水黾

Rhagadotarsus kraepelini

功效来源：《广西中药资源名录》

脉翅目 Neuoptera

黄足蚁蛉

Hagenomyia micans

功效来源：《广西中药资源名录》

蚁狮

Myrmeleon formicarius

功效来源：《广西中药资源名录》

鳞翅目 Lepedoptera

黄刺蛾

Cnidocampa flavescens

功效来源：《广西中药资源名录》

高粱条螟

Proceras venosatus

功效来源：《广西中药资源名录》

玉米螟

Pyrausta nubilalis

功效来源：《广西中药资源名录》

家蚕

Bombyx mori

功效来源：《广西中药资源名录》

柞蚕

Antheraea pernyi

功效来源：《广西中药资源名录》

蓖麻蚕

Rhilosamia cynthia ricini

功效来源：《广西中药资源名录》

灯蛾

Acrtia caja phaeosoma

功效来源：《广西中药资源名录》

白粉蝶

Pieris rapae

功效来源：《广西中药资源名录》

金凤蝶

Papilio machaon

功效来源：《广西中药资源名录》

凤蝶

Papilio xuthus

功效来源：《广西中药资源名录》

双翅目 Diptera

江苏虻

Tabanus kiangsuensis

功效来源：《广西中药资源名录》

华虻

Tabanus mandarinus

功效来源：《广西中药资源名录》

鳖虻

Tabanus trigeminus

功效来源：《广西中药资源名录》

长管食蚜蝇

Eristalis tenax

功效来源：《广西中药资源名录》

大头金蝇

Chrysomyia megacephala

功效来源：《广西中药资源名录》

鞘翅目 Coleoptera

日本大龙虱

Cybister japonicus

功效来源：《广西中药资源名录》

东方潜龙虱

Cybister tripunctatus orientalis

功效来源：《广西中药资源名录》

豉虫

Gyrinus curtus

功效来源：《广西中药资源名录》

虎斑步甲

Pheropsophus jessoensis

功效来源：《广西中药资源名录》

萤火

Luciola vitticollis

功效来源：《广西中药资源名录》

沟金叩甲

Pleonomus canaliculatus

功效来源：《广西中药资源名录》

中华豆芫菁
Epicauta chinensis
功效来源：《广西中药资源名录》

豆芫菁
Epicauta gorhami
功效来源：《广西中药资源名录》

毛角豆芫菁
Epicauta hirticornis
功效来源：《广西中药资源名录》

毛胫豆芫菁
Epicauta tibialis
功效来源：《广西中药资源名录》

绿芫菁
Lytta caraganae
功效来源：《广西中药资源名录》

眼斑芫菁
Mylabris cichorii
功效来源：《广西中药资源名录》

大斑芫菁
Mylabris phalerata
功效来源：《广西中药资源名录》

竹蠹虫
Lyctus brunneus
功效来源：《广西中药资源名录》

桑天牛
Apriona germari
功效来源：《广西中药资源名录》

云斑天牛
Batocera horsfieldi
功效来源：《广西中药资源名录》

桔褐天牛
Nadezhdiella cantori
功效来源：《广西中药资源名录》

星天牛
Anoplophora chinensis
功效来源：《广西中药资源名录》

蜣螂虫
Catharsius molossus
功效来源：《广西中药资源名录》

突背蔗犀金龟
Alissonotum impreassicolle
功效来源：《广西中药资源名录》

双叉犀金龟
Allomyrina dichotoma
功效来源：《广西中药资源名录》

长足弯颈竹象
Cyrtotruchelus longimanus
功效来源：《广西中药资源名录》

日本吉丁
Chalcophora japonica
功效来源：《广西中药资源名录》

膜翅目 Hymenoptera
中华马蜂
Polistes chinensis
功效来源：《广西中药资源名录》

亚非马蜂
Polistes hebraeus
功效来源：《广西中药资源名录》

胡蜂
Polistes jadwigae
功效来源：《广西中药资源名录》

大胡蜂
Vespa magnifica nobiris
功效来源：《广西中药资源名录》

斑胡蜂
Vespa mandarinia
功效来源：《广西中药资源名录》

蜾蠃
Allorhynchium chinense
功效来源：《广西中药资源名录》

中华蜜蜂
Apis cerana
功效来源：《广西中药资源名录》

意大利蜂
Apis mellifera
功效来源：《广西中药资源名录》

黄胸木蜂
Xylocopa appendiculata

功效来源：《广西中药资源名录》

竹蜂
Xylocopa dissmilis
功效来源：《广西中药资源名录》

灰胸木蜂
Xylocopa phalothorax
功效来源：《广西中药资源名录》

中华木蜂
Xylocopa sinensis
功效来源：《广西中药资源名录》

黑蚂蚁
Formica fusca
功效来源：《广西中药资源名录》

脊索动物门 Chordata
硬骨鱼纲 Osteichthyes
鲤形目 Cypriniformes
泥鳅
Misgurnus anguillicaudatus
功效来源：《广西中药资源名录》

鳙鱼
Aristichthys nobilis
功效来源：《广西中药资源名录》

鲫鱼
Carassius auratus
功效来源：《广西中药资源名录》

金鱼
Carassius auratus
功效来源：《广西中药资源名录》

鲮鱼
Cirrhinus molitorella
功效来源：《广西中药资源名录》

草鱼
Ctenopharyngodon idellus
功效来源：《广西中药资源名录》

鲤鱼
Cyprinus carpio
功效来源：《广西中药资源名录》

䰲
Hemiculter leucisculus

功效来源：《广西中药资源名录》

鲢鱼
Hypophthalmichthys molitrix
功效来源：《广西中药资源名录》

青鱼
Mylopharyngodon piceus
功效来源：《广西中药资源名录》

鲇形目 Siluriformes
鲇
Silurus asotus
功效来源：《广西中药资源名录》

海鲇
Arius thalassinus
功效来源：《广西中药资源名录》

小胡子鲇
Clarias abbreviatus
功效来源：《广西中药资源名录》

胡子鲇
Clarias fuscus
功效来源：《广西中药资源名录》

合鳃鱼目 Synbgranchiformes
黄鳝
Monopterus albus
功效来源：《广西中药资源名录》

鲈形目 Perciformes
鳜鱼
Siniperca chuatsi
功效来源：《广西中药资源名录》

圆尾斗鱼
Macropodus chinensis
功效来源：《广西中药资源名录》

叉尾斗鱼
Macropodus opercularis
功效来源：《广西中药资源名录》

月鳢
Channa asiatica
功效来源：《广西中药资源名录》

斑鳢
Channa maculata

功效来源：《广西中药资源名录》

两栖纲 Amphibia
无尾目 Anura
华西大蟾蜍
Bufo bufo andrewsi
功效来源：《广西中药资源名录》

黑眶蟾蜍
Bufo melanostictus
功效来源：《广西中药资源名录》

沼水蛙
Rana guentheri
功效来源：《广西中药资源名录》

泽陆蛙
Fejervarya multistriata
功效来源：《广西中药资源名录》

虎纹蛙
Hoplobatrachus chinensis
功效来源：《广西中药资源名录》

斑腿泛树蛙
Polypedates megacephalus
功效来源：《广西中药资源名录》

花姬蛙
Microhyla pulchra
功效来源：《广西中药资源名录》

爬行纲 Reptilia
龟鳖目 Testudoformes
中华鳖
Pelodisus sinensis
功效来源：《广西中药资源名录》

山瑞鳖
Palea steindachneri
功效来源：《广西中药资源名录》

平胸龟
Platysternon megacephalum
功效来源：《广西中药资源名录》

乌龟
Mauremys reevesii
功效来源：《广西中药资源名录》

眼斑龟
Sacalia bealei
功效来源：《广西中药资源名录》

黄喉拟水龟
Mauremys mutica
功效来源：《广西中药资源名录》

三线闭壳龟
Cuora trifasciata
功效来源：《广西中药资源名录》

中华花龟
Mauremys sinensis
功效来源：《广西中药资源名录》

有鳞目 Squamata
中国壁虎
Gekko chinensis
功效来源：《广西中药资源名录》

蹼趾壁虎
Gekko subpalmatus
功效来源：《广西中药资源名录》

中国石龙子
Eumeces chinensis
功效来源：《广西中药资源名录》

尖吻蝮
Deinagkistrodon acutus
功效来源：《广西中药资源名录》

白唇竹叶青
Trimeresurus albolabris
功效来源：《广西中药资源名录》

福建竹叶青
Trimeresurus stejnegeri
功效来源：《广西中药资源名录》

王锦蛇
Elaphe carinata
功效来源：《广西中药资源名录》

三索锦蛇
Elaphe radiata
功效来源：《广西中药资源名录》

黑眉锦蛇
Elaphe taeniura

功效来源：《广西中药资源名录》

中国水蛇
Enhydris chinensis
功效来源：《广西中药资源名录》

铅色水蛇
Enhydris plumbea
功效来源：《广西中药资源名录》

锈链腹链蛇
Amphiesma craspedogaster
功效来源：《广西中药资源名录》

乌华游蛇
Sinonatrix percarinata
功效来源：《广西中药资源名录》

渔游蛇
Xenochrophis piscator
功效来源：《广西中药资源名录》

草腹链蛇
Amphiesma stolatum
功效来源：《广西中药资源名录》

虎斑颈槽蛇
Rhabdophis tigrinus
功效来源：《广西中药资源名录》

灰鼠蛇
Ptyas korros
功效来源：《广西中药资源名录》

滑鼠蛇
Ptyas mucosus
功效来源：《广西中药资源名录》

乌梢蛇
Zaocys dhumnades
功效来源：《广西中药资源名录》

银环蛇
Bungarus multicinctus
功效来源：《广西中药资源名录》

舟山眼镜蛇
Naja naja
功效来源：《广西中药资源名录》

鸟纲 Aves
鹈形目 Pelecaniformes
普通鸬鹚
Phalacrocorax carbo
功效来源：《广西中药资源名录》

雁形目 Anseriformes
绿头鸭
Anas platyrhynchos
功效来源：《广西中药资源名录》

家鸭
Anas platyrhynchos domestica
功效来源：《广西中药资源名录》

家鹅
Anser cyghoides domestica
功效来源：《广西中药资源名录》

番鸭
Cairina moschata
功效来源：《广西中药资源名录》

隼形目 Falconiformes
草原鹞
Circus macrourus
功效来源：《广西中药资源名录》

鸡形目 Galliformes
灰胸竹鸡指名亚种
Bambusicola thoracica thoracica
功效来源：《广西中药资源名录》

红腹锦鸡
Chrysolophus pictus
功效来源：《广西中药资源名录》

鹌鹑
Coturnix japonica
功效来源：《广西中药资源名录》

中华鹧鸪
Francolinus pintadeanus
功效来源：《广西中药资源名录》

家鸡
Gallus gallus domesticus
功效来源：《广西中药资源名录》

乌骨鸡
Gallus gallus domesticus

功效来源：《广西中药资源名录》

白鹇指名亚种
Lophura nycthemera nycthemera
功效来源：《广西中药资源名录》

鹤形目 Gruiformes
棕三趾鹑华南亚种
Turnix suscitator blakistoni
功效来源：《广西中药资源名录》

鸽形目 Columbiformes
家鸽
Columba livia domestica
功效来源：《广西中药资源名录》

佛法僧目 Coraciiformes
普通翠鸟
Alcedo atthis
功效来源：《广西中药资源名录》

鴷形目 Piciformes
蚁鴷普通亚种
Jynx torquilla chinensis
功效来源：《广西中药资源名录》

雀形目 Passeriformes
家燕普通亚种
Hirundo rustica gutturalis
功效来源：《广西中药资源名录》

八哥指名亚种
Acridotheres cristatellus cristatellus
功效来源：《广西中药资源名录》

喜鹊普通亚种
Pica pica sericea
功效来源：《广西中药资源名录》

麻雀
Passer montanus
功效来源：《广西中药资源名录》

山麻雀指名亚种
Passer rutilans rutilans
功效来源：《广西中药资源名录》

黑尾蜡嘴雀指名亚种
Eophona migratoria migratoria
功效来源：《广西中药资源名录》

黄胸鹀指名亚种
Emberiza aureola aureola
功效来源：《广西中药资源名录》

灰头鹀西北亚种
Emberiza spodocephala sordida
功效来源：《广西中药资源名录》

哺乳纲 Mammalia
灵长目 Primates
猕猴
Macaca mulatta
功效来源：《广西中药资源名录》

短尾猴指名亚种
Macaca arctiodes arctiodes
功效来源：《广西中药资源名录》

啮齿目 Rodentia
赤腹松鼠
Callosciurus erythraeus
功效来源：《广西中药资源名录》

中华竹鼠
Rhizomys sinensis
功效来源：《广西中药资源名录》

褐家鼠
Rattus norvegicus
功效来源：《广西中药资源名录》

沼泽田鼠
Microtus fortis
功效来源：《广西中药资源名录》

兔形目 Lagomorpha
灰尾兔
Lepus oiostolus
功效来源：《广西中药资源名录》

华南兔
Lepus sinensis
功效来源：《广西中药资源名录》

家兔
Oryctolagus cuniculus domesticus
功效来源：《广西中药资源名录》

鼩形目 Soricomorpha
华南缺齿鼹
Mogera insularis

功效来源：《广西中药资源名录》

鳞甲目 Pholidota
中国穿山甲
Manis pentadactyla
功效来源：《广西中药资源名录》

食肉目 Carnivora
豹猫
Prionailurus bengalensis
功效来源：《广西中药资源名录》

家猫
Felis catus
功效来源：《广西中药资源名录》

小灵猫
Viverricula indica
功效来源：《广西中药资源名录》

犬
Canis lupus familiaris
功效来源：《广西中药资源名录》

鼬獾
Melogale moschata
功效来源：《广西中药资源名录》

黄鼬
Mustela sibrica
功效来源：《广西中药资源名录》

偶蹄目 Artiodactyla
野猪
Sus scrofa
功效来源：《广西中药资源名录》

家猪
Sus scrofa domestica
功效来源：《广西中药资源名录》

水鹿
Rusa unicolor
功效来源：《广西中药资源名录》

小麂
Muntiacus reevesi
功效来源：《广西中药资源名录》

黄牛
Bos taurus
功效来源：《广西中药资源名录》

水牛
Bubalus bubalis
功效来源：《广西中药资源名录》

山羊
Capra aegagrus hircus
功效来源：《广西中药资源名录》

鬣羚
Capricornis sumatraensis
功效来源：《广西中药资源名录》

奇蹄目 Perissodactyla
驴
Equus asinus
功效来源：《广西中药资源名录》

马
Equus caballus
功效来源：《广西中药资源名录》

灌阳县药用矿物名录

伏龙肝

久经草或木柴熏烧的灶心土。在修拆柴火灶或柴火窑时，将烧结成的土块取下，用刀削去焦黑部分及杂质即得。

功效：温中，止呕，止血。

功效来源：《广西中药资源名录》

黄土

含三氧化二铝和二氧化硅的黄土层地带地下黄土。

功效：用于野蕈中毒。

功效来源：《广西中药资源名录》

钟乳石

碳酸盐类矿物方解石族方解石，主含碳酸钙。采挖后，除去杂石，洗净，砸成小块，干燥。

功效：温肺，助阳，平喘，制酸，通乳。

功效来源：《中国药典》（2020年版）

钟乳鹅管石

含碳酸钙的碳酸盐类矿物，钟乳石顶端细长而中空如管状部分。

功效：功用与钟乳石相同，常作为钟乳石入药。

功效来源：《广西中药资源名录》

石灰

含碳酸钙的石灰岩，经加热煅烧而成白色块状生石灰，水解后形成的白色粉末状熟石灰。

功效：用于烧烫伤，外伤出血。有毒，忌内服。

功效来源：《广西中药资源名录》

寒水石

含碳酸钙的碳酸盐类矿物方解石的矿石。

功效：用于发热，烧烫伤。

功效来源：《广西中药资源名录》

紫石英

为氟化物类矿物萤石族萤石，主含氟化钙。采挖后，除去杂石。

功效：温肾暖宫，镇心安神，温肺平喘。

功效来源：《中国药典》（2020年版）

无名异

含二氧化锰的氧化物类矿物结核状软锰矿石。

功效：用于跌打损伤，外伤肿痛。

功效来源：《广西中药资源名录》

参考文献

［1］戴斌，李钊东，丘翠嫦，等．"虎牛钻风"类传统瑶药的调查研究［J］．中国民族民间医药，1998（2）：28-34，46.

［2］戴斌．中国现代瑶药［M］．南宁：广西科学技术出版社，2009.

［3］董明姣．论瑶医药的特色［J］．广西中医药，2007（6）：33-34.

［4］范建华，谢唐贵，曹斌，等．广西瑶医药研究现状及发展对策［J］．中国中医药图书情报杂志，2015（3）：5-7.

［5］广西植物研究所．广西植物志（第1~6卷）［M］．南宁：广西科学技术出版社，1991-2017.

［6］广西中药资源普查办公室．广西中药资源名录［M］．南宁：广西民族出版社，1993.

［7］广西壮族自治区食品药品管理局．广西壮族自治区壮药质量标准（第1~3卷）［M］．南宁：广西科学技术出版社，2008-2018.

［8］广西壮族自治区食品药品管理局．广西壮族自治区瑶药材质量标准（第一卷）［M］．南宁：广西科学技术出版社，2014.

［9］灌阳县志编委办公室．灌阳县志［M］．北京：新华出版社，1995.

［10］灌阳县地方志编纂委员会．灌阳县志（1991-2005）［M］．北京：国家图书馆出版社，2018.

［11］国家林业局中南调查规划设计院．广西千家洞自然保护区综合科学考察［R］．长沙：中南调查规划设计院（油印稿），2002.

［12］黄璐琦，彭华胜，肖培根．中药资源发展的趋势探讨［J］．中国中药杂志，2011（1）：1-4.

［13］黄兆胜．中药学［M］．北京：人民卫生出版社，2002.

［14］李彤，陈浪，闫国跃，等．瑶医风打理论与组方用药浅析［J］．中国中医药信息杂志，2011（4）：3，112.

［15］李时珍．本草纲目［M］．昆明：云南人民出版社，2011.

［16］林春蕊，陆昭岑，刘静，等．广西恭城瑶族端午药市的药用植物调查研究［J］．中国现代中药，2016（6）：730-736.

［17］林春蕊，余丽莹，许为斌，等．广西恭城瑶族端午药市药用植物资源［M］．南宁：广西科学技术出版社，2016.

［18］陆益新，梁畴芬．广西植物地理的基本情况和基本特征［J］．广西植物，1983（3）：153-165.

［19］缪剑华．广西药用植物资源的保护与开发利用［J］．广西科学院学报，2007（2）：113-116.

［20］南京中医药大学．中药大辞典［M］．上海：上海科学技术出版社，2006.

［21］彭勇，肖培根．中国药用植物资源开发利用研究的回顾与展望［J］．植物资源与环境，1993（1）：49-55.

［22］覃海宁，刘演．广西植物名录［M］．北京：科学出版社，2010.

［23］覃迅云，李彤．中国瑶医学［M］．南宁：广西民族出版社：2001.

［24］覃迅云，罗金裕，高志刚．中国瑶药学［M］．北京：民族出版社，2002.

［25］全国中草药汇编编写组.全国中草药汇编（上册）［M］.北京：人民卫生出版社，1975.

［26］孙启时.药用植物学（第2版）［M］.北京：中国医药科技出版社，2009.

［27］汪松，解焱.中国物种红色名录（第一卷）［M］.北京：高等教育出版社，2004.

［28］王雨华，裴盛基，许建初.中国药用植物资源可持续管理的实践与建议［J］.资源科学，2002（4）：81-88.

［29］熊光嵩.瑶族同胞的圣地——灌阳千家洞［J］.广西地方志，1999（1）：31-35.

［30］闫国跃，马艳，李耀燕，等.瑶医老班药临床应用理论研究［J］.大众科技，2016.（2）：95-96，101.

［31］尹春梅，王良信.中药资源调查的历史及展望［J］.现代药物与临床，2010（4）：272-276.

［32］中国药材公司.中国中药资源［M］.北京：科学出版社，1995.

［33］中国植物志编辑委员会.中国植物志（第1~80卷）［M］.北京：科学出版社，1959-2004.

［34］中国药材公司.中国中药资源志要［M］.北京：科学出版社，1994.

［35］IUCN. IUCN Red List Categories and Criteria：Version 3.1［R］. Second edition. Gland，Switzerland and Cambridge，UK，2012：iv+32pp.